高职高专康复治疗技术专业教材

康复治疗临床基础

主编 刘 刚 杨 峥

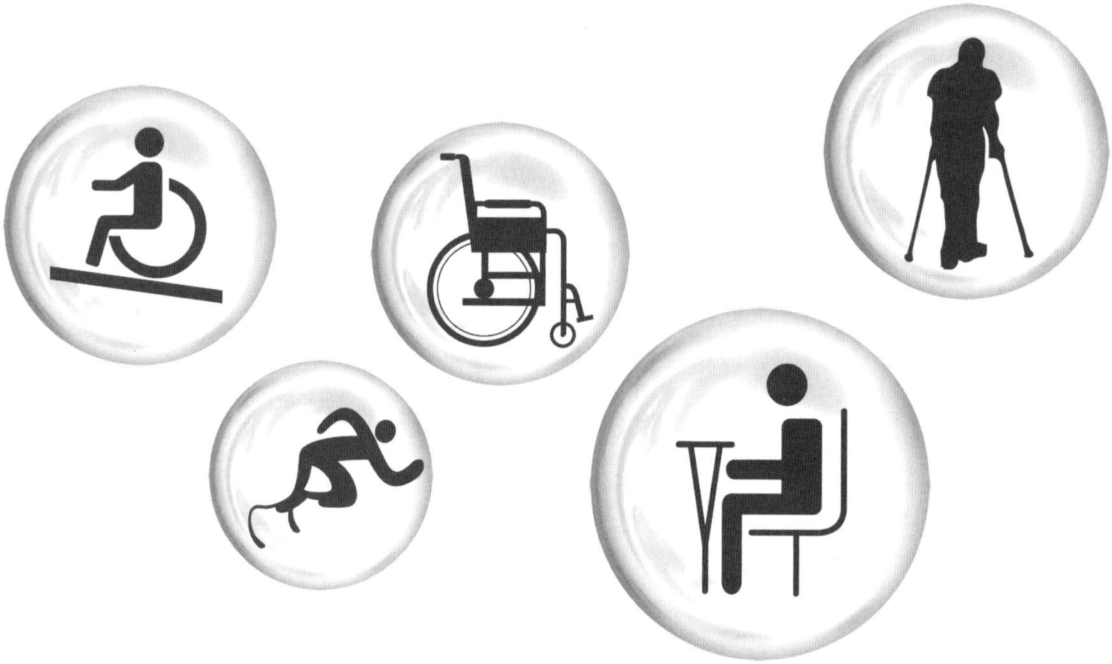

郑州大学出版社

图书在版编目（CIP）数据

康复治疗临床基础 / 刘刚，杨峥主编. — 郑州：郑州大学出版社，2022. 5（2025.2 重印）
高职高专康复治疗技术专业教材
ISBN 978-7-5645-8307-1

Ⅰ. ①康… Ⅱ. ①刘…②杨… Ⅲ. ①康复医学 - 高等职业教育 - 教材
Ⅳ. ①R49

中国版本图书馆 CIP 数据核字（2021）第 225737 号

康复治疗临床基础
KANGFU ZHILIAO LINCHUANG JICHU

策划编辑	陈文静	封面设计	苏永生
责任编辑	陈文静	版式设计	苏永生
责任校对	张彦勤	责任监制	朱亚君
出版发行	郑州大学出版社	地　　址	河南省郑州市高新技术开发区长椿路 11 号（450001）
出 版 人	卢纪富		
经　　销	全国新华书店	网　　址	http://www.zzup.cn
印　　刷	河南印之星印务有限公司	发行电话	0371-66966070
开　　本	850 mm×1 168 mm　1 / 16		
印　　张	23.25	字　　数	690 千字
版　　次	2022 年 5 月第 1 版	印　　次	2025 年 2 月第 2 次印刷
书　　号	ISBN 978-7-5645-8307-1	定　　价	69.00 元

作者名单

主　编　刘　刚　杨　峥

副主编　张华锴　郭　媚

编　者　（以姓氏笔画为序）

王献红　郑州澍青医学高等专科学校

代　博　河南省人民医院

刘　刚　郑州澍青医学高等专科学校

杨　峥　郑州澍青医学高等专科学校

何佩娜　平顶山学院

汪　洋　郑州大学第一附属医院

张华锴　郑州工业应用技术学院

赵显学　南阳医学高等专科学校

郭　媚　洛阳职业技术学院第一附属医院

序言

为贯彻全国教育大会、全国卫生与健康大会及全国中医药大会精神，落实《中国教育现代化2035》《国务院办公厅关于加快医学教育创新发展的指导意见》（国办发〔2020〕34号）要求，加快培养尚德精术的卓越医学人才，深化医学教育综合改革，创新医学实践教学体系，全面提升医学人才培养质量，持续推进新时代医学教育创新发展，我们在多年教学经验的基础上组织一线专家编写了本套高职高专康复治疗技术专业教材。

本套教材将“学科本位”改变为“能力本位”，体现了工作过程导向、任务引领的教学模式，体现了课程结构的均衡性、综合性和选择性，具有以下几点优势：①突出了实用型人才培养目标和工作岗位能力；②适应“岗、证、赛”对接，通过课程融通实现了课程内容由“繁、难、旧”向“新、特、精”的转变；③基础课程学科间知识技能有机整合，凝练精要知识，突出“必需、够用”；④专业基础课程与专业课程有机衔接，新医科视野统领医学的新知识、新技术、新方法与工作岗位需求有效结合，好学易懂，激发学习兴趣。本套教材共9种，具体特色如下。

《康复治疗解剖生理基础》是根据康复治疗技术专业人才培养要求，将人体解剖学、人体组织胚胎学、生理学及部分人体运动学知识的相关知识点，进行整合、凝练和精简，将运动系统、神经系统、心肺系统的内容编入到三本伤病康复治疗教材中。

《康复治疗医学基础》包含生物化学、分子生物学、微生物与免疫学、人体寄生虫学、病理解剖学和病理生理学内容，打破传统学科界限，淡化课程之间纵向联系，强调课程之间横向结合，以知识介绍为目标，为学生提供必需的、实用的导致人类疾病的原因，患病后的身体结构、生理、代谢等变化的相关知识。

《康复治疗临床基础》紧密结合康复治疗技术专业特点，整合症状学、体格检查、辅助检查、常用临床治疗技术、药理学的基本知识和技能，为学生提供疾病诊疗知识和为其后续专业课程学习奠定基础。

《康复治疗技术导论》是康复治疗技术专业入门课程，它改变传统教材固有思维模式，强化康复治疗技术专业必需的医学相关基础内容，弱化与康复医师有关的内容，强调了康复治疗及康复治疗师在现代康复医学中的地位和作用，从而加深学生对本专业的认识和了解，激发学习动力。

《运动治疗技术导论》和《作业治疗技术导论》是康复治疗的核心技术，重点介绍了各种治疗技术的基本理论、基本知识和方法，其相关技能操作在后续的三本具体常见伤病康复教材中介绍，使治疗技术与临床康复有机衔接，避免不必要的重复。同时引入常用有效的新知识、新技术和新方法，拓宽视野，获取前沿信息。

《神经伤病康复治疗》《骨关节伤病康复治疗》和《心肺与代谢疾病康复治疗》三本常见疾病康复治疗教材，是前沿课程知识与技能综合应用的课程。三本教材改变原有教材的知识本位、学科框架模式，对相关基础知识和治疗技术与伤病临床康复治疗进行有机整合和融合，构建了对接工作过程、贴近工作岗位的能力本位与知识体系，同时引入新知识、新技术，使学生既能熟练掌握疾病康复的系统知识与技能，又能在临床实习时快速进入准治疗师角色，实现与职业岗位无缝对接。

康复治疗专业是医学的一个重要分支，它来自医学，又有别于医学而自成体系，本套教材为职业教育改革创新教材，希望为培养新时代德医双修、仁心仁术的康复治疗师做出贡献。

本套教材编写人员，多为来自各高等院校的教师和医院临床一线康复医师和康复治疗师，在编写结构和内容上难免有不足之处，望各位专家和读者给予批评指正。

王左生

2021 年 10 月

前言

随着临床医学科技的迅速发展，新理论、新技术、新方法不断在临床实践中得到推广与应用，广大群众对医疗卫生服务的需求不断提高，给医疗卫生工作者提出了更高的要求。因此，在新的形势下，更好地培养高素质医学应用型人才、提高教学质量，已经成为一件刻不容缓的事情。

在教材编审委员会的指导下，我们组织国内多家高职高专医学院校具有丰富教学经验和临床经验的教师编写《康复治疗临床基础》这本教材，旨在帮助高职高专非临床医学专业的学生更全面地了解临床医学知识，提高防治疾病的能力，为今后解决医学相关专业工作中所遇到的健康问题打下良好基础。

本书紧扣“国家职教二十条”文件精神，以介绍疾病症状、基本诊断技能和临床思维方法为中心，以实现职业教育人才培养目标为目的，是继医学生学习基础医学等课程之后，过渡到康复临床各学科的学习而开设的一门核心课程和必修课程。主要内容包括常见症状、临床诊断思维、体格检查、辅助检查、外科基础、药理学基础等。每一章均按照学生学习思考的逻辑顺序，从康复的角度进行介绍，使内容更紧密地与康复治疗相联系，重点突出康复理念，涵盖康复治疗专业不可缺少的临床基础知识。

本书旨在为康复治疗技术专业学生提供系统、全面的临床基础理论与技能的知识架构，通过临床技能操作的训练使学生掌握专业基础知识和基本操作技术，也为进一步学习各科康复专业课程奠定坚实基础，是学习掌握康复临床各学科的基础，也是打开康复治疗工作大门的一把钥匙。通过本课程的学习，着重培养专业学生拥有正确的临床思维方法，并准确运用于未来的学习和临床工作中。教材内容难免存在不足之处，恳请广大师生及康复同仁们提出宝贵意见，以便进一步完善。

编者

2021 年 8 月

目录

第一章 常见症状及处理原则

★教学目标

1. 掌握：常见症状的定义、病因、临床特征。
2. 熟悉：常见症状处理原则。
3. 了解：常见症状的发病机制和伴随症状。
4. 具备收集症状和体征，并进行客观评估的能力。
5. 能与患者及患者家属进行交流、沟通，取得患者及患者家属的理解和配合。

第一节 一般症状

一、发热

发热是指机体在致热原的作用下或由各种原因引起体温调节中枢功能障碍时，人体体温升高，超出正常范围。

（一）生理性体温变异

体温受体温调节中枢调控，通过神经、体液因素调节，使产热和散热呈动态平衡，保持体温在相对恒定范围内。体温测量方法有口测法、腋测法及肛测法。正常腋温 36～37 ℃，口腔温度比腋下高 0.2～0.4 ℃，直肠温度比口腔温度高 0.3～0.5 ℃。不同个体之间略有差异，受机体内、外因素影响稍有波动。下午较早晨稍高，剧烈运动、劳动或进餐后略升高，一般波动不超过 1 ℃。经前及妊娠期略高于正常。老年人相对低于青壮年。高温下可稍升高。

（二）病因及分类

1. 感染性发热　各种病原体感染，如细菌、病毒、真菌、支原体、立克次体、螺旋体、寄生虫等。

2. 非感染性发热

（1）血液病　如白血病、淋巴瘤、恶性组织细胞病等。

（2）结缔组织疾病　如系统性红斑狼疮、皮肌炎、类风湿关节炎和结节性多动脉炎等。

（3）变态反应性疾病　如风湿热、药物热、血清病、溶血反应等。

（4）内分泌代谢疾病　如甲状腺功能亢进症、甲状腺炎、痛风等。

（5）血栓及栓塞疾病　如心肌梗死、脑梗死。

（6）颅内疾病　如脑出血、脑震荡、脑挫伤、癫痫持续状态。

（7）皮肤病变　皮肤广泛病变引起皮肤散热减少而发热。

（8）恶性肿瘤　各种恶性肿瘤均可出现发热。

（9）物理及化学性损害　如中暑、术后、内出血、骨折、烧伤及安眠药中毒等。

（10）自主神经功能紊乱　影响体温调节，产热大于散热，多为低热，伴自主神经功能紊乱的其他表现，属功能性发热。①原发性低热：自主神经功能紊乱，体温调节障碍或体质异常，持续数月甚至数年，热型规则，波动范围较小。②感染治愈后低热：感染已治愈，体温调节仍未恢复，低热不退。③夏季低热：仅发生于夏季，秋凉后自行退热，反复出现，连续数年，多见于幼儿。④生理性低热：如精神紧张、剧烈运动后；月经前及妊娠初期。

（三）临床表现

1. 发热的分度　以口腔温度为标准，可将发热分为以下四种。①低热：37.3～38 ℃；②中等度热：38.1～39.0 ℃；③高热：39.1～41.0 ℃；④超高热：41 ℃以上。

2. 发热的临床过程及特点

（1）体温上升期　常有疲乏无力、肌肉酸痛、皮肤苍白、畏寒或寒战等现象。上升方式分为骤升型及缓升型。①骤升型：几小时内达到39～40 ℃或40 ℃以上，伴有寒战，见于疟疾、大叶性肺炎、败血症、流行性感冒、急性肾盂肾炎、某些药物反应等；②缓升型：逐渐上升，数日内达高峰，不伴寒战，如伤寒、结核病、布氏杆菌病等所致。

（2）高热期　体温达到高峰后保持一定时间，时间的长短因病因不同而有差异。如疟疾持续数小时，大叶性肺炎、流行性感冒持续数天，伤寒持续数周。此期，体温已达到或略高于上移的体温调定点，体温调节中枢不再发出寒战冲动，寒战消失；皮肤血管舒张，皮肤发红并有灼热感；呼吸加快变深；开始出汗并逐渐增多。产热与散热保持相对平衡。

（3）体温下降期　病因消除，致热原作用逐渐减弱或消失，体温中枢体温调定点逐渐降至正常，产热相对减少，散热大于产热。此期出汗多，皮肤潮湿，体温下降，有两种方式。①骤降型：数小时内迅速下降至正常，有时可略低于正常，伴大汗淋漓，常见于疟疾、急性肾盂肾炎、大叶性肺炎及输液反应等；②渐降型：数天内逐渐降至正常，如伤寒、风湿热等。

3. 发热热型及意义　发热时，将在不同时间点测得的体温分别记录在体温单上，把各体温数值点连接起来，形成体温曲线，曲线不同形态（形状）称为热型。

（1）稽留热　体温恒定地维持在39～40 ℃以上，达数天或数周，24 h内体温波动不超过1 ℃。常见于大叶性肺炎、斑疹伤寒及伤寒高热期等（图1–1）。

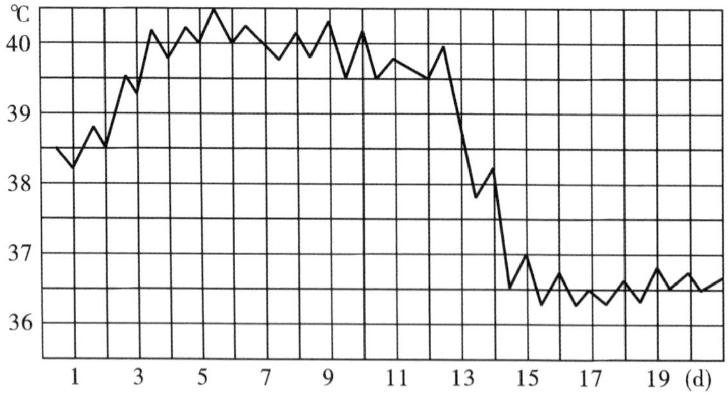

图1–1　稽留热

（2）弛张热　又称败血症热型。体温常在39 ℃以上，波动幅度大，24 h内波动超过2 ℃，但都在正常水平以上。常见于败血症、风湿热、重症肺结核及化脓性炎症等（图1–2）。

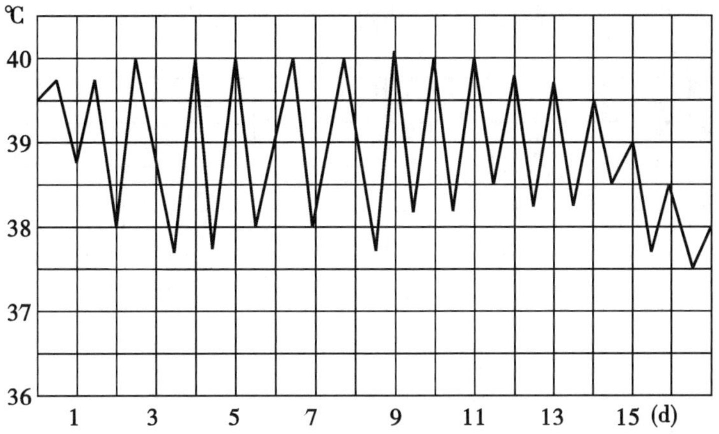

图 1-2　弛张热

(3)间歇热　体温骤然升高至高峰,持续数小时,又迅速降低至正常,无热期持续 1 d 至数天,如此高热期与无热期反复交替出现。常见于疟疾、急性肾盂肾炎等(图 1-3)。

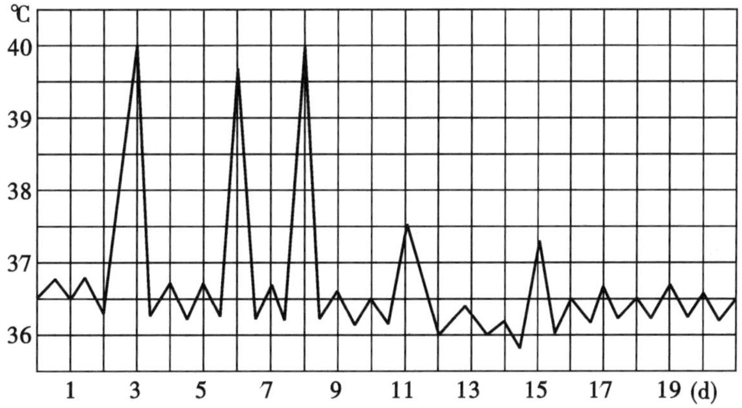

图 1-3　间歇热

(4)波状热　体温逐渐上升达到 39 ℃或以上,数天后又逐渐下降至正常,持续数天后又逐渐升高,如此反复多次。常见于布氏杆菌病(图 1-4)。

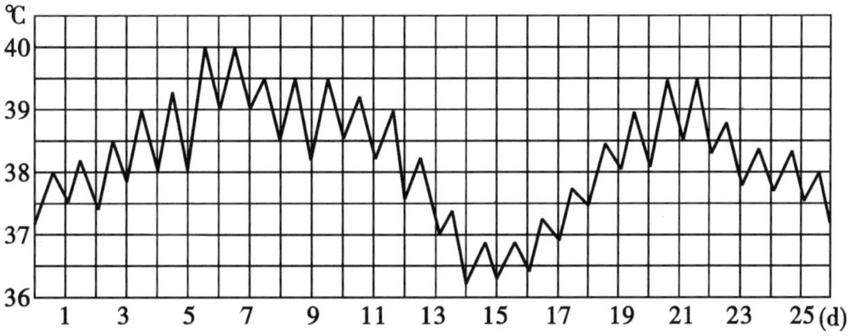

图 1-4　波状热

（5）回归热　体温急剧上升至39 ℃或以上，持续数天后又骤然下降至正常。高热期与无热期各持续若干天后规律性交替。可见于回归热、霍奇金淋巴瘤等（图1-5）。

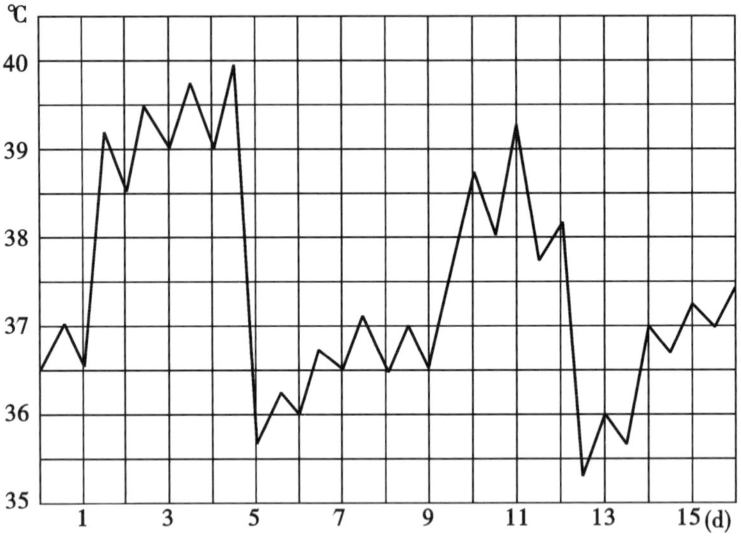

图1-5　回归热

（6）不规则热　发热的体温曲线无一定规律。可见于结核病、风湿热、支气管肺炎、渗出性胸膜炎等（图1-6）。

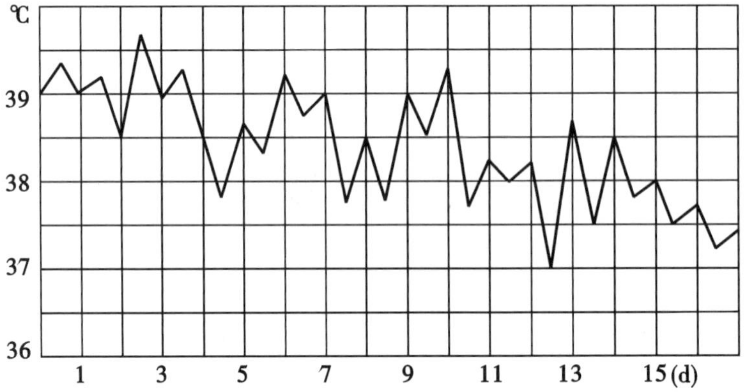

图1-6　不规则热

（四）处理原则

热度不高且发热原因不明者，不主张急于退热，以免掩盖病情，集中精力尽早找到病因。体温过高者应采取降温措施，包括物理降温和药物降温。

1. 一般处理　发热期间应补充易消化的营养食物，给予足够的糖、B族维生素、维生素C，纠正水、电解质和酸碱平衡的紊乱，补给充足的水分，预防脱水。

2. 病因处理　积极寻找发热的病因，针对病因处理是解决发热的根本办法。例如：感染性发热，根据感染源不同选择有效药物进行治疗；脱水的患者积极进行补液；发生药物反应时立即停用药物并进行抗过敏治疗等。

3. 降温处理　感染性发热，是机体免疫系统清除感染源的表现之一，除非高热及患者严重不适、强烈要求外，不急于使用解热药物，但一定要告知患者，取得患者的理解。而对于高热患者必须进行降温处理。

(1)物理降温 ①冰袋降温:冰袋用干毛巾包裹后置于头部、腋窝及腹股沟部。②酒精擦浴:用35% ~50%乙醇溶液擦浴,仰卧位,从颈部向下沿臂外侧直至手背,再换一小毛巾,从腋下沿臂内侧直至手心,用同样方法擦拭对侧;然后,从腹股沟部经腿擦拭至足部;再取侧卧位,从后颈部开始,自上而下擦拭整个背部。擦拭的同时,给予轻柔的按摩,擦至大血管附近(如腋下、肘部、腹股沟区、窝等部位)时,应稍做停留,以提高疗效。擦拭过程中,如有寒战、面色苍白或脉搏、呼吸不正常,应立即停止操作。

(2)药物降温 高热患者,药物降温:阿司匹林,0.3 ~0.6 g,口服,必要时每4 h一次;安痛定注射液2 mL,肌内注射;柴胡注射液2 mL,肌内注射;还可选用安乃近滴鼻液滴鼻;高热不退者,考虑使用糖皮质激素,如地塞米松等。

(3)休息 患者卧床休息,多饮水,给予清淡、易消化饮食。

二、皮肤黏膜出疹

皮肤黏膜出疹,简称皮疹,是皮肤损害体征的总称,又称皮肤损害(即皮损)。指用视觉或触觉检查,从单纯的皮肤颜色改变到皮肤表面隆起或发生水疱等多种多样表现形式的皮肤及黏膜的病变。

(一)病因及分类

1.一般发病因素

(1)年龄 新生儿期可发生剥脱性皮疹,婴儿期可发生湿疹,幼儿期可发生白色糠疹、色素性荨麻疹等,青春期可发生寻常性痤疮、脂溢性皮疹等,中老年人易发生皮肤瘙痒症、大疱性类天疱疮等。

(2)性别 系统性红斑狼疮、结节性红斑及系统性硬皮病多见于女性,月经疹只见于女性。痤疮、脂溢性脱发多见于男性,须疮只发生于男性。

(3)气候与季节 多数银屑病、湿疹在冬季加重,多形性红斑及玫瑰糠疹易发生于春秋季,痱子多发生于夏季,冻疮易发生于冬季,花粉过敏性皮炎易发生在春季。

(4)职业 化学工业工人易发生化学性接触性皮疹,演员易发生油彩皮疹,外科医师易发生刷手皮疹,农民易患稻田皮疹。

(5)环境 某些皮肤病的发生与环境有一定关系。如光敏性皮肤病在高原地区发病较多,银屑病在寒冷地区易于发生。

2.主要发病因素

(1)物理性因素 放射线可引起放射性皮疹,受光照射后可发生光感性皮疹。

(2)动物性因素 如虫咬而致的虫咬皮疹,蜂类等刺蜇而发生的皮疹,因桑毛虫的毒毛或刺毛虫的刺毛刺入皮肤而引起的皮疹等。

(3)植物性因素 油漆等刺激而发生的皮疹。

(4)化学性因素 药物染料及化学原料或制成品等引起接触性皮疹、药物性皮疹。

(5)生物性因素 球菌可致疖、痈、丹毒及脓疱疹;病毒可致寻常疣、传染性软疣、带状疱疹、单纯疱疹;螺旋体引起梅毒疹等;真菌引起各种浅部、深部真菌病;寄生虫引起钩蚴皮疹、猪囊虫病等。

(6)遗传 鱼鳞病、白化病、家族性良性天疱疮、毛囊角化病、色素性干皮病及肠病性肢端皮炎等。

(7)胎传 胎传梅毒疹。

(8)食物 某些食物过敏而发生的荨麻疹。

(9)代谢障碍　脂质代谢障碍引起黄色瘤蛋白质和皮肤淀粉样变性等。

(10)神经精神因素　麻风周围神经病变可发生皮肤溃疡;精神障碍可发生人工性皮疹、神经性皮炎、斑秃、多汗症及胆碱能性荨麻疹等。

(11)内分泌紊乱　肾上腺皮质功能亢进可引起痤疮、满月脸等;妊娠时可发生黄褐斑、妊娠疱疹等。血液循环和淋巴循环障碍可引发肢端发绀、象皮肿等。

(12)病灶感染及内脏疾病　病灶感染可诱发荨麻疹、湿疹和多形红斑;糖尿病可伴发黄色瘤、疖、痈、皮肤黏膜念珠菌感染及皮肤瘙痒症;肝病可伴发皮肤瘙痒症和掌红斑;消化道肿瘤可伴发黑棘皮病等。

3. 促使皮疹发展或加重的因素

(1)精神情况　精神创伤、情绪波动或抑郁等心理异常可使皮疹发生或加重。

(2)搔抓　瘙痒性皮肤病,如神经性皮炎,因患者不断搔抓而使皮损变厚,皮损变厚反过来又加重瘙痒;感染性皮肤病,如脓疱疮、扁平疣、传染性软疣等可因搔抓而蔓延。

(3)热水肥皂烫洗　很多皮疹奇痒难忍,患者常喜用热水烫洗而使皮损加重,特别是急性湿疹皮炎,烫洗后皮肤毛细血管更加扩张,糜烂渗出加重。老年性皮肤瘙痒症及冬季瘙痒症用肥皂洗后,皮肤更干燥,使瘙痒加重。

(4)日晒光感性皮炎、湿疹等　常因强烈日晒后加重。

(5)饮食不当　一些皮疹可因进食刺激性食物(如酒、辣椒、葱、蒜等)或“发物”(如鱼、虾、羊肉等)而使病情加重。

(6)其他　用药不当,特别是外用刺激性过强的药物,可使皮损加重。机体免疫功能低下或免疫缺陷者,易导致皮疹难以治愈或复发。

(二)发病机制及临床表现

1. 原发性皮疹

(1)斑疹　皮肤局限性颜色改变,皮损与皮面相平,无隆起与凹陷,视诊可见但不可触及;直径 >3 ~4 cm 的斑称为斑片。根据其颜色不同可将斑分为以下几种。

1)红斑:局部皮肤真皮层毛细血管扩张、增多及充血所致、皮损压之可褪色,可分为炎症性红斑(如丹毒)和非炎症性红斑(如鲜红斑痣)。

2)瘀点和瘀斑:毛细血管破裂后红细胞外渗到真皮内所致,皮损压之不褪色。直径<2 mm 者称为瘀点,>5 mm 者称为瘀斑。

3)色素沉着斑:表皮细胞中色素增多。先天性,如先天性色素痣;后天性,如黄褐斑。

4)色素减退斑:表皮细胞中色素减少。见于白色糠疹、花斑癣等。

5)色素脱失斑:表皮细胞中色素脱失。先天性,如白化病;后天性,如白癜风。

(2)丘疹　质地坚实的局限性、隆起性损害,直径一般<1 cm,由表皮或真皮浅层细胞增殖、代谢产物聚积或炎症细胞浸润引起;表面可光滑或粗糙,形状为扁平、圆形或中央有脐凹,颜色呈紫红色、淡黄色或黑褐色;大小介于斑疹和丘疹之间的稍隆起皮损称斑丘疹;丘疹顶部有较小水疱时称丘疱疹;顶部有较小脓疱则称丘脓疱疹。

(3)斑块　直径>1 cm 的扁平、隆起的浅表性皮损。多为丘疹扩大或融合而成。

(4)风团　暂时性、水肿性、隆起性皮损。由真皮乳头层血管扩张、血清渗出所致,皮损大小不一,可为红色或白色,周围常有红晕,发生快、消退亦快,消退后不留任何痕迹。

(5)结节　局限性、实质性、深在性皮损,可深达真皮或皮下。呈圆形或椭圆形,可隆起于皮面、亦可不隆起,触诊方可查出,触之有一定硬度或浸润感。结节可由炎性浸润或代谢产物沉积所致;结节可吸收消退,亦可溃破成溃疡,愈合后形成瘢痕。

(6)水疱和大疱　高出皮面,内含液体的局限性、腔隙性皮损。直径>1 cm者称大疱,可直接发生亦可由丘疹转变而来。水疱位于角质层下、表皮内或表皮下。依据位置不同,疱壁可呈紧张或松弛,内容物含血液者称血疱。

(7)脓疱　高出皮面,内含脓液的局限性、腔隙性皮损。疱液混浊,可稀薄或黏稠,周围常有红晕,愈合后是否留有瘢痕与脓疱位置深浅有关。

(8)囊肿　含有液体、半固体黏稠物或细胞成分的囊性皮损。位于真皮中或更深的位置,可隆起于皮面或仅可触及,外观呈圆形或椭圆形,触之有弹性,大小不等。常见的有粟丘疹、皮样囊肿等。

2. 继发性皮损

(1)糜烂　为局限性表皮缺损。常由水疱、脓疱破裂或脱痂、丘疹抓破后露出湿润面而形成,因表皮缺损而未累及基底膜带和真皮,故愈合较快且预后不留瘢痕。

(2)溃疡　为局限性深达真皮或更深的皮肤缺损。感染、放射性损伤、皮肤癌等均可引起溃疡,其大小、形态各异。基底部常有坏死组织,边缘陡直、倾斜或高于周围皮肤,因累及基底膜带甚至真皮,故愈合较慢且预后留瘢痕。

(3)浸渍　皮肤长时间浸水或处于潮湿状态导致的皮肤含水量增多、角质层软化,皮肤变白变软甚至起皱。患处受摩擦后表皮易脱落而露出糜烂面、容易继发感染。

(4)裂隙　也称皲裂,为线条状的皮肤裂隙,通常深达真皮。常因皮肤炎症、浸润增厚或角化导致皮肤弹性降低后活动牵拉而引起,故常见于活动部位如掌跖、指趾、口角等处。

(5)瘢痕　真皮及其以下组织缺损或破坏后,新生结缔组织增生修复而成。皮损表面光滑无弹性、无皮纹和毛发。按其与周围正常皮肤的高低关系可分为萎缩性瘢痕、增生性瘢痕和平滑性瘢痕。

(6)萎缩　为皮肤退行性变,发生于表皮、真皮及皮下组织,由表皮细胞数目(或真皮)和皮下的结缔组织减少所致。表皮萎缩常表现为皮肤变薄,外观半透明、表面有细皱纹,正常皮沟变浅或消失;真皮萎缩则表现局部皮肤凹陷,表皮纹理可正常,毛发可能变细或消失;皮下组织萎缩则表现为凹陷明显。

(7)鳞屑　是脱落或即将脱落的角质层细胞角化过度、角化不全所引起。鳞屑大小、厚薄、形状不一,可呈糠秕状(如花斑癣)蛎壳状(如银屑病)或大片状(如剥脱性皮炎)。

(8)痂　有溶液的创面、渗液与脱落组织、药物等混合干涸后凝结而成。内容物不同,可呈黄色(浆液性)、黄绿色(脓性)、暗红或黑褐色(血性),形态大小、厚薄各有不同。

(9)抓痕　也称表皮抓破,为搔抓或摩擦所致的线状或点状的表皮或达真皮浅层的剥脱性缺失。常见于各种瘙痒性皮肤病,若损伤较浅则预后不留瘢痕。

(10)苔藓样变　也称苔藓化,即皮肤局限性粗糙增厚,皮嵴隆起,皮沟加深,界限清楚。常因搔抓、摩擦使角质层和棘层增厚及真皮产生慢性炎症改变所致。常见于慢性瘙痒性皮肤病如神经性皮炎、慢性湿疹等。

(三)处理原则

皮肤黏膜出疹的处理应根据疾病的种类和皮疹所处的病期选用不同的治疗方式。可针对病因或病理改变情况,选用外用药物疗法、内服药物疗法、物理疗法和皮肤外科疗法。

1. 一般处理　急性期应卧床休息,勤换内衣,每日用温热淡盐水清洗数次,保持皮肤清洁,保护皮肤、黏膜的完整性,预防并发症;剪短指甲,避免抓伤,防止皮肤破溃,防止继发感染;局部出现水疱或脓疱时不可挤压碰破,结痂、脱屑严重,不可私自揭掉痂皮;保持空气流通,给予足够水分和流质或半流质饮食。

2. 药物治疗　根据皮疹种类和皮疹病期选择不同的治疗药物。①如内服药物：抗生素、抗病毒、抗真菌或抗过敏药物；清热除湿、内分泌失调药物、代谢性疾病内服药物；退热、止痛、止痒的内服药物。②外用药物：止痒、湿润皮肤、防止皮损的外用药物，如炉甘石洗剂涂拭；结膜炎用氯霉素滴眼液或 10% 醋酸磺胺液滴眼；出血倾向严重者予以肾上腺皮质激素，必要时输血浆或新鲜全血、增加抵抗力；嗜睡、昏迷、惊厥者予对症处理。③抗生素选青霉素，青霉素过敏者改用红霉素，防止感染；抗病毒药物选阿昔洛韦、利巴韦林等，尽早使用，一般应在皮疹出现的 48 h 内开始，有助于减轻病情。

三、皮肤黏膜出血

皮肤黏膜出血是由于机体止血或凝血功能障碍所引起，以全身性或局限性皮肤黏膜自发性出血或损伤后难以止血为临床特征。

（一）病因与发病机制

1. 血管壁功能异常　毛细血管壁存在先天性缺陷或受损伤时，不能正常地收缩发挥止血作用，致皮肤黏膜出血。见于遗传性出血性毛细血管扩张症、血管性假性血友病等；过敏性紫癜、单纯性紫癜、老年性紫癜及机械性紫癜等；严重感染、化学物质或药物中毒及代谢障碍，维生素 C 或维生素 B_3（烟酸）缺乏、尿毒症、动脉硬化等。

2. 血小板异常　血小板数量或功能异常时，均可引起皮肤黏膜出血。

（1）血小板减少　①血小板生成减少见于再生障碍性贫血、白血病、感染、药物性抑制等。②血小板破坏过多见于特发性血小板减少性紫癜、药物免疫性血小板减少性紫癜等。③血小板消耗过多见于血栓性血小板减少性紫癜、弥散性血管内凝血等。

（2）血小板增多　①原发性见于原发性血小板增多症。②继发性继发于慢性粒细胞白血病、脾切除后、感染、创伤等。此类疾病血小板数虽然增多，仍可引起出血现象，是由于活动性凝血活酶生成迟缓或伴有血小板功能异常。

（3）血小板功能异常　①遗传性见于血小板无力症（聚集功能异常）、血小板病（血小板第 3 因子异常）等。②继发性继发于药物、尿毒症、肝病、异常球蛋白血症等。

3. 凝血功能障碍　凝血过程复杂，有许多凝血因子参与，任何一个凝血因子缺乏或功能不足均可引起凝血障碍，导致皮肤黏膜出血。

（1）遗传性　见于血友病、低纤维蛋白原血症、凝血酶原缺乏症、低凝血酶原血症、凝血因子缺乏症等。

（2）继发性　见于重症肝病、尿毒症、维生素 K 缺乏等。

（3）循环血液中抗凝物质增多或纤溶亢进　见于异常蛋白血症类肝素抗凝物质增多、抗凝药物治疗过量、原发性纤溶或弥散性血管内凝血所致的继发性纤溶等。

4. 其他　如外伤等。

（二）临床表现

血液淤积于皮肤或黏膜下，形成红色或暗红色斑，压之不褪色，视出血面积大小可分为瘀点（直径不超过 2 mm）、紫癜（直径 3 ~ 5 mm）和瘀斑（直径>5 mm）。

血小板减少出血的特点为同时有瘀点、紫癜和瘀斑、鼻出血、齿龈出血、月经过多、血尿及黑便等，严重者可导致脑出血。血小板病患者血小板计数正常，出血轻微，以皮下出血、鼻出血及月经过多为主，手术时可出血不止。

因血管壁功能异常引起的出血特点为皮肤黏膜的瘀点、瘀斑，如过敏性紫癜表现为四肢或臀部有对称性、高出皮肤（荨麻疹或丘疹样）紫癜，伴有痒感、关节痛及腹痛，累及肾脏时可有血尿。老年性紫癜常为手、足的伸侧瘀斑；单纯性紫癜为四肢慢性偶发瘀斑，常见于女性患者月经期等。凝血功能障碍引起的出血常表现有内脏、肌肉出血或软组织血肿，亦常有关节腔出血，且常有家族史或肝脏病史。

（三）处理原则

皮肤黏膜出血病因较多，应先仔细检查，查明病因，建立正确的诊断，然后根据相关原发性疾病进行药物或手术治疗。

1. 一般处理

（1）休息　急性发作时应卧床休息，出血严重时应绝对卧床休息，停止后方可逐渐增加活动。

（2）病情观察　严密观察出血部位、伴随症状、出血量和颜色，注意有无内脏出血，准确判断出血程度，以便及时止血；严密观察生命体征、意识、瞳孔、面色、尿量、呕血、便血、咯血、血尿、口腔黏膜血疱等；严密观察颅内出血，如有无头痛、恶心、呕吐、视力模糊、瞳孔大小不一、昏迷等。

（3）饮食管理　富含维生素饮食，尤其要补充维生素 C 和芦丁（维生素 P），避免刺激性及过敏性食物，注意烹调方法。

（4）心理管理　出血时患者易产生紧张、忧虑情绪，应告知患者皮肤黏膜出血与疾病的关系，重点应预防出血，并指导其具体方法，使患者保持身心愉快，配合治疗，早日康复。

（5）对症处理　①鼻出血：轻度出血可予以局部冷敷，严重出血可用碘仿纱条填塞鼻腔或单气囊双腔鼻导管压迫止血，如有血痂，不宜自行剥去，可滴润滑油。②齿龈出血：指导患者进食后漱口，不要用牙签剔牙，应用软毛刷刷牙；用冷水、冷盐水漱口或用肾上腺素棉片和明胶海绵贴敷止血。③肢体出血：应限制活动，进行压迫止血并抬高肢体，必要时可加压包扎止血，应尽量避免或减少肌内注射。④颅内出血：取平卧位，给予高流量氧气吸入，保持呼吸道通畅，迅速建立静脉通路，快速滴注脱水剂，合理使用止血药物，头部置冰袋或冰帽。

2. 药物或手术治疗

（1）特发性血小板减少性紫癜（ITP）　初始治疗应用糖皮质激素，重度可使用大剂量丙种球蛋白或抗 Rh（D）免疫球蛋白；可选择的二线治疗药物包括硫唑嘌呤、环孢素、达那唑、长春生物碱等；严重者需进行脾切除术。

（2）再生障碍性贫血　包括支持治疗和疾病针对性目标治疗两部分。支持治疗是预防和治疗血细胞减少相关的并发症；目标治疗则是补充和替代极度减少与受损的造血干细胞，如异基因造血干细胞移植或免疫抑制治疗。年龄<30 岁，无特殊禁忌证，有人类白细胞抗原（human leukocyte antigen，HLA）相合同胞供者的重型再生障碍性贫血患者，应首选造血干细胞移植；年龄>40 岁，无 HLA 相合同胞供者的重型再生障碍性贫血首选强化免疫抑制治疗。非重型再障可采用雄激素和环孢素治疗。

（3）白血病　白血病分型和预后分层复杂，需要结合细致的分型和预后分层制订治疗方案，目前主要有化学治疗、放射治疗、靶向治疗、免疫治疗、干细胞移植等。

四、水肿

水肿是指人体组织间隙有过多的液体积聚使组织肿胀。液体在组织间隙呈弥漫性分布时导致全身性水肿；液体积聚在局部组织间隙时导致局部水肿；发生于体腔内称积液。

（一）病因与临床表现

1. 全身性水肿

（1）心源性水肿　主要是右心衰竭，有效循环血量减少，肾血流量减少，继发性醛固酮增多引起钠水潴留及静脉淤血，毛细血管内静水压增高，组织液吸收减少所致。水肿程度可由于心力衰竭程度而有所不同,可自轻度的踝部水肿直至严重的全身性水肿。特点是首先出现于身体低垂部位;能起床活动者,最早出现于踝内侧,行走活动后明显,休息后减轻或消失;经常卧床者以腰骶部较为明显;颜面一般不出现水肿;水肿为对称性、凹陷性;通常有颈静脉怒张、肝大、静脉压升高,严重时还出现胸腔积液、腹腔积液等右心衰竭的其他表现。还可见于缩窄性心脏病,如缩窄性心包炎、心包积液或积血、心肌或心内膜纤维组织增生及心肌硬化等,多由于心包、心肌或心内膜的广泛病变,致心肌顺应性降低、心脏舒张受限、静脉回流受阻、静脉淤血、静脉压增高,从而出现腹腔积液、胸腔积液及肢体水肿。

(2)肾源性水肿　见于各型肾炎和肾病。多种因素引起肾排泄钠、水减少,导致钠水潴留,细胞外液增多,引起水肿。主要因素有:①肾小球滤过功能降低;②肾小管对钠水重吸收增加;③血浆胶体渗透压降低(蛋白尿所致)。水肿特点是疾病早期晨间起床时有眼睑与颜面水肿,以后很快发展为全身性水肿。常有尿常规改变、高血压及肾功能损害的表现。

(3)肝源性水肿　肝硬化是肝源性水肿最常见的原因,主要表现为腹腔积液,首先出现踝部水肿,逐渐向上蔓延,而头、面部及上肢常无水肿。门静脉高压症、低蛋白血症、肝淋巴液回流障碍、继发性醛固酮增多等因素是水肿与腹腔积液形成的主要原因。

(4)内分泌代谢疾病所致水肿　①甲状腺功能减退症:组织间隙亲水物质增加而引起的一种特殊类型水肿,称为黏液性水肿。水肿特点为非凹陷性,不受体位影响,水肿部位皮肤增厚、粗糙、苍白、温度降低。②甲状腺功能亢进症:部分患者可出现凹陷性水肿及局限性黏液性水肿,其原因可能与蛋白质分解加速而致低蛋白症及组织间隙黏多糖、黏蛋白等胶体物质沉积有关。③原发性醛固酮增多症:可出现下肢及面部轻度水肿,其主要原因为醛固酮及去氧皮质酮分泌过多致钠水潴留。④库欣综合征:面部及下肢轻度水肿,原因是肾上腺皮质激素分泌过多,引起钠水潴留。⑤腺垂体功能减退症:面部黏液性水肿,伴上肢水肿。⑥糖尿病:部分患者在发生心肾并发症前即可出现水肿。

(5)营养不良性水肿　慢性消耗性疾病长期营养缺乏、蛋白丢失性肠病、重度烧伤等所致低蛋白血症或维生素 B_1 缺乏症,产生水肿。特点是水肿发生前常有体重减轻表现。皮下脂肪减少致组织松弛,组织压降低,加重水肿液潴留,常从足部开始逐渐蔓延至全身。

(6)妊娠性水肿　多数妇女在妊娠后期出现不同程度的水肿,多属于生理性水肿,待分娩后水肿可自行消退,部分妊娠妇女的水肿为病理性的。主要原因为钠水潴留,血浆胶体渗透压降低,静脉和淋巴回流障碍。

(7)结缔组织疾病所致水肿　见于系统性红斑狼疮、硬皮病、皮肌炎等。

(8)变态反应性水肿　见于致敏原、致病微生物、异种血清、动植物毒素、某些食物及动物皮毛等。

(9)药物所致水肿　①药物过敏反应:解热镇痛药、磺胺类、某些抗生素等;②药物性肾脏损害:某些抗生素、磺胺类、别嘌醇、木通、雷公藤等;③药物致内分泌紊乱:肾上腺皮质激素、性激素、胰岛素、萝芙木制剂、甘草制剂和钙拮抗剂等。原因为钠水潴留。

(10)经前期紧张综合征　育龄妇女在月经来潮前 7 ~ 14 d 出现眼睑、下肢水肿,可能与内分泌激素改变有关。

(11)特发性水肿　原因不明,可能与内分泌功能失调有关,绝大多数见于女性,水肿多发生在身体低垂部位。

(12)功能性水肿　患者无引起水肿的器质性疾病,而是在环境、体质、体位等因素的影响下,使体液循环功能发生改变而产生的水肿,称为功能性水肿。功能性水肿包括:①高温环境引起的水肿;②肥胖性水肿;③老年性水肿;④旅行者水肿;⑤久坐者水肿。

2. 局部水肿　①炎症性水肿:见于蜂窝织炎、脓肿、痈、丹毒、高温及化学灼伤等;②淋巴回流障碍性水肿：见于非特异性淋巴管炎、淋巴结切除后、丝虫病等；③静脉回流障碍性水肿：见于静脉曲张、静脉血栓和血栓性静脉炎、上腔静脉阻塞综合征、下腔静脉阻塞综合征等；④血管神经性水肿；⑤神经源性水肿；⑥局部性水肿。

（二）处理原则

病因已明确的水肿，针对原发疾病的性质和发病环节给予相应的治疗，有些水肿在原发疾病得到控制后，所引起的生理紊乱即被纠正，水肿症状随之缓解。

1. 一般处理

（1）休息　适当卧床休息，改善器官血液供应，减轻负荷，防止症状加重。腹水患者取坐位或半坐位，以舒适为前提；下肢水肿，抬高下肢，利于静脉回流。

（2）生活管理　建议患者穿质地柔软、能吸汗的棉质衣服，保持皮肤清洁干燥，特别注意口腔、眼睑、会阴等部位的清洁，预防感染；将常用的物品放置在随手可取之处，以免发生皮肤擦伤及外伤；在骨隆突处涂红花油、酒精并加以适当按摩，以促进局部血液循环；在水肿逐步消退后，选择适合自己穿着的弹力袜和弹力袖套，以防止四肢部位再次形成水肿。

（3）饮食管理　饮食宜清淡，选用少盐、无盐或少钠的饮食，多吃蔬菜、瓜果，限制水钠的摄入，但应注意到过度限钠可能造成低钠血症，尤其是使用利尿剂者。保证优质蛋白质饮食，选取适宜的含有优质蛋白质的食物，如奶、蛋、瘦肉等。因血浆渗透压降低是水肿的一个重要原因，营养不良也会加重水肿。

（4）加强锻炼　如慢跑、散步、游泳、打太极等，以促进体内血液循环，避免肥胖，预防水肿的发生。

（5）病情监测　观察水肿凹陷程度、水肿部位、范围大小及水肿的伴随症状。根据水肿的不同病因及水肿患者机体内环境平衡状况，控制水肿液移除速度。每日测体重 1 次，体重的变化是观察水肿消长的重要指标，了解治疗效果。每次测量体重时应注意时间、衣着、排泄及饮食等情况均应一致。有腹水患者，每日测量腹围。每日详细准确地计算和记录出入水量。定期测量血压。

2. 药物治疗

（1）利尿剂　从小剂量开始，根据治疗反应逐渐增加剂量，避免利尿剂治疗引起的血容量减少和电解质紊乱。常用药物包括氢氯噻嗪、螺内酯、呋塞米等。

（2）抗过敏药　通过服用抗过敏药来治疗过敏引起的水肿。

（3）抗凝药物　针对下肢血栓，应用抗凝药物治疗。

3. 手术治疗　阻塞血液或淋巴循环的肿瘤，可通过手术使肿瘤缩小或切除肿瘤，并配合化疗或放疗。

第二节　心肺症状

一、咳嗽与咳痰

咳嗽由于气管、支气管黏膜或胸膜受炎症、异物、物理或化学性刺激引起，先是声门关闭，呼吸肌收缩，肺内压升高，然后声门张开，肺内空气喷射而出，常伴随声音，并反复出现。是人体的一种保护性措施，具有清除呼吸道异物和分泌物的保护性作用。

咳痰指借助于支气管黏膜上皮细胞的纤毛运动、支气管平滑肌的收缩及咳嗽时的气流冲动，将气管、支气管的分泌物或肺泡内的渗出液从口腔排出体外。

（一）病因

1.呼吸道疾病　鼻咽部至小支气管整个呼吸道黏膜受到刺激时，可引起咳嗽。肺泡内有分泌物、渗出物或漏出物等进入小支气管即可引起咳嗽和咳痰。化学刺激物刺激分布于肺的纤维末梢亦可引起咳嗽。咽喉炎、喉结核、喉癌等可引起干咳。气管支气管炎、支气管扩张、支气管哮喘、支气管结核及各种物理、化学、过敏因素刺激气管、支气管可引起咳嗽和(或)咳痰。细菌、结核分枝杆菌、真菌、病毒、支原体或寄生虫等引起的呼吸道感染；呼吸道分泌物、血液、呕吐物或其他异物吸入呼吸道、支气管腺瘤或癌、支气管狭窄(如结核)、肺不张、肺水肿、肺气肿、肺出血、肺泡微结石症、特发性肺含铁血黄素沉着症、肺泡蛋白沉着症等引起的呼吸道阻塞；纵隔肿瘤或淋巴结肿大、胸骨后甲状腺、食管囊肿、憩室或癌、肺门或支气管淋巴结结核、肺囊肿、肺充血或淤血、尘肺、弥漫性肺间质纤维化、结节病、韦格纳(Wegener)肉芽肿、放射性肺炎、肺肿瘤、心脏增大、心包积液、胸腔积液、气胸、胸膜肿瘤等引起呼吸道受压；高温气体或寒冷空气、吸烟、吸入刺激性工业气体如氯、氨、光气、臭氧、二氧化硫、氮氧化物或硫酸、硝酸、甲醛等散发出的雾气刺激吸入均可引起咳嗽和(或)咳痰。呼吸道感染是引起咳嗽、咳痰最常见的原因。

2.胸膜疾病　胸膜炎、胸膜间皮瘤、自发性气胸或胸腔穿刺等均可引起咳嗽。

3.心血管疾病　二尖瓣狭窄或左心衰竭引起肺淤血或肺水肿时，肺泡及支气管内有浆液性或血性渗出物，可引起咳嗽和咳痰。右心或体循环静脉栓子脱落造成肺栓塞时可引起咳嗽。

4.中枢神经因素　从大脑皮质发出冲动传至延髓咳嗽中枢后可发生咳嗽。如皮肤受冷刺激或三叉神经支配的鼻黏膜及舌咽神经支配的咽峡部黏膜受刺激时，可反射性引起咳嗽。脑炎、脑膜炎时也可出现咳嗽。还可以自主地咳嗽或抑制咳嗽。

5.其他因素所致慢性咳嗽　如服用血管紧张素转化酶抑制剂后咳嗽、胃食管反流病所致咳嗽、习惯性及心理性咳嗽等。

（二）临床表现

1.咳嗽的病程　急性咳嗽：<3 周；亚急性咳嗽：3～8 周；慢性咳嗽：>8 周。

2.咳嗽的性质　咳嗽无痰或痰量极少，称为干性咳嗽。干咳或刺激性咳嗽常见于急性或慢性咽喉炎、喉癌、急性支气管炎初期、气管受压、支气管异物、支气管肿瘤、胸膜疾病、原发性肺动脉高压以及二尖瓣狭窄等。咳嗽有痰称为湿性咳嗽，常见于慢性支气管炎、支气管扩张、肺炎、肺脓肿和空洞性肺结核等。

3.咳嗽的时间与规律　突发性咳嗽常因吸入刺激性气体或异物、淋巴结或肿瘤压迫气管或支气管分叉处引起。发作性咳嗽见于百日咳、咳嗽变异性哮喘等。长期慢性咳嗽多见于慢性支气管炎、支气管扩张、肺脓肿及肺结核等。夜间咳嗽常见于左心衰竭、咳嗽变异性哮喘。

4.咳嗽的音色(声音的特点)　咳嗽声音嘶哑，多为声带的炎症或肿瘤压迫喉返神经所致；鸡鸣样咳嗽，表现为连续阵发性剧咳伴有高调吸气回声，多见于百日咳，会厌、喉部疾病或气管受压；金属音咳嗽，常因纵隔肿瘤、主动脉瘤或支气管癌直接压迫气管所致；咳嗽声音低微或无力，见于严重肺气肿、声带麻痹及极度衰弱者。

5.咳嗽与体姿改变　严重支气管扩张患者因支气管内壁破坏，咳嗽反射减弱，虽有大量痰液潴留，但咳嗽少而无力，一旦改变体位时，由于分泌物流动刺激支气管黏膜而发生咳嗽，咳出大量积痰后咳嗽才缓解；脓胸有支气管胸膜瘘时，在一定位置下脓液进入瘘管引发咳嗽，咳出大量脓液；纵隔肿瘤、大量胸腔积液患者改变体位时也会引起咳嗽。

6.痰的性状和痰量

(1)痰的性状　分为黏液性、浆液性、脓性和血性等。黏液性痰多见于急性支气管炎、支气管哮喘及大叶性肺炎的初期，也可见于慢性支气管炎、肺结核等。浆液性痰见于肺水肿、肺泡细胞癌等。

脓性痰常见于化脓性细菌性下呼吸道感染，如肺炎、支气管扩张、肺脓肿等。血性痰是由于呼吸道黏膜受侵害、损害毛细血管或血液渗入肺泡所致上述各种痰液均可带血。

（2）痰量　健康人很少有痰，急性呼吸道炎症时痰量较少，痰量多常见于支气管扩张、肺脓肿和支气管胸膜瘘等，且排痰与体位有关，痰量多时静置后可出现分层现象，即上层为泡沫，中层为浆液或脓性浆液，下层为坏死物质。日咳数百至上千毫升浆液泡沫痰应考虑肺泡细胞癌的可能。

（3）痰的颜色与气味　铁锈色痰为典型肺炎球菌肺炎的特征；黄绿色或翠绿色痰提示铜绿假单胞菌感染；金黄色痰提示金黄色葡萄球菌感染；痰白黏稠且呈拉丝状提示有真菌感染；大量稀薄浆液性痰中含粉皮样物提示棘球蚴病（包虫病）；粉红色泡沫痰是肺水肿的特征；恶臭痰提示有厌氧菌感染。

（三）处理原则

咳嗽具有排痰和清洁气道的重要作用，对有大量排痰的咳嗽一般不止咳，病因治疗更为重要，如应用抗生素控制感染，引流肺内液体，或应用抗组胺药物控制过敏反应等。

咳痰应积极寻找原发病，针对原发病进行治疗。同时帮助患者进行深呼吸或改变体位，促进咳痰，还可通过雾化吸入治疗、胸部叩击、机械吸痰等方式帮助患者减轻症状。

1. 一般处理

（1）减轻咳嗽程度及不适　调整姿势，采取患者喜好的舒适姿势，配合治疗原理给予适当调整，一般取侧卧屈膝位、半坐卧位或坐位；保持空气清新及适当的温度、湿度；饮适量温开水，湿润呼吸道减少刺激；避免食用刺激性食物，如辛辣或产气食物；减少刺激物的接触，如吸烟、花粉、香料、化学原料等。

（2）促进排痰　减少痰液积聚，观察咳嗽咳痰的情况，记录痰的性质；指导深呼吸和有效咳嗽，每 2～4 h 进行数次深呼吸、有效咳嗽；协助排痰，卧床患者定时给予翻身、拍背；按体位引流的原则采用叩击和震颤的方法，使痰液从细支气管引流到大气管，以利排出；按发病部位，采取便于肺段支气管引流体位，使气管内痰液借体位顺利经支气管气管咳出。

（3）补充营养及水分　若无治疗性限制，每天补充水分 1 500 mL 以上，液化痰液；尤其是慢性咳嗽咳痰的患者其热量消耗增加，应保证营养物质的摄入，进食高蛋白、高维生素的膳食，根据患者的具体情况可少食多餐。

（4）去除诱因　避免进出空气污浊、人潮拥挤的公共场所，如车站、娱乐场所等；减少接触冷空气，晨起或外出时注意保暖，必要时戴口罩；避免剧烈性活动，可采取散步、打太极拳等较平缓的活动。

2. 病因治疗

（1）支气管扩张　感染的病原菌多为革兰氏阴性杆菌，常见流感嗜血杆菌、肺炎克雷伯杆菌、铜绿假单胞菌等，尽量做痰液细菌培养和药敏试验，针对病原菌选用抗生素；低丙球蛋白血症、IgG 亚类缺乏者，可用丙种球蛋白治疗；病变部位肺不张长期不愈，病变部位不超过一叶或一侧但反复感染药物治疗不易控制者，可考虑手术治疗。

（2）支气管炎　适当应用镇咳药物；痰量较多或较黏时，应用祛痰剂；急性支气管炎患者应用针对肺炎衣原体和肺炎支原体的抗菌药物，如红霉素，也可选用克拉霉素或阿奇霉素；流行性感冒流行期间，有急性支气管炎的表现应该应用抗流感的治疗措施；慢性支气管炎急性加重期，应控制感染，用祛痰、镇咳、解痉、平喘、雾化等疗法。

（3）肺结核　活动性结核病坚持早期、联用、适量、规律和全程使用敏感药物的原则；复发的单侧纤维厚壁空洞、长期内科治疗未能使痰菌转阴者，或单侧的毁损肺伴支气管扩张、已丧失功能并有反复咯血或继发感染者，可做肺叶或全肺切除；结核性脓胸和（或）支气管胸膜瘘经内科治疗无效且伴同侧活动性肺结核时,宜做肺叶–胸膜切除术。

3. 镇咳治疗

(1)镇咳药　可抑制咳嗽,用于无痰或痰液较少者。如可待因。

(2)刺激缓和剂　因喉以上部位受刺激所致的咳嗽有效,如各种喉片、棕色合剂、复方甘草片等。

(3)蒸气吸入　减轻喉和气道的刺激而止咳,水分可稀释分泌物,使之容易咳出。

4. 祛痰治疗

(1)祛痰药　使支气管分泌物变稀薄而易咳出。各种含碘制剂等。

(2)深呼吸和有效咳嗽　适用于神志清醒,一般状况良好、能够配合的患者,有利于气道远端分泌物的排除。尽可能采用坐位,先进行深而慢的呼吸 5 ~ 6 次,其后深吸气至膈肌完全下降,屏气 3 ~ 5 s,继而缩唇,缓慢地通过口腔将肺内气体呼出,再深吸一口气后屏气 3 ~ 5 s,身体前倾,从胸腔进行 2 ~ 3 次短促有力的咳嗽,同时收缩腹肌,或用手按压上腹部,帮助痰液排出。也可取俯卧屈膝位,借助膈肌、腹肌收缩,增加腹压,咳出痰液。经常变换体位,有利于痰液的咳出。

(3)吸入疗法　适用于痰液黏稠和排痰困难者。通常是在湿化的同时加入药物以雾化方式吸入,可在雾化液中加入痰溶解剂、抗生素、平喘药等,达到祛痰、止咳、平喘的作用。

(4)胸部叩击　适用于久病体弱、长期卧床、排痰无力者。禁用于未经引流的气胸、肋骨骨折、有病理性骨折史、咯血、低血压及肺水肿者。

(5)机械吸痰　适用于无力咳出黏稠痰液、意识不清或排痰困难者。可经患者的口鼻、气管插管或气管切开处进行负压吸痰。

二、咯血

咯血是指喉及以下的呼吸道任何部位的出血,经口腔咯出。少量咯血有时仅表现为痰中带血,大咯血时血液从口鼻涌出,严重者可阻塞呼吸道,导致窒息死亡。

(一)病因与发病机制

1. 支气管疾病　常见的有支气管扩张、支气管肺癌、支气管结核和慢性支气管炎等;少见的有支气管结石、支气管腺瘤、支气管黏膜非特异性溃疡等。其发生机制主要是炎症、肿瘤、结石致支气管黏膜或毛细血管通透性增加,或黏膜下血管破裂所致。

2. 肺部疾病　常见于肺结核、肺炎、肺脓肿等;较少见于肺栓塞、肺淤血、肺寄生虫病、肺真菌病、肺泡炎、肺含铁血黄素沉着症和肺出血肾炎综合征等。在我国引起咯血的首要原因仍为肺结核。引起咯血的肺结核多为浸润型、空洞性肺结核和干酪样肺炎,急性血行播散型肺结核较少出现咯血。肺结核咯血的机制为结核病变使毛细血管通透性增高,血液渗出,导致痰中带血或小血块;如病变累及小血管使管壁破溃,则造成中等量咯血;如空洞壁肺动脉分支形成的小动脉瘤破裂,或继发的支气管扩张形成的动静脉瘤破裂,则造成大量咯血,甚至危及生命。肺炎咯血的机制为炎症致肺泡毛细血管通透性增加或黏膜下小血管壁破溃而出现痰中带血或咯血。

3. 心血管疾病　较常见于二尖瓣狭窄,其次为先天性心脏病所致的肺动脉高压或原发性肺动脉高压,另有肺栓塞、肺血管炎等。心血管疾病引起的咯血可表现为小量咯血或痰中带血、大量咯血、粉红色泡沫样痰和黏稠暗红色血痰。其发生机制多为肺淤血造成肺泡壁或支气管内膜毛细血管破裂和支气管黏膜下层支气管静脉曲张破裂所致。

4. 其他　血液病(白血病、血小板减少性紫癜、血友病、再生障碍性贫血等)、某些急性传染病(流行性出血热、肺出血型钩端螺旋体病等)、风湿性疾病(结节性多动脉炎、系统性红斑狼疮、Wegener 肉芽肿、白塞综合征等)或气管、支气管子宫内膜异位症等可引起咯血。

（二）临床表现

1. 年龄　青壮年咯血常见于肺结核、支气管扩张、二尖瓣狭窄等。40 岁以上有长期吸烟史（纸烟 20 支/d×20 年）者，应高度警惕支气管肺癌的可能。儿童慢性咳嗽伴少量咯血多为小细胞低色素性贫血，须注意特发性含铁血黄素沉着症的可能。

2. 咯血量　咯血量大小的标准尚无明确的界定，一般认为每日咯血量在 100 mL 以内为小量咯血，100～500 mL 为中等量咯血，500 mL 以上或一次咯血 100～500 mL 为大量咯血。大咯血主要见于空洞性肺结核、支气管扩张和慢性肺脓肿。支气管肺癌少有大咯血，主要表现为痰中带血。慢性支气管炎和支原体肺炎也可出现痰中带血或血性痰，但常伴有剧烈咳嗽。

3. 颜色和性状　因肺结核、支气管扩张、肺脓肿和出血性疾病所致的咯血为鲜红色；铁锈色血痰见于肺炎链球菌性肺炎，也可见于肺吸虫病和肺泡出血；砖红色胶冻样痰见于克雷伯杆菌肺炎。二尖瓣狭窄所致咯血多为暗红色；左心衰竭所致咯血为浆液性粉红色泡沫痰；肺栓塞所致咯血为黏稠暗红色血痰。

（三）处理原则

积极寻找原发病，针对原发病进行治疗。存在肺部感染时，应使用抗生素进行治疗；肺结核应按疗程积极进行抗结核治疗；对经保守治疗仍反复发生肺炎和支气管感染，频繁咯血，而病变范围局限且稳定者，需考虑手术治疗。

1. 一般处理　加强营养，适当运动，预防感冒等疾病；减少因咯血所继发的呼吸道感染；大量咯血时，采取患侧卧位，胸部放置冰袋，及时咳出呼吸道内血液，以保持呼吸的通畅，预防发生窒息。

2. 治疗方法

（1）感染可用抗生素、支气管扩张剂和理疗等方法，以改善支气管引流。

（2）支气管肺炎或严重的呼吸道感染，需根据革兰氏染色，培养和药敏试验结果选用抗生素肠道外给药。

（3）结核分枝杆菌培养阳性，需根据病史和实验室检查给予适当的抗结核治疗。

（4）支气管扩张症患者应戒烟，并避免其他刺激物，避免使用镇静剂或镇咳剂。对某些患者，经常作体位引流，拍击和震动胸部可促进痰液清除。

（5）弥漫性慢性支气管炎常伴有支气管扩张症，应做相应处理，β_2 受体激动剂，茶碱以及皮质激素可减轻气流阻塞，促进纤毛清除功能以及减轻炎症。如同时存在哮喘或变应性支气管肺曲菌病，皮质激素对减轻炎症反应特别有益。对极易真菌致敏的幼儿，皮质激素可促进真菌的清除。少数变应性支气管肺曲菌病使用伊曲康唑口服，可减少皮质激素的用量，降低血清 IgE 水平，增加气流流速，但抗真菌药物通常限用于侵入性曲菌感染。

（6）慢性低氧血症应做氧疗。

（7）经保守治疗仍反复发生肺炎和支气管感染，频繁咯血，而病变范围局限且稳定者，考虑手术。

三、呼吸困难

呼吸困难是指患者主观感到空气不足、呼吸费力，客观上表现为呼吸运动用力，严重时可出现张口呼吸、鼻翼扇动、端坐呼吸，甚至发绀、呼吸辅助肌参与呼吸运动，并可有呼吸频率、深度、节律的改变。

（一）病因

1. 呼吸系统疾病

（1）气道阻塞　如喉、气管、支气管的炎症、水肿、肿瘤或异物所致的狭窄或阻塞及支气管哮喘、慢性阻塞性肺疾病等。

（2）肺部疾病　如肺炎、肺脓肿、肺结核、肺不张、肺淤血、肺水肿、弥漫性肺间质疾病、细支气管肺泡癌等。

（3）神经肌肉疾病　如脊髓灰质炎病变累及颈髓、急性多发性神经根神经炎和重症肌无力累及呼吸肌、药物导致呼吸肌麻痹等。

（4）膈肌运动障碍　如膈肌麻痹、大量腹腔积液、腹腔巨大肿瘤和妊娠末期等。

（5）其他　胸壁、胸廓、胸膜腔疾病如胸壁炎症、严重胸廓畸形、胸腔积液、气胸、广泛胸膜粘连、结核、外伤等。

2. 循环系统疾病　各种原因所致的左心和（或）右心衰竭、心脏压塞、肺栓塞和原发性肺动脉高压等。

3. 中毒　如糖尿病酮症酸中毒、吗啡类药物中毒、有机磷杀虫药中毒、氰化物中毒、亚硝酸盐中毒和急性一氧化碳中毒等。

4. 神经精神性疾病　如脑出血、脑外伤、脑肿瘤、脑炎、脑膜炎、脑脓肿等颅脑疾病引起呼吸中枢功能障碍和精神因素所致的呼吸困难，如焦虑症、癔症等。

5. 血液病　常见于重度贫血、高铁血红蛋白血症、硫化血红蛋白血症等。

（二）发病机制及临床表现

1. 肺源性呼吸困难　主要是呼吸系统疾病引起的通气、换气功能障碍导致缺氧和（或）二氧化碳潴留引起。

（1）吸气性呼吸困难　表现为吸气显著费力，严重者吸气时可见“三凹征”，可伴有干咳及高调吸气性喉鸣。常见于喉部、气管、大支气管狭窄与阻塞。

（2）呼气性呼吸困难　表现为呼气费力、呼气缓慢、呼吸时间明显延长，伴有呼气期哮鸣音。由于肺泡弹性减弱和（或）小支气管的痉挛或炎症所致。常见于慢性支气管炎（喘息型）、慢性阻塞性肺疾病、支气管哮喘、弥漫性泛细支气管炎等。

（3）混合性呼吸困难　表现为吸气期及呼气期均感呼吸费力、呼吸频率增快、深度变浅，可伴有呼吸音异常或病理性呼吸音。由于肺或胸膜腔病变使呼吸面积减少导致换气功能障碍所致。见于重症肺炎、重症肺结核、大面积肺栓塞（梗死）、弥漫性肺间质疾病、大量胸腔积液、气胸、广泛性胸膜增厚等。

2. 心源性呼吸困难　主要是由于左心和（或）右心衰竭引起，尤其是左心衰竭。

左心衰竭引起的呼吸困难特点为：①有引起左心衰竭的基础病因，如风湿性心瓣膜病、高血压性心脏病、冠状动脉粥样硬化性心脏病等。②呈混合性呼吸困难，活动时呼吸困难出现或加重，休息时减轻或消失，卧位明显，坐位或立位时减轻，故当病情较重时，被迫采取半坐位或端坐呼吸。③两肺底部或全肺出现湿啰音。④应用强心剂、利尿剂和血管扩张剂改善左心功能后呼吸困难症状随之好转。急性左心衰竭时，常可出现夜间阵发性呼吸困难，夜间睡眠中突感胸闷气急，被迫坐起，惊恐不安。轻者数分钟至数十分钟后症状逐渐减轻、消失；重者可见端坐呼吸、面色发绀、大汗、咳浆液性粉红色泡沫痰，有哮鸣音，两肺底有较多湿啰音，心率加快，可有奔马律。

左心衰竭引起呼吸困难的机制为：①肺淤血，使气体弥散功能降低；②肺泡张力增高，刺激牵张感受器，通过迷走神经反射兴奋呼吸中枢；③肺泡弹性减退，使肺活量减少；④肺循环压力升高对呼吸中枢的反射性刺激。

右心衰竭严重时也可引起呼吸困难，但程度较左心衰竭轻，其主要原因为体循环淤血所致。发生机制为：①右心房和上腔静脉压升高，刺激压力感受器反射性地兴奋呼吸中枢；②血氧含量降低少，乳酸、丙酮酸等代谢产物堆积，刺激呼吸中枢；③淤血性肝大、腹腔积液和胸腔积液，使呼吸运动受限，肺气体交换面积减少。临床上主要见于慢性肺源性心脏病、某些先天性心脏病或由左心衰竭发展而来。也可见于各种原因所致的急性或慢性心包积液。其发生呼吸困难的主要机制是大量心包渗液致心脏压塞或心包纤维性增厚、钙化、缩窄，使心脏舒张受限，引起体循环静脉淤血。

3. 中毒性呼吸困难　主要是由于代谢性酸中毒、药物中毒、化学毒物中毒等引起。

(1)代谢性酸中毒　血中酸性代谢产物增多，刺激颈动脉窦、主动脉体化学感受器或直接刺激呼吸中枢引起呼吸困难。特点为：①有引起代谢性酸中毒的基础病因，如尿毒症、糖尿病酮症等；②出现深长而规则的呼吸，伴有鼾音，称库斯莫尔呼吸(Kussmaul 呼吸)。

(2)药物中毒　某些药物如吗啡类、巴比妥类等中枢抑制药物和有机磷杀虫药中毒时，可抑制呼吸中枢引起呼吸困难。特点为：①有药物中毒史；②呼吸缓慢、变浅伴有呼吸节律异常的改变，如潮式呼吸(Cheyne-Stokes 呼吸)或间停呼吸(Biot's 呼吸)。

(3)化学毒物中毒　常见于一氧化碳、亚硝酸盐、苯胺类、氰化物中毒，使机体缺氧引起呼吸困难。发生机制分别为：一氧化碳中毒时，一氧化碳与血红蛋白结合形成碳氧血红蛋白，失去携带氧的能力导致缺氧而产生呼吸困难；亚硝酸盐和苯胺类中毒时，血红蛋白变为高铁血红蛋白失去携带氧的能力导致缺氧；氰化物中毒时，氰离子抑制细胞色素氧化酶的活性，影响细胞呼吸作用，导致组织缺氧引起呼吸困难，严重时引起脑水肿抑制呼吸中枢。

4. 神经精神性呼吸困难　主要由于神经系统疾病和精神因素引起。

(1)神经性呼吸困难　主要是因呼吸中枢受增高的颅内压和供血减少的刺激，使呼吸慢而深，并伴有呼吸节律的改变，如双吸气(抽泣样呼吸)、呼吸遏制(吸气突然停止)等。常见于重症颅脑疾病，如脑出血、脑炎、脑膜炎、脑脓肿、脑外伤及脑肿瘤等。

(2)精神性呼吸困难　主要表现为呼吸快而浅，伴有叹息样呼吸或出现手足抽搐。临床上常见于焦虑症、癔症患者，患者可突然发生呼吸困难。其发生机制多为过度通气而发生呼吸性碱中毒，严重时也可出现意识障碍。

5. 血源性呼吸困难　多由红细胞携氧量减少，血氧含量降低所致。表现为呼吸浅，心率快。临床常见于重度贫血、高铁血红蛋白血症、硫化血红蛋白血症等。以外，大出血或休克时，因缺氧和血压下降，刺激呼吸中枢，也可使呼吸加快。

(三)处理原则

积极进行病因治疗是综合治疗的基础，如肺炎、肺脓肿的抗菌治疗，心衰的扩管、强心、利尿治疗等。同时可给予患者相应的对症治疗及改善通气措施。

1. 一般处理

(1)环境　保持环境舒适、安静，病室定时通风。避免刺激性气体的吸入，哮喘患者室内避免有变应原，如尘螨、花粉等。病情严重者应收入监护病房。

(2)休息及体位　病情较轻者，减少活动；严重者绝对卧床休息，协助取舒适的半卧位或坐位，必要时床上放一张小桌，以便患者伏桌休息。

(3)饮食　每日保证足够热量，宜进食富含维生素、易消化食物，避免刺激性食物。

(4)心理观察　患者呼吸困难类型，倾听患者的诉说，对疾病、治疗方法及疗效给予充分的解释，使患者尽可能保持安静，适时安慰患者，增强其安全感。

2. 对症处理

(1)解除支气管痉挛　β_2 受体激动剂及糖皮质激素雾化吸入。长效氨茶碱口服；氨茶碱加入葡萄糖溶液,静脉滴注。地塞米松加入葡萄糖溶液,静脉滴注。

(2)祛痰剂的应用　如溴己新,或盐酸氨溴索,氯化铵口服;蒸汽吸入的应用,以湿化痰液,使之容易咳出;神志清楚者,鼓励咳嗽、咳痰,神志不清者,勤翻身、拍背、吸痰或支气管冲洗。

3. 改善通气

(1)呼吸兴奋剂的应用　对Ⅱ型呼吸衰竭患者,尤其某些严重二氧化碳潴留中枢呈抑制状态患者,在保持呼吸道通畅的情况下,适当应用呼吸兴奋剂后,二氧化碳潴留及低氧血症可有缓解。

(2)合理使用机械通气　无论何种类型的呼吸衰竭,进行机械通气的目的是给患者以氧合和通气支持,争取时间纠正引起呼吸衰竭的原因或使患者恢复至机械通气前的慢性稳定状态。

(3)氧气疗法　氧疗就是通过吸入高于空气中的氧来提高 PaO_2,改善 PaO_2,是治疗呼吸困难的最重要的手段。给氧的方法有鼻导管、鼻塞、面罩、气管内和呼吸机给氧。急性左心功能不全引起的呼吸困难,用30% ~50%乙醇湿化交替吸氧,以降低肺泡泡沫的表面张力,使泡沫破裂液化改善缺氧。中毒性呼吸困难、神经性呼吸困难、血源性呼吸困难者均需高流量吸氧,必要时行高压氧治疗。

四、胸痛

胸痛是临床上常见的症状,主要由胸部疾病所致,少数由其他疾病引起。胸痛的程度因个体痛阈的差异而不同,与疾病病情轻重程度不完全一致。

(一)病因

1. 胸壁疾病　①胸壁软组织损害:如疖、擦伤、挫伤等。②肌肉病变:如胸背肌肉局部损伤,剧烈运动或经久剧咳引致胸肌劳损等。③肋骨病变:如肋软骨炎、肋骨挫伤、肋骨骨折、骨髓炎等。④肋间神经病变:病毒、毒素等引起神经炎,如肋间神经炎、带状疱疹等。⑤脊髓或脊椎病变:因脊神经后根受压或刺激引起,如肥大脊椎炎、脊柱结核、脊椎转移性肿瘤、椎管内肿瘤等。

2. 气管、支气管疾病　如急性气管炎、支气管肺癌。

3. 肺与胸膜疾病　如肺炎、肺结核、支气管肺癌、肺梗死、干性胸膜炎、自发性气胸、胸膜粘连等。

4. 心血管疾病　冠状动脉粥样硬化性心脏病(心绞痛、心肌梗死)、肥厚型心肌病、主动脉狭窄、急性心包炎、胸主动脉夹层动脉瘤、肺梗死、肺动脉高压等。

5. 纵隔与食管疾病　因纵隔内组织受压、神经或骨质受累等因素引起,如急性纵隔炎、纵隔气肿、纵隔肿瘤、急性食管炎、食管周围炎、食管癌等。

6. 其他　如换气过度综合征、痛风、肩关节及其周围组织疾病、腹部脏器疾病。

(二)发病机制

各种化学、物理因素及刺激因子均可刺激胸部的感觉神经纤维产生痛觉冲动,并传至大脑皮质的痛觉中枢引起胸痛。胸部感觉神经纤维有:①肋间神经感觉纤维;②支配主动脉的交感神经纤维;③支配气管与支气管的迷走神经纤维;④膈神经的感觉纤维。除患病器官的局部疼痛外,还可见远离该器官某部体表或深部组织疼痛,称放射痛或牵涉痛。原因是内脏病变与相应区域体表的传入神经进入脊髓同一节段并在后角发生联系,故来自内脏的感觉冲动可直接激发脊髓体表感觉神经元,引起相应体表区域的痛感。如心绞痛时除了出现心前区、胸骨后疼痛外,也可放射至左肩、左臂内侧或左颈、左侧面颊部。

(三)临床表现

1. 发病年龄　青壮年胸痛多考虑结核性胸膜炎、自发性气胸、心肌炎、心肌病、风湿性心瓣膜病,40 岁以上则须注意心绞痛、心肌梗死和支气管肺癌。

2. 胸痛部位　大部分疾病引起的胸痛常有一定部位。

(1)胸壁疾病　所致的胸痛常固定在病变部位,且局部有压痛,胸廓活动增强时疼痛加重。若为胸壁皮肤的炎症性病变,局部可有红、肿、热、痛表现。带状疱疹所致胸痛,可见成簇的水疱沿一侧肋间神经分布伴剧痛,且疱疹不超过体表中线。肋软骨炎引起胸痛,常在第1、2肋软骨处见单个或多个隆起,局部有压痛、但无红肿表现。

(2)呼吸系统疾病　所致的胸痛多伴有咳嗽、咯痰,胸壁局部无压痛,胸壁活动不会引起疼痛,而咳嗽、深吸气可使胸痛加重。肺尖部肺癌(肺上沟癌)引起疼痛多以肩部、腋下为主,向上肢内侧放射。胸膜炎引起的疼痛多在胸侧部。

(3)心血管疾病　所致的胸痛由体力活动诱发或加重,休息好转,胸痛部位多位于胸骨后或心前区,少数位于剑突下,可放射至左肩、左臂,甚至达无名指与小指,也可放射于左颈或面颊部,误认为牙痛。夹层动脉瘤引起疼痛多位于胸背部,向下放射至下腹、腰部与两侧腹股沟和下肢。

(4)纵隔疾病或食管疾病　所致的胸痛常位于胸骨后,呈持续性疼痛,可有放射痛,吞咽时胸痛加重,常伴吞咽困难。肝胆疾病及膈下脓肿引起的胸痛多在右下胸,侵犯膈肌中心部位时疼痛放射至右肩部。

(5)横膈病变　所致的胸痛常位于下胸部或胸骨下部,右膈肌中心受累可有右肩部放射痛,深呼吸运动可使胸痛加重。

3. 胸痛性质　胸痛的程度可呈剧烈、轻微和隐痛。胸痛的性质可有多种多样。例如带状疱疹呈刀割样或灼热样剧痛;食管炎多呈烧灼痛。肋间神经痛为阵发或刺痛;心绞痛呈绞榨样痛并有重压窒息感,心肌梗死则疼痛更为剧烈并有恐惧、濒死感;气胸在发病初期有撕裂样疼痛胸膜炎常呈隐痛、钝痛和刺痛;夹层动脉瘤常呈突然发生胸背部撕裂样剧痛或锥痛;肺梗死亦可突然发生胸部剧痛或绞痛,常伴呼吸困难与发绀。

4. 疼痛持续时间　平滑肌痉挛或血管狭窄缺血所致的疼痛为阵发性,炎症、肿瘤、栓塞或梗死所致疼痛呈持续性。如心绞痛发作时间短暂(持续数分钟),而心肌梗死疼痛持续时间很长(数小时或更长)且不易缓解。

5. 影响疼痛因素　主要为疼痛发生的诱因、加重与缓解的因素。例如心绞痛发作可在劳力或精神紧张时诱发,休息后或含服硝酸甘油或硝酸异山梨酯后于数分钟内缓解,而对心肌梗死所致疼痛则服药效果较差。食管疾病多在进食时发作或加剧,服用抗酸剂和促动力药物可减轻或消失。胸膜炎及心包炎的胸痛可因咳嗽或用力呼吸而加剧。

(四)处理原则

胸痛的处理要首先明确病因,治疗原发病。如果患者是冠心病引起的胸痛,患者可能需要进行长期药物治疗,严重者可能需要进行冠状动脉支架植入,或者进行心脏搭桥手术。另外,可根据患者的具体情况给予患者一定的止痛药物来缓解症状。

1. 一般处理

(1)消除不安情绪　焦虑、恐惧等情绪活动会加剧胸痛,而胸痛又会影响情绪,故要向患者解释胸痛的原因,安慰患者,稳定其情绪,以缓解疼痛。

(2)调整体位　采取舒适的体位减轻胸痛,如肺或胸膜病变所致的胸痛可采取患侧卧位,以减少胸壁与肺部的活动,从而达到减轻疼痛的目的。

(3)缓解疼痛　由于肺部活动引起胸痛加剧者,可在呼气末用15 cm左右的宽胶布固定患侧胸部,以减少呼吸活动度而缓解疼痛;根据病情可选用疼痛部位的湿热敷、冷湿敷或肋间神经封闭疗法止痛;心绞痛患者经休息、吸氧和舌下含服硝酸甘油而缓解;心肌梗死患者因剧烈持久的胸痛可导致休克和严重心律失常,故迅速止痛极为重要,先试用可待因,无效时可用哌替啶或吗啡止痛;对胸痛反复发作者，要找出发生的原因，祛除诱因。对不同疾病进行针对性健康指导，预防复发。

2. 对症处理　对于胸壁肌肉性疼痛、胸膜炎性疼痛可适当选择解热镇痛抗炎药物。对于其他原因引起的胸痛，必要时可进行局部肋间神经封闭治疗。

3. 治疗原发病　内脏疾病引起者，应针对其病因进行治疗，如肺炎、胸膜炎所致者，应积极加强抗感染治疗，根据药敏试验选用敏感的抗菌药。心绞痛患者应休息，使用硝酸甘油等缓解疼痛。心肌梗死患者则需给予作用较强的镇痛剂，并及时进行血运重建等特殊治疗以缓解胸痛。对胸壁损伤所致者，应适当固定胸壁减少其活动度。对食管疾病所致者，应针对不同原因给予适当的处理。对肿瘤所致者应采用外科手术或放射治疗。

五、心悸

心悸是一种自觉心脏跳动的不适感或心慌感。当心率加快时感到心脏跳动不适，心率缓慢时则感到搏动有力。

（一）病因

1. 心脏搏动增强　心脏搏动增强引起的心悸，可为生理性或病理性。

（1）生理性　健康人在剧烈运动或精神过度紧张时；饮酒、喝浓茶或咖啡后；应用某些药物，如肾上腺素、麻黄碱、咖啡因、阿托品、甲状腺片等；妊娠等。

（2）病理性

1）心室肥大：高血压性心脏病、主动脉瓣关闭不全、二尖瓣关闭不全等引起的左心室肥大，心脏收缩力增强。动脉导管未闭、室间隔缺损回流量增多，增加心脏的负荷量，导致心室肥大，可引起心悸。此外脚气性心脏病，因维生素 B_1 缺乏，周围小动脉扩张，阻力降低，回心血流增多，心脏工作量增加，可出现心悸。

2）其他疾病：①甲状腺功能亢进症，由于基础代谢与交感神经兴奋性增高，导致心率加快、搏动增强；②贫血，贫血时血液携氧量减少，器官及组织缺氧，机体为保证氧的供应，通过增加心率，提高心排血量来代偿，心率加快导致心悸，以急性失血时心悸为明显；③发热，此时基础代谢率增高，心率加快、心排血量增加，也可引起心悸；④低血糖症、嗜铬细胞瘤，肾上腺素释放增多，心率加快、搏动增强，也可发生心悸。

2. 心律失常　心动过速、过缓或其他心律失常，均可出现心悸。

（1）心动过速　各种原因引起的窦性心动过速、阵发性室上性或室性心动过速等。

（2）心动过缓　高度房室传导阻滞（二、三度房室传导阻滞）、窦性心动过缓或病态窦房结综合征等，由于心率缓慢，舒张期延长，心室充盈度增加，心搏强而有力，引起心悸。

（3）其他心律失常　期前收缩、心房扑动或颤动等，由于心脏跳动不规则或有一段间歇，使患者感到心悸，甚至有心脏停跳的感觉。

3. 心力衰竭　各种原因引起的心力衰竭均可以出现心悸。

4. 心脏神经官能症　由自主神经功能紊乱所引起，心脏本身并无器质性病变。多见于青年女性。临床表现除心悸外尚常有心率加快、心前区或心尖部隐痛，以及疲乏、失眠、头晕、头痛、耳鸣、记忆力减退等神经衰弱表现，且在焦虑、情绪激动等情况下更易发生。

5. β-受体亢进综合征　与自主神经功能紊乱有关，易在紧张时发生，其表现除心悸、心动过速、胸闷、头晕外还可有心电图的一些改变，出现窦性心动过速、轻度 ST 段下移及 T 波平坦或倒置，易与心脏器质性病变相混淆。采用普萘洛尔（心得安）试验可以鉴别。β-受体亢进综合征，在应用普萘洛尔后心电图改变可恢复正常，显示其改变为功能性。

6. 更年期综合征　在绝经期前后，出现一系列内分泌与自主神经功能紊乱症状，心悸也是其中一个症状。

7. 其他　胸腔大量积液、高原病、胆心综合征等，也可出现心悸。

（二）临床表现

心前区或喉颈部跳动。表现为规律心悸和不规律心悸、快速心悸或缓慢心悸、阵发性或持续性心悸。

（三）处理原则

对于出现不适症状的患者，首先积极的查明病因，针对病因采取个性化的治疗。药物治疗、手术治疗等均有可能用到。此外，中医治疗对于出现心悸的患者也有一定的疗效，患者可遵医嘱使用相应的中药。

1. 一般处理

（1）祛除诱因　如限制饮酒、吸烟，调整运动、工作和环境，避免寒冷与刺激性谈话，适当读书看电视。

（2）休息　根据心悸原发病的轻重和心功能不全的程度，决定如何休息。右侧卧位、松开衣领可使心悸减轻。严重心律失常应卧床休息，直到病情好转后再逐渐下床活动。心功能不全三级应增加卧床休息时间。

（3）饮食管理　对器质性心脏病引起的心悸，应给予合理的营养，控制钠盐，少量多餐，以减轻水肿及心脏负荷。多吃水果、蔬菜及富含维生素的食物，以利心肌代谢，防止发生低钾血症。避免使用引起心率增快的刺激性食物。

（4）调整情绪　学会自我调节情绪，可通过散步、看书、交谈等方式分散注意力，并克服紧张、激动心理，从而消除患者因紧张不安情绪而导致的交感神经兴奋。

（5）预防　积极防治扁桃腺炎、咽炎、喉炎、丹毒、疔肿和脓疱疮等，预防感冒、心肌炎。

2. 对因治疗

（1）贫血　紧急情况下，重度贫血患者、老年或合并心肺功能不全的贫血患者应输红细胞，纠正贫血，改善体内缺氧状态。急性大量失血患者应积极止血，同时迅速恢复血容量并输红细胞纠正贫血。营养性贫血可以通过补充缺乏的营养物质进行治疗，如缺铁性贫血补铁及治疗导致缺铁的原发病；巨幼细胞贫血补充叶酸或维生素 B_{12}。自身免疫性溶血性贫血采用糖皮质激素等免疫抑制剂治疗为主。慢性再生障碍性贫血则以环孢素联合雄激素为主。范科尼贫血采用造血干细胞移植进行治疗。

（2）心律失常　根据心律失常的类型选择治疗方法，主要包括药物治疗和非药物治疗（包括压迫眼球、按摩颈动脉窦、捏鼻用力呼气和屏气等反射性兴奋迷走神经的方法；电复律、电除颤、心脏起搏器植入和消融术等电学治疗方法；外科手术等）。

（3）甲状腺功能亢进　抗甲状腺药物治疗，放射碘治疗和手术治疗。

第三节　腹部症状

一、恶心与呕吐

恶心为上腹部不适和紧迫欲吐的感觉，常为呕吐的前奏。可伴有迷走神经兴奋的症状，如皮肤苍白、出汗、流涎、血压降低及心动过缓等。一般恶心后随之呕吐，但也可仅有恶心而无呕吐，或仅有呕吐而无恶心。

呕吐是通过胃的强烈收缩迫使胃或部分小肠内容物经食管、口腔而排出体外的现象。但频繁而剧烈的呕吐,则可造成多方面的不利后果,如营养不良、失水、电解质紊乱、酸碱失衡等,甚至引起食管和胃损伤。

(一)病因

1. 消化系统疾病

(1)咽:慢性咽炎、部分神经官能症。

(2)食管贲门失弛缓症、反流性食管炎、食管癌、食管下端及食管贲门黏膜撕裂综合征等。

(3)胃及十二指肠急(慢)性胃炎(如急性胃黏膜病变、胃窦炎)以及胃黏膜脱垂、消化性溃疡、胃癌、幽门痉挛和梗阻、十二指肠炎、十二指肠淤积症、胃肠炎、十二指肠梗阻、胃肠手术后残襻潴留综合征及类原线虫病等。

(4)小肠和大肠小肠吸收不良综合征、肠梗阻、回肠远端憩室(Meckel 憩室)及其炎症、克罗恩病(Crohn 病)、溃疡性结肠炎、缺血性肠病、寄生虫病、沙门菌感染、慢性阑尾炎、阿米巴性结肠炎、结肠癌及类癌症等。

(5)肝、胆、胰腺胃肠以外的消化系统脏器能引起反射性呕吐,如肝炎、胆石症、胆囊炎、胰腺炎、胰腺囊肿、胰腺囊性纤维变及胰腺癌等。

2. 内分泌系统疾病　糖尿病酮症酸中毒、高渗性昏迷、甲状腺功能亢进、甲状旁腺功能减退、慢性肾上腺皮质功能减退、血卟啉病、各种病因引起的低钾及低钠血症。

3. 泌尿系统疾病　急性及慢性肾小球肾炎、肾盂肾炎、肾结石、多囊肾、肾肿瘤、尿毒症、肾动脉血栓形成等。

4. 血液系统疾病　白血病及多发性骨髓瘤等。

5. 心血管系统疾病　充血性心力衰竭及心肌梗死等。

6. 妇科疾病　妊娠呕吐(包括异位妊娠)及卵巢囊肿扭转等。

7. 神经系统疾病　癫痫、结核性脑膜炎、脑脓肿、脑血管意外、脑外伤、脑震荡、脑肿瘤及小脑疾病等。

8. 药物　氯化铵、奎宁类、洋地黄制剂、水杨酸类、磺胺类、异烟肼、氨茶碱、吗啡类、呋喃类、驱虫药、锑剂及抗癌药等。

9. 中毒　DDT(属于有机氯类杀虫剂)中毒、有机磷中毒、杀鼠剂中毒以及乌头碱、夹竹桃、毒蕈、亚硝酸盐中毒及毒蛇咬伤、蟾蜍中毒等。

10. 反射性呕吐

(1)咽部受到刺激　如吸烟、剧咳、鼻咽部炎症或溢服等。

(2)胃、十二指肠疾病　急慢性胃炎、消化性溃疡、功能性消化不良、急性胃扩张、幽门梗阻及十二指肠壅滞症等。

(3)肠道疾病　急性阑尾炎、各型肠梗阻、急性出血坏死性肠炎、腹型过敏性紫癜等。

(4)肝胆胰疾病　急性肝炎、肝硬化、肝淤血、急慢性胆囊炎或胰腺炎等。

(5)腹膜及肠系膜疾病　如急性腹膜炎。

(6)其他疾病　肾输尿管结石、急性肾盂肾炎、急性盆腔炎、异位妊娠破裂等。急性心肌梗死早期、心力衰竭、青光眼、屈光不正等亦可出现恶心、呕吐。

11. 中枢性呕吐

(1)神经系统疾病　①颅内感染:各种脑炎、脑膜炎、脑脓肿;②脑血管疾病:脑出血、脑栓塞、脑血栓形成、高血压脑病及偏头痛等;③颅脑损伤:脑挫裂伤、颅内血肿、蛛网膜下腔出血等;④癫病，特别是持续状态。

(2)全身性疾病　尿毒症、糖尿病酮症酸中毒、甲状腺危象、甲状旁腺危象、肾上腺皮质功能不全、低血糖、低钠血症及早孕均可引起呕吐。

(3)药物　某些抗生素、抗癌药、洋地黄、吗啡等可因兴奋呕吐中枢而致呕吐。

(4)中毒　乙醇、重金属、一氧化碳、有机磷农药、鼠药等中毒均可引起呕吐。

(5)精神因素　胃神经官能症、癔症、神经性厌食等。

12. 前庭障碍性呕吐　凡呕吐伴有听力障碍、眩晕等症状者，需考虑前庭障碍性呕吐。常见疾病有迷路炎，其是化脓性中耳炎的常见并发症；梅尼埃病，为突发性的旋转性眩晕伴恶心呕吐；晕动病，一般在航空、乘船和乘车时发生。

13. 神经官能性呕吐　胃神经官能症、癔症等。

14. 其他　神经性呕吐、癔症、屈光不正、青光眼、迷路积水、偏头痛、各种感染、高热、感染性休克。

（二）发病机制

呕吐是一个复杂的反射动作，其过程可分3个阶段，即恶心、干呕与呕吐。恶心时胃张力和蠕动减弱，十二指肠张力增强，可伴或不伴有十二指肠液反流；干呕时胃上部放松而胃窦部短暂收缩；呕吐时胃窦部持续收缩，贲门开放，腹肌收缩，腹压增加，迫使胃内容物急速而猛烈地向上反流，经食管、口腔而排出体外。呕吐与反食不同，后者是指无恶心呕吐动作而胃内容物经食管、口腔溢出体外。

呕吐中枢位于延髓，它有两个功能不同的机构：一是神经反射中枢，即呕吐中枢，位于延髓外侧网状结构的背部，接受来自消化道、大脑皮质、内耳前庭、冠状动脉以及化学感受器触发带的传入冲动，直接支配呕吐动作；二是化学感受器触发带，位于延髓第四脑室的底面，接受各种外来的化学物质或药物（如阿扑吗啡、洋地黄、依米丁等）及内生代谢产物（如感染、酮中毒、尿毒症等）的刺激，并由此引发出神经冲动，传至呕吐中枢引起呕吐。

（三）临床表现

1. 恶心　一种特殊的主观感觉，表现为胃部不适和胀满感，为呕吐的前奏。多伴有皮肤苍白、流涎、出汗、心率减慢、血压降低等迷走神经兴奋的表现。呕吐后，常有轻松感。

2. 呕吐的时间　育龄妇女晨起呕吐见于早期妊娠，亦可见于尿毒症、慢性酒精中毒或功能性消化不良；鼻窦炎患者因起床后脓液经鼻后孔流出刺激咽部，亦可致晨起恶心、干呕。晚上或夜间呕吐见于幽门梗阻。

3. 呕吐与进食的关系　进食过程中或餐后即刻呕吐，可能为幽门管溃疡或精神性呕吐；餐后1 h以上呕吐称延迟性呕吐，提示胃张力下降或胃排空延迟；餐后较久或数餐后呕吐，见于幽门梗阻，呕吐物可有隔夜宿食；餐后近期呕吐，集体发病，多由食物中毒所致。

4. 呕吐的特点　进食后立刻呕吐，恶心很轻或缺如，吐后又可进食，长期反复发作而营养状态不受影响，多为神经官能性呕吐。喷射状呕吐多为颅内高压性疾病。

5. 呕吐物的性质　带发酵、腐败气味提示胃滞留；带粪臭味提示低位小肠梗阻；不含胆汁说明梗阻平面多在十二指肠乳头以上，含多量胆汁提示在此平面以下；含有大量酸性液体者多有胃泌素瘤或十二指肠溃疡，无酸味者可能为贲门狭窄或贲门失弛缓症；上消化道出血常呈咖啡色样呕吐物。

（四）处理原则

治疗恶心与呕吐时，首先需要明确其病因，针对病因进行相应的治疗，如药物因素引起的恶心与呕吐首先需要停药，疾病引起的恶心与呕吐需要积极治疗原发病。同时纠正水、电解质代谢紊乱，采取对症治疗，防止和减少并发症，给予心理疏导，缓解因不适症状而出现的焦虑不安等负面情绪。

1. 一般处理

(1)避免刺激咽喉部，如停止吸烟；避免食用辛辣刺激、生冷食物；刷牙时不要刺激到咽喉部位。呕吐很多时候是一种保护性反射，不需要立即使用止吐药，应先去除刺激因素。

(2)若有停经史，出现恶心、呕吐，伴有头晕、乏力、食欲不振等，怀疑为早孕反应，用早孕试纸测试是否怀孕。

(3)呕吐时及呕吐后应坐着或者侧躺着，防止呕吐物误吸入气管，引起呛咳甚至窒息。

(4)呕吐后不要立马吃东西或喝水，暂时禁食水 1 ~ 2 h。呕吐后水分和电解质丢失，在禁食水后少量多次饮用淡盐水，吃流质或半流质食物，避免大吃大喝加重肠胃负担。

(5)晕车造成的恶心、呕吐，可采取一定预防措施，如避免空腹乘车或进食过饱；选择车中部的座位，看车的运行方向；不要在车上阅读，看手机；可以戴耳机听音乐，与朋友聊天分散注意力或睡觉；也可在乘车前服用晕车药。

2. 病因治疗

(1)药物所致的呕吐　多种药物有引起恶心与呕吐的不良反应，一般而言，只要立即停止应用引起呕吐的药物，呕吐症状就会减轻直至消失，不需要应用镇吐类药物。临床上对某些恶性肿瘤或血液系统的恶性疾病(如白血病、恶性淋巴瘤、多发性骨髓瘤、恶性组织细胞病等)常采取联合化疗或放疗，或对某些恶性肿瘤采用抗癌药物行介入治疗。但在治疗过程中或治疗之后，均可引起较严重的胃肠道不良反应，最突出的表现是恶心与呕吐。为了预防或减轻此不良反应，可应用镇吐药物，但要严格控制药物的剂量及间隔时间。

(2)胃肠道疾病　所致的呕吐包括食管、胃、十二指肠直至空肠、回肠、结肠及直肠在内的任何部位的病变都有可能引起恶心、呕吐。消化道良性或恶性病变造成的狭窄或梗阻所致的呕吐，药物治疗无效，只有经扩张、置入支架或手术治疗，解除狭窄或梗阻之后，呕吐症状才会消失。贲门失弛缓症患者，在未进行扩张或手术治疗之前，可选用钙离子通道拮抗药或硝酸甘油餐前半小时口服，早期可改善呕吐及梗阻症状；或者试用肉毒杆菌毒素行狭窄局部注射治疗。胃肠道急性炎症性病变引起的呕吐，应积极选用抗生素并纠正电解质紊乱及补充维生素；胃肠动力障碍引起的恶心与呕吐，则可应用莫沙必利等促胃肠动力剂；胃肠道痉挛所致呕吐，可应用东莨菪碱等抗胆碱能药物。

(3)神经、精神因素所致的呕吐　对此类原因所致的呕吐，心理治疗是关键。首先消除患者的精神心理障碍，其次配合药物治疗，常用的药物是镇静药与胃肠促动力剂，重者可采用多塞平或氟西汀等抗抑郁药物治疗。禁用昂丹司琼(奥丹西龙)等强烈作用的镇吐药。

(4)中枢神经系统病变所致的呕吐　包括各种原因所致的脑炎、脑膜炎、脑肿瘤、脑寄生虫病、脑血管病及颅脑外伤等病变，均可引起颅内压力增高而导致恶心、呕吐。治疗的重要措施之一是降低颅内高压、减轻脑细胞水肿，不仅可改善呕吐的症状，更重要的是保护或恢复脑细胞功能。

(5)肝脏、胆道及胰腺疾病所致的呕吐　肝脏、胆道及胰腺疾病是导致恶心、呕吐的常见病因之一。恶心、呕吐可以是急性病毒性肝炎的早期症状，常与食欲减退、厌油腻食物及上腹部饱胀同时出现，随着护肝治疗及适当的休息之后，恶心与呕吐可逐渐消失。呕吐也是胆道梗阻或绞痛常伴随的症状，只有当胆道梗阻或炎症消除之后，呕吐才会停止；急性胰腺炎时常伴有恶心与呕吐症状，只有采用胃肠减压，减少胰液与胰酶的分泌等措施之后，呕吐才会逐步缓解或终止。

3. 对症治疗

(1)抗组胺药　对内耳功能障碍所致的恶心、呕吐疗效好，但它们不作用于化学感受器触发带，所以对其他原因的恶心、呕吐很少有效。

(2)促动力药　对胃痉挛或假性肠梗阻所致恶心和呕吐较有效。

(3)安神药(包括抗精神病药) 除对精神性恶心、呕吐有效外,对尿毒症药物、化疗、放疗引起的恶心、呕吐均有一定效果。

4. 止吐治疗 最为有效控制呕吐症状的方法是使用止吐药物,如吩噻嗪类(如异丙嗪,苯海拉明等)、多巴胺受体拮抗剂、抗组胺药、选择性5-羟色胺受体拮抗剂等。

二、吞咽困难

吞咽困难是指食物从口腔至胃、贲门运送过程中受阻而产生咽部、胸骨后或剑突部位的梗阻停滞感觉。

(一)病因与分类

1. 机械性吞咽困难

(1)腔内因素 食团过大或食管异物。

(2)管腔狭窄 口咽部炎症:咽炎、扁桃体炎、口咽损伤(机械性、化学性)、咽白喉、咽喉结核、咽肿瘤、咽后壁脓肿等;食管良性狭窄:良性肿瘤如平滑肌瘤、脂肪瘤、血管瘤、息肉;食管炎症如反流性食管炎、放射性食管炎、腐蚀性食管炎、食管结核及真菌性感染等;恶性肿瘤:舌癌、咽部肿瘤、食管癌等;食管蹼:缺铁性吞咽困难(Plummer-Vinson 综合征);黏膜环:食管下端黏膜环。

(3)外压性狭窄 咽后壁肿块或脓肿;甲状腺极度肿大;纵隔占位病变,如纵隔肿瘤及脓肿、左心房肥大、主动脉瘤等。

2. 动力性吞咽困难

(1)吞咽启动困难 口咽肌麻痹;口腔咽部炎症、脓肿;唾液缺乏,如干燥综合征。

(2)咽、食管横纹肌功能障碍 延髓麻痹、运动神经元疾病、重症肌无力、肉毒杆菌食物中毒、有机磷农药中毒、多发性肌炎、皮肌炎、甲亢性肌病等。

(3)食管平滑肌功能障碍 系统性硬化症、糖尿病或酒精中毒性肌病、食管痉挛、贲门失弛缓症等。

(4)其他 狂犬病、破伤风、肉毒杆菌食物中毒、缺铁性吞咽困难等。某些精神心理疾病如癔症、抑郁症、焦虑症等,都可有吞咽困难的表现。

(二)临床表现

1. 口腔期吞咽困难 该期吞咽困难通常破坏口腔期的两个基本动作的完成,即咀嚼和食物成形。特征是流涎、食物在患侧面颊堆积或食物嵌塞于硬腭,食物咀嚼不当、哽噎或咳嗽。伴有经鼻反流、构音障碍,或味觉、温度觉、触觉和实体觉减退或丧失。

2. 咽期吞咽困难 由于参与该期的肌肉运动的有效性和准确性的损害造成吞咽时呼吸短暂停顿及气道保护障碍。最常见的症状是呛咳,并可伴有经鼻反流、误咽、气喘、吞咽启动延迟,咽喉感觉减退或丧失、音质沙哑、呕吐反射减退或消失,可伴有构音障碍或弛缓不能,即环咽括约肌不能适当松弛,食团在输送过程中停滞。患者主诉吞咽时食物堵塞,并能指出颈上部堵塞的部位。

3. 食管期吞咽困难 由食管肿瘤、狭窄或痉挛等引起,食物转运至食管后向下输送时食物阻滞于食管某一段,进食过程受阻。任何食管协调性收缩的障碍都可以引起输送异常,如食管无蠕动、食管反流、食管痉挛。食管期吞咽困难的患者常主诉固体食物卡住了,常能指出症状部位,但流质食物无问题。

食管癌的吞咽困难病程较短,呈进行性,一般在半年内从进干食发噎到半流质、流质亦难以下咽;食管良性肿瘤的吞咽困难症状较轻,或仅为一种阻挡感;反流性食管炎的吞咽困难症状不重,多伴有反食、胃灼热、胸痛等反流症状;贲门失弛缓症的吞咽困难病程偏长,反复发作,发病多与精神因素有关,进食时需大量饮水以助干食下咽,后期有反食症状。

吞咽反射性动力障碍者吞咽液体比固体食物更加困难;延髓麻痹者饮水有鼻孔反流伴以呛咳、呼吸困难等症状。食管上段吞咽困难除癌肿外,可由胸骨后甲状腺肿、食管结核或恶性肉芽肿、缺铁性吞咽困难、颈段食管蹼(先天性异常)等疾病引起;中段梗阻常为食管癌、纵隔占位性病变压迫食管、食管良性狭窄、食管息肉、食管黏膜下肿瘤等疾病引起;食管下段的吞咽困难主要由癌肿、贲门失弛缓症等疾病所致。

(三)处理原则

吞咽困难的治疗首先需要明确病因,然后积极治疗原发病,防止和减少并发症。常用的治疗方法包括手术治疗、球囊扩张、经内镜支架置放、药物治疗等。

1. 一般处理

(1)营养支持　计算患者每日需要热量和参考食谱。选择软饭或半流食,避免粗糙、干硬、辛辣的食物。鼓励患者尽可能自己进食,必要时可少量多餐。餐前准备舒适、清洁的进餐环境,如患者活动后应稍做休息。进餐时患者应保持端坐位,头稍微前倾,以利于食物顺利通过食道。提供充足的进餐时间,喂饭速度要慢,每次喂食量要小,交替喂液体和固体食物,让患者充分咀嚼,以保证患者进食量和摄取足够的营养。如果患者唾液分泌不足,进食前用柠檬汁擦拭口腔或鼓励患者进食酸味硬糖,可刺激唾液分泌。脑血管意外的患者进食时应将食物放在口腔健侧的后部。

(2)预防并发症　进餐时尽量减少环境中的干扰因素,如电视、收音机、周围过多的人员,防止这些因素分散患者注意力而引起呛咳。进餐前后为患者进行口腔护理,避免食物残留在口腔。如果有食物滞留,鼓励患者把头转向健侧,并控制舌头向麻痹的一侧清除残留的食物。可做点头吞咽动作,以清除残留在梨状隐窝的食物。与患者及其照顾者一起讨论和阐述误吸的原因和预防措施,避免进食干硬、辛辣的食物,应选择密度均一的半流食,如酸奶、藕粉、烂面、粥等。在进食时取端坐位,给充足的时间细嚼慢咽,监测患者是否有脱水。

(3)呛咳处理　呛咳是吞咽困难的最基本特征。出现呛咳时,患者应腰、颈弯曲,身体前倾,下颌低向前胸。当咳嗽清洁气道时,这种体位可防止残渣再次侵入气道。如果食物残渣卡在喉部,危及呼吸,患者应再次弯腰低头。治疗师在肩胛骨之间快速连续拍击,使残渣移出。并站在患者背后,将手臂绕过胸廓下,手指交叉,对横膈施加一个向上猛拉的力量,由此产生的一股气流经过会厌,可“吹”出阻塞物。

2. 治疗方法

(1)手术治疗　对各种良恶性占位病变,均应首先考虑,以解除局部压迫。

(2)球囊扩张　主要适用于强酸强碱灼伤引起的瘢痕狭窄及贲门失弛缓症。

(3)经内镜支架放置　分临时放置和永久放置两种方式,前者适用于球囊扩张效果欠佳的患者,后者适用于食管恶性肿瘤晚期或不能耐受各种手术的患者。

(4)药物治疗　主要包括促动力药、抗生素、抑酸剂、镇静剂,适用于动力障碍、各种炎症、酸反流及精神因素所致吞咽困难。

三、腹痛

腹痛是临床常见的症状,多数由腹部脏器疾病引起,但腹腔外疾病及全身性疾病也可引起。

(一)病因

1. 急性腹痛

(1)腹腔器官急性炎症　急性胃炎、急性肠炎、急性胰腺炎、急性出血坏死性肠炎、急性胆囊炎、急性阑尾炎等。

(2)空腔脏器阻塞或扩张　肠梗阻、肠套叠、胆石症、胆道蛔虫病、泌尿系统结石等。

(3)脏器扭转或破裂　肠扭转时梗阻胃肠穿孔，肠系膜或大网膜扭转卵巢囊肿蒂扭转、肝破裂、脾破裂、异位妊娠破裂等。

(4)腹膜炎症　多由胃肠穿孔引起，少部分为自发性腹膜炎。

(5)腹腔内血管阻塞　缺血性肠病、腹主动脉瘤及门静脉血栓形成等。

(6)腹壁疾病　腹壁挫伤、脓肿及腹壁皮肤带状疱疹。

(7)胸腔疾病　所致的腹部牵涉痛大叶性肺炎、肺梗死、心绞痛、心肌梗死、急性心包炎、胸膜炎、食管裂孔疝、胸椎结核。

(8)全身性疾病　所致的腹痛腹型过敏性紫癜、糖尿病酮症酸中毒、尿毒症、铅中毒、血卟啉病等。

2. 慢性腹痛

(1)腹腔脏器慢性炎症　慢性胃炎、十二指肠炎、慢性胆囊炎及胆道感染、慢性胰腺炎、结核性腹膜炎、溃疡性结肠炎、Crohn 病等。

(2)消化道运动障碍　功能性消化不良、肠易激综合征及胆道运动功能障碍等。

(3)溃疡　胃、十二指肠溃疡。

(4)腹腔脏器扭转或梗阻　慢性胃扭转、肠扭转、十二指肠壅滞症、慢性肠梗阻。

(5)脏器包膜的牵张　实质性器官因病变肿胀，导致包膜张力增加而发生的腹痛，如肝淤血、肝炎、肝脓肿、肝癌等。

(6)中毒与代谢障碍　铅中毒、尿毒症等。

(7)肿瘤压迫及浸润　以恶性肿瘤居多，与肿瘤不断生长、压迫和侵犯感觉神经有关。

(二)发病机制

1. 内脏性腹痛　是腹内某一器官的痛觉信号由交感神经传入脊髓引起。其疼痛特点为：①疼痛部位不确切，接近腹中线；②疼痛感觉模糊，多为痉挛、不适、钝痛、灼痛；③常伴恶心、呕吐、出汗等其他自主神经兴奋症状。

2. 躯体性腹痛　是由来自腹膜壁层及腹壁的痛觉信号，经体神经传至脊神经根，反映到相应脊髓节段所支配的皮肤所引起。其特点是：①定位准确，可在腹部一侧；②程度剧烈而持续；③可有局部腹肌强直；④腹痛可因咳嗽、体位变化而加重。

3. 牵涉痛　指内脏性疼痛牵涉身体体表部位，即内脏痛觉信号传至相应脊髓节段，引起该节段支配的体表部位疼痛。特点是：①定位明确；②疼痛剧烈；③有压痛、肌紧张及感觉过敏等。

临床上不少疾病的腹痛涉及多种机制，如急性阑尾炎早期疼痛在脐周或上腹部，常有恶心、呕吐，为内脏性疼痛。随着疾病的进展，持续而强烈的炎症刺激影响相应脊髓节段的躯体传入纤维，出现牵涉痛，疼痛转移至右下腹麦氏(McBurney)点。当炎症进一步发展波及腹膜壁层，则出现躯体性疼痛，程度剧烈，伴压痛、肌紧张及反跳痛。

(三)临床表现

1. 腹痛部位　一般腹痛部位多为病变所在部位。如胃、十二指肠和胰腺疾病，疼痛多在中上腹部；胆囊炎、胆石症、肝脓肿等疼痛多在右上腹部；急性阑尾炎疼痛在右下腹 McBurney 点；小肠疾病疼痛多在脐部或脐周；结肠疾病疼痛多在下腹或左下腹部；膀胱炎、盆腔炎及异位妊娠破裂，疼痛亦在下腹部。弥漫性或部位不定的疼痛见于急性弥漫性腹膜炎、机械性肠梗阻、急性出血坏死性肠炎、血卟啉病、铅中毒、腹型过敏性紫癜等。

2. 诱发因素　胆囊炎或胆石症发作前常有进油腻食物史，急性胰腺炎发作前常有酗酒和(或)暴饮暴食史，部分机械性肠梗阻多与腹部手术有关，腹部受暴力作用引起的剧痛并有休克者，可能是肝、脾破裂所致。

3. 腹痛性质和程度　突发的中上腹剧烈刀割样痛或烧灼样痛，多为胃、十二指肠溃疡穿孔；中上腹持续性隐痛多为慢性胃炎或胃、十二指肠溃疡；上腹部持续性钝痛或刀割样疼痛呈阵发性加剧多为急性胰腺炎；持续性、广泛性剧烈腹痛伴腹壁肌紧张或板样强直，提示急性弥漫性腹膜炎。其中隐痛或钝痛多为内脏性疼痛，多由胃肠张力变化或轻度炎症引起，胀痛可能为实质脏器包膜牵张所致。胆石症或泌尿系统结石常为阵发性绞痛，疼痛剧烈，致使患者辗转不安；阵发性剑突下钻顶样疼痛是胆道蛔虫症的典型表现；绞痛多为空腔脏器痉挛、扩张或梗阻引起临床常见者有肠绞痛、胆绞痛、肾绞痛。

4. 发作时间　餐后疼痛可能是胆膜疾病、胃部肿瘤或消化不良所致；周期性、节律性上腹痛见于胃、十二指肠溃疡；子宫内膜异位者腹痛与月经来潮相关；卵泡破裂者腹痛发生在月经间期。

5. 与体位的关系　某些体位可使腹痛加剧或减轻。如胃黏膜脱垂患者左侧卧位疼痛可减轻；十二指肠塞滞症患者膝胸位或俯卧位可使腹痛及呕吐等症状缓解；胰腺癌患者仰卧位疼痛明显，前倾位或俯卧位减轻；反流性食管炎患者烧灼痛在躯体前屈时明显，直立位时减轻。

（四）处理原则

腹痛是一个症状，应查明病因，针对引起腹痛的疾病进行治疗。有时腹痛伴发的各种症状严重，在查明病因、实施病因治疗的同时还必须对这些症状给予积极的治疗。

1. 一般处理

（1）舒适、安静、轻松、温馨、优美的休息环境，减少不良刺激。

（2）舒适体位，一般采取仰卧或侧卧，下肢屈曲可避免腹壁紧张，减轻疼痛。

（3）嘱以胸式呼吸为主，避免腹式呼吸引起腹痛加重。

（4）伴明显腹胀者给予灌肠、肛管排气，协助排除肠内气体，减轻腹内压，减轻疼痛。

（5）合理进食，减轻食物对腹部的机械性和化学性刺激，缓解疼痛。消化溃疡应避免进食刺激胃酸过度分泌的食物，如调味品、烟、酒等；应少量多餐，定时、定量进餐，食用无刺激性、含低纤维、易消化、高蛋白食物如牛奶、鸡蛋、豆浆等。胆囊炎应低脂肪饮食。

（6）腹痛不可轻易使用冷热治疗，应排除器质性病变。冷敷可使血管收缩、抑制炎症扩散；热敷促进血液循环，有炎症时禁用。

（7）保持情绪稳定，减少各种压力，减轻疼痛症状。

（8）养成良好的排便习惯。

2. 原发病的治疗

（1）急性胆囊炎　保守治疗，必要时手术治疗。术前常规进行禁食、胃肠减压，纠正水、电解质异常，给予抗生素治疗。当出现以下情况时，宜手术治疗：胆囊炎伴严重的胆道感染；胆囊炎出现并发症，如胆囊坏疽性炎症、积脓、穿孔等；准备手术者并发急性胆囊炎。手术治疗可选用胆囊切除术与胆囊造瘘术。

（2）胆道蛔虫病　治疗原则是解痉、镇痛、利胆、驱虫、控制感染和纠正水、电解质失调。除非出现严重的并发症，大多数患者可采用非手术治疗。

（3）卵巢囊肿蒂扭转　传统的治疗方法是蒂扭转一经确诊，应尽快剖腹或腹腔镜行患侧卵巢切除术。但卵巢囊肿蒂扭转大部分发生于年轻女性，甚至是青少年。年轻女性卵巢肿瘤蒂扭转恢复扭转后行保守性手术治疗是安全有效的。目前在腹腔镜下保留附件剥除囊肿治疗卵巢囊肿蒂扭转的报道较多，腹腔镜可早期诊断卵巢囊肿蒂扭转并于镜下行保守治疗，且手术安全有效。

（4）慢性阑尾炎　手术治疗是唯一有效的方法，但在决定行阑尾切除术时应特别慎重。慢性阑尾炎确诊后，治疗原则上应手术，特别是有急性发作史的患者，更应及时手术。对诊断可疑的患者或有严重合并症的高龄患者，应暂行非手术治疗。

(5)慢性胃炎 大部分慢性浅表性胃炎可逆转,少部分可转为慢性萎缩性胃炎。慢性萎缩胃炎随年龄逐渐加重,但轻症亦可逆转。因此,对慢性胃炎治疗应及早从慢性浅表性胃炎开始,对慢性萎缩性胃炎也应坚持治疗。

3. 对症治疗

(1)若有休克,需予积极抢救,因出血引起者尚应酌情输血。

(2)若疑有胃肠道梗阻、穿孔等,则应立即禁食,并予胃肠减压,同时给予输液治疗。

(3)若有水、电解质代谢和酸碱平衡紊乱,则应立即予以纠正。

(4)应用广谱抗生素,以预防与控制可能已发生的感染。

(5)在诊断未明时仅可酌情用解痉止痛药,以免掩盖病情延误诊断。若诊断已明确为胆绞痛、肾绞痛等,则可以用强镇痛药与解痉止痛药合用。如已确诊为肝癌结节破裂等,自然亦可酌情用些麻醉药以使疼痛缓解。

四、呕血

呕血(hematemesis)是上消化道疾病(指十二指肠悬韧带以上的消化道,包括食管、胃、十二指肠、肝、胆、胰及胃空肠吻合术后的空肠上段疾病)或全身性疾病所致的上消化道出血,血液经口腔呕出。常伴有黑便,严重时可有急性周围循环衰竭的表现。

(一)病因

1. 消化系统疾病

(1)食管疾病 反流性食管炎、食管憩室炎、食管癌、食管异物、食管-贲门黏膜撕裂综合征(马洛里-魏斯综合征,即 Mallory-Weiss syndrome)、食管损伤等。门静脉高压所致的食管静脉曲张破裂及食管异物戳穿主动脉均可造成大量呕血,并危及生命。

(2)胃及十二指肠疾病 最常见消化性溃疡,其次有急性糜烂出血性胃炎、胃癌、胃泌素瘤(Zollinger-Ellison 综合征)、恒径动脉综合征(Dieulafoy 病)等。少见疾病有平滑肌瘤、淋巴瘤、息肉、胃黏膜脱垂、急性胃扩张、胃扭转、憩室炎、结核、克罗恩病等。

(3)门静脉高压引起 食管胃底静脉曲张破裂或门静脉高压性胃病出血。

2. 上消化道邻近器官或组织的疾病 胆道结石、胆道蛔虫、胆囊癌、胆管癌及壶腹癌出血均可引起大量血液流入十二指肠导致呕血。此外,还有急、慢性胰腺炎;胰腺癌合并脓肿破溃;主动脉瘤破入食管、胃或十二指肠、纵隔肿瘤破入食管等。

3. 全身性疾病

(1)血液系统疾病 血小板减少性紫癜、过敏性紫癜、白血病、霍奇金淋巴瘤、遗传性毛细血管扩张症、弥散性血管内凝血及其他凝血机制障碍(如应用抗凝药过量)等。

(2)感染性疾病 流行性出血热、钩端螺旋体病、登革热、暴发型肝炎、败血症等。

(3)结缔组织病 即红斑狼疮皮肌炎结节性多动脉炎,累及上消化道。

(4)其他 尿毒症、肺源性心脏病、呼吸衰竭等。

(二)临床表现

1. 呕血与黑便 呕血前常有上腹部不适和恶心,随后呕吐血性胃内容物。其颜色视出血量的多少、血液在胃内停留时间的长短以及出血部位不同而异。出血量多、在胃内停留时间短、出血位于食管则血色鲜红或为暗红色,常混有凝血块;当出血量较少或在胃内停留时间长,则因血红蛋白与胃酸作用形成酸化正铁血红蛋白,呕吐物可呈棕褐色或咖啡渣样。呕血的同时因部分血液经肠道排出体外,可形成黑便。

2. 失血性周围循环衰竭 出血量占循环血容量 10% 以下时,患者一般无明显临床表现;出血量占循环血容量10%～20%时，可有头晕、无力等症状，多无血压、脉搏等变化；出血量达循环血容量的20%以上时，则有冷汗、四肢厥冷、心慌、脉搏增快等急性失血症状；若出血量在循环血容量的30%以上，则有神志不清、面色苍白、心率加快、脉搏细弱、血压下降、呼吸急促等急性周围循环衰竭的表现。

3. 血液学改变　出血早期可无明显血液学改变，出血3～4 h以后由于组织液的渗出及输液等情况，血液被稀释，血红蛋白及血细胞比容逐渐降低。

4. 其他　大量呕血可出现氮质血症、发热等表现。

（三）处理原则

呕血通常是在针对病因治疗的基础上进行对症治疗，症状严重时首先需要止血治疗。常用的治疗手段有输血、药物止血、手术治疗等。

1. 一般处理

（1）休息与体位　大出血时患者绝对卧床休息，取平卧位并将下肢略抬高，以保证脑部供血。呕血时头偏向一侧，防止窒息；必要时用负压吸引器清除气道内的分泌物、血液或呕吐物，保持呼吸道通畅。给予氧气吸入。

（2）饮食　食管胃底静脉曲张破裂出血、急性大出血伴恶心呕吐者应禁食。少量出血无呕吐者，可进温凉、清淡流质。出血停止后改为营养丰富、易消化、无刺激性半流质、软食，少量多餐，逐步过渡到正常饮食。避免粗糙、坚硬、刺激性食物。

（3）心理　突然大量的呕血，患者及家属极度恐惧不安。主动关心、安慰患者。抢救工作应迅速而不忙乱，减轻患者的紧张情绪。大出血时陪伴患者，使其有安全感。呕血、便血后及时清除血迹、污物，以减轻对患者的不良刺激。

2. 补充血容量　当血红蛋白低于90 g/L，收缩压低于90 mmHg时应立即输入足量的全血，并尽可能输新鲜血。

3. 止血

（1）急诊内镜下止血　电子内镜视野清晰，常可立即明确诊断并可实施内镜下止血。根据出血部位不同，可采用不同止血方法，如内镜下套扎、注射硬化剂、高频电凝止血、微波止血等。一般情况下可达到立即止血的目的。

（2）药物止血　根据不同的疾病，选择不同的止血药物，消化性溃疡出血采用血管收缩剂；H_2受体拮抗剂西咪替丁（甲氰咪胍）可用于应激性溃疡和急性胃黏膜病变；近年来用细胞膜质子泵抑制剂，奥美拉唑（洛赛克）效果更佳。生长抑素可降低正常人30%内脏血流量和35%肝脏楔压，抑制泌酸与胃肠运动，可用于各种原因（包括门脉高压）的上消化道出血；普萘洛尔（心得安）可降低门静脉压力，适用于门静脉高压症。

（3）物理措施　通过胃管以10～14 ℃冰水反复灌洗胃，可使胃降温，血管收缩，胃分泌和消化活动抑制，从而达止血目的。气囊压迫止血是食管静脉曲张最常用的止血方法之一，常用三腔二囊管，有人认为止血率为77%。

4. 手术治疗

（1）手术适应证　①短期内大量出血，出现休克。②平均每8 h输血500 mL仍难维持收缩压90 mmHg和红细胞压积低于30%者。③在6～8 h内经内科积极治疗，并已输血800 mL，尚难使生命体征稳定者。④缓慢小量或中等量出血持续超过3 d。⑤入院一度停止出血，在积极治疗中又大量出血者。⑥年龄50岁以上伴其他器官疾病者。⑦出血前曾出现幽门梗阻或尚有穿孔、疑有溃疡恶变者。

（2）手术时间　以出血48 h内手术最为安全，手术方式依疾病不同而异，如门脉高压症可行急诊断流术，胃、十二指肠溃疡可行胃大部切除术，应激性溃疡可行迷走神经切断术加胃切除术，残留在胃底的出血性溃疡予以缝合结扎。

五、便血

便血是指消化道出血，血液由肛门排出。便血颜色可呈鲜红、暗红或黑色。少量出血不造成粪便颜色改变，需经隐血试验才能确定者，称为隐血。

（一）病因

1. 下消化道疾病

（1）小肠疾病　肠结核、肠伤寒、急性出血性坏死性肠炎、钩虫病、Crohn 病、小肠肿瘤、小肠血管瘤、空肠憩室炎或溃疡、Meckel 憩室炎或溃疡、肠套叠等。

（2）结肠疾病　急性细菌性痢疾、阿米巴痢疾、血吸虫病、溃疡性结肠炎、结肠憩室炎、结肠癌、结肠息肉等。

（3）直肠肛管疾病　直肠肛管损伤、非特异性直肠炎、放射性直肠炎、直肠息肉、直肠癌、痔、肛裂、肛瘘等。

（4）血管病变　血管瘤、毛细血管扩张症、血管畸形、血管退行性变、缺血性肠炎等。

2. 上消化道疾病　视出血量与速度的不同，可表现为便血或黑便。

（1）食管疾病　食管胃底曲张静脉破裂、食管癌、食管异物、食管贲门黏膜撕裂等。

（2）胃十二指肠疾病　消化性溃疡、急性糜烂出血性胃炎、胃癌。

（3）肝、胆及胰腺疾病　胆管结石、胆道蛔虫、胆囊癌、胆管癌、壶腹癌、胰腺囊肿、胰腺脓肿、胰腺假性囊肿。

3. 全身性疾病　白血病、血小板减少性紫癜、血友病、遗传性毛细血管扩张症、维生素 C 及维生素 K 缺乏症、严重的肝脏疾病、尿毒症、流行性出血热、败血症等。

（二）临床表现

便血多为下消化道出血，可表现为急性大出血、慢性少量出血及间歇性出血。

便血颜色可因出血部位不同、出血量的多少以及血液在肠腔内停留时间的长短而异。如出血量多、速度快则为鲜红色；若出血量小、速度慢，血液在肠道内停留时间较长，可为暗红色；粪便可全为血，或混合有血，也可仅黏附于粪便表面或于排便后肛门滴血；消化道出血每日在 5 ~ 10 mL 以内者，无肉眼可见的粪便颜色改变，需用隐血试验才能确定，称为隐血便。一般的隐血试验虽敏感性高，但有一定假阳性，使用抗人血红蛋白单克隆抗体的免疫学检测，可以避免其假阳性。

便血的主要症状为患者会排出带有血液的大便，若便血量过多时可能还会伴有腹痛、恶心、乏力等症状。

下消化道少量出血（少于 500 mL）时，可很快被机体代偿而不引起明显症状；当出血量超过 800 ~ 1 000 mL 时，尤其是在较短期内丢失者，可有头昏、乏力、心悸、脉搏加快、血压下降、皮肤苍白等表现，更严重者可出现休克。有上述表现时均提示为大出血。大出血患者，当其头昏、冷汗、心悸、皮肤苍白等症状消失，脉搏及血压维持在正常水平则提示出血已经停止。

（三）处理原则

便血的治疗需要明确病因，积极治疗原发病。针对不同的病因需要采取不同的治疗方法，常用的治疗方法包括药物治疗、手术治疗等。出血量较大的患者以恢复血容量，控制急性出血为主。

1. 一般处理　①便血量小，应适当休息；便血量大时应卧床休息，减少活动。②加强肛门护理，每次排便后均应用软纸擦净肛门，每天晚上应温水坐浴。③痊愈后应适当进行运动，如散步、快走，有助于排便顺畅，减少干燥大便对肠道的损伤。

2. 药物治疗

(1)质子泵抑制药　常用药物包括埃索美拉唑、奥美拉唑、雷贝拉唑等。主要适用于胃溃疡和十二指肠溃疡引起的便血，该药物能够通过抑制胃酸分泌，减少胃酸对胃肠道的损伤，达到止血的作用。

(2)胃肠保护剂　常用药物包括铝碳酸镁咀嚼片、硫糖铝混悬液、枸橼酸铋钾、胶体果胶铋等。适用于胃肠溃疡引起的便血，能够保护胃肠道。

(3)血管收缩剂　常用的药物包括去甲肾上腺素、垂体后叶素，这些药物具有收缩血管的作用，通过收缩血管减少出血，从而起到止血的作用。

3. 手术治疗　对恶性肿瘤、动静脉畸形、Meckel 憩室等可行手术切除治疗。

4. 其他治疗

(1)内镜下治疗　是下消化道出血治疗的有效手段之一。弥漫性渗血可用去甲肾上腺素或凝血酶等药物喷洒止血；对局限性出血可用电凝、激光、微波及硬化剂注射等方法。

(2)动脉栓塞治疗　选择性血管造影时，通过导管注入明胶海绵，以栓塞出血动脉，达到止血目的。

六、腹泻

腹泻指排便次数增多，粪质稀薄，或带有黏液、脓血或未消化的食物。如解液状便，每日 3 次以上，或每天粪便总量大于 200 g，其中粪便含水量大于 80%，则可认为是腹泻。

(一)病因

1. 感染因素

(1)细菌感染　大肠埃希菌、空肠弯曲菌、伤寒沙门菌、霍乱弧菌、志贺菌等。

(2)病毒感染　常见的病毒有轮状病毒、诺如病毒等。

(3)寄生虫　包括蓝贾第鞭毛虫、阿米巴原虫、隐孢子虫、环孢子虫、血吸虫等。

(4)真菌感染　致腹泻的真菌有念珠菌、曲菌、毛霉菌。

2. 非感染因素

(1)饮食因素　食用毒蕈、桐油、河豚、鱼胆可引起急性腹泻；饮食不卫生可引起腹泻；对鱼、虾、乳制品过敏等引起的肠变态反应可致腹泻；先天性或继发性乳糖不耐受，可由于肠道对糖的消化吸收不良而引起腹泻。

(2)药物因素、化学中毒　新斯的明、林可霉素、西沙比利、胍乙啶、甲状腺素、利血平、氟尿嘧啶、抗生素等均可引起腹泻。砷、磷、铅、汞等中毒可引起急性腹泻。

(3)气候因素　气候突然变化、腹部受凉使肠蠕动增加，可诱发消化功能紊乱致腹泻。

(4)胃部疾病　如慢性萎缩性胃炎、晚期胃癌等，因胃酸减少或缺乏而引起腹泻；胃大部切除术、胃空肠吻合术或胃结肠瘘等，因胃内容物流入肠腔过速而引起腹泻。

(5)肠道非感染性疾病　炎症性肠病(包括溃疡性结肠炎、Crohn 病)、放射性肠炎、缺血性肠炎、结肠憩室炎、结肠多发性息肉、肠道恶性肿瘤等引起腹泻。

(6)胰腺、肝胆疾病　慢性胰腺炎、胰腺癌等因胰腺外分泌不足，慢性肝病、胆石症因胆汁排出减少，均可因肠腔内存留大量未消化的溶质而引起高渗性腹泻；肝硬化、肝静脉阻塞等引起门脉高压症，可因营养物质吸收障碍而致腹泻。

(7)内分泌及其代谢障碍性疾病　如甲状腺功能亢进症、肾上腺皮质功能减退症、血管活性肠肽(VIP)瘤、胃泌素瘤等可引起腹泻。

(8)结缔组织疾病　系统性红斑狼疮、硬皮病等。

(9)神经功能紊乱　如肠易激综合征。

(10)其他　如过敏性紫癜等。

3. 急性腹泻

(1)肠道疾病　常见的由病毒、细菌、真菌、原虫、蠕虫等感染所引起的肠炎及急性出血性坏死性肠炎。还有 Crohn 病或溃疡性结肠炎急性发作、急性缺血性肠病等。亦可因抗生素使用不当而发生的抗生素相关性小肠、结肠炎。

(2)急性中毒　食用毒蕈、桐油、河豚、鱼胆及化学药物,如砷、磷、铅、汞等引起的腹泻。

(3)全身性感染　败血症、伤寒或副伤寒、钩端螺旋体病等。

(4)其他　变态反应性肠炎、过敏性紫癜;服用某些药物如氟尿嘧啶、利血平及新斯的明等;某些内分泌疾病,如肾上腺皮质功能减退危象、甲状腺危象。

4. 慢性腹泻

(1)消化系统疾病　①胃部疾病:慢性萎缩性胃炎、胃大部切除术后胃酸缺乏;②肠道感染:肠结核、慢性细菌性痢疾、慢性阿米巴痢疾、血吸虫病、肠鞭毛原虫病、钩虫病、绦虫病等;③肠道非感染性疾病:Crohn 病、溃疡性结肠炎、结肠多发性息肉、吸收不良综合征等;④肠道肿瘤:结肠绒毛状腺瘤、肠道恶性肿瘤;⑤胰腺疾病:慢性胰腺炎、胰腺癌、胰腺切除术后;⑥肝胆疾病:肝硬化、胆汁淤积性黄疸、慢性胆囊炎与胆石症。

(2)全身性疾病　①内分泌及代谢障碍疾病:甲状腺功能亢进、肾上腺皮质功能减退、胃泌素瘤、血管活性肠肽(VIP)瘤、类癌综合征及糖尿病性肠病;②其他系统疾病:系统性红斑狼疮、硬皮病、尿毒症、放射性肠炎等;③药物副作用:利血平、甲状腺素、洋地黄类、考来烯胺、某些抗肿瘤药物和抗生素等;④神经功能紊乱:肠易激综合征。

(二)临床表现

1. 起病及病程　急性腹泻起病急骤,病程较短,多为感染或食物中毒所致。慢性腹泻起病缓慢,病程较长,多见于慢性感染、非特异性炎症、吸收不良、消化功能障碍、肠道肿瘤或神经功能紊乱等。

2. 腹泻次数及粪便性质　急性感染性腹泻常有不洁饮食史,于进食后 24 h 内发病,每天排便数次甚至数十次,多呈糊状或水样便,少数为脓血便。慢性腹泻表现为每天排便次数增多,可为稀便,亦可带黏液、脓血,见于慢性细菌性疾病、炎症性肠病及结肠、直肠癌等。阿米巴痢疾的粪便呈暗红色或果酱样。粪便中带黏液而无异常发现者常见于肠易激综合征。

3. 腹泻与腹痛的关系　急性腹泻常有腹痛,尤以感染性腹泻较为明显。小肠疾病的腹泻,疼痛常在脐周,便后腹痛缓解不明显。结肠病变疼痛多在下腹,便后疼痛常可缓解。分泌性腹泻往往无明显腹痛。

(三)处理原则

治疗主要是针对病因,如感染性腹泻应用有效的抗生素或抗寄生虫药,药物导致的腹泻停用相关药物等。对相当部分的腹泻,医生会根据其病理生理特点给予对症和支持治疗。

1. 一般处理

(1)注意休息　尽量卧床休息,减少肠蠕动,注意腹部保暖。

(2)注意卫生　注意环境卫生,保证室内空气流通。怀疑传染病者,应做好隔离防护。及时更换衣裤、床单、被套和清洗沐浴,保持床褥、衣服清洁。便盆清洗干净后,置于易取处。每次排便后应用软纸轻擦肛门,温水清洗,并在肛门周围涂油膏以保护局部皮肤。

(3)注意饮食　少食多餐,建议吃易消化、无刺激性的食物,如面条、粥、馒头、烂米饭、瘦肉泥等,应适当限制含粗纤维多的蔬菜、水果等,注意复合 B 族维生素和维生素 C 的补充,如鲜橙汁、番茄汁、菜汤等，以后逐渐过渡到普通饮食。发病初期宜进食清淡、流质食物，如米汤、薄面汤等。严重腹泻者采取让肠道休息的措施，暂禁食。排便次数减少，症状缓解后改为低脂流质饮食，或低脂少渣、细软易消化的半流质饮食。腹泻基本停止后，可改为低脂少渣、半流质饮食或软食。

2. 对因治疗　①抗生素相关性腹泻应立即停用抗生素或调整原来使用的抗生素，可遵医嘱添加益生菌，如双歧杆菌。②乳糖不耐受者需剔除食物中的乳糖。③过敏导致的腹泻应避免接触变应原。④慢性胰腺炎可补充胰酶等消化酶。⑤炎症性肠病可选用氨基水杨酸制剂、糖皮质激素及免疫抑制剂等治疗。⑥消化道肿瘤应手术切除或化疗，生长抑素及其类似物可用于胃肠胰神经内分泌肿瘤的辅助治疗。

3. 对症治疗

(1)纠正水、电解质、酸碱平衡紊乱和营养失衡。酌情补充液体，补充维生素、氨基酸、脂肪乳剂等营养物质。

(2)严重营养不良者，可进行肠内或肠外营养支持治疗。谷氨酰胺是体内氨基酸池中含量最多的氨基酸，它虽为非必需氨基酸，但它是生长迅速的肠黏膜细胞所特需的氨基酸，与肠黏膜免疫功能、蛋白质合成有关。因此，弥漫性肠黏膜受损或肠黏膜萎缩者，谷氨酰胺是黏膜修复的重要营养物质，可补充谷氨酰胺辅助治疗。

4. 药物治疗

(1)解痉剂　伴有痉挛性腹痛时医生可能会给予解痉剂阿托品。

(2)止泻药　在针对病因治疗的同时，医生会根据患者腹泻的病理生理特点，酌情给予止泻药，如具有收敛、吸收、保护黏膜作用的双八面体蒙脱石散、碱式碳酸铋、药用炭，可以减少肠蠕动的地芬诺酯、洛哌丁胺，抑制肠道过度分泌的消旋卡多曲、生长抑素、中医药小檗碱。对于感染性腹泻，在感染未得到有效控制时，不宜选用止泻药。

(3)抗菌药物　感染性腹泻需针对病原体进行治疗。细菌感染者可选择喹诺酮类药物(如诺氟沙星、左氧氟沙星)、复方磺胺甲噁唑，鉴于细菌对喹诺酮类耐药情况越来越严重，对于严重感染者，以及免疫功能低下者的腹泻，在获得细菌培养结果并对大环内酯类敏感的患者，可考虑使用红霉素或阿奇霉素。硝唑尼特对病毒性腹泻有一定的治疗作用。

七、便秘

便秘是指大便次数减少，一般每周少于3次，伴排便困难、粪便干结。便秘是临床上常见症状，多长期持续存在，影响生活质量，以肠道疾病最为常见。

(一)病因

1. 功能性便秘　①进食量少、食物缺乏纤维素或水分不足，对结肠运动的刺激减少。②因工作紧张、生活节奏过快、工作性质和时间变化、精神因素等干扰了正常的排便习惯。③结肠运动功能紊乱：常见于肠易激综合征，系由结肠及乙状结肠痉挛引起，部分患者可表现为便秘与腹泻交替。④腹肌及盆腔肌张力差，排便推动力不足，难以将粪便排出体外。⑤滥用泻药，形成药物依赖，造成便秘；老年体弱，活动过少，肠痉挛致排便困难；结肠冗长。

2. 器质性便秘

(1)直肠与肛门病变　引起肛门括约肌痉挛、排便疼痛，造成惧怕排便，如痔疮、肛裂、肛周脓肿和溃疡、直肠炎等。

(2)局部病变　导致排便无力，如大量腹腔积液、膈肌麻痹、系统性硬化症、肌营养不良等。

(3)结肠完全或不完全性梗阻　结肠恶性肿瘤，Crohn病，先天性巨结肠，各种原因引起的肠粘连、肠扭转、肠套叠等。

(4)腹腔或盆腔内肿瘤压迫　如子宫肌瘤。

(5)全身性疾病　使肠肌松弛、排便无力尿毒症、糖尿病、甲状腺功能减退症、脑血管意外、截瘫、多发性硬化、皮肌炎等。此外,血卟啉病及铅中毒引起肠肌痉挛,亦可导致便秘。

(6)药物副作用　应用吗啡类药、抗胆碱能药、钙通道阻滞剂、神经阻滞剂、镇静剂、抗抑郁药以及含钙、铝的制酸剂等使肠肌松弛引起便秘。

(二)临床表现

1. 典型症状

(1)较为明显的症状为粪便干结、排便费力。结肠痉挛引起便秘,排出的粪便可呈羊粪状。若排便过于用力且粪便较硬时,也会引起肛门疼痛、肛裂等症状,甚至诱发痔疮和肛乳头炎。

(2)有时在排便时由于粪块嵌塞于直肠腔内难以排出,有少量水样粪质绕过粪块自肛门排出,而形成假性腹泻。

(3)部分患者排便时可有左腹痉挛性痛和下坠感。另外还可有腹痛、腹胀、恶心、口臭、食欲缺乏、疲乏无力及头痛、头昏等症状。体检时,常可在降结肠和乙状结肠部位触及粪块及痉挛的肠段。

2. 急性便秘者　多有腹痛、腹胀,甚至恶心、呕吐,多见于各种原因的肠梗阻;慢性便秘多无特殊表现,部分患者诉口苦、食欲减退、腹胀、下腹不适或有头晕、头痛、疲乏等神经紊乱症状,但一般不重。严重者排出粪便坚硬如羊粪,排便时可有左腹部或下腹痉挛性疼痛及下坠感,可在左下腹触及痉挛的乙状结肠。长期便秘者可因痔加重及肛裂而有大便带血或便血,患者亦可因此而紧张、焦虑。慢性习惯性便秘多发生于中老年人,尤其是经产妇女,可能与肠肌、腹肌与盆底肌的张力降低有关。

(三)处理原则

治疗以缓解症状、恢复正常肠道动力和排便生理功能为目的,治疗方式包括一般治疗、药物治疗、手术治疗和其他治疗。

1. 一般治疗　保持合理饮食和良好的生活习惯,多进含纤维素多的食物,保证每天纤维素摄入量(30 g/d)、饮水量(1.5～2.0 L),油脂类、坚果类食物有助于预防便秘。适当的活动和锻炼有利于胃肠功能的改善。每日应定时排便,特别建议清晨或餐后 2 h 排便,要着重指出的是建立良好的排便习惯是大多数患者最终真正长期解决便秘的重要措施。

2. 药物治疗

(1)容积性泻剂　主要包括可溶性纤维素(果胶、车前草、燕麦麸等)和不可溶性纤维(植物纤维、木质素等)。容积性泻剂起效慢而副作用小、安全,故对妊娠便秘或轻症便秘有较好疗效,但不适于作为暂时性便秘的迅速通便治疗。

(2)润滑性泻剂　能润滑肠壁,软化大便,使粪便易于排出,使用方便,如开塞露、矿物油或液状石蜡。

(3)盐类泻剂　如硫酸镁、镁乳等可引起严重不良反应,所以需严格遵医嘱用药。

(4)渗透性泻剂　常用的药物有乳果糖、山梨醇等。适用于粪块嵌塞或作为慢性便秘者的临时治疗措施,是对容积性轻泻剂疗效差的便秘患者的较好选择。

(5)刺激性泻剂　包括含蒽醌类的植物性泻药(大黄、弗朗鼠李皮、番泻叶、芦荟)、酚酞、蓖麻油、双酯酚汀等。刺激性泻剂应在容积性泻剂和盐类泻剂无效时才使用,有的较为强烈,不适于长期使用。蒽醌类泻剂长期应用可造成结肠黑便病或泻药结肠,引起平滑肌的萎缩和损伤肠肌间神经丛,反而加重便秘,停药后可逆。

(6)促动力剂　莫沙必利、伊托必利有促胃肠动力作用,普卢卡比利可选择性作用于结肠,可根据情况选用。

3. 手术治疗　对于长期药物治疗无效或严重影响正常生活的患者,可采用手术治疗的方式,但手术治疗后依旧有复发的风险,还有可能会出现术后并发症。

4. 其他治疗

(1)清洁灌肠或洗肠　对有粪便嵌塞或严重排便障碍型便秘患者可采用清洁灌肠。

(2)生物反馈治疗　生物反馈是通过肛门直肠功能检测使患者了解自己存在的生理异常，逐渐学习纠正，可使直肠对扩张刺激更敏感、重建直肠肛管反射，改善排便时肌群的协调运动，增加大便次数，是排便障碍型便秘的首选治疗方法。

八、黄疸

黄疸是由于血清中胆红素升高致使皮肤、黏膜和巩膜及其他组织和体液发黄的症状和体征。肉眼看不出黄疸时，称隐性黄疸或亚临床黄疸；当血清总胆红素浓度超过 34.2 μmol/L 时，临床上即可发现黄疸，也称为显性黄疸。

(一)胆红素的正常代谢与病因分类

正常血液循环中衰老的红细胞经单核-巨噬细胞破坏，降解为血红蛋白，血红蛋白在组织蛋白酶的作用下形成血红素和珠蛋白，血红素在催化酶的作用下转变为胆绿素，后者再经还原酶还原为胆红素，占总胆红素来源的 80% ~85%。另外还有少量胆红素来源于骨髓幼稚红细胞的血红蛋白和肝内含有亚铁血红素的蛋白质，占总胆红素的 15% ~20%。

胆红素称为游离胆红素或非结合胆红素(unconjugated bilirubin,UCB)，与血清白蛋白结合而输送，不溶于水，不能从肾小球滤出，故尿液中不出现非结合胆红素。非结合胆红素通过血液循环运输至肝脏，与白蛋白分离后被肝细胞摄取，在肝细胞内与 Y、Z 两种载体蛋白结合，并被运输至肝细胞光面内质网的微粒体部分，经葡萄糖醛酸转移酶的催化作用与葡萄糖醛酸结合，形成胆红素葡萄糖醛酸酯或称结合胆红素(conjugated bilirubin,CB)。结合胆红素为水溶性，可通过肾小球滤过从尿中排出。

结合胆红素从肝细胞经胆管排入肠道后，在回肠末端及结肠经细菌酶的分解与还原作用，形成尿胆原。尿胆原大部分从粪便排出，称为粪胆原。小部分(10% ~20%)经肠道吸收，通过门静脉血回到肝内，其中大部分再转变为结合胆红素，又随胆汁排入肠内，形成所谓“胆红素的肠肝循环”。被吸收回肝的小部分尿胆原经体循环由肾排出体外(图 1-7)。

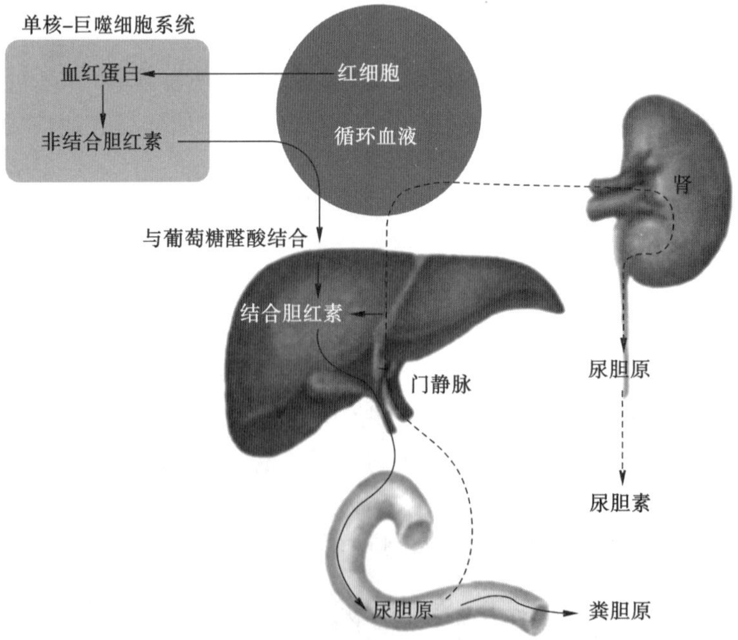

图 1-7　正常胆红素代谢过程

正常情况下，血中胆红素浓度保持相对恒定，总胆红素（TB）1.7～17.1 μmol/L（0.1～1.0 mg/dL），其中CB 0～3.42 μmol/L(0～0.2 mg/dL)，UCB 1.7～13.68 μmol/L(0.1～0.8 mg/dL)。

1.按病因学分类　溶血性黄疸、肝细胞性黄疸、胆汁淤积性黄疸、先天性非溶血性黄疸。

2.接胆红素性质分类　以UCB增高为主的黄疸、以CB增高为主的黄疸。

（二）病因

1.溶血性黄疸

（1）先天性溶血性黄疸　①细胞膜异常：遗传性球形红细胞增多症、遗传性椭圆形红细胞增多症、遗传性口形红细胞增多症和干燥细胞增多症、婴儿固缩红细胞增多症等。②红细胞酶异常：丙酮酸激酶缺乏、蚕豆病、遗传性红细胞-6-磷酸葡萄糖脱氢酶缺陷等。③血红蛋白中珠蛋白链异常：海洋性贫血、不稳定性血红蛋白病等。

（2）后天获得性溶血性黄疸　①免疫性溶血：自身免疫性溶血、血型不合的输血后溶血、新生儿溶血等。②机械性溶血：创伤性心源性溶血等。③药物及化学毒物所致溶血：磺胺药、苯等。④物理因素所致溶血：大面积烧伤、放射等。⑤生物因素所致溶血：疟疾、溶血性链球菌感染、蛇毒等。⑥脾功能亢进。⑦原因不明。

2.肝细胞黄疸

（1）感染　①肝炎病毒感染：甲型、乙型、丙型、丁型、戊型肝炎；其他病毒感染累及肝脏：EB病毒、巨细胞病毒、柯萨奇病毒等。②细菌感染：细菌性肝脓肿、伤寒、败血症、肺炎球菌感染等。③血吸虫病、阿米巴肝炎与肝脓肿、钩端螺旋体病、Q热等。

（2）酒精性肝病　长期过度嗜酒或酒精中毒所致的酒精性肝损害疾病。

（3）药物性肝损害　即医用药物、化学制剂或毒物等引起的肝实质和胆汁分泌器质损害性疾病。

（4）代谢与营养因素　甲状腺功能亢进、血色病、Wilson病等。

（5）心源性黄疸　缩窄性心包炎、充血性心力衰竭等。

（6）静脉阻塞性疾病　肝小静脉阻塞性疾病等。

（7）肝硬化　各种原因所致肝硬化及胆汁性肝硬化晚期。

（8）其他　原发性妊娠期急性脂肪肝、新生儿生理性黄疸、哺育性黄疸等。

3.阻塞性黄疸（胆汁淤积性黄疸）

（1）肝内胆汁淤积　病毒性肝炎（胆汁淤积型），药物性肝损害（胆汁淤积型），酒精性脂肪肝和酒精性肝炎合并肝内胆汁淤积，良性家族性复发性肝内胆汁淤积，妊娠期复发性肝内胆汁淤积，良性手术后黄疸，原发性胆汁性肝硬化，霍奇金病、淋巴肉瘤等并胆汁淤积。

（2）肝内胆管机械性梗阻　①肝内胆管结石，胆管炎症：硬化性胆管炎、肝内急性化脓性胆管炎等；②肿瘤：胆管细胞性肝癌、转移性肝癌、肝门原发性或继发性肿瘤等；③先天性：先天性肝内胆道闭锁、先天性节段性胆管扩张；④其他：华支睾吸虫病等。

（3）肝外胆管机械性梗阻　①胆石症，肿瘤：胰头癌、壶腹周围癌、原发性胆管癌等；②炎症：急性化脓性胆管炎、硬化性胆管炎、急性胆囊炎等；③狭窄：手术及外伤后胆管狭窄；④先天性：先天性胆道闭锁、先天性胆总管囊性扩张；⑤其他：胆道蛔虫病、华支睾吸虫病等。

4.先天性非溶血性黄疸　由先天性酶缺陷所致肝细胞对胆红素的摄取、结合及排泄障碍，临床上少见，大多于小儿和青年期发病，有家族史，除极少数外，多数健康状况良好。先天性非溶血性黄疸常见于：Gilbert综合征、Rotor综合征、Crigler-Najjar综合征、Dubin-Johnson综合征、Lucey-Driscoll综合征、母乳性黄疸、新生儿生理性黄疸、先天性甲状腺功能不全。

（三）发病机制和临床表现

1.溶血性黄疸　由于大量红细胞的破坏，形成大量的非结合胆红素，超过肝细胞的摄取、结合与排泌能力。另一方面，由于溶血造成的贫血、缺氧和红细胞破坏产物的毒性作用，削弱了肝细胞对胆红素的代谢功能，使非结合胆红素在血中潴留，超过正常水平而出现黄疸。

溶血性黄疸一般皮肤黏膜呈浅柠檬色，不伴皮肤瘙痒。急性潜血时可有发热、寒战、头痛、呕吐、腰痛，并有不同程度的贫血和血红蛋白尿(尿呈酱油色或茶色)，严重者可有急性肾衰竭；慢性溶血多为先天性，除伴贫血外尚有脾肿大。

实验室检查血清 UCB 增加为主，CB 基本正常。由于血中 UCB 增加，故 CB 形成也代偿性增加，从胆道排至肠道也增加，致尿胆原增加，粪胆原随之增加，粪色加深。肠内的尿胆原增加，重吸收至肝内者也增加。由于缺氧及毒素作用，肝脏处理增多尿胆原的能力降低，致血中尿胆原增加，并从肾排出，故尿中尿胆原增加，但无胆红素。急性溶血性黄疸尿中有血红蛋白排出，隐血试验阳性。血液检查除贫血外尚有网织红细胞增加、骨髓红细胞系列增生旺盛等。

2. 肝细胞性黄疸　由于肝细胞严重损伤致肝细胞对胆红素的摄取、结合功能降低，因而血中的 UCB 增加。而未受损的肝细胞仍能将部分 UCB 转变为 CB。CB 部分仍经毛细胆管从胆道排泄，另一部分则由于肿胀的肝细胞及炎症细胞浸润压迫毛细胆管和胆小管，或因胆栓的阻塞使胆汁排泄受阻而反流入血液循环中，致血中 CB 亦增加而出现黄疸。

肝细胞性黄疸皮肤、黏膜浅黄至深黄色，可伴有轻度皮肤瘙痒，其他为肝脏原发病的表现，如疲乏、食欲减退，严重者可有出血倾向、腹腔积液、昏迷等。实验室检查血清中 CB 与 UCB 均增加，黄疸型肝炎时，CB 增加幅度多高于 UCB。尿中胆红素定性试验阳性，而尿胆原可因肝功能障碍而增高。此外，血液生化检查有不同程度的肝功能损害。

3. 胆汁淤积性黄疸　由于胆道阻塞，阻塞上方胆管内压力升高，胆管扩张，致小胆管与毛细胆管破裂，胆汁中的胆红素反流入血。此外，肝内胆汁淤积有些并非由机械因素引起，而是由于胆汁分泌功能障碍、毛细胆管通透性增加，胆汁浓缩而流量减少，导致胆道内胆盐沉淀与胆栓形成。

胆汁淤积性黄疸一般皮肤黏膜呈暗黄色；胆道完全阻塞者颜色呈深黄色，甚至呈黄绿色，并有皮肤瘙痒及心动过缓，尿色深，粪便颜色变浅或呈白陶土色。实验室检查血清 CB 增加为主，尿胆红素试验阳性。因肠肝循环途径被阻断，故尿胆原及粪胆原减少或缺如。血清碱性磷酸酶及总胆固醇增高。

4. 先天性非溶血性黄疸　系肝细胞对胆红素的摄取、结合和排泄有缺陷所致的黄疸。

(1) Gilbert 综合征　系由肝细胞摄取 UCB 功能障碍及微粒体内葡萄糖醛酸转移酶不足，致血中 UCB 增高而出现黄疸。一般黄疸较轻，呈波动性，肝功能检查正常。

(2) Dubin-Johnson 综合征　系由肝细胞对 CB 及某些阴离子(如靛氰绿、X 射线造影剂)向毛细胆管排泄发生障碍，致血清 CB 增加而发生的黄疸。

(3) Crigler-Najjar 综合征　系由肝细胞缺乏葡萄糖醛酸转移酶，致 UCB 不能形成 CB，导致血中 UCB 增多而出现黄疸。本病由于血中 UCB 甚高，故可产生核黄疸(nuclear jaundice)，见于新生儿，预后极差。

(4) Rotor 综合征　系由肝细胞摄取 UCB 和排泄 CB 存在先天性缺陷致血中胆红素增高而出现黄疸。

综上所述，黄疸可根据血生化及尿常规检查做出初步分类，再根据临床表现及辅助检查确定病因和性质。

溶血性黄疸一般黄疸程度较轻，慢性溶血者黄疸呈波动性，临床症状较轻。肝细胞性与胆汁淤积性黄疸鉴别常有一定困难，胆红素升高的类型与血清酶学改变的分析最为关键。应特别注意直接胆红素与总胆红素的比值，胆汁淤积性黄疸比值多在 50% 以上，甚至高达 80% 以上。肝细胞性黄疸则偏低，但二者多有重叠。血清酶学检查项目繁多，ALT 和 AST 反映肝细胞损害的严重程度，ALP 和 GGT 反映胆管阻塞，但二者亦有重叠或缺乏明确界线。因此，需要在此基础上选择适当的影像学检查、其他血清学试验甚至肝穿刺活组织检查等。

（四）处理原则

黄疸的治疗首先需明确起因，不同原因导致的黄疸在治疗方法上会有不同的侧重。除了合理用药，还可通过膳食、输血、外科手术、新生儿光照等方式进行治疗。

1. 一般处理　①合理休息与活动，戒烟、酒，保持排便通畅。②每天温水洗浴或擦浴；选择清洁、柔软、吸水性强的棉布衣裤；避免抓挠皮肤，剪短指甲，必要时要求患者佩戴手套加以保护；严重瘙痒者可给予外用止痒药。③肝病患者引起的黄疸除肝昏迷要限制蛋白质外，原则上给予高蛋白、高热量、高维生素、低脂肪饮食，多食富含维生素 C 与 B 族维生素的水果、蔬菜为宜；胆道疾病所致黄疸患者应给予低脂饮食；黄疸伴有腹水患者应限制钠盐和水的摄入。

2. 药物治疗　对于伴有肝损伤的肝细胞性黄疸患者，可以酌情使用还原型谷胱甘肽、甘草酸类、水飞蓟宾、腺苷蛋氨酸等药物治疗，以保护肝脏。

3. 输血治疗　对于红细胞被破坏、血红蛋白低的患者，可采用输血治疗。主要适用于溶血性黄疸。

4. 外科手术　部分黄疸的患者，可依据患者实际情况决定是否需要进行手术治疗。如结石、肿瘤阻塞胆道而引起的黄疸等。

5. 新生儿黄疸的治疗　新生儿黄疸时应用光照治疗，光疗可使胆红素化学结构发生改变易溶于水，由肾脏排出。

第四节　泌尿系症状

一、尿频、尿急与尿痛

尿频是指单位时间内排尿次数增多。正常成人白天排尿 4 ~ 6 次，夜间 0 ~ 2 次。

尿急是指患者一有尿意即迫不及待需要排尿，难以控制。

尿痛是指患者排尿时感觉耻骨上区、会阴部和尿道内疼痛或烧灼感。尿频、尿急和尿痛合称为膀胱刺激征。

（一）病因

1. 尿频

（1）生理性尿频　因饮水过多、精神紧张或气候寒冷时排尿次数增多，属正常现象。特点是每次尿量不少，也不伴随尿痛、尿急等其他症状。

（2）病理性尿频　①多尿性尿频：排尿次数增多而每次尿量不少，全日总尿量增多。见于糖尿病、尿崩症、精神性多饮和急性肾衰竭的多尿期。②炎症性尿频：尿频而每次尿量少，多伴有尿急和尿痛，尿液镜检可见炎性细胞。见于膀胱炎、尿道炎、前列腺炎和尿道旁腺炎等。③神经性尿频：尿频而每次尿量少，不伴尿急、尿痛，尿液镜检无炎性细胞。见于中枢及周围神经病变如癔症、神经源性膀胱。④膀胱容量减少性尿频：表现为持续性尿频，药物治疗难以缓解，每次尿量少。见于膀胱占位性病变；子宫增大或卵巢囊肿等压迫膀胱；膀胱结核引起膀胱纤维性缩窄。⑤尿道口周围病变：尿道口息肉，处女膜伞和尿道旁腺囊肿等刺激尿道口引起尿频。

2. 尿急　常见于下列情况。①炎症：急性膀胱炎、尿道炎、特别是膀胱三角区和后尿道炎症，尿急特别明显。②结石和异物：膀胱和尿道结石或异物刺激黏膜产生尿频。③肿瘤膀胱癌和前列腺癌。④神经源性精神因素和神经源性膀胱。⑤高温环境下尿液高度浓缩，酸性高的尿可刺激膀胱或尿道黏膜产生尿急。

3. 尿痛　引起尿急的病因几乎都可以引起尿痛。疼痛部位多在耻骨上区、会阴部和尿道内，尿痛性质可为灼痛或刺痛。尿道炎多在排尿开始时出现疼痛；后尿道炎、膀胱炎和前列腺炎常出现终末性尿痛。

（二）临床症状

1. 尿频　排尿次数增加，正常成人白天平均排尿 4～6 次，夜间睡眠后 0～2 次。

2. 尿急　一有尿意即迫不及待要排尿，常伴尿频或尿失禁。

3. 尿痛　排尿时受损部位产生疼痛或烧灼感，尿痛可出现在会阴部、耻骨上区或尿道内，可表现为挛缩样疼痛或烧灼痛。严重尿痛时每次尿量甚少，伴有明显的尿频、尿急，甚至淋漓不尽。前尿道炎多于排尿开始时发生尿痛或疼痛加剧；膀胱炎、后尿道炎、前列腺炎所致尿痛，多发生于排尿终末时；尿痛合并尿频、尿急，其病变多在膀胱；尿痛合并排尿困难，其病变多在尿道。

（三）处理原则

尿频、尿急、尿痛患者可多饮水，以冲刷尿道，平时也可进行热水坐浴。给予抗炎药物、抗痉挛药物，以缓解症状。对于有泌尿系统结石、肿瘤的患者，可能需手术治疗。

1. 一般处理　减轻精神上紧张和不安，保持积极良好的心态。注意保持外阴部清洁。

2. 抗炎治疗　因尿路刺激征大多数是泌尿感染所致，可选用氧氟沙星、环丙沙星、复方新诺明、头孢类等药物，疗程以炎症的具体情况而定。

3. 多饮水　增加尿量，稀释尿液中炎性刺激物浓度，冲洗尿道。

4. 抗痉挛药物　盐酸坦索罗辛、溴丙胺太林（普鲁本辛）等，可以缓解排尿时的疼痛。

5. 热水坐浴　可增加局部血液循环，减轻盆底肌肉痉挛。

6. 局部封闭治疗　主要用于慢性前列腺炎所致的顽固性膀胱刺激症状。

7. 针对其他病因的治疗　如结石患者要及时取出结石；泌尿系统肿瘤患者可应用化疗药物、手术等治疗。

二、少尿、无尿与多尿

正常成人 24 h 尿量 1 000～2 000 mL。如 24 h 尿量少于 400 mL 时，或每小时尿量少于 17 mL 称为少尿；如 24 h 尿量少于 100 mL，12 h 完全无尿称为无尿；若 24 h 尿量超过 2500 mL 称为多尿。

（一）病因与发病机制

1. 少尿和无尿

（1）肾前性　肾前性少尿由各种原因引起肾血流灌注不足，肾血流量减少，肾小球滤过率下降，而肾实质本身并无器质性病变。其主要病因如下。

1）有效循环血容量不足：外伤、外科手术、消化道出血等引起的失血，呕吐、胃肠引流、腹泻等引起的经胃肠道液体丢失，利尿剂、尿崩症、肾上腺皮质功能不全造成的经肾液体丢失，烧伤、高温等引起的经皮肤、黏膜液体丢失以及低蛋白血症、挤压综合征等引起的血管内容量相对不足，肾血流减少。

2）心脏搏出量不足：引起心脏搏出不足的疾病包括急性心肌梗死、心脏瓣膜病、心脏压塞等心脏疾病，肺动脉高压、肺栓塞、正压机械通气等肺循环异常，败血症、休克、急性过敏、麻醉、扩血管药物过量等引起的血压下降所致肾血流减少。

3）肾动脉收缩：去甲肾上腺素、麦角胺、肝肾综合征、高钙血症等均可引起肾动脉收缩，肾血流减少。

4)肾血管病变:肾血管狭窄或炎症,肾动脉栓塞或血栓形成,肾病综合征,狼疮性肾炎等疾病引起肾动脉持续痉挛,肾缺血。若肾缺血程度较重、时间较久,可致急性肾小管损伤,由肾前性少尿发展为肾性少尿、无尿。

(2)肾性　由于各种肾实质疾病所致,或由于肾前性的病因未能及时去除而导致肾实质损伤,包括各种肾小球、肾小管、肾间质及肾血管疾病导致的少尿或无尿。主要病因如下。

1)肾小球疾病:急进性肾小球肾炎、重症急性肾小球肾炎、重症狼疮性肾炎等,因严重感染,血压持续增高或肾毒性药物作用引起肾功能急剧恶化。

2)肾小管、间质疾病:急性肾小管坏死(严重缺血、肾毒性物质导致)、急性间质性肾炎(过敏性、感染性、药物性)、管型肾病(κ 或 λ 等沉积于肾小管),生物毒或重金属及化学毒所致的急性肾小管坏死,严重的肾盂肾炎并发肾乳头坏死。

3)肾血管病变:①大血管病变,肾动脉栓塞,肾静脉血栓;②微血管病变,恶性高血压、溶血性尿毒症综合征(HUS)、血栓性血小板减少性紫癜(TTP)等;③原发性小血管炎肾损害。

终末期肾病各种慢性肾疾病逐步进展致肾小球滤过率极度降低,可出现少尿或无尿。

(3)肾后性　肾盂及其以下尿路的内部阻塞或外部受压均可以导致尿液排出不畅,进而出现少尿或无尿。病因包括以下几个方面。

1)机械性尿路梗阻:泌尿系统结石、肿瘤、血块等阻塞输尿管、膀胱颈部或尿道引起的机械性尿路梗阻。

2)尿路外部受压:肿瘤、腹膜后淋巴瘤、特发性腹膜后纤维化、前列腺肥大等导致尿路外部受压。

3)其他:输尿管手术后,结核或溃疡愈合后瘢痕挛缩,肾严重下垂或游走肾所致的肾扭转,神经源性膀胱等。

2. 多尿

(1)暂时性多尿　短时间内摄入过多水、饮料和含水分过多的食物;使用利尿剂后,可出现短时间多尿。

(2)持续性多尿

1)内分泌代谢障碍:垂体性尿崩症,因下丘脑、垂体病变使抗利尿激素(anti-diuretic hormone,ADH)分泌减少或缺乏,肾远曲小管重吸收水分下降,排出低比重尿,量可达到 5 000 mL/d 以上;糖尿病,尿内含糖多引起溶质性利尿,尿量增多;原发性甲状旁腺功能亢进,血液中过多的钙和尿中高浓度磷需要大量水分将其排出而形成多尿;原发性醛固酮增多症,引起血中钠浓度升高,刺激渗透压感受器,摄入水分增多,排尿增多。

2)肾脏疾病:肾性尿崩症,肾远曲小管和集合管存在先天或获得性缺陷,对抗利尿激素反应性降低水分重吸收减少而出现多尿;肾小管浓缩功能不全见于慢性肾炎肾小球硬化,肾小管酸中毒,药物、化学物品或重金属对肾小管损害,也可见于急性肾衰竭多尿期等。

3)精神因素:精神性多饮患者常自觉烦渴而大量饮水引起多尿。

(二)处理原则

少尿、无尿患者需对症治疗快速控制症状以预防其他损伤出现。常采用支持疗法、使用利尿剂等药物,患者多需快速纠正原发病,必要时可通过透析治疗控制病情。

多尿,首先应积极寻找病因,然后针对相关原发病治疗。治疗手段主要包括药物治疗和手术治疗。

1. 一般处理

(1)环境适宜　保持病房温湿度适宜,增加舒适度;保证病室空气新鲜,每日通风换气2次。

(2)保护皮肤　保证床单保持干燥、平整、无渣屑;每日给予口腔护理,清洁口腔,预防口腔黏膜溃疡感染;每日温水擦浴,保持皮肤清洁;全身水肿的患者应穿宽大柔软的衣服,定时更换体位,防止发生压疮及皮肤破溃。

(3)维持体液及电解质的平衡　记录24 h出入量,每小时测量尿量1次;每日测量体重1次,为防止误差,应在每日早晨排尿后测量。

(4)饮食调理　根据少尿、无尿的原因,给予正确饮食,如限钠低钾的饮食,适量补充优质蛋白,如动物性蛋白、豆类。

(5)症状观察　每日评估水肿程度,观察眼球周围是否水肿,胫前区骶尾部是否水肿。观察有无脱水征象,如口渴、唇舌干燥、皮肤弹性降低、眼窝凹陷、乏力、烦躁不安等。每日观察记录有无高血钾、低血钾引起的症状,如肌肉无力、四肢麻木、肌肉麻痹、肌腱反射降低、肠麻痹、腹胀、恶心、腹泻,心电图T波变窄、ST段压低、QRS波变宽,心律不齐,心率减慢。

(6)心理护理　给予患者心理支持,安抚患者的紧张情绪,转移患者的注意力,情绪激动时调整呼吸的方法,以缓解紧张情绪,减轻心理压力。

2. 少尿、无尿治疗

(1)治疗原发病　积极处理原发病如纠正脱水、休克,改善心功能,取出结石,肾造瘘解除梗阻。

(2)预防损伤　预防额外损伤如避免肾毒性药物,预防休克、心衰的再发生;溶血者用呋塞米、碳酸氢钠。

(3)利尿药　利尿可用呋塞米、甘露醇等药物。

(4)支持疗法　限制液体入量;保持电解质平衡;纠正代谢性酸中毒;加强营养;积极治疗并发症等。

(5)其他　透析治疗。

3. 多尿治疗

(1)尿崩症

1)替代疗法:替代剂包括加压素水剂、尿崩停粉剂、鞣酸加压素注射液。

2)其他抗利尿药物:包括氯磺丙脲、氢氯噻嗪、卡马西平。

3)病因治疗:对于继发性尿崩症患者,应尽量治疗其原发病,如不能根治也可基于上述药物治疗。

(2)原发性醛固酮增多症

1)手术治疗:醛固酮瘤及单侧肾上腺增生首选手术治疗。

2)药物治疗:推荐特醛症首选药物治疗。建议螺内酯作为一线用药,依普利酮为二线药物。推荐糖皮质激素可抑制性醛固酮增多症选用小剂量糖皮质激素作为首选治疗方案。

三、尿失禁

尿失禁是由于膀胱括约肌损伤或神经功能障碍导致排尿自控能力下降或丧失,使尿液不自主地流出。

(一)病因及分类

1. 按病因分类　①先天性疾病,如尿道上裂。②创伤,如妇女生产时的创伤,骨盆骨折等。③手术,成人为前列腺手术、尿道狭窄修补术等;儿童为后尿道瓣膜手术等。④各种原因引起的神经源性膀胱。

2. 按病程分类　暂时性尿失禁、持续性尿失禁。

(1)暂时性尿失禁　①食物:酒精、咖啡因、碳酸饮料和苏打水、人造甜味剂、巧克力、红辣椒和其他富含香料、糖或酸的食物(如柑橘类水果)。②药物:主要包括血管紧张素转换酶抑制剂(如依那普利)、镇静剂、肌肉松弛剂、大剂量维生素 C 等。③疾病:尿路感染,感染会刺激膀胱,引起强烈的排尿冲动,有时还会引起尿失禁;便秘,直肠中硬而紧的粪便会导致这些神经活动过度并增加尿频;急性精神错乱性疾病、药物反应和心理性忧郁症。

(2)持续性尿失禁　由潜在的身体问题或变化引起的持续性疾病。

1)怀孕:荷尔蒙变化和胎儿体重增加会导致压力性尿失禁。

2)分娩:阴道分娩会影响控制膀胱的肌肉,还会损害膀胱神经和周围支持组织,导致盆底下降(脱垂),膀胱、子宫、直肠或小肠可能会从通常位置下压并伸入阴道。这种突出可能与失禁有关。

3)年龄增长:膀胱肌肉的老化会降低膀胱的尿液储存能力。此外,非自愿性膀胱收缩也会变得更加频繁。

4)绝经:由于雌激素有助于保持膀胱和尿道的健康,当女性在绝经之后,产生的雌激素会明显减少,故而会加剧尿失禁。

5)子宫切除术:在女性中,许多相同的肌肉和韧带支撑着膀胱和子宫。任何涉及妇女生殖系统的手术,包括切除子宫,都可能损坏骨盆底支撑肌肉,从而导致失禁。

6)前列腺肿大:特别是在老年男性中,失禁通常源于前列腺增生肥大。

7)前列腺癌:在男性中,压力性尿失禁或急迫性尿失禁可能与未经治疗的前列腺癌有关。尿失禁也是前列腺癌治疗的副作用。

8)梗阻:泌尿道任何地方的肿瘤、结石都会阻塞正常的尿液流动,从而导致尿失禁。

9)神经系统疾病:多发性硬化症、帕金森病、脑卒中、脑瘤或脊柱损伤会干扰参与膀胱控制的神经信号,导致尿失禁。

(二)临床表现

尿失禁根据程度可分为:轻度,仅在咳嗽、打喷嚏、抬重物时出现尿溢出;中度,在走路、站立、轻度用力时出现尿失禁;重度,无论直立或卧位时都可发生尿失禁。

根据症状表现形式和持续时间可分为以下几种。

1. 持续性尿失禁　见于完全性尿失禁,尿道阻力完全丧失,膀胱内不能储存尿液而连续从膀胱中流出,膀胱呈空虚状态。常见于外伤、手术或先天性疾病引起的膀胱颈和尿道括约肌的损伤。还可见于尿道口异位和女性膀胱阴道瘘等。

2. 间歇性尿失禁　膀胱过度充盈而造成尿不断溢出,是由于下尿路有较严重的机械性(如前列腺增生)或功能性梗阻引起慢性尿潴留,当膀胱内压上升到一定程度并超过尿道阻力时,尿液不断地自尿道中滴出。该类患者的膀胱呈膨胀状态。因排尿依靠脊髓反射,上运动神经元发生病变时,患者也会出现不自主地间歇溢尿,患者排尿时无感觉。

3. 急迫性尿失禁　患者尿意感强烈,有迫不及待排尿感,尿液自动流出。流出的尿量较多。有的可完全排空;多伴有尿频、尿急等膀胱刺激症状和下腹部胀痛;见于由部分性上运动神经元病变或急性膀胱炎等因强烈的局部刺激引起,由于逼尿肌强烈的收缩而发生尿失禁。

4. 压力性尿失禁　当腹压增加时(如咳嗽、打喷嚏、上楼梯或跑步时)即有尿液自尿道流出。主要见于女性,特别是多次分娩或产伤者,偶见于尚未生育的女性。

(三)处理原则

尿失禁治疗最理想的是消除病因,但在许多情况下如神经源性的患者中几乎是不可能的,这就需要通过其他方法加以控制。多数尿失禁患者初期可采用非手术治疗方式控制症状,对于病情较重或非手术治疗方式无效者可通过手术方式处理。

1. 一般处理　有急迫性尿失禁或夜间尿失禁的患者，应住在离厕所近的房间。移除患者在上厕所的路上可能绊倒或碰到的地毯或家具，使用小夜灯照亮路径，以降低跌倒的风险。外出时可以尝试穿尿垫。

尿液溢出会使周围皮肤受刺激，可用毛巾擦拭，避免频繁清洗和冲洗，避免使抵抗膀胱感染的天然防御力下降。可用一些护肤油脂、乳霜，例如凡士林，以保护皮肤免受尿液刺激。

2. 药物治疗　根据治疗药物的特性可分为以下几个方面。

(1)抑制逼尿肌收缩的药物　如抗胆碱能药物、三环类抗抑郁药等用于治疗逼尿肌反射亢进或过度活跃引起的急迫性尿失禁。前者有阿托品、溴丙胺太林、托特罗定等；后者以丙米嗪为代表。

(2)增加尿道阻力的药物　如α肾上腺素能受体兴奋剂(麻黄碱、丙米嗪等)；β肾上腺素能抑制剂(普萘洛尔)。

(3)降低尿道阻力的药物　如α受体阻滞剂(酚妥拉明、坦索罗辛、哌唑嗪、特拉唑嗪等)可降低尿道平滑肌的张力；多突触抑制剂(巴氯芬、地西泮等)可解除外括约肌痉挛。

(4)激素　如雌激素可增强α肾上腺受体的密度和敏感性，营养尿道黏膜、黏膜下组织以及盆底和尿道周围的胶原组织以增加尿道阻力，对女性尿失禁患者具有治疗作用。

3. 盆底锻炼和生物反馈技术　有意识地做盆底肌肉收缩和放松，具体动作包括提肛、中断排尿等。应包括快速和维持盆底肌肉的收缩以加强快、慢两种肌纤维，主要为了重建软弱的盆底支撑功能。其治愈或改善率达50%～80%。在盆底锻炼中可辅以生物反馈技术，通过正反馈以增加治疗效果，如会阴收缩测压计，或通过声音或肌电图控制器等生物反馈装置等让患者听到或看到收缩的强度及持续时间，从而产生听觉或视觉增强效应。目前已有用膀胱内压测定作为治疗逼尿肌过度活跃的生物反馈技术。

4. 膀胱训练　又称行为矫正，主要用于尿频、尿急和急迫性尿失禁的患者中。其方法是让患者仔细记排尿记录，并学会盆底锻炼，根据上周的每日记录固定排尿间期，在排尿间期内通过收缩括约肌延迟排尿，排尿间期每周增加15 min，直至达3～4 h为止。其原理是约半数患者在膀胱逼尿肌不自主收缩时能感到尿急并能通过收缩括约肌、放弃排尿而消除逼尿肌的不自主收缩。

5. 电刺激　通过引起括约肌和(或)盆底肌的收缩及反射性抑制逼尿肌而达到治疗尿失禁的目的，可用于治疗压力性尿失禁和急迫性或反射性尿失禁患者。电刺激包括感应电刺激、干扰电刺激和经皮神经电刺激。电刺激的常见部位有阴道、会阴、直肠胫后神经及骶孔神经根处。

6. 阴道托及尿道夹　阴道托用于有盆底器官脱垂伴有尿失禁的患者，可以暂时地缓解症状，是一种有效的非侵入性的治疗方法。尿道夹主要用于男性括约肌功能不全的尿失禁患者中，易引起尿道憩室等。

7. 保留导尿或间歇自身导尿　主要用于充盈性尿失禁的患者。

8. 尿道填充剂治疗　尿道填充剂主要用于治疗女性压力性尿失禁，治愈率可达25%。尿道填充剂可以扩张尿道黏膜下层，从而增加对尿道腔内的压力。常用的填充剂有：牛戊二醛交联样胶原、碳表面锆珠、聚四氟乙烯、透明质酸、聚二甲基硅氧烷、二甲亚砜、自身组织(脂肪、软骨)。尚无独具优势能取代其他的填充剂。填充剂用于男性前列腺切除术后尿失禁，疗效不满意。

9. 膀胱内灌注和逼尿肌注射治疗　膀胱内灌注辣椒辣素和辣椒辣素类似物(RTX)，可阻断膀胱壁辣椒碱受体，用于治疗逼尿肌亢进引起的尿失禁。经尿道内镜引导下逼尿肌注射肉毒杆菌毒素，抑制乙酰胆碱的释放，可治疗逼尿肌亢进引起的尿失禁。

10. 手术疗法　外科手术治疗尿失禁是为了抑制逼尿肌反射亢进或过度活跃、增加或降低尿道阻力、加强盆底的支撑。

(1)抑制逼尿肌反射亢进或过度活跃　神经阻滞或切断术、膀胱周围神经剥脱术、严重患者考虑尿流改道、膀胱扩大术治疗膀胱顺应性低及小容量的患者。

(2)增加或降低尿道阻力　①增加尿道阻力的手术包括尿道延长或折叠术、人工尿道括约肌置入术。②降低尿道阻力的手术包括膀胱颈部切开术、前列腺手术、尿道狭窄行尿道内切开术等。

(3)加强盆底支撑　手术方法很多,但基本术式有以下 4 种。

1)针悬挂术:即用特殊的带线针在耻骨上区通过皮肤进入阴道,复位或提起膀胱颈和尿道,如 Raz 术等。

2)悬吊手术:将各种材料(如自体筋膜、合成物等)经手术置于膀胱颈后作为支撑或腹压升高时作为尿道的压迫物。可经阴道切口或开放手术及腹腔镜进行。

3)开放手术或阴道悬吊术:如 Burch 手术、Marshall-Marchetti-Krantz 术。

4)经腹腔镜手术:基本手术方式与上述相同,只是利用腹腔镜对上述 3 种手术进行改进。

四、排尿困难

排尿困难是指排尿时须增加腹压才能排出,病情严重时增加腹压也不能将膀胱内的尿排出体外,而形成尿潴留的状态。

(一)病因与发病机制

1. 阻塞性排尿困难

(1)膀胱颈部病变　①膀胱颈部阻塞:被结石、肿瘤、血块、异物阻塞;②膀胱颈部受压:因子宫肌瘤、卵巢囊肿、晚期妊娠压迫;③膀胱颈部器质性狭窄:炎症、先天或后天获得性狭窄等使尿液排出受阻。

(2)后尿道疾病　因前列腺肥大、前列腺癌、前列腺急性炎症、出血、积脓、化学性压迫尿道;后尿道本身炎症、水肿、结石、肿瘤、异物等。

(3)前尿道疾病　见于前尿道狭窄、结石、肿瘤、异物或先天性畸形如尿道外翻、阴茎包皮嵌顿、阴茎异常勃起等。

2. 功能性排尿困难

(1)神经受损　中枢神经受损,膀胱的压力感受不能上传,而致尿潴留。外周神经受损,如支配膀胱逼尿肌的腹下神经、支配内括约肌的盆神经和支配外括约肌的阴部神经,可因下腹部手术,特别是肛门、直肠、子宫等盆腔手术或麻醉而造成暂时或永久性排尿障碍。

(2)膀胱平滑肌和括约肌病变　糖尿病时因能量代谢障碍使膀胱肌球蛋白降低,肌膜表面 cAMP 含量下降,肌球蛋白轻链激酶磷酸化和脱磷酸障碍,使平滑肌收缩乏力。使用某些促使平滑肌松弛的药物,如阿托品、654-2、硝酸甘油后可使膀胱收缩无力,而诱发尿潴留。膀胱逼尿肌和尿道括约肌协同失调症是膀胱收缩时,膀胱内括约肌和尿道外括约肌不开放,甚至反射性收缩,使排尿困难。

(3)精神因素　排尿反射直接受意识支配。精神因素导致尿潴留大多受精神意识过度控制所致,主要在排尿环境不良的情况下引起如病房男女同室,排尿怕暴露隐私。产后外阴侧切,剖宫产后有男性陪伴者在场时排尿受精神因素控制。需绝对卧床的疾病如急性心肌梗死、心脏手术等因不习惯床上排尿而控制尿的排出时间。下腹部手术如肛门直肠手术的患者,排尿时有可能产生疼痛而拒绝排尿,时间过久则排尿困难而出现尿潴留。

(二)临床表现

1. 膀胱颈部结石　在排尿困难出现前下腹部有绞痛史,疼痛向大腿会阴方向放射,疼痛的当时或疼痛后出现肉眼血尿或镜下血尿,膀胱内有尿滞留,膀胱镜可发现结石的存在,B 超和 CT 检查在膀胱颈部可发现结石阴影。

2. 膀胱内血块　不是独立疾病，常继发于血液病如血友病、白血病、再生障碍性贫血等，此时依靠血液实验室的检查，一般不难确诊。外伤引起的膀胱内血块，往往有明确的外伤史，外伤后出现肉眼血尿，逐渐出现排尿困难，B 超检查在尿道内口处可发现阴影，膀胱镜检查可确诊，同时亦是最有效的治疗手段。

3 膀胱肿瘤　排尿困难逐渐加重，病程一般较长，晚期可发现远处转移肿瘤病灶，无痛性肉眼或镜下血尿是其特点，膀胱镜下取活检可确定肿瘤的性质。

4. 前列腺良性肥大和前列腺炎　尿频、尿急常为首发症状，早期多因前列腺充血刺激所致，以夜尿增多为主。之后随着膀胱残余尿增加而症状逐渐加重。以后出现进行性排尿困难、排尿踌躇、射尿无力、尿流变细、排尿间断、尿末滴沥和尿失禁。肛门指诊可确定前列腺大小、质地、表面光滑度，对区分良性肿大和前列腺癌十分重要。前列腺按摩，取前列腺液，行常规检查和细菌培养，对诊断前列腺炎十分重要。

5. 后尿道损伤　会阴区有外伤史，外伤后排尿困难或无尿液排出，膀胱内有尿液潴留，尿道造影检查可确定损伤的部位和程度，是术前必要的手段。

6. 前尿道狭窄　见于前尿道瘢痕、结石、异物等。瘢痕引起排尿困难者常有外伤史。前尿道结石少见，往往是肾盂输尿管膀胱结石随尿流移至尿道，依据泌尿道结石病史一般诊断不困难，必要时行尿道造影可确诊。

7. 脊髓损害　各种原因导致截瘫的患者，除排尿困难、尿潴留外，尚有运动和感觉障碍。

8. 隐性脊柱裂　发病年龄早，夜间遗尿，幼年尿床时间长，腰骶椎 X 射线片可确诊。

9. 糖尿病　神经源性膀胱有糖尿病史，实验室检查血糖、尿糖升高可确诊。

10. 药物　见于阿托品中毒、麻醉药物等。有明确的用药史，一般诊断不困难。

11. 低血钾　临床上有引起低血钾原因，如大量利尿、洗胃、呕吐、禁食等病史，心率快、心电图病理性 u 波出现、血生化检查表现血钾低。值得注意的是肾小管性酸中毒、棉酚中毒、甲状腺功能亢进、结缔组织病等亦可引起顽固性低血钾。应根据其特有的临床表现和相应的实验室检查进行诊断。低血钾引起的排尿困难，随着补钾排尿困难应随即消失。

（三）处理原则

排尿困难的病因较为复杂，对于排尿困难者，先进行尿液引流以解除尿液潴留，再探明病因，针对病因进行治疗，根据疾病的不同选择对应的治疗方案。若因排尿困难导致炎症等并发症，进行对应的抗炎治疗。

1. 一般处理

（1）调整体位和姿势　协助患者以习惯姿势排尿；只能卧位者，可摇起床头或助其略抬高上身。

（2）激发诱导排尿　可采用患者自我心理暗示、听流水声、温水冲洗会阴、轻敲患者耻骨上区、摩擦患者大腿内侧、捏掐腹股沟等方式，从而诱导排尿。

（3）屏气法　病情允许时，让患者取坐位，身体前倾，快速呼吸 3 ~ 4 次，做一次深吸气，然后屏住呼吸，向下用力做排尿动作，促使尿液排出。

（4）手压法　先用指尖对膀胱区进行深部按摩，以增加膀胱张力。再用双手或者单手握拳，由脐部向耻骨方向推压，并改变加压方向，直至尿流停止。

2. 对因治疗　病因明确并有条件及时解除梗阻者，应立即解除病因，恢复排尿。尿道狭窄，下尿路结石，膀胱肿瘤，前列腺增生所致尿潴留首选内镜治疗。

3. 对症治疗

（1）急性尿潴留　患者下腹胀痛难受，治疗首先是引流尿液，慢性尿潴留常可继发感染，肾积水在原发病未治愈前，也需引流尿液，引流尿液的办法有以下几种。①导尿术：首选方法，注意无菌操作，防逆行性泌尿系感染，要选择合适导尿管，插管不成功可用金属导尿管。②注射器抽尿法：适用于患者残留尿量大，症状重，当时没有条件导尿和造瘘，或导尿不成功者。③耻骨上膀胱穿刺造瘘术：用于导尿失败者，注意穿刺位置及进针深度，位置太低可损伤前列腺；位置太高，可进腹腔损伤肠管；刺入太深，可能损伤膀胱三角区、直肠。④开放性膀胱造瘘术：适用于反复尿潴留病因无法消除或其他原因要永久性膀胱造瘘者，造瘘管宜粗。

（2）腰麻或肛管直肠术后的尿潴留　应争取用针灸治疗。常选用的穴位有中极、曲骨、阴陵泉、三阴交等。

（3）脊髓损伤引起的急性尿潴留　应争取膀胱尚未十分胀满时掌压排尿，即以手掌自膀胱上方持续向下向后压迫，但用力不宜过猛，以免膀胱破裂，掌压可使膀胱尿被动排出，这样可避免导尿或留置导尿管而引起感染。

（4）间歇性清洁导尿及留置导尿间歇性清洁导尿　能使膀胱周期性的扩张与排空，维持近似正常的生理状态，降低感染率，促使膀胱功能恢复。

第五节　腰背及关节痛

一、腰背痛

腰背痛是临床常见的症状之一。许多疾病可引起腰背痛，局部病变引起者占多数，可能与腰背部长期负重，其结构易于损伤有关。邻近器官病变波及或放射性腰背痛也很常见。

（一）病因与分类

1. 按引起腰背痛的病因分类

（1）外伤性　①急性损伤：因各种直接或间接暴力、肌肉拉力所致的腰椎骨折、脱位或腰肌软组织损伤。②慢性损伤：工作时的不良体位、劳动姿势、搬运重物等引起的慢性累积性损伤，遇到潮湿寒冷等物理性刺激后极易发生腰背痛。

（2）炎症性　①感染性：可见于结核分枝杆菌、化脓菌或伤寒菌对腰部及软组织的侵犯形成感染性炎症。

②无菌性炎症：寒冷、潮湿、变态反应和重手法推拿可引起骨及软组织炎症，病理表现为骨膜、韧带、筋膜和肌纤维的渗出、肿胀和变性。

（3）退行性变　近年来因胸腰椎的退行性改变引起的腰背痛呈上升趋势。人体发育一旦停止，其退行性改变则随之而来，一般认为人从20～25岁脊柱开始退变，包括纤维环及髓核组织退变。如过度活动、经常处于负重状态，则髓核易于脱出。前后纵韧带、小关节随椎体松动移位，引起韧带骨膜下出血，微血肿机化，骨化形成骨刺。髓核突出和骨刺可压迫或刺激神经引起疼痛。

（4）先天性疾病　最常见于腰骶部，是引起下腰痛的常见病因。常见的有隐性脊柱裂、腰椎骨骶化或骶椎腰化、漂浮棘突、发育性椎管狭窄和椎体畸形等。此类疾病在年轻时常无症状。但以上骨性结构所形成的薄弱环节，为累积性损伤时出现腰背痛提供了基础。

（5）肿瘤性疾病　原发性或转移性肿瘤对胸腰椎及软组织的侵犯。

2. 按引起腰背痛的原发病部位分类

（1）脊椎疾病　如脊椎骨折、椎间盘突出、增生性脊柱炎、感染性脊柱炎、脊椎肿瘤、先天性畸形等。

（2）脊柱旁软组织疾病　如腰肌劳损、腰肌纤维组织炎、风湿性多肌炎。

(3)脊神经根病变　如脊髓压迫症、急性脊髓炎、腰骶神经炎、颈椎炎。

(4)内脏疾病　呼吸系统疾病如肺胸膜病变引起上背部疼痛;泌尿系统疾病如肾输尿管结石、炎症;盆腔、直肠、前列腺及子宫附件炎症均可引起放射性腰背部疼痛。

(二)临床表现

1. 脊椎病变

(1)脊椎骨折　有明显的外伤史,且多由高空坠下,足或臀部先着地所致,骨折部有压痛和叩痛,脊椎可能有后突或侧突畸形,并有活动障碍。

(2)椎间盘突出　青壮年多见,以腰$_4$~骶$_1$易发。有搬重物或扭伤史,可突然或缓慢发病。主要表现为腰痛和坐骨神经痛,二者可同时或单独存在。咳嗽、喷嚏时疼痛加重,卧床休息时缓解。可有下肢麻木、冷感或间歇性跛行。

(3)增生性脊柱炎　又称退行性脊柱炎,多见于50岁以上患者,晨起时感腰痛、酸胀、僵直而活动不便,活动腰部后疼痛好转,但过多活动后腰痛又加重。疼痛以傍晚时明显,平卧可缓解。疼痛不剧烈,叩击腰部有舒适感。腰椎无明显压痛。

(4)结核性脊椎炎　是感染性脊椎炎中最常见的疾病,腰椎最易受累,其次为胸椎。背痛常为结核性脊椎炎的首发症状。疼痛局限于病变部位,呈隐痛、钝痛或酸痛,夜间明显,活动后加剧,伴有低热、盗汗、乏力、食欲下降等。晚期可有脊柱畸形及脊髓压迫症状。

(5)化脓性脊柱炎　本病不多见,常因败血症、外伤、腰椎手术、腰穿和椎间盘造影感染所致。患者感剧烈腰背痛,有明显压痛及叩痛,伴畏寒、高热等全身中毒症状。

(6)脊椎肿瘤　以转移性恶性肿瘤多见,如前列腺癌、甲状腺癌和乳腺癌等转移或多发性骨髓瘤累及脊椎。其表现为顽固性腰背痛,剧烈而持续,休息和药物均难缓解,并有放射性神经根痛。

2. 脊柱旁组织病变

(1)腰肌劳损　表现为腰髓酸痛、钝痛,休息时缓解,劳累后加重。特别是弯腰工作时疼痛明显,而伸腰或叩击腰部时疼痛可缓解。

(2)腰肌纤维炎　表现为腰背部弥漫性疼痛,以腰椎两旁肌肉及髂嵴上方为主,晨起时加重,活动数分钟后好转,但活动过多疼痛又加重。轻叩腰部疼痛可缓解。

3. 脊神经根病变

(1)脊髓压迫症　见于椎管内原发性或转移性肿瘤、硬膜外脓肿或椎间盘突出等。主要表现为神经根激惹征,患者常感觉颈背痛或腰痛,并沿一根或多根脊神经后根分布区放射,疼痛剧烈,呈烧灼样或绞窄样痛,脊柱活动、咳嗽、喷嚏时加重。有一定定位性疼痛,并可有感觉障碍。

(2)蛛网膜下腔出血　蛛网膜下腔所出的血液刺激脊膜和脊神经后根时可引起剧烈的腰背痛。

(3)腰骶神经根炎　主要为下背部和腰骶部疼痛,并有僵直感,疼痛向臀部及下肢放射,腰骶部有明显压痛,严重时有节段性感觉障碍,下肢无力,肌萎缩,腱反射减退。

4. 内脏疾病引起的腰背痛

(1)泌尿系统疾病　肾炎、肾盂肾炎、泌尿道结石、结核、肿瘤、肾下垂和肾积水等多种疾病可引起腰背痛。不同疾病有其不同特点,肾炎呈深部胀痛,位于腰肋三角区,并有轻微叩痛;肾盂肾炎腰痛较鲜明,叩痛较明显;肾脏肿多为单侧腰痛,常伴有局部肌紧张和压痛;肾结石多为绞痛,叩痛剧烈;肾肿瘤引起的腰痛多为钝痛或胀痛,有时呈绞痛。

(2)盆腔器官疾病　男性前列腺炎和前列腺癌常引起下腰骶部疼痛,伴有尿频、尿急、排尿困难;女性慢性附件炎、宫颈炎、子宫脱垂和盆腔炎等可引起腰骶部疼痛,且伴有下腹坠胀感和盆腔压痛。

(3)消化系统疾病　消化道及脏器的传入纤维的传入与一定皮肤区的传入纤维进入相同的脊

髓段,故内脏传入疼痛感觉刺激兴奋了皮肤区的传入纤维,引起感应性疼痛。胃、十二指肠溃疡,后壁慢性穿孔时直接累及脊柱周围组织,引起腰背肌肉痉挛出现疼痛。上腹部疼痛的同时,可出现下胸上腰椎区域疼痛;急性胰腺炎常有左侧腰背部放射痛;四分之一的胰腺癌可出现腰背痛,取前倾坐位时疼痛缓解,仰卧位时加重;溃疡性结肠炎和克罗恩病,消化道功能紊乱时,常伴有下腰痛。

(4)呼吸系统疾病　胸膜炎、肺结核和支气管肺癌等可引起后胸和侧胸肩胛部疼痛。背痛的同时常伴有呼吸系统症状及体征,胸膜病变时常在深呼吸时加重,而脊柱本身无病变、无压痛、运动不受限。

(三)处理原则

治疗主要是为了减轻疼痛,控制病情发展,阻止发生不可逆的骨改变,尽可能地保护关节和肌肉的功能,改善患者的生活质量。理疗、手术等治疗方法均可改善疼痛的症状。

1. 一般处理　鼓励患者晨起后行温水浴,或用热水浸泡疼痛和僵硬的部位,而后活动关节;或起床前先活动关节再下床活动。鼓励患者及早下床活动,必要时提供辅助工具,避免长时间不活动,可做肢体屈伸、散步、手部抓握、提举等活动,也可配合理疗、按摩等。

2. 治疗方法

(1)急性疼痛期　三角巾固定患肢,内服镇痛药、舒筋活络丸等,外敷关节止痛膏。痛点封闭。理疗,如红外线、频谱超声波等。

(2)肩关节挛缩期理疗和体疗　体疗主要练习患肢外展、上举、旋转运动;晚期过于坚固粘连者,可在全麻下用柔和手法,渐渐使患肢外展、外旋,术后外展夹板固定;手术疗法:仅少数病例需行手术松解患侧肩关节。

二、关节痛

关节痛是关节疾病最常见的症状,可因单纯的关节病变或全身性疾病所致。关节痛分为急性和慢性两类。急性关节痛以关节及其周围组织的炎性反应为主,慢性关节痛则以关节囊肥厚及骨质增生为主。

(一)病因与发病机制

1. 外伤性

(1)急性损伤　因外力碰撞关节或使关节过度伸展扭曲,关节骨质、肌肉、韧带等结构损伤,造成关节脱位或骨折,血管破裂出血,组织液渗出,关节肿胀而引起疼痛。

(2)慢性损伤　持续的慢性机械损伤,或急性外伤后关节面破损留下粗糙瘢痕,使关节润滑作用消失,长期摩擦关节面,产生慢性损伤。长期负重,使关节软骨及关节面破坏;关节活动过度,可造成关节软骨的累积性损伤;关节扭伤处理不当或骨折愈合不良,畸形愈合所致负重不平衡,造成关节慢性损伤。

2. 感染性细菌　直接侵入关节内,如外伤后细菌侵入关节;败血症时细菌经血液到达关节内;关节邻近骨髓炎、软组织炎症、脓肿蔓延至关节内;关节穿刺时消毒不严或将关节外细菌带入关节内。常见的病原菌有葡萄球菌、肺炎链球菌、脑膜炎球菌、结核杆菌和梅毒螺旋体等。

3. 变态反应和自身免疫性

(1)变态反应性关节炎　因病原微生物及其产物、药物、异种血清与血液中的抗体形成免疫复合物,流经关节沉积在关节腔,引起组织损伤和关节病变。如类风湿关节炎、细菌性痢疾、过敏性紫癜和结核菌感染所致的反应性关节炎。

(2)自身免疫性关节炎　外来抗原或理化因素使宿主组织成分改变,形成自身抗原刺激机体产生自身抗体,引起器官和非器官特异性自身免疫病。关节病变是全身性损害之一,表现为滑膜充血水肿，软骨进行性破坏，导致关节畸形。如类风湿关节炎，系统性红斑狼疮引起的关节病变。

4. 退行性关节病　又称增生性关节炎或肥大性关节炎。分原发性和继发性两种。原发性无明显局部病因，多见于肥胖老人，女性多见，有家族史，常有多关节受累。继发性骨关节病变多有创伤、感染或先天性畸形等基础病变，并与吸烟、肥胖和重体力劳动有关。多由于关节的炎症或慢性劳损、局部损伤等引起关节面发生退行性改变，软骨下骨板反应性增生，形成骨刺，导致关节肿胀、疼痛及功能受限。

5. 代谢性骨病　维生素 D 代谢障碍所致的骨质软化性骨关节病，如阳光照射不足、消化不良、维生素 D 缺乏和磷摄入不足等。各种病因所致的骨质疏松性关节病，如老年性、失用性骨质疏松；脂质代谢障碍所致的高脂血症性关节病，骨膜和关节腔组织脂蛋白转运代谢障碍性关节炎；嘌呤代谢障碍所致的痛风；某些代谢内分泌疾病如糖尿病性骨病、皮质醇增多症性骨病、甲状腺或甲状旁腺疾病引起的骨关节病等均可出现关节疼痛。

6. 骨关节肿瘤　良性肿瘤如骨样骨瘤、骨软骨瘤、骨巨细胞瘤和骨纤维异常增殖症。恶性骨肿瘤如骨肉瘤、软骨肉瘤、骨纤维肉瘤、滑膜肉瘤和转移性骨肿瘤。

（二）临床表现

主要表现为关节痛，可伴有关节肿胀、压痛、畸形等。多种疾病可有关节痛的症状，这些疾病除了关节疼痛外，往往还有其他一些不适症状。

1. 外伤性关节痛　急性外伤性关节痛常在外伤后即出现受损关节疼痛、肿胀和功能障碍。慢性外伤性关节炎有明确的外伤史，反复出现关节痛，常于过度活动和负重及气候寒冷等刺激时诱发，药物及物理治疗后缓解。

2. 化脓性关节炎　起病急全身中毒症状明显，早期则有畏寒、寒战和高热，体温高达 39 ℃以上。病变关节红、肿、热、痛。位置较深的肩关节和髋关节则红肿不明显。患者常感病变关节持续疼痛，功能严重障碍，各个方向的被动活动均引起剧烈疼痛，患者常不愿活动患肢。

3. 结核性关节炎　儿童和青壮年多见。负重大、活动多、肌肉不发达的关节易患。脊柱最常见，其次为髋关节和膝关节。早期症状和体征不明显。活动期常有乏力、低热、盗汗及食欲下降。病变关节肿胀疼痛，但疼痛程度较化脓性关节炎轻。活动后疼痛加重。晚期有关节畸形和功能障碍。如关节旁有窦道形成，常可见有干酪样物质流出。

4. 风湿性关节炎　起病急剧。常为链球菌感染后出现，以膝、踝、肩和髋关节多见。病变关节出现红、肿、热、痛，呈游走性，肿胀时间短，消失快，常在 1 ~6 周内自然消肿，不留下关节僵直和畸形改变。

5. 类风湿关节炎　多由一个关节起病，以手中指指间关节首发疼痛。继而出现其他指间关节和腕关节的肿胀疼痛。也可累及踝、膝和髋关节，常对称。病变关节活动受限，晨僵。可伴有全身发热。晚期常因关节附近肌肉萎缩、关节软骨增生而出现畸形。

6. 退行性关节炎　早期表现为步行、久站和天气变化时关节疼痛，休息后缓解。如受累关节为掌指及指间关节，除关节疼痛外，患者常感觉手指僵硬肿胀，活动不便。如病变在膝关节则常伴有关节腔积液，皮温升高，关节边缘有压痛。晚期病变关节疼痛加重，持续并向他处放射，关节有摩擦感，活动时有响声。关节周围肌肉萎缩常呈屈曲畸形，患者常有跛行。

7. 痛风关节炎　常在饮酒、劳累或高嘌呤饮食后急起关节剧痛，局部皮肤红肿灼热。患者常于夜间痛醒。以拇指关节多见。踝、手、膝、腕和肘关节也可受累。病变呈自限性，有时在 1 ~2 周内自行消退，但经常复发。晚期可出现关节畸形，皮肤破溃，经久不愈，常有白色乳酪状分泌物流出。

（三）处理原则

治疗主要是为了减轻疼痛、炎症，控制病情发展，阻止发生不可逆的骨改变，尽可能地保护关节和肌肉的功能，改善患者的生活质量。药物和理疗可改善关节疼痛的症状。

1. 一般处理　鼓励患者晨起后行温水浴，或用热水浸泡疼痛和僵硬的关节，而后活动关节；或起床前先活动关节再下床活动。夜间睡眠戴弹力手套，注意保暖，可减轻晨僵程度。指导和鼓励患者及早下床活动，必要时提供辅助工具，避免长时间不活动，可做肢体屈伸、散步、手部抓握、提举等活动。

2. 药物治疗　非甾体抗炎药如芬必得、扶他林口服或外用。一般在数日内即可发挥作用，疼痛症状减轻，但不能控制病情的发展。慢作用抗风湿药如青霉胺、雷公藤多苷等除了改善临床症状外，还可以阻止和延缓病情的发展。糖皮质激素如泼尼松、得宝松等有抗炎和免疫抑制双重作用，并可控制疼痛。

3. 物理疗法　对药物不能缓解症状或不能耐受的可用微波治疗，微波治疗有止痛、消肿、改善局部血液循环的作用。

第六节　神经系统症状

一、头痛

头痛是神经系统最常见的症状，指眉弓、耳郭上部、枕外隆突连线以上部位的疼痛。原发性头痛为一种独立的疾病，继发性头痛则是继发于其他疾病的一种症状。

（一）病因

1. 颅脑病变　①感染：如脑膜炎、脑膜脑炎、脑炎、脑脓肿等。②血管病变：如蛛网膜下腔出血、脑出血、脑血栓形成、脑栓塞、高血压脑病、脑供血不足，脑血管畸形、风湿性脑脉管炎和血栓闭塞性脑脉管炎等。③占位性病变：如脑肿瘤、颅内转移瘤、颅内囊虫病或棘球蚴病等。④颅脑外伤：如脑震荡、脑挫伤、硬膜下血肿、颅内血肿、脑外伤后遗症等。⑤其他：如腰椎穿刺后及腰椎麻醉后头痛等。

2. 颅外病变　①颅骨疾病：如颅底凹陷症、颅骨肿瘤等。②颈部疾病：如颈椎病及其他颈部疾病。③神经痛：如三叉神经、舌咽神经及枕神经痛等。④其他：如眼、耳、鼻和齿等疾病所致的头痛。

3. 全身性疾病　①急性感染：如流感、伤寒、肺炎等发热性疾病。②心血管疾病：如高血压、心力衰竭等。③中毒：如铅、酒精、一氧化碳、有机磷、药物等中毒。④其他：尿毒症、低血糖、贫血、肺性脑病、系统性红斑狼疮、中暑等。

4. 精神心理因素　如抑郁、焦虑等精神障碍。

5. 其他因素　如酒精、咖啡因或其他药物的使用或戒断、体内神经递质的水平变化、高原反应等。

（二）发病机制

颅外各层组织及毗邻组织对痛觉敏感，颅内组织一部分血管及软、硬脑膜对痛觉敏感，传导颅内外痛觉的神经主要是三叉神经、面神经、舌咽神经、迷走神经以及颈 1～3 神经，颅内外的痛敏结构受到各种病变损害时，可引起多种性质的头痛。

1. 血管因素　各种原因引起的颅内外血管收缩、扩张及血管受牵引或伸展均可导致头痛。

2. 脑膜受刺激或牵拉　颅内炎症或出血刺激脑膜，或因脑水肿而牵拉脑膜引起头痛。

3. 神经因素　传导痛觉的脑神经和颈神经被刺激、挤压或牵拉均可引起头痛。

4. 肌肉因素　头、颈部肌肉的收缩也可引起头痛。

5. 牵涉性因素　眼、耳、鼻窦及牙齿等病变的疼痛，可扩散或反射到头部而引起疼痛。

6. 神经功能因素　见于神经症和精神疾病。

（三）临床表现

1. 发病情况　①感染性疾病所致的头痛，起病较急，并有发热。②颅内血管性疾病，急剧的头痛，持续不减，并有不同程度的意识障碍，但无发热。③颅内占位性病变，慢性进行性头痛，并有颅内压增高的症状。④长期的反复发作性头痛多见于偏头痛、紧张性头痛、丛集性头痛等。

2. 头痛部位　①偏头痛多集中在一侧。②颅内病变的头痛，其病变部位一般较深，而且疼痛多向病灶同侧放射。③高血压引起的头痛多在额部或整个头部。④全身性或颅内感染性疾病的头痛，多为全头部痛。⑤鼻源性或牙源性的头痛多为浅表性疼痛。⑥眼源性头痛为浅表性疼痛，而且部位多局限于眼眶、前额或颞部。

3. 头痛的程度与性质　头痛的程度一般分轻、中、重 3 种，但与病情的轻重无平行关系。①三叉神经痛、偏头痛及脑膜刺激的疼痛最为剧烈。②脑肿瘤的痛多为中度或轻度。③高血压性、血管源性及发热性疾病的头痛，多为搏动性疼痛。③神经痛多表现为持续数秒至数十秒的刺痛或电击样痛。④紧张性头痛多有重压感或戴帽感等。

4. 头痛出现的时间与持续时间　某些头痛可发生在特定时间。①颅内占位性病变往往清晨加剧。②鼻窦炎的头痛常发生于清晨或上午。③丛集性头痛常在晚间发生。④脑肿瘤的头痛多为持续性，可有一定的缓解期。⑤女性偏头痛常与月经期有关。

5. 加重、减轻头痛的因素　①咳嗽、打喷嚏、摆头、俯身等可使颅内高压性、颅内感染性及脑肿瘤性头痛加剧。②低颅压性头痛可在坐位或立位时出现，卧位时减轻或缓解。③颈肌急性炎症所致的头痛可因颈部运动而加剧。④慢性或职业性的颈肌痉挛所致的头痛，可因按摩颈肌而逐渐缓解。

（四）处理原则

药物是治疗头痛最常用的方法，除此之外，还应积极治疗原发疾病；根据患者情况还可选择心理治疗或物理治疗等。

1. 一般处理

（1）心态管理　头痛者常因多种不适不安、焦虑、烦躁等而加重，及时给予安慰和关心，解除焦虑和紧张情绪；注意环境的调整，减少声、光的刺激，有利于康复；平时可以听一些舒缓的轻音乐，保持良好的心态。

（2）生活管理　头痛较严重者应卧床休息，减少活动，以免加重病情。肌肉紧张引起的头痛，要避免长时间的阅读、书写、编织等工作。可以做一些适当的肌肉放松方法，如深呼吸：深吸一口气，再慢慢呼出，然后慢呼，慢吸。呼吸时要闭上双眼，想象新鲜空气缓慢地被吸入肺中，同时心中可以默念数字或一些简短的语言，可以在某种程度上缓解头痛。头痛伴脑膜刺激征或颅内压增高者大便要通畅，避免用力排便而增加颅内压。

（3）饮食管理　合理均衡饮食等，均有助于头痛的缓解与恢复。

饮食宜清淡，少盐少油，多吃淀粉类食物，如米饭、土豆等；宜吃富含蛋白的食物，如甲鱼、鸡蛋、奶等；宜吃富含维生素的水果、蔬菜，如猕猴桃、芹菜、冬瓜、黄瓜、茭白等；补充微量元素镁，镁具有松弛肌肉、舒张血管的作用，如谷类、花菜、豆腐以及坚果（如葵花子、杏仁、腰果、榛子等），富含微量元素镁；多吃枸杞、木耳、银耳等。

尽量少吃含酪氨酸较多的食物，酪氨酸是造成血管痉挛的主要诱因，如奶酪、巧克力、柑橘类食物、腌渍沙丁鱼、鸡肝、西红柿、乳酸饮料等食物富含酪氨酸；慎食代糖食品，代糖会过度刺激或干扰神经末梢，增加肌肉紧张，从而引发头痛，如低糖汽水、无糖口香糖、冰激凌等食物中都含有代糖；少吃烟熏肉类，如火腿、腊肉等加工肉品；少吃肥腻食物，忌食辛辣刺激性食物；避免喝含酒精的饮品，少喝咖啡和茶。

2. 对因治疗　对于因其他疾病引起的继发性头痛，应积极处理和治疗原发疾病。

3. 药物治疗

(1)止痛药　适当使用止痛药，包括麻醉性止痛药(吗啡、曲马朵、可待因等)及非甾体类抗炎药(如阿司匹林、布洛芬、萘普生等及其复方制剂)。

(2)安定剂或镇静剂　对焦虑烦躁者可酌情加用安定剂或镇静剂(地西泮、巴比妥类等)；对抑郁表现者加用抗抑郁剂。

(3)其他　针对发病机制进行治疗，如高颅压者给予脱水利尿剂；低颅压者给予静推低渗液；扩张性头痛给予麦角制剂；表浅神经痛可采用封闭治疗等。

二、眩晕

眩晕是患者感到自身或周围环境物体旋转、摇动、倾斜或升降的一种主观感觉障碍，常伴有客观的平衡障碍，如站立和走路不稳、眼球震颤等，无意识障碍。部分患者还可伴恶心、呕吐、全身大汗和面色苍白等迷走神经刺激症状。

(一)病因与发病机制

人体通过视觉、本体觉和前庭觉分别将躯体位置信息经感觉神经传入中枢神经，中枢神经系统整合后做出位置判断，并通过运动神经传出，调整位置，维持平衡。其任何传入环节功能异常都会出现对称性或均衡性遭到破坏，客观上为平衡障碍，主观感觉上则为眩晕。

1. 周围性眩晕(耳性眩晕)　是指内耳前庭至前庭神经颅外段之间的病变所引起的眩晕。

(1)梅尼埃(Meniere)病　由于内耳的淋巴代谢失调、淋巴分泌过多或吸收障碍，引起内耳膜迷路积水所致，亦有人认为是变态反应，B族维生素缺乏等因素所致。

(2)迷路炎　由于中耳病变(胆脂瘤、炎症性肉芽组织等)直接破坏迷路的骨壁引起，少数是炎症经血行或淋巴扩散所致。

(3)前庭神经元炎　前庭神经元发生炎性病变所致。

(4)药物中毒　由于对药物敏感，内耳前庭或耳蜗受损所致。

(5)位置性眩晕　由于头部所处某一位置所致。

(6)晕动病　乘车、船或飞机时，内耳迷路受到机械性刺激，引起前庭功能紊乱所致。

2. 中枢性眩晕(脑性眩晕)　是指前庭神经颅内段、前庭神经核及其纤维联系、小脑、大脑等病变所引起的眩晕。

(1)颅内血管性疾病　见于脑动脉粥样硬化、椎-基底动脉供血不足、锁骨下动脉偷漏综合征、延髓外侧综合征、高血压脑病和小脑或脑干出血等。

(2)颅内占位性病变　见于听神经瘤小脑肿瘤、第四脑室肿瘤和其他部位肿瘤。

(3)颅内感染性疾病　见于颅后凹蛛网膜炎、小脑脓肿等。

(4)颅内脱髓鞘疾病及变性疾病　见于多发性硬化和延髓空洞症。

(5)其他　如脑震荡、脑挫伤及脑寄生虫病、癫痫等。

3. 全身疾病性眩晕

(1)心血管疾病　见于高血压、低血压、心律失常、病态窦房结综合征、心脏瓣膜病、心肌缺血、颈动脉窦综合征、主动脉弓综合征等。

(2)血液病　见于各种原因所致贫血、出血等。

(3)中毒性疾病　见于急性发热性感染、尿毒症、重症肝炎、重症糖尿病等。

4. 眼源性眩晕　①眼病:见于先天性视力减退、屈光不正、眼肌麻痹、青光眼、视网膜色素变性等。②屏幕性眩晕:看电影、看电视、用电脑时间过长和(或)距屏幕距离过近均可引起眩晕。

5. 神经精神性眩晕　见于神经官能症、更年期综合征、抑郁症等。

6. 药物性眩晕　如氨基糖苷类抗生素、抗痛药、抗高血压药和镇静药等可引起眩晕,停药一段时间后可自行恢复。

(二)临床表现

主要表现为自觉视物不稳、天旋地转,站立或走路时难以保持平衡,严重者甚至不敢睁眼,坐下或躺下休息后可逐渐缓解。

1. 周围性眩晕

(1)梅尼埃病　以发作性眩晕伴耳鸣、听力减退及眼球震颤为主要特点,严重时可伴有恶心、呕吐、面色苍白和出汗,发作多短暂,很少超过两周。具有复发性特点。

(2)迷路炎　多由于中耳炎并发,症状同上,检查发现鼓膜穿孔,有助于诊断。

(3)内耳药物中毒　常由链霉素、庆大霉素及其同类药物中毒性损害所致。多为渐进性眩晕伴耳鸣、听力减退,常先有口周及四肢发麻等。水杨酸制剂、奎宁、某些镇静安眠药(氯丙嗪、哌替啶等)亦可引起眩晕。

(4)前庭神经元炎　多在发热或上呼吸道感染后突然出现眩晕,伴恶心、呕吐,一般无耳鸣及听力减退。持续时间较长,可达六周,痊愈后很少复发。

(5)位置性眩晕　患者头部处在一定位置时出现眩晕和眼球震颤,多数不伴耳鸣及听力减退。可见于迷路和中枢病变。

(6)晕动病　见于晕船、晕车等,常伴恶心、呕吐、面色苍白、出冷汗等症状。

2. 中枢性眩晕

(1)颅内血管性疾病　多有眩晕、头痛、耳鸣等症状,高血压脑病可有恶心呕吐,重者抽搐或昏迷。小脑或脑干出血常以眩晕、头痛、呕吐起病,重者很快昏迷。

(2)颅内占位性病变　听神经瘤、小脑肿瘤除有眩晕外,常有进行性耳鸣和听力下降,还有头痛、复视、构音不清等。其他肿瘤因部位不同表现也各不相同。

(3)颅内感染性疾病　除神经系统临床表现外,尚有感染症状。

(4)颅内脱髓鞘疾病及变性疾病　多发性硬化常以肢体疼痛、感觉异常及无力为首发症状,可有眩晕、视力障碍及相关的神经系统症状和体征。延髓空洞症可出现软腭瘫痪、吞咽困难、发音障碍等表现,部分患者伴有眩晕。

(5)癫痫　有些患者出现眩晕性发作,多见于颞叶癫痫和前庭癫痫。

3. 全身疾病性眩晕

(1)心血管疾病　出现血压、心率、心律变化的同时伴有眩晕。

(2)血液病　眩晕是其中一个症状,还有贫血、出血其他表现。

(3)中毒性疾病　每种疾病均有其特征性的临床表现,眩晕只是一个伴随症状。

4. 眼源性眩晕　表现为视力减退、屈光不正、眼肌麻痹等,眩晕是其症状之一。

5. 神经精神性眩晕　可出现头晕、头痛、失眠多梦、胸闷、心悸、气短、食欲不振、乏力、情绪低落、自卑、无自信心、思维缓慢等临床表现。

(三)处理原则

眩晕的情况较为复杂,涉及耳部或脑部的多种疾病,根据患者的具体情况来选择合适的治疗方案。一般先给予药物治疗或前庭功能训练,收效甚微或较严重者可选择手术治疗。

1. 一般处理 避免眩晕发作的诱发因素，合理饮食。眩晕发作时应卧床休息，防止倒地发生意外。

（1）心理管理 眩晕较重、心烦易怒、焦虑者，及时给予患者安慰和关心，缓解不良情绪。经常眩晕者可能存在恐惧心理，应帮助患者了解相关医学知识，增强战胜疾病的信心。

（2）生活管理 眩晕严重时，需闭目养神，卧床休息。室内通风，光线柔和，安静整洁，避免噪声刺激。发病期间少做或不做弯腰及转体动作。发作间歇期不宜单独外出，以防事故。眩晕恢复后，不宜从事高空作业，避免游泳、乘船及做各种旋转度大的动作。病情许可时可适当进行室外活动，如散步、打太极等，提高心肺功能，改善血液循环，增加食欲，利于全身功能的恢复。

（3）饮食管理 一日三餐应平衡营养、适度进食。饮食宜清淡，以低脂、低盐、低胆固醇为主，宜食植物油、蔬菜、水果等。眩晕急性发作期，适当控制水和盐的摄入量，减轻内耳迷路和前庭神经核的水肿，达到缓解眩晕的目的。注意少吃煎炸、炙烤、油脂、肥腻的食物，如羊肉、猪肉、炸鸡排等。不吃辛辣刺激之品，如葱、蒜、韭菜、洋葱、辣椒等。尽量少食生冷之品，以免胃肠道受寒，防止呕吐等症，减少诱发眩晕的因素。戒烟、忌酒。

2. 药物治疗

（1）前庭抑制药 既可控制眩晕症状又可以镇吐，典型药物包括抗组胺药（如异丙嗪、苯海拉明）、抗胆碱能药（如东莨菪碱）、苯二氮䓬类药物（如地西泮）等。但此类药物不能长期使用，以免抑制中枢代偿机制。

（2）镇吐药 如甲氧氯普胺、氯丙嗪、丁苯酞等，用于呕吐严重者，可以与前庭抑制药联合使用。

3. 手术治疗 对于药物难以控制的持续性重症眩晕患者，可考虑进行手术治疗，常用的手术方法如下。

（1）前庭神经切断术 当患侧耳仍保留有效听力，手术治疗应要考虑选择性切断前庭神经，保留骨迷路的结果和听觉纤维。目前常用的手术入路为经乙状窦后-内听道入路、经迷路后入路及联合迷路后-乙状窦后入路前庭神经切断术。主要并发症有感音性聋、面瘫（多为暂时性的）、低颅压综合征（术中脑脊液丢失过多所致，输液后可好转）等。

（2）迷路切除术 任何原因引起的持续性或复发性单耳迷路功能障碍并伴有严重的感音性聋，可考虑行迷路切除术治疗。迷路切除术的并发症是同侧听力丧失、脑脊液漏、面神经损伤和术后一段时间的眩晕，眩晕最终可以被前庭功能所代偿。

（3）外淋巴瘘修补术 如果患者确诊为外淋巴瘘且对非手术治疗效果不佳，可考虑行鼓室探查术。探查术应尽量在局部麻醉下进行。任何怀疑有病变的位置或者明显缺损的地方，应该使用周围黏膜修补，并用结缔组织填补以保证修补可靠。

4. 其他治疗 对于前庭功能低下或前庭功能丧失而出现平衡障碍的患者，这些平衡障碍往往持续了较长时间，常规药物治疗无效，可进行前庭康复训练。常用的训练包括适应、替代等，其目的是通过训练，重拾视觉、本体觉和前庭的传入信息整合功能，改善患者平衡功能、减少振动幻觉。

三、晕厥

晕厥（syncope）是指一过性广泛脑供血不足所致短暂的意识丧失状态。发作时患者因肌张力消失不能保持正常姿势而倒地，一般为突然发作，迅速恢复，很少有后遗症。

（一）病因

1. 血管舒缩障碍 见于单纯性晕厥、体位性低血压、颈动脉窦综合征、排尿性晕厥、咳嗽性晕厥及疼痛性晕厥等。

2. 心源性晕厥 见于严重心律失常、心脏排血受阻、心肌缺血及心力衰竭等，如阵发性心动过速、阵发性心房颤动、Q-T 间期延长综合征、病态窦房结综合征、高度房室传导阻滞、主动脉瓣狭窄、部分先天性心脏病、原发性肥厚型心肌病、左房黏液瘤、心绞痛与急性心肌梗死等，最严重的为阿-斯(Adams-Stokes)综合征。

3. 脑源性晕厥　见于脑动脉粥样硬化、短暂性脑缺血发作、偏头痛、无脉症、慢性铅中毒性脑病等。

4. 血液成分异常　见于低血糖、通气过度综合征、哭泣性晕厥、重症贫血及高原晕厥等。

(二)发病机制和临床表现

晕厥发生前数分钟患者通常会有一些先兆症状，乏力、头晕、恶心、面色苍白、大汗、视物不清、精神恍惚、心跳加快等。最主要的是短暂意识丧失，意识丧失的时间为数秒，个别可超过 1 min。常伴有血压下降、脉弱及瞳孔变大，心跳由快转慢。部分患者可伴抽搐、肢体和面部针刺感及麻木感。有时可伴尿失禁。晕厥患者得到及时处理很快恢复后，可留有头晕、头痛、恶心、面色苍白及乏力的症状。这些症状经休息后可完全消失，不留有后遗症。

1. 血管舒缩障碍

(1)血管抑制性晕厥　又称血管迷走性晕厥，还称单纯性晕厥，约占晕厥的 70%。多见于年青体弱女性，发作常有明显诱因，在天气闷热、空气污浊、疲劳、空腹、失眠及妊娠等情况下更易发生。晕厥前可有头晕、眩晕、恶心、上腹不适、面色苍白、肢体发软、坐立不安和焦虑等，持续数分钟继而突然意识丧失，常伴有血压下降、脉搏微弱，持续数秒或数分钟后可自然苏醒，无后遗症。发生机制是由于各种刺激通过迷走神经反射，引起短暂的血管床扩张，回心血量减少、心输出血量减少、血压下降导致脑供血不足所致。

(2)体位性低血压(直立性低血压)　体位骤变，由卧位或蹲位突然站起时发生晕厥。可见于：①长期站立于固定位及长期卧床者；②服用某些药物，如氯丙嗪、胍乙啶、亚硝酸盐类等或交感神经切除术后；③某些全身性疾病，如脊髓空洞症、多发性神经根炎、脑动脉粥样硬化、急性传染病恢复期、慢性营养不良等。发生机制可能是由于下肢静脉张力低，血液蓄积于下肢(体位性)、周围血管扩张淤血(服用亚硝酸盐药物)或血液循环反射调节障碍等因素，使回心血量减少、心输出量减少、血压下降导致脑供血不足所致。

(3)颈动脉窦综合征　由于颈动脉窦附近病变，如局部动脉硬化、动脉炎、颈动脉窦周围淋巴结炎或淋巴结肿大、肿瘤以及瘢痕压迫或颈动脉窦受刺激，致迷走神经兴奋、心率减慢、心输出量减少、血压下降致脑供血不足。表现为发作性晕厥或伴有抽搐。常见的诱因有用手压迫颈动脉窦、突然转头、衣领过紧等。

(4)排尿性晕厥　多见于青年男性，在排尿中或排尿结束时发作，持续约 1～2 min，自行苏醒，无后遗症。机制可能为综合性的，包括自身自主神经不稳定，体位骤变(夜间起床)，排尿时屏气动作或通过迷走神经反射致心输出量减少、血压下降、脑缺血。

(5)咳嗽性晕厥　见于慢性肺部疾病患者，剧烈咳嗽后发生。机制可能是剧烈咳嗽时胸腔内压力增加，静脉血回流受阻，心输出量降低、血压下降、脑缺血，亦有认为剧烈咳嗽时脑脊液压力迅速升高，对大脑产生震荡作用所致。

(6)舌咽神经痛性晕厥　疼痛刺激迷走神经而引起心率减低和血压下降而导致晕厥。

(7)其他因素　如剧烈疼痛、锁骨下动脉窃血综合征、下腔静脉综合征、食管或纵隔疾病、胸腔疾病、胆绞痛及支气管镜检等引起血管舒缩功能障碍或迷走神经兴奋，发生晕厥。

2. 心源性晕厥　因心脏结构、节律及收缩力改变使心排血量突然减少或心脏停搏，导致脑组织缺氧而发生晕厥。最严重的为 Adams-Stokes 综合征，心搏停止 5～10 s 可出现晕厥。

3. 脑源性晕厥　脑部血管或主要供应脑部血液的血管发生循环障碍，导致一时性广泛性脑供血不足。如脑动脉硬化引起血管腔变窄，高血压引起脑动脉痉挛，偏头痛及颈椎病时基底动脉舒缩障碍，无脉症、慢性铅中毒性脑病等均可出现晕厥。短暂性脑缺血发作表现为多种神经功能障碍症状。由于病变的血管不同而表现多样化，如偏瘫、肢体麻木、语言障碍等。

4. 血液成分异常

(1)低血糖综合征　由于血糖低影响大脑能量供应所致，表现为头晕、乏力、饥饿感、心悸、出汗、震颤、神志恍惚、晕厥甚至昏迷。

(2)通气过度综合征　由于情绪紧张或癔症发作时，呼吸急促、通气过度，二氧化碳排出增加，导致呼吸性碱中毒、脑部毛细血管收缩，引起脑缺血缺氧而发生晕厥。

(3)哭泣性晕厥　好发于幼童，先有哭泣，继而屏住呼吸，导致脑缺氧而发生晕厥。

(4)重症贫血　由于血氧低下而在用力时发生晕厥。

(5)高原晕厥　由于短暂缺氧所引起。

(三)处理原则

晕厥发作时，应立即急救处理，待患者意识恢复后，让患者缓慢坐起，以免再次出现晕厥。晕厥发作后，医生会先查明病因，对于病因明确者，针对病因治疗；对于病因不明确者，则给予药物或避免诱因预防发作。

1. 一般处理

(1)心理管理　保持平和的心态，避免情绪波动较大。保持精神愉悦，尽量减少不良的精神刺激。有晕厥现象者及时给予安慰和关心，缓解不良情绪，增强战胜疾病的信心，积极配合治疗。

(2)生活管理　避免长期待在密闭、闷热的环境中，必要时需通风透气。保证作息规律，避免熬夜，避免过度劳累。有静脉窦晕厥史的患者，避免突然转头或穿衣领过紧的衣服。排尿性晕厥重在预防，不要憋尿时间过长，有反复发作史者最好采取坐姿排尿，排尿后最好休息片刻后再站立，有利于避免发生晕厥。从蹲位到站立位时，避免迅速改变体位。有晕厥先兆者，尽快选择平地躺下，避免摔倒导致损伤。晕厥恢复后可适当运动，选择慢跑、打太极拳等运动方式，避免剧烈运动和过量运动。室外宜在草坪或软性路面上进行运动。卧室到厕所及厕所内，应当用地毯，以防外伤。

(3)饮食管理　科学合理的饮食可保证机体功能的正常运转，起到辅助控制病情、维持治疗效果、促进疾病康复的作用。保证营养均衡，荤素合理搭配。每天保证能量摄入充足，避免饥饿。忌辛辣刺激、油腻、煎炸类的食物。忌烟酒，忌含咖啡因的饮料或食物，如咖啡、巧克力等。

2. 对症治疗　低血压引起的晕厥应及时补充血糖。咳嗽所致的晕厥需进行止咳治疗。闷热、拥挤环境引起晕厥者，应迅速脱离相应的环境。

3. 药物治疗

(1)拟肾上腺素能药　如盐酸米多君，是血管舒缩障碍所致晕厥且不伴高血压患者的首选药物。也可用于直立性低血压。不良反应有头皮发麻、毛发竖起和尿潴留。

(2)抗心律失常药　如丙吡胺，用于心律失常，尤其是其他药物无效的危及生命的室性心律失常。

(3)抗胆碱药　如阿托品，主要目的是解除血管痉挛，加快心跳，适用于心动过缓、房室传导阻滞等，也用于颈动脉窦性晕厥。患有青光眼或前列腺肥大者禁用。

(4)皮质类固醇制剂　用于治疗直立性低血压。

4. 手术治疗　植入心脏起搏器适用于各种刺激引起的晕厥发作伴有严重心动过缓或心脏停搏者，如40岁以上、反复发作和长时间心脏停搏者。建议对晕厥与心脏停搏相关的患者植入双腔起搏器。缓慢性心律失常需要安装起搏器。对心脏抑制型或混合型颈动脉窦综合征患者，推荐植入有频率骤降应答功能的双腔起搏器。

5. 其他治疗　双腿或双上肢肌肉做等长收缩(双腿交叉、双手紧握和上肢紧绷),可能增加心输出量并升高血压,避免或延迟意识的丧失,在有先兆且时间充分期间应用常有帮助。但不推荐用于老年患者。

四、意识障碍

意识障碍指对周围环境及自身状态的识别和觉察能力出现障碍。多由于高级神经中枢功能活动(意识、感觉和运动)受损所引起,表现为嗜睡、意识模糊、昏睡和谵妄,严重的意识障碍为昏迷。

(一)病因

1. 重症急性感染　如败血症、肺炎、中毒型菌痢、伤寒、斑疹伤寒、恙虫病和颅脑感染(脑炎、脑膜脑炎、脑型疟疾)等。

2. 颅脑非感染性疾病　①脑血管疾病:脑缺血、脑出血、蛛网膜下腔出血、脑栓塞、脑血栓形成、高血压脑病等;②脑占位性疾病:如脑肿瘤、脑脓肿等;③颅脑损伤:脑震荡、脑挫裂伤、外伤性颅内血肿、颅骨骨折等;④癫痫。

3. 内分泌与代谢障碍　如甲状腺危象、甲状腺功能减退症、尿毒症、肝性脑病、肺性脑病、糖尿病、低血糖、妊娠中毒症等。

4. 心血管疾病　如重度休克、心律失常引起 Adams-Stokes 综合征等。

5. 水、电解质平衡紊乱　如低钠血症、低氯性碱中毒、高氯性酸中毒等。

6. 外源性中毒　如安眠药、有机磷杀虫药、氰化物、一氧化碳、酒精和吗啡等中毒,还有毒蛇咬伤。

7. 物理性及缺氧性损害　如高温中暑、日射病、触电、高山病等。

(二)临床表现

短暂意识障碍,是一种突发而短暂的意识丧失,因大脑一过性广泛性供血不足所致,不能维持站立而晕倒。临床上意识障碍通常是指持续时间较长的意识障碍,一般可分为 5 种。

1. 嗜睡　最轻的意识障碍,是一种病理性倦睡,患者陷入持续的睡眠状态,可被唤醒,并能正确回答和做出各种反应,但当刺激去除后很快又再入睡。

2. 意识模糊　意识水平轻度下降,较嗜睡为深的一种意识障碍。患者能保持简单的精神活动,但对时间、地点、人物的定向能力发生障碍。

3. 昏睡　接近于人事不省的意识状态。患者处于熟睡状态,不易唤醒。虽在强烈刺激下(如压迫眶上神经,摇动患者身体等)可被唤醒,但很快又再入睡。醒时答话含糊或答非所问。

4. 谵妄　以兴奋性增高为主的高级神经中枢急性活动失调状态,临床上表现为意识模糊、定向力丧失、感觉错乱(幻觉、错觉)、躁动不安、言语杂乱。发生于急性感染的发热期间,也可见于某些药物中毒、代谢障碍、循环障碍或中枢神经疾病等。病因不同,有些患者可以康复,有些患者可发展为昏迷状态。

5. 昏迷　是严重的意识障碍,表现为意识持续的中断或完全丧失。按其程度可分为 3 个阶段。

(1)轻度昏迷　意识大部分丧失,无自主运动,对声、光刺激无反应,对疼痛刺激尚可出现痛苦的表情或肢体退缩等防御反应。角膜反射、瞳孔对光反射、眼球运动、吞咽反射等可存在。

(2)中度昏迷　对周围事物及各种刺激均无反应,对于剧烈刺激可出现防御反射。角膜反射减弱,瞳孔对光反射迟钝,眼球无转动。

(3)深度昏迷　全身肌肉松弛,对各种刺激全无反应,深、浅反射均消失。

(三)处理原则

首先要维持生命体征平稳,对严重意识障碍者应先进行紧急治疗,以保证机体平稳状态,之后再明确诊断,找到病因后,针对原发疾病进行积极治疗。患者在接受及时、有效的治疗后,意识障碍情况可逐渐好转,甚至消失。

1. 一般处理

(1)保持病室环境适宜　病室内温湿度适宜,环境清洁。

(2)严密监测意识及生命体征　注意观察瞳孔大小、对光反射、角膜反射及压眶疼痛反应以及全身情况、神经系统的体征变化等,并做详细记录。

(3)保持呼吸道通畅　因昏迷患者呼吸道纤毛运动、咳嗽反射、吞咽反射减弱甚至消失,易使分泌物堆积,发生误吸,可造成窒息和吸入性肺炎。应定时翻身、叩背、吸痰。

(4)吸氧　脑组织缺氧可加重脑水肿,使意识障碍加重。吸氧有利于维持全身重要脏器的功能,并可预防潜在的并发症,如颅内压增高和脑水肿。

(5)降低血压　在长期高血压病变的基础上,血压骤升、血管破裂是脑出血的常见原因。血压降至过低可造成脑供血不足,加重意识障碍。

(6)鼻饲　不能进食者可给予鼻饲,以提供充足的营养及水分满足机体的需要量,避免发生营养障碍,增强机体免疫力,减少并发症并可避免水、电解质紊乱的发生。

(7)维持水及电解质平衡　严格记录 24 h 出入量。静脉输液可维持患者水分及能量代谢的需要,保证重要脏器有足够的血流灌注,防止电解质及酸碱平衡失调。

(8)保持大便通畅　若 3 d 无大便,给予缓泻药,并帮助患者养成每日定时排便的习惯,每日给患者腹部按摩,促进肠蠕动。

2. 治疗原发病　如脑肿瘤行手术切除、糖尿病用胰岛素、低血糖者补糖、中毒者行排毒解毒等。

3. 对症处理　意识障碍患者应给予紧急治疗,以防止中枢神经系统的功能进一步恶化,同时须维持患者的生命体征如呼吸、血压、心跳。患者如有低血压、低血糖、缺氧、血中 CO_2 潴留、体温过高或过低都应立即给予对症处理。如患者的通气量明显不足,应使用气管插管及呼吸机辅助呼吸,并保持呼吸道通畅。有瞳孔散大,表示间脑受到挤压,应立即给予脱水降颅压的药物。

五、失语

失语(aphasia)是大脑皮质语言功能区病变导致语言交流功能障碍,包括各种语言符号(口语、文字、手语等)表达或理解能力受损或丧失,表现为自发谈话、听理解、复述、命名、阅读和书写等能力残缺或丧失。不同的大脑语言功能区受损可有不同的临床表现。

(一)病因

1. 一过性失语　①颈内动脉系统短暂性脑缺血发作:可引起一过性失语,持续数小时,椎基底动脉系统 TIA 引起构音困难。②局灶性癫痫发作。③偏头痛。

2. 非一过性失语

(1)脑血管病　脑梗死(血栓形成、栓塞)、脑出血、脑血管畸形、多发性梗死性痴呆、高半胱氨酸症引起脑血管痉挛。

(2)脑占位性疾病　如脑瘤等。

(3)颅脑外伤　穿通伤等局灶损害累及言语中枢。

(4)脑部炎症　单纯疱疹性脑炎、脑脓肿、带状疱疹等。

(5)脑退行性病变　阿尔兹海默病(Alzheimer 病,即老年痴呆)、额颞叶痴呆、克-雅病(Creutzfeldt-Jakob disease,CJD)、亨廷顿病(Huntington disease)(即慢性进行性舞蹈病、遗传性舞蹈病)。

(6)其他　非酮症高渗性昏迷、低血糖症、CO 中毒及原因不明的 Landau-Kleffner 综合征(伴发癫痫的获得性失语）。

（二）临床表现

1. 外侧裂周围失语综合征　病灶在外侧裂周围区，均有复述障碍。

（1）Broca 失语　又称表达性失语或运动性失语，口语表达障碍最突出，呈非流利性口语。表现为语量少（每分钟讲话字数少于 50 个），讲话费力、发声和语调障碍和找词困难等，因语量少仅限现于实质词且缺乏语法结构而呈电报式语言，口语理解相对好，对单词和简单陈述句的理解正常，对语法词和秩序词句子理解困难，如分不清“狗比马大与马比狗大”，复述、命名、阅读和书写均不同程度受损。病变位于优势半球额下回后部（Broca 区）。

（2）Wernicke 失语　又称听觉性失语或感觉性失语，口语理解障碍最突出，呈流利性口语。表现为虽然听觉正常，但对别人和自己讲的话均不理解或仅理解个别词或短语。语量多，讲话不费力，发声清晰，语调正常，有适当的语法结构，滔滔不绝，但有较多的错语（多为语义错语，如将“帽子”说成“袜子”）或不易理解的新语且缺乏实质词而表现空话连篇，难以理解，答非所问，同时可有与理解障碍大体一致的复述和听写障碍，以及不同程度的命名、书写和阅读障碍。病变位于优势半球颞上回后部（Wernicke 区）。

（3）传导性失语　复述不成比例受损，临床表现为流利性口语，口语清晰，能自发讲出语义完整、语法结构正常的句子，但语言中有大量错词且可以感知错误，欲纠正而出现口吃，似非流利性口语。听理解障碍较轻，在执行复杂指令时明显。复述障碍较自发谈话和听理解障碍重，两者损害不成比例，患者不能复述自发讲话时轻易说出的词或句，或以错语复述（多为语音错语，如将“铅笔”说成“先北”）。命名和朗读中出现明显的语音错语，伴不同程度的书写障碍。病变位于优势半球缘上回皮质或深部白质内弓状纤维，一般认为是外侧裂周围弓状束损害致 Wernike 区和 Broca 区之间的联系中断所致。

2. 经皮质性失语综合征　病灶位于分水岭区，又称分水岭区失语综合征，共同特点是复述相对保留。包括以下几种。

（1）经皮质运动性失语　表现为非流利性口语，只能讲一两个简单的词或短语，语言启动及扩展障碍，程度较 Broca 失语轻，理解相对好，复述功能完整保留，病变位于 Broca 区前上部，也可位于优势侧额叶侧面，多见于优势侧额叶分水岭区的脑梗死。

（2）经皮质感觉性失语　表现为流利性口语，因理解严重障碍，虽讲话流利，但语言空洞混乱，难以理解，答非所问，类似于 Wernicke 失语，但程度轻，复述功能相对完整，但常不能理解复述的含义，有时将检查者故意说错的话完整复述。病变位于优势侧 Wernicke 区附近，多见于优势侧颞、顶叶分水岭区脑梗死。

（3）经皮质混合性失语　又称语言区孤立，为经皮质运动性失语和经皮质感觉性失语并存，复述相对好，其他语言功能均严重障碍或完全丧失，多见于优势侧大脑半球分水岭区大病灶，累及额、颞、顶叶。

3. 完全性失语　又称混合性失语。所有语言功能均障碍，口语表达障碍可表现哑和刻板性语言（只能发出无意义的吗、吧、哒等声音），听理解严重缺陷，命名、复述、阅读和书写均不能，预后差。患者可逐渐学会结合语境，并通过非口语方式（如表情、手势、姿势、语调变化等）进行交流，病变为优势半球大脑中动脉分布区大面积病灶。

4. 命名性失语　又称遗忘性失语，以命名不能为突出特点，患者通常忘记物体的名称，但能叙述物体的性质和用途，亦能分辨检查者告知的物体名称是否正确。口语表达表现找词困难，缺乏实质词，常描述物品功能代替说不出的词，赘语和空话比较多。听理解、复述、阅读和书写障碍轻，病变位于优势半球颞中回后部或颞枕交界区。

5. 皮质下失语综合征　指丘脑、基底节、内囊及皮质下深部白质等部位病变所致的失语。

(1)丘脑性失语　丘脑及其联系通路病变所致，表现为言语流利性差，音量小，语音低，阅读理解障碍，可同时伴有重复语言、模仿语言、错语、命名不能等，复述功能可保留。

(2)内囊、基底节损害所致的失语　内囊、壳核受损时，语言流利性差，语速慢，理解基本正常，复述轻度受损，类似于 Broca 失语。壳核后部病变时，听理解障碍，语言流利，类似于 Wernicke 失语。

(三)处理原则

失语的治疗首先应明确病因，积极治疗原发疾病；待原发疾病缓解或控制后，可采用康复治疗手段，逐步恢复其功能。

1. 一般处理

(1)有效沟通　安排熟悉患者情况、能与患者有效沟通者与其交流，以减少无效交流。观察患者非语言的沟通信息，与患者交流时注意减少环境中的干扰因素，如电视、收音机、病室内人员过多等。与患者交流时应慢且清楚，重复关键词，必要时使用躯体语言。提出的问题应直接、简短，一次只问一个问题，使患者能用"点头"或"摇头"来回答问题。给患者充足的时间回答问题。

(2)尽早语言训练　鼓励患者多说话。练习发音和讲话要从单音开始，由易到难。鼓励患者主动练习，反复练习，持之以恒，就一定能使语言障碍恢复得很好，甚至完全康复。

2. 原发病的治疗

(1)脑栓塞

1)一般治疗：急性期应卧床休息，保持呼吸道的通畅和心脏功能；注意营养状况，保持水和电解质的平衡。

2)对症治疗：出现颅高压者可给予脱水剂减轻脑水肿，防止脑疝形成，以降低病死率。常用高渗脱水剂有甘露醇、甘油果糖等，也可用利尿剂如呋塞米等；血压明显升高者可适当给予降压治疗。

3)外科治疗：颈动脉内膜切除术(CEA)对防治脑栓塞也有一定的疗效。对伴有重度颈动脉狭窄(即狭窄>70%)者可酌情予 CEA，不推荐发病 24 h 内紧急 CEA 治疗；脑水肿明显时，采用颅骨开窗减压或切除部分坏死组织，对大面积脑梗死可能挽救生命。

4)介入治疗：包括颅内外血管经皮腔内血管成形术(PTA)及血管内支架置入(CAS)，或与溶栓治疗结合。对伴有颈动脉狭窄>70%者，可考虑行血管内介入治疗术。

(2)脑出血

1)一般治疗：卧床休息 2~4 周，保持安静，避免情绪激动和血压升高。严密观察体温、脉搏、呼吸和血压等生命体征，注意瞳孔变化和意识改变。

2)对症治疗：明显头痛、过度烦躁不安者，可酌情适当给予镇静止痛剂；便秘者可选用缓泻剂；出现颅高压者可给予脱水剂减轻脑水肿。

3)外科治疗：病情危重致颅内压过高出现脑疝，内科保守治疗效果不佳时，应及时进行外科手术治疗。

3. 康复治疗　需要由语言病理学家、神经心理学家和神经病学家参与制定和实施，采取失语的康复治疗。如言语构音训练、语句表达训练、听理解训练、阅读理解训练、书写训练、完全性失语患者代偿手段的训练等。

六、失用

失用是高级脑功能障碍的症状之一，即无瘫痪、共济失调、肌张力障碍和感觉障碍，无意识和认知障碍，当企图做有目的或精细动作时不能准确执行随意动作，或不能在全身动作配合下正确运用部分肢体完成已形成习惯动作，但患者在不经意情况下却能自发地做这些动作。

(一)病因

1. 肾性脑病　在尿毒症阶段出现神经系统损害，神经症状尿毒症使甲状旁腺功能亢进，甲状旁腺素水平升高，促进钙离子内流，令细胞内钙超载导致神经元损伤可导致失用症。

2. 阿尔茨海默病　过度磷酸化的蛋白影响了神经元骨架微管蛋白的稳定性，同时导致神经原纤维缠结形成，进而破坏了神经元及突触的正常功能导致失用症。

3. 大脑半球病变　大脑各脑叶病变尚有其不同的特点，如额叶病变可出现强握反射、运动性失语、失写和以智能障碍为主的精神症状等；顶叶病变导致神经元损伤除感觉障碍外，尚有失读、失用及体像障碍等。

4. 帕金森综合征　由于黑质多巴胺能神经元及其他含色素的神经元大量变性丢失，尤其是黑质致密区多巴胺能神经元丢失最严重，出现临床症状时丢失至少达50%以上，使对侧皮质运动区局部损伤导致失用症。

5. 脑卒中、颅脑外伤及多梗死性痴呆　这3种疾病引起失用症的原理相似，与脑血管病、大动脉病变、心源性脑栓塞、小血管病变及血流动力学机制有关，出现脑梗死、脑出血、脑静脉病变出现缺血性损伤、局部和远处的缺血性功能改变引起神经元损伤导致失用症。

(二)临床表现

1. 观念运动性失用　最常见的失用症。患者可以自动、反射地完成动作，知道并可说出如何做，但不能按指令完成复杂的随意或模仿动作，却可以在进食时无意地自动伸舌舔摄唇边的米粒。病变多位于左侧缘上回，运动区及运动前区病变也可引起，是动作观念形成区(缘上回)与执行动作的运动中枢间纤维通路中断所致。

2. 观念性失用　失去执行复杂精巧动作的观念，能做简单动作，但在做复杂动作时，其时间、次序及动作组合发生错误，致使整个运动分裂或破坏，动作顺序错误，应最后做的动作首先执行。模仿动作一般无障碍，可与其他失用症并存。由双侧大脑半球病变引起，多为脑部弥漫性病变，如动脉硬化性脑病、帕金森综合征，也见于神经症。

3. 结构性失用　主要涉及空间关系的结构性运用障碍，如排列、建筑和绘画。患者认识各构成部分，理解相互位置关系，但构成完整体的空间分析和综合能力障碍。病变位于非优势半球顶叶或顶枕联合区。

4. 肢体运动性失用　仅限于上肢远端，失去执行精巧、熟练动作能力，患者执行口令、模仿及自发动作均受影响，如不能书写、扣衣、擦燃火柴等精细动作。为双侧或对侧运动区(4区及6区)及其纤维或胼胝体前部病变所致。

5. 面-口失用　不能按指令或模仿完成面部动作，如眨眼、舔唇、吹灭火柴等，不经意时自发完成，但运用实物的功能较好。病变局限于左运动皮质面部区。

6. 穿衣失用　不能正确地穿脱衣裤，表现为穿衣时上下颠倒，正反及前后颠倒，扣错纽扣，将双下肢穿入同一条裤腿等，多由于非优势侧项叶病变所致。

(三)处理原则

失用症患者主要出现不同程度的行动能力障碍，严重影响生活质量。重度患者后期会出现行动能力丧失，治疗目标是针对脑部原发病治疗，再配合行为训练和康复治疗。

1. 一般处理

(1)对症支持治疗　对高热、抽搐、精神症状或颅内压增高者，可分别给予降温、抗癫痫、镇静和脱水降颅压治疗。

(2)昏迷患者　应保持呼吸道通畅，并维持水、电解质平衡，给予营养代谢支持治疗，加强护理,预防压疮、呼吸道感染和泌尿系感染等。

(3)恢复期 可采用理疗、按摩、针灸等帮助肢体功能恢复。

2. 对症治疗 针对原发病治疗引起的失用症。

(1)帕金森病 抗胆碱能药,国内目前主要有苯海索;金刚烷胺,肾功能不全、癫痫、严重胃溃疡、肝病患者慎用,哺乳期妇女禁用;复方左旋多巴。

(2)动脉硬化性脑病 急性发作期治疗上首选糖皮质激素,推荐使用甲泼尼龙;免疫调节治疗和免疫抑制治疗。

(3)多发梗死性痴呆 治疗原则包括防治卒中、改善认知功能及控制行为和精神症状,常用药物有美金刚、尼莫地平、胞磷胆碱、丙戊茶碱、银杏叶制剂、脑活素。

(4)阿尔茨海默病 改善认知功能障碍,胆碱酯酶抑制剂如多奈哌齐、加兰他敏和卡巴拉汀等;控制行为和精神症状根据症状使用相应的抗精神病药物。

3. 手术治疗 脑出血患者可通过手术清除脑内血肿。

4. 康复治疗

(1)观念性失用症 选择日常生活中一些由系列动作组成的完整动作来进行,由于患者常存在顺序混乱,治疗师除将分解动作一个一个的训练外,还要对下一个步骤进行提醒,或用手帮助患者进行下一个动作,直到有改善或基本正常为止。

(2)观念运动性失用症 由于患者不能按治疗师命令进行有意识的运动,但过去曾学习过的无意识运动常能自发地发生,治疗师设法按要求触发其无意识的自发运动,以达到成功的目的。总原则是从简单到复杂,给出不同程度的提示。比如使用工具训练时,开始时给患者工具让其演示工具的应用;随后不再给患者工具,只给患者画有使用方法的图片,让患者演示工具使用方法;最后不再给予提示,直接让患者演示使用方法。

策略训练:是指根据患者的障碍程度提供帮助,当患者发生某种动作困难时,可给予口头提示,若患者还是不能完成动作,可给患者具体工具,如果患者依旧不能完成动作,治疗师就要给患者做示范。

(3)穿衣失用症 治疗师或家属在上衣、裤子及衣服的左右都做上明显的记号,在领口、袖口处贴上颜色鲜艳的标签以便患者辨认。当患者穿衣时,家属可在旁边提醒,也可手把手地教他穿。症状有改善时,逐渐减少帮助,直到他自己能独立穿衣为止。家属应鼓励患者自行穿衣,使之更好地锻炼。

(4)结构性失用症 让患者练习各种二维、三维结构,如各种拼图、摆放积木等,原则为由简单到复杂。

七、失认

失认是大脑局部损害,患者无视觉、听觉、躯体感觉、意识及认知障碍,但不能通过某一种感觉辨认以往熟悉的物体,却能通过其他感觉识别。

(一)病因

1. 脑血管疾病 枕叶、颞叶主要由大脑中动脉、大脑后动脉及其分支供应血液,有关动脉血管闭塞可引起相应的临床表现,病变范围局限时方可出现典型的单纯失认症。但病觉失认症病变范围较广泛,为卒中后继发表现,并有大脑中动脉病变的其他临床表现。可见于脑梗死、脑动脉炎、脑支-静脉畸形等疾病。

2. 脑肿瘤 枕叶肿瘤、颞叶肿瘤、顶叶肿瘤可导致患者出现失认症,影响部位不同则失认症的表现也有差异。

3. 外伤　发生于颞叶、顶叶、枕叶的脑挫裂伤和颅内血肿等均可引起失认症。

4. 颅内感染　耳源性脑脓肿，血源感染，鼻旁窦、中耳、乳突、颅骨感染，肺脓肿，脓胸，先天性发绀心脏病，脑炎，神经梅毒，脑部寄生虫等可引起失认症。

5. 其他　皮克病性痴呆、阿尔兹海默病、一氧化碳中毒等也可检出失认症。

（二）分类及临床表现

1. 视觉失认　患者无视觉障碍，看到原来熟悉的物品却不能正确识别、描述和命名，通过其他感觉途径则可认出。病变位于枕叶。

2. 听觉失认　患者听力正常，却不能辨别原来熟悉的声音。病变位于双侧听觉联络皮质（如精神聋）、双侧颞上回中部皮质。

3. 触觉失认　患者触觉、本体觉和温度觉均正常，却不能通过手触摸识别原来熟悉的物体，如闭眼时不能通过触摸辨别以前熟悉的物品，但看到物体或听到物体发出的声音就能识别。病变多位于双侧顶叶角回及缘上回。

4. 体像障碍　患者视觉、痛觉、温觉和本体觉完好，却不能感知躯体各部位的存在、空间位置及各组成部分间的关系，临床表现为：①偏侧，对病变对侧的空间和物体不注意，不关心，与己无关。②病觉缺失，否认对侧肢体的偏瘫的存在。③自体部位失认，否认对侧肢体的存在，或认为对侧肢体不是自己的。④幻肢症，表现为认为自己的肢体不复存在，或者感到肢体多出一个或数个。多见于非优势（右侧）半球顶叶病变。

（三）处理原则

针对脑部原发病进行治疗和康复训练。

1. 一般治疗　降低颅内压，如脱水治疗、脑脊液体外引流、综合预防措施等。

2. 药物治疗　一般无特效药物可用，多针对原发病进行治疗，如为肿瘤引起该疾病，需化疗。化疗常用药物有洛莫司汀、卡莫司汀、丙卡巴肼、达卡巴嗪等。

3. 手术治疗

（1）肿瘤切除术　若患者的失认症是因为肿瘤导致，可行肿瘤切除术。

（2）内外减压术　若患者颅内压较高，可行内外减压使患者颅内压降低。外减压术为切除大块颅骨，敞开硬脑膜，使肿胀的脑组织得到缓冲的余地。如果行外减压术仍无法关闭切口时，则考虑内减压术，通过切除损坏的或正常的脑组织来达到降低颅内压的目的。

（3）脑脊液分流术　若患者脑内存在积液，可采取脑脊液分流术，将脑室内的脑脊液引导到身体的其他部位以恢复脑脊液分泌与吸收之间的平衡。

4. 放化疗　采用放射线或给予患者药物口服、静脉输注或肌内注射，起到杀死肿瘤细胞的作用。若患者全身情况不允许手术切除及对放射/化学治疗较敏感的颅内肿瘤患者，可采用放射/化学治疗延缓肿瘤生长以延长患者生命。

5. 康复治疗　帮助患者进行康复训练，训练方法包括下列方法但不仅限于下列方法。

（1）面孔失认　先用亲人的照片，让患者反复观看，然后把亲人的照片混放在几张无关的人像照片中，让其辨认出亲人的照片。

（2）颜色失认　可用各种颜色的图片和拼板，先让患者进行辨认、学习，然后进行颜色匹配和拼出不同颜色的图案，反复训练。

（3）听觉失认　让患者闭上眼睛听从音响中传出的动物叫声或其他声响，然后在画有动物的图片或呈现有动物的图像中指出声音由哪种动物发出，如有误及时给予纠正。也可进行按门铃、拨打电话、看电视等听觉训练，训练时家人可在言语刺激的同时增加手势，能提高效果。

（4）触觉失认　让患者用触觉辨认一种物体，家人首先将此物体通过各个平面移动，让患者看着整个过程，然后让患者用有正常触感的手拿着物体移动，再改为双手移动。移动几次后，让患者闭眼进行操作。

(5)身体失认　训练时可用人体轮廓图或人体模型让患者认识人体的各个部分及名称。再用人体拼版让患者自己拼装。也可以碰触患者身体的某一部分，让他说出这一部分的名称。

(6)单侧忽略　站在患者忽略的一侧与他谈话和训练。将颜色鲜艳的物体或急需用的物品放在忽略的一侧，要求他用另一侧手越过身体中线去拿取，可不断提醒患者集中注意他忽略的一侧。对患者忽略的一侧进行触摸、拍打、挤压、擦刷、冰刺激等感觉刺激，并让他说出刺激的部位和感觉。

八、精神障碍

精神障碍指的是大脑功能活动发生紊乱，导致认知、情感、行为和意志等精神活动不同程度障碍的总称。

(一)病因

1. 遗传因素　遗传因素是最重要的致病因素之一，具有较高的遗传倾向，但并不是唯一的因素，也不是肯定的单基因遗传，是多基因相互作用提高了“危险性”或者可能性。

2. 神经生化因素　各类神经递质神经肽、神经营养因子与精神障碍有关。

3. 神经内分泌因素　内分泌功能障碍与精神障碍特别是情感障碍具有高共病率现象，神经内分泌功能紊乱与精神障碍发生发展可能相关。

4. 脑结构和脑功能因素　脑的结构和功能与精神障碍相关，具体机制仍在研究中。

5. 人格因素　人格障碍本身就是一种精神障碍。人格不健全者更容易患精神障碍。而且某些人格障碍与特定的精神障碍有密切联系。

6. 应急因素　应激一般只是精神障碍的诱因，只有在很少的情况下(如急性应激障碍)才可能是直接病因。

7. 环境因素　社会、心理等环境因素对精神障碍的发生发展有重要的作用。

(二)分类及临床表现

1. 认识过程的障碍

(1)感觉障碍　如感觉过敏、感觉减退、感觉倒错、内感性不适等。

(2)知觉障碍　如幻觉、错觉。幻觉：指没有对象性的知觉。感知到的形象不是由客观事物引起的，而是患者无中生有的。是本来不存在的事物，但是患者就是认为它是存在的，而且影响着患者的生活。根据感受器官的不同，幻觉可以分为幻听、幻视、幻味等。临床上最为常见的是幻听，其次是幻视。

幻听：指患者能听到别人听不到的声音，而事实上那些声音是根本不存在的。幻听又可以分为命令性幻听、评论性幻听、争论性幻听。

幻视：缺乏具体形态和明确结构的幻视，即患者所能看到的东西都是现实不存在的东西。

(3)思维障碍　①思维活动数量和速度障碍：如思维迟缓、思维松散、思维云集、思维不连贯等。②思维逻辑障碍：如独特性联想、象征性思维、逻辑倒错性思维、病理性诡辩症等。③思想内容异常：如妄想，即产生错误的而不能经现实纠正的牢固信念。

(4)注意障碍　如注意增强、注意减弱、注意缓慢、注意涣散、注意狭窄、注意固定、注意转移等。

(5)记忆障碍　如记忆增强、记忆减退、遗忘症、错构症、虚构症、似曾相识症、旧事如新症等。

(6)智能障碍　智能全面减退称为痴呆。

(7)自知力障碍　自知力指对本身精神病态的认识能力，精神病者一般有自知力缺陷。

(8)定向障碍　如时间定向障碍、空间定向障碍。

2. 情感过程障碍　如情感淡漠、情感迟钝、情感高涨、抑郁、情感爆发、情感倒错、矛盾情感等。

3. 意志过程障碍　如意志减退、意志缺乏、意志增强等。

(1)意志减退　指患者的意志活动减少。是不缺乏意志要求,自知力部分存在,但受情感低落的影响,总感到自己做不了事,或由于愉快感缺失,对周围的一切兴趣索然,觉得干什么都没有意思,以致意志消沉,学习、工作或家务劳动受到明显影响。可见于上述的程度较轻的意志缺乏,即意志低下。

(2)意志缺乏　表现为缺乏应有的主动性和积极性,行为被动,生活极端懒散,个人及居室卫生极差,严重时患者甚至自卫、摄食及性本能都丧失。多见于精神分裂症精神衰退时,可以见于痴呆患者。

(3)意志增强　意志活动增多,不同的精神障碍表现不尽相同。狂躁状态情感高涨时,患者终日不知疲倦地忙忙碌碌,但常常是"虎头蛇尾",做事有始无终,一事无成。有被害妄想的患者受妄想的支配,不断地调查了解,寻找所谓的证据或有控告等行为。

4. 运动和行为障碍

(1)精神运动性兴奋　分为协调性和不协调性精神运动兴奋两种。协调性精神运动兴奋,患者动作和行为与思维、情感活动协调一致,且和环境协调一致,患者的动作和行为有目的,可理解,多见于情感性精神障碍躁狂发作。不协调性精神运动兴奋,患者的动作、行为与思维及情感不协调,动作杂乱无章,动作目的性不明确,使人难以理解,多见于精神分裂症的青春型或紧张型,也可见于意识障碍的谵妄状态。

(2)精神运动性抑制

1)木僵:指不言不语、不吃不喝、不动,言语活动和动作行为处于完全的抑制状态。若言语活动和动作行为明显减少,但是还没有完全消失,称之为亚木僵状态。

2)违拗:对于别人要求他做的动作,不但不执行,反而做出与要求完全相反的动作,称为主动性违拗。若对别人的要求不做任何行为反应,称作被动性违拗。多见于精神分裂症紧张型。

3)蜡样屈曲:不仅表现为木僵状态,且肢体任人摆布,即使被放在一个很不舒适的姿势,也可在较长时间内像蜡塑一样维持不动。若将头部抬高,做出好似枕头枕着的姿势,患者也可以很长时间内保持不动,称之为空气枕头。多见于精神分裂症紧张型。

4)缄默:缄默不语,也不回答问题,但有时可以用手势或点头、摇头示意,或通过写字与别人进行交流。多见于精神分裂症紧张型和癔症患者。

5)被动性服从:被动地服从他人的命令和要求,即使是完成别人所要求的动作对他不利,会使他难受,也绝对服从。多见于精神分裂症紧张型。

6)刻板动作:指机械刻板地重复某一单调的动作,常与刻板言语同时出现。多见于精神分裂症紧张型。

7)模仿动作:指无目的的模仿别人的动作,常与模仿言语的同时出现,多见于精神分裂症。

8)意向倒错:指意向活动与一般常情相违背,导致患者的行为活动无法被他人所理解。多见于精神分裂症青春型。

9)作态:做出幼稚愚蠢、古怪做作的姿态、动作、步态、表情。多见于精神分裂症青春型。

10)强迫动作:是一种违反本人意愿,反复出现的动作。患者清楚地知道,自己做这些动作完全没有必要,并努力设法摆脱,但徒劳无益,为此患者感到非常痛苦。多见于强迫症。

(3)各种本能行为的障碍　如饮食障碍、睡眠障碍、性本能障碍等。

5. 意识障碍　包括谵妄状态、昏睡状态、意识模糊(如朦胧状态、梦样状态、酩酊状态)、漫游性自动症和自我意识障碍(如双重人格、人格分离、人格解体、被泄露感)。

（三）处理原则

以心理治疗与药物治疗相结合为原则。

1. 一般处理　注意心理，保持乐观心态。注意休息，劳逸结合，避免劳累。合理饮食，均衡营养，忌饮酒。加强陪护，照顾生活，避免危险性行为，防止出现意外。

2. 病因治疗　器质性精神障碍主要治疗原发病，若精神障碍不影响躯体功能，则不必专门治疗或仅作相应的对症处理。设法脱离致病环境，消除与发病有关的因素，加强精神症状的治疗。保持心理平衡，增强战胜各种困难的信心和勇气，有利于预防各种反应性精神障碍。

3. 药物治疗　针对不同病情给予不同药物治疗，如精神症状明显者给予抗精神病药物；具有攻击行为者给予少量碳酸锂，可酌情试用其他心境稳定剂；有焦虑表现者给予少量苯二氮䓬类药物或其他抗焦虑药物；有抑郁症患者，可以给予少量抗抑郁药；狂躁患者可以给予少量抗狂躁药。

4. 其他治疗　休克疗法，如电休克。

第七节　运动系统症状

一、不自主运动

不自主运动（involuntary movement）又称异常运动，患者意识清醒时出现不能控制的、无目的的骨骼肌异常运动，表现形式多样，如震颤、舞蹈样动作、手足徐动症、肌张力改变、扭转痉挛、肌阵挛、肌束震颤、肌痉挛等，一般在情绪激动时加重，睡眠时停止，为锥体外系病变所致。

（一）病因

可因遗传、感染、外伤、血管病变、代谢障碍、内分泌异常、药物、有毒物质等多种因素引起神经系统病变所致。

1. 震颤　见于帕金森震颤、脑炎、中毒性疾病、感染性疾病、代谢中毒性疾病、多发性腔隙性梗死、多系统萎缩、肝豆状核变性、多发性硬化、心功能衰竭等。

2. 舞蹈样运动　见于颅内疾病，如炎症、血管病、肿瘤等。全身性疾病，如风湿热、梅毒、中毒、恶性贫血、肝病、甲状腺功能亢进、甲状腺功能减退、系统性红斑狼疮等。药物中毒反应，如抗精神病类药物。遗传性舞蹈病及原因不明性舞蹈病。

3. 手足徐动症　多见于新生儿窒息、核黄疸，伴发育迟缓，起坐行走、说话的时间均延迟。成人偶见于基底节区血管性病变、肿瘤、慢性肝性脑病，也可由抗精神病药物过量引起。

4. 肌张力改变　肌强直，见于帕金森综合征等。肌张力减低，见于舞蹈病。游走性肌张力增高或降低发作，见于新纹状体病变、手足徐动症、扭曲痉挛。

5. 扭转痉挛　见于基底节疾病、肝豆状核变性、脑炎后遗症、药物诱发的多动症等。

6. 肌阵挛　节律性肌阵挛，见于头部损伤、脑血管病、肿瘤等。非节律性阵挛，见于原发性遗传病如多发性肌阵挛病。症状性肌阵挛，见于脑缺氧，代谢性或中毒性脑炎。

7. 肌束震颤　见于运动神经元病、脊髓或延髓空洞症、多发性硬化，也见于周围神经病、甲状腺毒性肌病、重度贫血、电解质紊乱、药物中毒等。

8. 肌痉挛　阵挛性肌痉挛，见于局限性癫痫发作、三叉神经痛性面肌痉挛等。强直性肌痉挛见于破伤风、手足搐搦症、狂犬病及特发性疼痛，如小腿三头肌突发的强直性疼痛。

9. 其他　基底节钙化、特发性震颤、抽动秽语综合征、进行性核上性麻痹、棘状红细胞增多症等。

（二）临床表现

不自主运动可以发生在身体的任何部位，间歇性发作或持续存在，无法停止。不自主运动包括震颤、舞蹈样动作、手足徐动症、肌张力改变、扭转痉挛、肌阵挛、肌束震颤、肌痉挛等，可严重干扰和妨碍患者的正常生活和工作。

1. 震颤　是主动肌与拮抗肌交替收缩引起的人体某一部位有节律的振荡运动。可分为生理性、功能性和病理性。生理性震颤多见于老年人，震颤细微。功能性震颤分为生理性（剧烈运动、恐惧、焦虑、气愤时出现，震颤幅度较大）、癔症性（见于癔症患者，幅度不等，形式多变）、其他功能性（见于精细工作者，如木匠、外科医生，在做精细动作或疲劳时出现）。病理性震颤分为静止性震颤和动作性震颤。

临床上按震颤与随意运动的关系分为四类：静止性震颤、动作性震颤、意向性震颤、混合性震颤。

（1）静止性震颤　安静和肌肉松弛时出现的震颤。静止时出现，紧张时加重，随意运动时减轻，睡眠时消失，常见手指搓丸样动作，频率4～6次/s，多见于上、下肢，也可见于头、下颌、舌和唇。常见于震颤麻痹及各种原因引起的震颤麻痹综合征，如帕金森病，伴有肌强直及运动减少。

（2）动作性震颤　又称姿势性震颤，随意运动时不出现，当运动完成，肢体和躯干主动保持某一姿势时出现，如上肢伸直，手指分开，保持这种姿势时手臂出现震颤，肢体放松时震颤消失。以上肢为主，头部和下肢也可见到。常见于特发性震颤、慢性酒精中毒、肝性脑病、肝豆状核变性等。

（3）意向性震颤　又称动作性震颤，指肢体有目的地接近某个目标时，在运动过程中出现的震颤，越接近目标震颤越明显。当达到目标并保持姿势时震颤可能持续存在。常见于小脑病变，丘脑、红核病变时也可出现。

（4）混合性震颤　同时具有上述2种或2种以上的震颤时称为混合性震颤，如小脑病变，肝豆状核变性可合并静止性、姿势性及意向性震颤。一种疾病可发生各种震颤，同一种震颤也可产生于不同的疾病，因此不能单凭震颤的表现而诊断疾病。

2. 舞蹈样动作　是肢体迅速的不规则、无节律、粗大的不能随意控制的动作，上肢较下肢重，远端比近端重，肢体肌张力低，随意运动或情绪激动时加重，安静时减轻，睡眠时消失。严重时出现步态不稳或粗大的跳跃舞蹈样步态，头面部可出现挤眉弄眼、噘嘴伸舌等。常见于小舞蹈病、亨廷顿舞蹈病等。也可继发于其他疾病，如脑炎、脑内占位性病变、脑血管病、肝豆状核变性等。

3. 手足徐动症　指划动作或易变性痉挛，由于肢体远端游走性肌张力增高与减低动作，手腕和手指做缓慢交替性的伸屈动作伴肢体远端过度伸展，如腕过屈、手指过伸等，随意运动严重扭曲，表现奇怪姿势和动作，可伴怪相、发声不清等。见于脑炎、肝豆状核变性、播散性脑脊髓炎等。

4. 偏身投掷运动　是肢体近端猛烈的粗大的无规律投掷样运动。为对侧丘脑底核及与其联系的苍白球外侧部急性病变所致，如脑梗死或小量出血等。

5. 扭转痉挛　变形性肌张力障碍，以躯干为长轴，身体向一个方向缓慢而强力扭转，常伴四肢的不自主痉挛，其动作无规律多变，安静时症状减轻，入睡时消失。病变在基底节，见于肝豆状核变性及某些药物反应等。

6. 抽动秽语综合征　又称为GllesdelaTourete综合征。是单个或多个部位突发的快速无目的重复性肌肉抽动，固定于一处或呈游走性，常累及面部，表现为挤眉弄眼、面肌抽动、鼻翼扇动、噘嘴，如果累及呼吸及发声肌肉，可伴不自主发声或秽语。多见于儿童，部分由基底节病变引起，有些与精神因素有关。

7. 肌阵挛　肌肉或肌群快速而短促的闪电样不自主收缩，可以是同步或不同步的，对称或不对称的，弥漫性或局部的，节律性或非节律性的。

8. 肌束震颤　肉眼可见的一个或几个运动单位的肌纤维颤搐样收缩，皮下肌肉快速或蠕动样的细小动作，肉眼所见的细微运动。患者常诉有部位不定而较弥散的肌肉跳动感。

9. 肌痉挛　俗称抽筋，是一种肌肉自发的强直性收缩。表现为肌肉强烈收缩，张力升高，肢体活动功能受限，剧烈疼痛不适。

（三）处理原则

治疗前首先要明确诊断，确定不自主运动的种类，然后根据患者的具体情况，制订合适的治疗方案。

1. 震颤

（1）帕金森病或帕金森综合征的治疗　采用抗乙酰胆碱药物及多巴胺替代治疗。常用药物有苯海索、东莨菪碱、左旋多巴、美多巴、卡比多巴、金刚烷胺等。多巴胺替代疗法一度获得显著疗效，但随着疗程的延长疗效递减。一般用药 5 年左右疗效丧失，这时需要联合用药，如服多巴胺受体直接激动剂溴隐亭等。

（2）原发性震颤的治疗　普萘洛尔、扑米酮、苯巴比妥、三唑仑等，均从小剂量开始。

（3）手术治疗　立体定向射频毁损丘脑腹外侧核治疗帕金森病和帕金森综合征，毁损丘脑腹侧中间核治疗原发性震颤。

（4）其他　感染、中毒等原因引起的病理性震颤除了对症治疗外，应进行病因治疗。

2. 舞蹈样动作

（1）风湿性舞蹈病　应给予抗风湿治疗。常用青霉素、水杨酸制剂、糖皮质激素。镇静剂可选用氯丙嗪、地西泮、苯巴比妥等。

（2）偏侧舞蹈病　除了对症治疗外，尚需进行病因治疗。

（3）妊娠性舞蹈病　死亡率高，应尽早终止妊娠。早期应用镇静剂减轻症状，防止进展。

（4）慢性进行性舞蹈病的内科治疗　尚无满意的方法，镇静剂只能暂时缓解临床症状，但并不能阻止病情的进展。近年来，随着立体定向和功能神经外科的研究和发展，其外科手术的有效率为 70% 左右，常用的手术破坏目标为丘脑腹外侧核和小脑齿状核。

3. 手足徐动症　内科尚无满意的治疗方法，镇静剂仅具有一定的暂时缓解作用。近年来采用的立体定向手术治疗手足徐动症获得较满意的效果，但仅限于缓解和消除症状，不能阻止病情进展，故仍属姑息性手术。症状性手足徐动症，根据不同病因选择适当的治疗方案。如肝豆状核变性采用驱铜治疗；脑瘤、脑穿通畸形行外科手术治疗。

4. 扭转痉挛症状　扭转痉挛应治疗原发病，药物控制扭转症状效果差。可用地西泮、苯海索、左旋多巴及酚噻嗪类药物。脑立体定向毁损术是目前治疗本病的主要方法之一。丘脑和脊髓相应的节段置放刺激电极也具有一定的疗效。

5. 痉挛性斜颈　本病目前尚无良好的内科药物治疗方法。以往采用的氟哌丁醇、金刚烷胺、左旋多巴及地西泮等药物疗效甚微或无效而被废弃。双侧颈 1 ~3 前根及副神经切断术及脑立体定向丘脑破坏术曾作为经典手术应用于本病的治疗并取得一定的疗效。

二、共济失调

共济失调是小脑、本体感觉及前庭功能障碍导致运动笨拙和不协调，累及四肢、躯干及咽喉肌时可引起姿势、步态和语言障碍。

（一）病因

1. 小脑性共济失调　①小脑蚓部损害：常见于小脑蚓部肿瘤，儿童以髓母细胞瘤、星形细胞瘤、室管膜瘤多见，成人以转移瘤多见。②小脑半球损害：常见于肿瘤、转移瘤、结核瘤或脓肿及血管病等。③全小脑共济失调:常见于小脑变性及萎缩等。

2. 深感觉障碍性共济失调　①周围神经病变:常见于多发性神经炎、铅砷汞中毒、酒精中毒、代谢性疾病等。②后根病变:常见于转移瘤。③后索病变:常见于脊髓痨、联合变性、酒精中毒、脊髓压迫症等。④丘脑病变:常见于脑血管病。⑤顶叶病变:常见于脑血管病、肿瘤。

3. 大脑性共济失调　常见于额叶、顶叶、颞叶、枕叶、胼胝体部等部位的脑血管病,肿瘤,炎症,外伤,变性疾病等。

4. 前庭性共济失调　常见于急性迷路炎、内耳出血、前庭神经或前庭神经核急性病变等。

(二)临床表现

1. 小脑性共济失调　小脑本身、小脑角的传入或传出纤维、红核、脑桥或脊髓的病变均可引起小脑性共济失调。

(1)姿势和步态改变　蚓部病变引起躯干共济失调,站立不稳,步态蹒跚,行走时两脚远离分开,摇晃不定,坐位时两手和两脚呈外展位分开以保持身体平衡,严重者甚至难以坐稳。上蚓部受损向前倾倒,下蚓部受损后倾倒,肢体共济失调和眼震不明显。小脑半球病变行走时向患侧偏斜或倾倒。

(2)随意运动协调障碍　小脑半球损害导致同侧肢体的共济失调。表现辨距不良(dsmeria)和意向性震颤(ncordination)上肢较下肢重,远端较近端重,动作愈接近目标时震颤愈明显。上肢和手共济失调最重,不能完成协调精细动作,指鼻试验及轮替动作异常。字迹愈大(大写症)。

(3)言语障碍　由于发声器官唇、舌、喉等发声肌共济失调,使说话缓慢,含糊不清,声音呈断续、顿挫或爆发式,表现吟诗样或爆发样语言,小脑半球病变时常出现。

(4)眼运动障碍　眼外肌共济失调出现粗大的共济失调性眼震,小脑性眼震向病灶侧注视时眼震最明显,速度更慢,振幅更大。

(5)肌张力降低　小脑病变时肌张力降低,腱反射减弱或消失,可见钟摆样腱反射。

2. 大脑性共济失调　大脑额、颞、枕叶通过额桥束和颞枕桥束与小脑半球形成纤维联系,病损可引起大脑性共济失调,一侧大脑病变引起对侧肢体共济失调,症状轻,较少伴发眼震。

(1)额叶性共济失调　见于额叶或额桥小脑束病变。表现类似小脑性共济失调,如体位平衡障碍、步态不稳、向后或向一侧倾倒,对侧肢体共济失调,肌张力增高、腱反射亢进和 Babinski 征阳性,伴额叶症状如精神症状、强握反射等,但眼震很少见。

(2)顶叶性共济失调　对侧肢体出现不同程度共济失调,闭眼时明显,深感觉障碍不明显或呈一过性。两侧旁中央小叶后部受损出现双下肢感觉性共济失调和尿便障碍。

(3)颞叶性共济失调　由颞叶或颞桥束病变引起。表现为对侧肢体共济失调,症状较轻,早期不易发现,可伴有颞叶受损的其他体征,如同向性象限盲和失语等。

(4)枕叶性共济失调　由枕叶或枕桥束病变引起,表现为对侧肢体的共济失调,症状轻,常伴有深感觉障碍,闭眼时加重,可同时伴有枕叶受损的其他体征,如视野缺损等。

3. 感觉性共济失调　多见于脊髓后索和周围神经病变,不能辨别肢体位置和运动方向,出现感觉性共济失调如站立不稳,迈步不知远近,落脚不知深浅,踩棉花感,常目视地面行走,闭眼时共济失调明显,在黑暗处难以行走。振动觉、关节位置觉缺失和闭目难立征阳性。

4. 前庭性共济失调　由前庭、迷路病变引起,因身体失去空间定向功能而产生,以平衡障碍为主,表现为站立不稳,行走时向病侧倾倒,不能沿直线行走,四肢共济运动正常,常伴严重眩晕、呕吐和眼震等。前庭功能检查内耳变温(冷热水)试验或旋转试验反应减退或消失。病变愈接近内耳迷路,共济失调愈明显。

(三)处理原则

尚无特效治疗,主要是积极治疗原发疾病。还可根据患者的自身情况,选择药物治疗、对症治疗、支持治疗、物理治疗、心理治疗、手术治疗相结合的方法，以改善症状，提高患者的生活质量。

1. 药物治疗　治疗共济失调的一些常用药物包括艾地苯醌、5-羟色氨酸、金刚烷胺、氨基吡啶、乙酰唑胺、毒扁豆碱、维生素 E、维生素 B_1 和维生素 B_{12} 等。

2. 对症治疗　糖尿病血糖升高者给予降糖治疗；心律失常者给予抗心律失常治疗；心功能不全者给予强心、利尿治疗；药物所致的共济失调患者，应停服该类药物。

3. 支持治疗　给予优质蛋白质食物、高纤维素食物，多饮水。营养要均衡，多吃含蛋白质、钙、维生素 D、矿物质的食物，多吃新鲜的蔬菜、水果。在疾病的晚期，当咽喉肌无力或严重共济运动障碍出现吞咽困难、饮水呛咳时，应使用鼻胃管或进行胃造口进食。

4. 物理治疗　在疾病的早期阶段的物理康复治疗，对延长行走能力、保持平衡、维持上肢的共济运动、改善患者的说话和吞咽功能等，都有实用价值。根据不同年龄和病情严重程度，采取不同的措施，强调个体化处理，以取得最佳康复效果。常用的物理治疗方法包括运动及平衡训练、矫正器具治疗、水疗及保暖治疗等。

5. 心理治疗　患者常有自卑、烦躁的心理，情绪极不稳定，应进行心理辅导，使患者从悲观情绪中解脱出来。对患者的焦虑、抑郁症状应进行相应的治疗。

6. 手术治疗　对不能通过物理方法纠正的关节挛缩、脊柱畸形、马蹄内翻足、弓形足等，可进行外科矫形手术。因头部肿瘤压迫所致的共济失调，可通过手术的方式将肿瘤切除，以缓解症状。

三、步态异常

步态异常（gait disorder）可因运动或感觉异常引起，其特点与病变部位有关。可见于许多神经系统疾病，对某些特定疾病具有提示意义。

（一）病因

（1）脑梗死、脑出血、多发性硬化、脊髓空洞症等疾病引起皮质脊髓束病变，可导致痉挛性偏瘫步态和痉挛性截瘫步态。

（2）脱髓鞘病、脑肿瘤等引起双侧额叶病变，可导致失用步态。

（3）小脑、大脑皮质、前庭系统、感觉传导通路病变，可导致共济失调步态。

（4）浆液性迷路炎、化脓性迷路炎、梅尼埃病等各种前庭迷路病变，可导致星迹步态。

（5）各种心因性疾病可导致癔症步态。

（6）脊髓血管病、梅毒性脊髓动脉炎、亚急性坏死性脊髓炎、椎管狭窄等可导致脊髓性间歇性跛行。

（7）腓总神经损伤、脊髓灰质炎或进行性腓骨肌萎缩等可导致跨阈步态。

（8）进行性肌营养不良症、进行性脊肌萎缩症、少年型脊肌萎缩症等疾病可导致摇摆步态。

（9）帕金森病等疾病可导致慌张步态。

（10）新纹状体的病变可导致舞蹈步态。

（二）临床表现

1. 痉挛性偏瘫步态　单侧皮质脊髓束受损所致，病侧上肢屈曲、内收、旋前，下肢伸直、外旋，迈步时将患侧盆骨部提高或将患侧下肢向外前摆动（代偿性髋、膝屈肌及踝背屈肌无力导致的拖脚），呈划圈样步态，足内翻，足尖着地；轻症患者只表现下肢拖曳步态。

2. 痉挛性截瘫步态　又称“剪刀样步态”，为双侧皮质脊髓束受损步态，患者站立时双下肢伸直，双足下垂、内旋，行走时双下肢强直内收，用足尖走路，交叉前进，似剪刀状。

3. 失用步态　为双侧额叶病变所致，常见于脑积水或进行性痴呆。患者无肢体无力或共济失调，但不能自行站立或正常行走，表现步态不稳、不确定和小步伐，脚好像粘到地上，伴明显迟疑（冻结)现象和倾倒。

4. 慌张步态　帕金森病的典型症状之一。表现为身体前屈,头向前探,肘、膝关节屈曲,双臂略收于躯干内侧,行走时起步慢,后速度逐渐加快,碎步擦地而行,呈前冲状,上肢协同摆动消失,停步困难,易跌倒,转身困难。

5. 小脑性共济失调步态

(1)小脑蚓部病变　导致躯干性共济失调,步态不规则、笨拙、不稳定和宽基底,转弯困难,不能走直线。

(2)小脑半球病变　导致步态不稳或粗大的跳跃运动(舞蹈样动作),左右摇晃,向病侧倾斜,视觉可部分纠正,常伴肢体辨距不良。

6. 感觉性共济失调步态　见于 Friedreich 共济失调、脊髓亚急性联合变性、多发性硬化(multiple scerosis,MS)、感觉神经病等。患者闭眼站立不能,摇晃易跌倒,睁眼时视觉可部分代偿(Romberg 征),行走时下肢动作沉重,高抬足,重落地,夜间走路或闭眼时加重。

7. 跨阈步态　见于腓总神经麻痹、脊髓灰质炎和进行性脊肌萎缩症等。由于胫骨前肌、腓肠肌无力导致垂足行走时患肢抬高,如跨门槛样。

8. 肌病步态　见于进行性肌营养不良症等。由于躯干和骨盆带肌无力导致脊柱前凸,行走时臀部左右摇摆,状如鸭步。

9. 癔症步态　可表现奇形怪状的步态,下肢肌力虽佳,但不能支撑体重,向各个方向摇摆而似欲跌倒,搀扶行走时步态拖曳,但罕有跌倒致伤者。见于心因性疾病。

(三)处理原则

首先找到病因,明确诊断,根据患者的身体素质、所患疾病、病情严重程度等,制定合理的治疗方案。治疗方法主要包括病因治疗、手术治疗、康复治疗。通常接受积极、有效的治疗后,步态异常表现多可逐渐缓解,甚至消失。

1. 病因治疗　针对营养代谢、肿瘤、感染、卒中等病因进行积极治疗。

2. 手术治疗　特发性脑积水患者可行脑室分流术,可能使患者恢复运动功能。

3. 康复治疗　①当肢体僵直重于肌无力时,布洛芬和其他解除痉挛药物如巴氯芬,可减轻下肢痉挛,加强下肢肌肉锻炼及减轻体重对康复治疗很有益处。②迷路功能低下,如药物引起或特发性前庭病变导致步态异常可在较大医疗中心,由康复医师进行试验性训练、平衡训练及有效地运用姿势调整和视觉调整可使许多患者得到改善,并能较好地适应日常活动。③本体感觉障碍引起的共济失调步态,在某种程度上,可通过视觉注意及下肢正确放置得到纠正。④所有步态异常患者,如需使用辅助行走器械辅助运动,最好由有经验的体疗学家指导使用器械。

四、瘫痪

瘫痪是随意运动功能的减低或丧失,是神经系统常见的症状。瘫痪是上下运动神经元、周围神经和骨骼肌病变所致。

(一)病因

1. 单瘫　见于大脑中动脉病变,如脑出血、脑梗死、脑外伤、脑肿瘤等影响皮质运动区。

2. 偏瘫　见于大脑中动脉分支的豆纹动脉供应区出血或闭塞,脑肿瘤、脑脓肿、脱髓鞘病以及皮质下白质中的胶质瘤等影响内囊部位病变,除偏瘫外还可有偏身感觉障碍和偏盲。

3. 交叉性瘫痪　多为脑干病变,见于脑干血管病变、炎症、肿瘤、外伤等。

4. 截瘫　见于脊髓感染、肿瘤、外伤、压迫、脱髓鞘改变等。

5. 周围神经性瘫痪　见于肌萎缩性侧束硬化、单神经炎、多发性神经炎、感染、中毒、血管病变、肿瘤及全身性疾病。

6. 肌肉病变和神经肌肉接头处病变导致的瘫痪　常见于重症肌无力、多发性肌炎、进行性肌营养不良、周期性瘫痪等。

（二）分类及临床表现

1. 按照瘫痪的程度分类　可分为完全性瘫痪和不完全性瘫痪。

（1）完全性瘫痪　即肌力完全丧失，肢体处于完全不能随意运动的状态。

（2）不完全性瘫痪　即肢体的肌力呈某种程度的减低，但还有一些随意运动。

临床上使用 0 ~ 5 级六级肌力评定标准来判断瘫痪的程度。

0 级：完全瘫痪，肌肉无收缩。

1 级：可见或仅在触摸中感到肌肉轻微收缩，不能牵动关节产生肢体运动。

2 级：肢体能在床面上移动，但不能抵抗自身重力，不能抬起。

3 级：肢体能抵抗重力，抬离床面，但不能抵抗阻力。

4 级：肢体能做抵抗阻力的运动，但较正常差。

5 级：正常肌力。

2. 按照瘫痪时的肌张力分类　可分为痉挛性瘫痪和弛缓性瘫痪。

3. 按照瘫痪的部位分类　分为偏瘫（包括交叉性偏瘫）、截瘫、四肢瘫和单瘫。

（1）偏瘫　一侧肢体瘫痪，常伴有同侧中枢性面瘫和舌瘫。

（2）截瘫　指双下肢瘫痪，多由于双侧锥体束损害引起。

（3）四肢瘫　即两侧上下肢体瘫痪。

（4）单瘫　一个肢体瘫痪或肢体的某一部分瘫痪，可由大脑运动区局限性病变或脊髓、脊髓神经根、脊髓神经丛的病变造成。

4. 按照运动传导通路上病变部位分类　分为上、下运动神经元性瘫痪。

（1）上运动神经元瘫　又称痉挛性瘫痪，特点：患肢肌张力增高、腱反射亢进、浅反射减弱或消失，出现病理反射，无肌萎缩和肌束震颤，但长期瘫痪后可见失用性肌萎缩。肌电图显示神经传导速度正常，无失神经电位。

急性严重病变如急性脑卒中、急性脊髓炎，由于锥体束突然中断出现脊髓休克期，肌肉牵张反射受抑制呈现软瘫，腱反射减低或消失。持续数日或数周后牵张反射恢复，转为肌张力增高、腱反射亢进。休克期长短取决于病损程度及是否合并感染等并发症。

定位：①皮质，皮质运动区局限破坏性病灶可引起对侧肢体单瘫和偏瘫。②皮质下白质（放射冠区），可引起类似于皮质病损的对侧单肢瘫，病灶较深或范围较大时可出现对侧肢体偏瘫。③内囊，造成对侧上下肢较均等性瘫痪，内囊后肢损害可引起"三偏征"，即偏瘫、偏身感觉障碍、偏盲。④脑干，一侧脑干病变可产生交叉瘫，即病灶同侧脑神经下运动神经元性瘫痪及对侧肢体上运动神经元性瘫痪。⑤脊髓，脊髓半切损害表现为病变同侧水平以下上运动神经元性瘫痪、深感觉障碍、对侧损伤水平以下痛温觉障碍；脊髓横贯性损害表现为病变水平以下双侧上运动神经元性瘫痪、完全感觉障碍及括约肌功能障碍，病变位于颈膨大时表现为双上肢下运动神经元性瘫痪、双下肢上运动神经元性瘫痪。

（2）下运动神经元瘫　又称为弛缓性瘫痪，特点：瘫痪肌肉的肌张力降低，腱反射减弱或消失（下运动神经元损伤使单突触牵张反射中断），肌萎缩早期（约数周）出现（前角细胞的肌营养作用障碍），可见肌束震颤，无病理反射。肌电图显示神经传导速度减低和失神经电位。

定位：①周围神经，瘫痪分布与周围神经的支配一致，并伴有相应区域的感觉障碍；②神经丛，常引起一个肢体的多数周围神经瘫痪、感觉及自主神经功能障碍；③前根，呈节段性分布的弛缓性瘫痪,多有后根同时受侵犯的感觉障碍症状;④脊髓前角细胞,瘫痪呈节段性分布,无感觉障碍,慢性者多出现肉眼或肌电图可见的肌束颤动。

(三)处理原则

瘫痪若不及时治疗,预后较差,患者失去自理能力,生活质量严重下降。故应早预防、早发现、早治疗。治疗方法主要包括药物治疗(维生素 B_{12}、肉毒杆菌毒素等)、病因治疗、中医治疗、康复治疗以及积极预防并发症等。

1. 一般处理

(1)日常生活中,尽量避免外伤或意外事故的发生,开车要系好安全带,骑摩托车或电动车时应戴好头盔。

(2)养成良好的生活习惯,多吃蔬菜、水果等富含维生素的食物,少吃肥肉、动物内脏等高脂肪、高热量的食物,预防动脉粥样硬化。

(3)寒冬季节及时采取保暖措施,预防冻疮。

(4)瘫痪伴神志不清者,加用床栏,避免跌伤。

(5)咀嚼或吞咽困难者,应给予流食或软食,并准备好吸痰器以防误吸。

(6)重度瘫痪患者应给予管饲或胃肠道外营养。

2. 药物治疗　①维生素 B_{12} 可以营养神经,促进神经功能恢复。②肉毒杆菌毒素:患者肌肉僵硬和痉挛较严重者,可使用肉毒杆菌毒素松弛肌肉。

3. 病因治疗　积极治疗原发病如格林巴利综合征、多发性神经病。

4. 预防并发症

(1)预防压疮　保持床单清洁、平整,每 2 ~ 3 h 翻身 1 次;可使用气垫床;骨突处,做定时减压,定时协助患者做被动性肢体运动,并保持功能位。

(2)预防泌尿道感染　每日清洗外阴和肛门,保持清洁干燥;排尿困难者,定时按摩膀胱,但不可重压;尿潴留者,严格无菌操作下导尿,必要时留置导尿,并鼓励患者多饮水。

(3)预防肠胀气及便秘　鼓励患者多吃水果、蔬菜,少食胀气食物,便秘者按医嘱给予缓泻剂。

(4)预防肺部感染　保持室内空气流通注意保暖,每 2 ~ 3 h 翻身拍背一次,鼓励患者咳痰,保持呼吸道通畅。

(5)预防肢体畸形、挛缩　瘫痪肢体要保持功能位置,防止足下垂,可用枕头支撑足掌。按摩肢体,协助做被动性功能锻炼,每日 1 ~ 2 次,活动量逐渐增加,患者运动功能开始恢复时,应鼓励其早期做肢体及躯干的功能锻炼,并给予指导和协助。

5. 中医治疗　给予针灸、按摩、理疗等中医治疗。

6. 康复治疗　早期进行肢体康复治疗,给予肢体功能位,给予瘫痪肢体被动活动和主动活动,防止肌肉萎缩、关节变形。

本章小结

本章常见症状是康复治疗过程中最常见的症状,常见症状病因、发病机制为临床评定提供依据,为康复治疗提供保障,常见症状及伴随症状是功能障碍评定的主要依据。学习本章内容时重点是掌握常见症状的定义、病因、临床特征,具备收集症状、根据病因和特征分析判断,进行客观临床评估和功能障碍评估的能力;熟悉常见症状处理原则,具备与患者及患者家属进行交流、沟通,取得患者及患者家属理解和配合的能力。为后续临床课程学习、康复治疗技术操作的学习,临床工作中进行临床评定、功能评定、制订康复计划、执行并修改康复计划打下坚实的基础。

思考题

一、单项选择题

1. 正常人体温(腋测法)为(　　)

A. 36.2 ~ 37 ℃　B. 36 ~ 37 ℃　C. 36.3 ~ 37.5 ℃　D. 36.5 ~ 37.2 ℃　E. 36.5 ~ 37.5 ℃

2. 伤寒的常见热型为(　　)

A. 弛张热　B. 波状热　C. 稽留热　D. 间歇热　E. 不规则热

3. 6 岁男孩,发病第 1 天体温为 37.5 ℃,伴咽痛,未予治疗,第 2 天体温达 41 ℃,伴神志恍惚及抽搐,经输液,抗生素等治疗,第 3 天体温降至 38.2 ℃,其体温变化过程为(　　)

A. 低热→超高热→中等热　B. 中等热→高热→中等热

C. 低热→高热→高热　D. 中等热→超高热→中等热

E. 低热→高热→中等热

4. 发热伴皮肤黏膜出血、淋巴结肿大常见于(　　)

A. 病毒性肝炎　B. 斑疹伤寒　C. 败血症　D. 急性白血病　E. 胆道感染

5. 多形性红斑及玫瑰糠疹易发生于(　　)

A. 春季　B. 夏季　C. 秋季　D. 冬季　E. 春秋季

6. 皮损与皮面相平,无隆起与凹陷,视诊可见但不可触及,直径>3 ~4 cm 的斑称为(　　)

A. 斑片　B. 瘀点　C. 瘀斑　D. 丘疹　E. 斑块

7. 毛细血管破裂后红细胞外渗到真皮内所致,皮损压之不褪色,直径<2 mm 者称为(　　)

A. 斑片　B. 瘀点　C. 瘀斑　D. 丘疹　E. 斑块

8. 表面光滑或粗糙,形状扁平或圆形,质地坚实的局限性、隆起性损害,直径<1 cm 者称为(　　)

A. 斑片　B. 瘀点　C. 瘀斑　D. 丘疹　E. 斑块

9. 紫癜伴广泛性出血如鼻出血、牙龈出血、血尿、黑便等,见于(　　)

A. 过敏性紫癜　B. 血小板减少性紫癜

C. 肝脏疾病　D. 再生障碍性贫血

E. 血友病

10. 紫癜伴有黄疸见于(　　)

A. 过敏性紫癜　B. 血小板减少性紫癜

C. 肝脏疾病　D. 再生障碍性贫血

E. 血友病

11. 自幼有轻伤后出血不止,且有关节肿痛或畸形见于(　　)

A. 过敏性紫癜　B. 血小板减少性紫癜

C. 肝脏疾病　D. 再生障碍性贫血

E. 血友病

12. 下列哪项不引起全身水肿(　　)

A. 右心衰竭　B. 丝虫病　C. 肾病综合征　D. 营养不良　E. 肝硬化

13. 右心衰竭产生水肿的主要因素为下列哪一项内容(　　)

A. 钠与水的潴留　B. 毛细血管滤过压升高

C. 毛细血管通透性增高　D. 血浆胶体渗透压降低

E. 淋巴回流受阻

14. 心源性水肿与肝源性水肿的主要区别是下列哪一项内容(　　)

A. 心源性水肿为对称性　　B. 心源性水肿有腹水
C. 心源性水肿为凹陷性　　D. 心源性水肿常有颈静脉怒张
E. 心源性水肿常有大量蛋白尿

15. 水肿伴肝肿大不见于哪些原因(　　)
A. 肝硬化　B. 心源性　C. 营养不良性　D. 肝癌　E. 特发性水肿

16. 咳嗽与咳痰中，下列哪项是错误的(　　)
A. 咳嗽是一种保护性反射动作　B. 咳嗽亦属一种病理现象
C. 咳嗽控制中枢在延髓　D. 咳痰是一种病态现象
E. 胸膜疾病或心血管疾病不会出现咳嗽

17. 下列哪项可引起金属音调咳嗽(　　)
A. 纵隔肿瘤　B. 声带炎　C. 喉炎　D. 喉结核　E. 喉癌

18. 咳铁锈色痰最常见的疾病是(　　)
A. 肺脓肿　B. 支气管哮喘　C. 大叶性肺炎　D. 慢性支气管炎　E. 慢性咽炎

19. 干性咳嗽常见于下列哪些疾病(　　)
A. 胸膜炎　B. 肺炎　C. 肺结核　D. 支气管扩张　E. 二尖瓣狭窄

20. 引起咯血最常见的病因是(　　)
A. 慢性支气管炎　B. 肺脓肿　C. 肺炎　D. 肺癌　E. 肺结核

21. 每天咯血量为多少时属于大量咯血(　　)
A. >100 mL　B. >500 mL　C. >100～500 mL　D. >300 mL　E. <100 mL

22. 能鉴别呕血与咯血的是(　　)
A. 出血的量　B. 是否经口腔排出
C. 排出物时的快慢　D. 排出物的酸碱度
E. 有无休克的表现

23. 下列哪项可导致吸气性呼吸困难(　　)
A. 急性喉炎　B. 喘息性慢性支气管炎
C. 支气管哮喘　D. 慢性阻塞性肺气肿
E. 左心功能不全

24. 伴三凹征的呼吸困难，出现于下列哪种情况(　　)
A. 呼气性呼吸困难　B. 吸气性呼吸困难
C. 癔症　D. 中毒所致呼吸困难
E. 重度贫血所致呼吸困难

25. 混合性呼吸困难最常见于(　　)
A. 肺炎　B. 胸膜炎　C. 大叶性肺炎　D. 肺气肿　E. 胸腔积液

26. 下列引起胸痛的原因，其中哪项不是胸壁疾病(　　)
A. 带状疱疹　B. 肋间神经炎
C. 肋骨骨折　D. 胸膜肿瘤
E. 非化脓性肋软骨炎

27. 胸痛位于前下胸膜，咳嗽或深呼吸时加重，常见于(　　)
A. 结核性胸膜炎　B. 心绞痛
C. 肺癌胸膜转移　D. 食管癌
E. 慢性支气管炎

28. 胸痛并向左肩左前臂放射，最可能的诊断是(　　)

A. 急性心包炎　B. 纵隔疾病　C. 急性胸膜炎　D. 心绞痛　E. 食管炎

29. 带状疱疹的胸痛常是(　　)

A. 撕裂痛　B. 压榨痛　C. 闷痛　D. 刀割样痛　E. 绞痛

30. 下列胸痛的描述中,哪一项不正确(　　)

A. 带状疱疹呈刀割样痛或灼痛　B. 心绞痛呈压榨样痛

C. 自发性气胸疼痛剧烈　D. 胸膜炎时胸痛可随咳嗽而加剧

E. 心肌梗死时胸痛可服用硝酸甘油而缓解

31. 心悸时下列哪项正确(　　)

A. 心悸可以是低血糖突出特征

B. 心悸伴发甲状腺功能低下比伴甲状腺功能亢进更常见

C. 二尖瓣狭窄的病人突然呼吸困难加重,通常是由于心律失常引起

D. 青年男子不规则的心悸常由室上性心动过速引起

E. 伴有头痛、出汗及高血压考虑为去甲肾上腺分泌肿瘤

32. 心悸伴晕厥或抽搐最常见于(　　)

A. Ⅰ度窦房传导阻滞

B. 心室颤动或阵发性室性心动过速、病态窦房结综合征

C. 甲状腺功能亢进

D. 心脏神经官能症

E. 急性失血

33. 呕吐伴上腹痛、发热、黄疸可见于(　　)

A. 急性胃炎　B. 急性肾炎　C. 急性腹膜炎　D. 急性胆囊炎　E. 急性胰腺炎

34. 呕吐伴眩晕、眼球震颤可见于(　　)

A. 脑震荡　B. 脑溢血　C. 脑梗死　D. 前庭器官疾病　E. 眼病

35. 呕吐物多且有粪臭味者多见于(　　)

A. 幽门梗阻　B. 十二指肠淤积症

C. 小肠梗阻　D. 胃潴留

E. 胃癌

36. 呕吐伴中上腹节律性疼痛、泛酸,常见于(　　)

A. 慢性胆囊炎　B. 消化性溃疡　C. 脑膜炎　D. 迷路炎　E. 腹膜炎

37. 剧烈呕吐后继而呕血,应警惕(　　)

A. 急性胃炎　B. 消化性溃疡

C. 急性胃黏膜病变　D. 食管静脉曲张破裂

E. 食管贲门黏膜撕裂伤

38. 关于腹痛部位,下列叙述哪项正确(　　)

A. 胃十二指肠痛多在脐周　B. 小肠疾病疼痛多在右上腹

C. 胆囊炎疼痛多在左上腹　D. 急性阑尾炎疼痛在右下腹 McBurney 点

E. 肝脓肿疼痛多在中下腹

39. 下列哪种疾病在左侧卧位时腹痛可以减轻(　　)

A. 急性肠胃炎　B. 胰腺癌　C. 急性胆囊炎　D. 胃黏膜脱垂　E. 慢性阑尾炎

40. 十二指肠球部溃疡的疼痛特点是(　　)

A. 进食—疼痛—缓解　B. 上腹部间歇性疼痛

C. 上腹部持续性疼痛　D. 疼痛—进食—缓解

E. 无一定规律性

41. 上腹痛伴寒战高热，最常见的原因是（　　）

A. 胆总管结石　B. 输尿管结石　C. 急性化脓性胆管炎　D. 急性阑尾炎　E. 急性胰腺炎

42. 男，19 岁，突发脐周疼痛，呈进行性加重并逐渐转至右下腹，伴恶心呕吐，右下腹局部压痛。最可能是（　　）

A. 急性阑尾炎　B. 急性胆囊炎　C. 急性胃穿孔　D. 胆道蛔虫病　E. 胆结石

43. 阵发性剑突下钻顶样疼痛是哪种疾病的典型表现（　　）

A. 肠蛔虫症　B. 胆石症　C. 急性病毒性肝炎　D. 胆道蛔虫病　E. 胆囊炎

44. 关于呕血，下列哪项不正确（　　）

A. 病因最多见于消化性溃疡　B. 出血方式为呕出　C. 血中混有食物残渣、胃液　D. 酸碱反应为碱性　E. 呕血前有上腹部不适、恶心、呕吐

45. 呕血是指（　　）

A. 十二指肠悬韧带以上的消化器官　B. 幽门以上的器官　C. 十二指肠以上的消化器官　D. 小肠以上的消化器官　E. 结肠以上的消化器官

46. 内脏性腹痛的特点是（　　）

A. 疼痛感觉模糊　B. 疼痛的部位明确　C. 疼痛持续时间长　D. 疼痛程度剧烈　E. 疼痛可随体位改变而加重

47. 黏液脓血便伴里急后重可见于（　　）

A. 消化性溃疡　B. 急性细菌性痢疾　C. 肠结核　D. 小肠血管畸形　E. 结肠癌

48. 黑便并蜘蛛痣和肝掌可见于（　　）

A. 直肠癌　B. 胃癌　C. 溃疡性结肠炎　D. 门脉高压胃病　E. 胆管癌

49. 女性，45 岁，排便疼痛伴鲜红色血便 3 d，出血最可能来自（　　）

A. 胃　B. 直肠　C. 空肠　D. 降结肠　E. 十二指肠

50. 慢性腹泻是指病程超过（　　）

A. 2 周　B. 3 周　C. 4 周　D. 2 个月　E. 3 个月

51. 下列哪种疾病所致腹泻可伴重度脱水（　　）

A. 霍乱　B. 溃疡性结肠炎　C. 肠结核　D. 慢性细菌性痢疾　E. 吸收不良综合征

52. 下列哪项提示阿米巴痢疾（　　）

A. 柏油样便　B. 果酱样粪便　C. 黏液脓血便　D. 洗肉水样粪便　E. 黏液便，无病理成分

53. 哪种疾病所致的腹泻不属于渗出性腹泻（　　）

A. 肠结核　B. Crohn 病　C. 胃泌素瘤　D. 细菌性痢疾　E. 溃疡

54. 小肠大部切除导致的腹泻属于哪种腹泻(　　)

A. 高渗性腹泻　　B. 分泌性腹泻

C. 渗出性腹泻　　D. 吸收不良性腹泻

E. 动力性腹泻

55. 下列哪项为渗透性腹泻(　　)

A. 霍乱　　B. 甲状腺功能亢进

C. 口服甘露醇　　D. 胃泌素瘤

E. 肠梗阻

56. 血清碱性磷酸酶明显升高,可见于哪种黄疸(　　)

A. 肝细胞性黄疸　　B. Dubin Johnson 综合征引起的黄疸

C. Gibert 综合征引起的黄疸　　D. 溶血性黄疸

E. 阻塞性黄疸

57. 出现肉眼可见的黄疸,血液中胆红素浓度应是(　　)

A. >1.7 μmol/L　　B. >17.1 μmol/L

C. >34.2 μmol/L　　D. >68 μmol/L

E. >136 μmol/L

58. 引起黄疸的疾病中,下列哪项不是后天获得性溶血性黄疸(　　)

A. 自身免疫性溶血性贫血　　B. 海洋性贫血

C. 伯氨喹啉引起的溶血　　D. 新生儿溶血

E. 蛇毒引起的贫血

59. 全身黄疸,粪便呈白陶土色,可见于(　　)

A. 胰头癌　　B. 溶血性贫血　　C. 钩端螺旋体病　　D. 肝硬化　　E. 重症肝炎

60. 下列哪项有助于鉴别肝细胞性黄疸和胆汁瘀积性黄疸(　　)

A. 尿胆原定性和定量检查　　B. 有无血红蛋白尿

C. 血中结合胆红素增高　　D. 皮肤黏膜颜色

E. 尿胆红素阳性

61. 多尿伴多饮、多食和体重减轻,首先应考虑(　　)

A. 泌尿系结石　　B. 原发性醛固酮增多症

C. 尿崩症　　D. 糖尿病

E. 膀胱癌

62. 膀胱刺激征伴寒战、高热、腰痛,首先应考虑(　　)

A. 尿毒症　　B. 急性肾炎　　C. 急性膀胱炎　　D. 急性肾盂肾炎　　E. 慢性肾炎

63. 40 岁以上无痛性血尿多见于(　　)

A. 膀胱炎　　B. 肾肿瘤　　C. 膀胱癌　　D. 前列腺增生症

E. 神经源性膀胱

64. 血尿伴排尿时痛、尿流突然中断或排尿困难见于(　　)

A. 肾结石　　B. 膀胱结石　　C. 前列腺炎　　D. 肾炎　　E. 肾盂肾炎

65. 有关晨僵的叙述,下列哪项不正确(　　)

A. 晨僵是关节部位静置一段时间后出现僵硬的感觉

B. 晨僵仅会出现在早晨

C. 晨僵是诊断类风湿关节炎的指标之一

D. 晨僵是判断疾病活动性的重要指标

E. 晨僵是判断治疗效果的指标之一

66. 常伴视觉先兆的头痛是(　　)

A. 高颅压头痛　B. 紧张性头痛　C. 偏头痛　D. 血管性头痛　E. 腰穿后头痛

67. 诊断浅昏迷最具有价值的体征是(　　)

A. 对呼叫无反应　B. 对疼痛刺激无反应
C. 眼球浮动　D. 角膜反射消失
E. Babinski 征(+)

68. 意识障碍伴瞳孔散大可见于(　　)

A. 颠茄类中毒　B. 吗啡类中毒　C. 巴比妥类中毒　D. 有机磷农药中毒
E. 毒蕈类中毒

69. 意识障碍伴瞳孔缩小可见于(　　)

A. 颠茄类中毒　B. 有机磷农药中毒
C. 酒精中毒　D. 氰化物中毒
E. 癫痫

70. 先发热后有意识障碍多见于下列哪种疾病(　　)

A. 重症肺炎　B. 脑出血
C. 蛛网膜下腔出血　D. 大面积脑梗死
E. 巴比妥类药物中毒

71. 下列意识障碍,除哪一项外,均为兴奋性降低的表现(　　)

A. 嗜睡　B. 意识模糊　C. 昏睡　D. 昏迷　E. 谵妄

72. 痉挛性截瘫步态又称(　　)

A. 跨阈步态　B. 醉汉步态　C. 慌张步态　D. 画圈样步态　E. 剪刀样步态

73. 帕森病患者常见步态为(　　)

A. 偏瘫步态　B. 剪刀步态　C. 共济失调步态　D. 慌张步态　E. 摇摆步态

74. 椎体束损害最具特征的体征是(　　)

A. 瘫痪　B. 肌萎缩　C. 腱反射亢进　D. Babinski 征(+)　E. 肌张力增高

75. 偏身投掷运动的损害部位是(　　)

A. 同侧丘脑　B. 同侧丘脑底核
C. 对侧丘脑　D. 对侧丘脑底核
E. 对侧壳核

76. 写字越来越大常见于下列哪种疾病(　　)

A. 大脑半球病变　B. 前庭系统病变
C. 小脑病变　D. 脊髓病变
E. 锥体外系病变

77. 经皮质感觉性失语,其病变部位在(　　)

A. 左侧大脑半球　B. 右侧大脑半球　C. 主侧(优势)半球额下回后部
D. 角回　E. 优势侧半球颞、顶叶分水岭区

二、简答题

1. 发热后物理降温法有哪些？降温操作方法是什么？
2. 简述皮肤黏膜出血的临床表现及特点。
3. 简述维持血管内液体与组织间隙组织液平衡的主要因素。
4. 简述咳嗽的时间规律与疾病的关系。

5. 简述痰的性状和痰量与疾病的关系。
6. 简述肺源性呼吸困难分类及临床表现特点。
7. 简述胸痛性质与疾病的关系。
8. 简述腹泻与腹痛的关系。
9. 简述排便的生理活动。
10. 简述黄疸的病因分类。
11. 简述功能性排尿困难的病因及发生机制。
12. 简述脊椎病变引起腰背痛的临床症状特点。
13. 简述脊神经根病变引起腰背痛的临床症状特点。
14. 简述关节痛的临床症状特点。
15. 简述头痛的程度与性质特征。
16. 简述意识障碍的临床症状特点。
17. 简述外侧裂周围失语综合征临床症状特点。
18. 简述观念运动性失用的临床症状特点。
19. 简述偏瘫的分类及病因。

（张华锴）

第二章 临床思维与诊断

★教学目标

1. 掌握:问诊内容、方法和技巧。
2. 熟悉:疾病诊断步骤和临床思维方法。
3. 了解:临床诊断基本原则和内容。
4. 具备问诊内容搜集整理及临床初步诊断的能力。

第一节　问诊

一、问诊的重要性与医德要求

(一)问诊的重要性

问诊是病史采集的主要手段,是医务工作者通过对患者及患者家属进行全面、系统、详尽的询问,从而获得病史资料,经过综合分析而做出临床判断的一种方法。病史的完整性和准确性对疾病的诊断和治疗有很大的影响,因此问诊是每个医务工作者必须掌握的基本技能。

通过问诊可以了解疾病的发生、发展、诊断、治疗经过,了解既往健康状况和曾患疾病的情况,为进行体格检查和实验室检查提供最重要的基本资料,对诊断具有极其重要的意义。有丰富经验的医务工作者通过问诊就可以对某些疾病的患者做出准确的诊断。实际上,在临床工作中有些疾病的诊断仅通过问诊即可基本确定,如癫痫、脑卒中、上呼吸道感染、气管炎、心绞痛、胆道蛔虫病等。相反,忽视问诊,必然使病史资料残缺不全,病情了解不够详细、不够准确,往往造成漏诊或误诊。对病情复杂而又缺乏典型症状和体征的病例,深入、细致的问诊就更为重要。

病史采集是医务工作者诊治疾病的第一步,其重要性还在于它是医患沟通、建立良好医患关系的最重要时机。正确的方法和恰当的问诊技巧,使患者感到亲切、可信,有信心与医务工作者合作,对诊治疾病十分重要。问诊,除收集患者的病史资料用于诊断和治疗外,还有其他功能,如教育患者,向患者提供信息,有时候甚至交流本身也具有治疗作用。医学生从接触患者开始,就必须认真学习和领会与患者交流的内容和技巧。交流与沟通技能是现代医务工作者重要的素质特征。

(二)问诊的医德要求

医德是一种职业道德,涵盖的内容很多。问诊是医患沟通的第一步,医患交流中涉及很多方面的问题,如医务工作者会接触到患者疾病、生活、工作等方面的大量资料,包括一些他/她对任何人都不愿意讲的隐私。在问诊中必须注意以下医德要求。

1. 严肃认真　认真才能给患者以信心,才能保证患者的密切配合,才能以科学的方式收集到完整、准确的病史资料。

2. 尊重隐私　问诊是个非常严肃的医疗行为,对患者提供的任何情况只能作为解决患者疾苦的科学依据,而绝不作他用。

3. 对患者一视同仁　不能因为患者的经济状况、社会地位、文化程度、家庭背景、性别、年龄、种族等不同而采用不同的态度和言行。对经济困难的患者，还应给予更多的关怀，对其处境给予更多的理解。对残疾人，绝不能有歧视的言行。老年人和儿童有时不能像普通成人一样流畅地提供病史，不能很好地理解医务工作者的提问，应给予特别的关心。

4. 对同行不随意评价　不在患者面前诋毁其他医务工作者。病史采集过程中，患者会诉说其过去诊疗经过，会对过去医务工作者的诊断和(或)治疗提出质疑，甚至表达其不满和愤怒。医务工作者不能随意对此作评价，不能指责其他医务工作者。

5. 患者教育和健康指导　利用与患者交流的机会对患者及其家属进行教育和指导，包括有关疾病的知识及如何多方共同承担起维护健康、促进康复的责任。医务工作者重诊疗，也重预防。对患者进行健康教育是医务工作者对社会、对大众的义务和责任，也是问诊的医德要求之一。

二、问诊的内容

问诊的内容即住院病历所要求的内容，按一定顺序询问病史才能取得完整的资料。问诊的内容包括以下几个方面。

1. 一般项目　包括姓名、性别、年龄、籍贯、出生地、民族、婚姻、职业、联系方式、工作单位、家庭住址、入院日期、记录日期、病史陈述者及可靠程度等。若病史陈述者不是本人，则应注明与患者的关系。记录年龄时应填写具体年龄，不能用“儿”或“成”代替，因年龄本身也具有诊断参考意义。为避免问诊初始过于生硬，可将某些一般项目的内容如职业、婚姻等放在个人史中询问。

2. 主诉　是患者感受最主要的痛苦或最明显的症状或(和)体征，也是本次就诊最主要的原因，包括一个或数个主要症状或体征及持续时间，如“咽痛、高热 2 d”。确切的主诉可初步反映病情轻重与缓急，并提供对某系统疾患的诊断线索。主诉应简明扼要，突出疾病的主要问题，注明自症状或体征发生到就诊的时间，如“下腹痛、腹泻 2 d”。若主诉包括前后不同时间出现的几个症状，则按其发生的先后顺序排列，如“活动后心慌气短 2 年，加重伴双下肢水肿 5 d”。对病程长、病情复杂、主要症状不突出的病例，医务工作者需要根据其病史中主要的症状或就诊的主要原因加以归纳整理记录。记录主诉不能是医务工作者对患者的诊断用语，如“患糖尿病 1 年”或“心脏病 2 年”。对当前无症状，诊断资料和入院目的又十分明确的患者，也可以用以下方式记录主诉，如“患白血病 3 年，经检验复发 2 d”“超声检查发现胆囊结石 1 d”。

3. 现病史　是病史的主体部分，是现在所患疾病的全过程，即发生、发展、演变和诊治经过。可按以下的内容和顺序询问。

(1)起病情况与患病时间　每种疾病的起病或发作都有各自的特点，详细询问起病情况对诊断疾病具有重要的鉴别作用。有的疾病起病急骤，如脑栓塞、心绞痛和急性胃肠穿孔等；有的疾病则起病缓慢，如肿瘤、慢性阻塞性肺疾病、风湿性心瓣膜病等。疾病的起病常与某些因素有关，如脑血栓形成常发生于睡眠时，脑出血、高血压危象常发生于激动或紧张状态时。患病时间是指从起病到就诊或入院的时间，如先后出现几个症状则需追溯到首发症状的时间，并按时间顺序询问整个病史后分别记录，如心悸 3 个月，反复夜间呼吸困难 2 周，双下肢水肿 4 d。从以上症状及其发生的时间顺序可以看出，心脏病患者逐渐出现心力衰竭的发展过程。时间长短可按数年、数月、数日计算，发病急骤者可按时、分钟为计时单位计算。

(2)主要症状的特点　包括主要症状出现的部位、性质、持续时间和程度，缓解或加剧的因素，了解这些特点对判断疾病所在的系统或器官以及病变的部位、范围和性质有很大帮助。如上腹部痛多为胃、十二指肠或胰腺的疾病；右下腹急性腹痛则多为阑尾炎，若为女性还应考虑卵巢或输卵管疾病；全腹痛则提示病变广泛或腹膜受累。对症状的性质也应做有鉴别意义的询问，如灼痛、绞痛、胀痛、隐痛及症状为持续性或阵发性，发作及缓解的时间等。以消化性溃疡为例，其主要症状的特点为上腹部疼痛，可持续数日或数周，在几年之中可以表现为时而发作时而缓解，呈周期性发作或有一定季节性发病等特点。

(3)病因与诱因　尽可能了解与本次发病有关的病因(如外伤、中毒、感染等)和诱因(如气候变化、环境改变、情绪、起居饮食失调等)，有助于明确诊断与拟定治疗措施。患者对直接或近期的病因容易提出，当病因比较复杂或病程较长时，患者往往记不清、说不清，或者提出一些似是而非或自以为是的因素，这时医务工作者应进行科学的归纳和分析，不可不假思索地进行记录。

(4)病情的发展与演变　包括患病过程中主要症状的变化或新症状的出现。如肺结核合并肺气肿的患者，在咳嗽、乏力、轻度呼吸困难的基础上，突然感到剧烈的胸痛和严重的呼吸困难，应考虑自发性气胸的可能。如有心绞痛史的患者本次发作疼痛加重且持续时间较长时，则应考虑急性心肌梗死的可能。如肝硬化患者出现性格、情绪和行为异常等新症状，可能是早期肝性脑病的表现。

(5)伴随病状　在主要症状的基础上出现其他症状即是伴随症状。伴随症状是鉴别诊断的依据，或提示出现并发症。如腹泻可能为多种病因的共同症状，单凭这一症状难以诊断为某病，若问明伴随症状则诊断方向会比较明朗。如腹泻伴呕吐，则可能为饮食不洁或误食毒物引起的急性胃肠炎；腹泻伴里急后重，结合季节和进餐情况可以考虑细菌性痢疾。反之，按一般规律在某一疾病应该出现的伴随症状而实际上没有出现时，也应将其记录于现病史中以备进一步观察，或作为诊断和鉴别诊断的重要参考资料，这种没有出现的临床症状称为阴性症状。一份好的病史不应放过任何一个主要症状之外的伴随症状或阴性症状，因为它们在明确诊断时会起到很重要的作用。

(6)诊治经过　患者于本次就诊前已经接受过其他医疗单位诊治时，则应询问已经接受过什么诊断措施及其结果；若已进行治疗则应问明使用过的药物名称、剂量、时间和疗效，为本次诊治提供参考。但不可以用既往的诊断代替自己的诊断。

(7)病程中的一般情况　在现病史的最后应记录患者患病后的精神、体力状态，食欲及食量改变，睡眠与大小便情况等。这部分内容对全面评估患者病情的轻重和预后以及采取什么辅助治疗措施十分有用，有时对鉴别诊断能提供重要的参考资料。

4. 既往史　包括患者既往的健康状况和过去曾经患过的疾病(包括各种传染病)、外伤手术、输血、过敏等，特别是与目前所患疾病有密切关系的情况。例如对肝大的患者，应了解过去是否有过黄疸；对慢性冠状动脉粥样硬化性心脏病和脑血管意外的患者应询问过去是否有过高血压病。在记述既往史时应注意不要和现病史发生混淆，如目前所患胃炎则不应把数年前也患过胃炎的情况写现病史。此外，对居住或生活地区的主要传染病和地方病史，外伤、手术史，预防接种史，以及对药物、食物和其他接触物的过敏史等，也应记录于既往史中。记录顺序一般按年月的先后排列。

5. 系统回顾　由很长的一系列直接提问组成，用以作为最后一遍搜集病史资料，避免问诊过程中患者或医师所忽略或遗漏的内容。它可以帮助医师在短时间内简明扼要地了解患者除现在所患疾病以外的其他各系统是否发生目前尚存在或已痊愈的疾病，以及这些疾病与本次疾病之间是否存在着因果关系。主要情况应分别记录在现病史或既往史中。系统回顾涉及的临床疾病很多，医学生在学习采集病史之前，必须对各系统可能出现的症状和体征的病理生理意义有比较清晰的理解。实际应用时，可在每个系统询问 2 ~4 个症状，如有阳性结果，再全面深入地询问该系统的症状；如为阴性，一般说来可以过渡到下一个系统。在针对具体患者时，可以根据情况变通调整一些内容。

(1)呼吸系统　咳嗽的性质、程度、频率与气候变化及体位改变的关系。咳痰的颜色、黏稠度等。咯血的性状、颜色等。呼吸困难的性质、程度和出现的时间。胸痛的部位、性质以及与呼吸、咳嗽的关系，有无发冷、发热、盗汗等。

(2)循环系统　心悸发生的时间与诱因，心前区疼痛的性质、程度以及出现和持续的时间，有无放射,引起疼痛发作的诱因。呼吸困难出现的诱因和程度,发作时与体力活动和体位的关系。有无咳嗽等。水肿出现的部位和时间;有无腹水、肝区疼痛、头痛、头晕等。有无风湿热、心脏疾病、高血压病、动脉硬化等病史。女性者应询问妊娠、分娩时有无高血压和心功能不全的情况。

(3)消化系统 有无腹痛、腹泻、食欲改变、嗳气、反酸、腹胀等疾病及其出现的缓急、程度、持续的时间等情况。上述症状与食物种类、性质的关系及有无精神因素的影响。呕吐的诱因、次数;呕吐物的内容、量、颜色及气味。腹痛的部位、程度、性质和持续时间,有无规律性,是否向其他部位放射,与饮食、气候及精神因素的关系,按压时疼痛减轻或加重。排便次数,粪便颜色、性状、量等。排便时有无腹痛和里急后重,有无发热。体力、体重的改变。

(4)泌尿系统 有无尿痛、尿急、尿频和排尿困难;尿量和夜尿量多少,尿的颜色(洗肉水样或酱油色)、清浊度,有无尿潴留及尿失禁等。有无腹痛,疼痛的部位,有无放射痛。有无咽炎、高血压、水肿、出血等。

(5)造血系统 皮肤黏膜有无苍白、黄染、出血点、血肿及淋巴结肿大、骨骼痛等。有无乏力、头晕、眼花、耳鸣、烦躁、记忆力减退、心悸、舌痛、恶心。营养、消化和吸收情况。

(6)内分泌系统及代谢 有无怕热、多汗、乏力、头痛、视力障碍、心悸、食欲异常、多尿、水肿等;有无肌肉震颤及痉挛。性格、智力、体格、性器官的发育,骨骼、甲状腺、体重、皮肤、毛发的改变。有无产后大出血。

(7)神经精神系统 有无头痛、失眠、嗜睡、记忆力减退、意识障碍、晕厥、瘫痪、视力障碍、感觉及运动异常、性格改变、感觉与定向障碍。如疑有精神状态改变,还应了解情绪状态、思维过程、智能、能力、自知力等。

(8)肌肉骨骼系统 有无肢体肌肉麻木、疼痛、痉挛、萎缩等。有无关节肿痛、运动障碍、外伤、骨折、关节脱位、先天畸形等。

6. 个人史

(1)社会经历 包括出生地、居住地区和居留时间(尤其是疫源地和地方病流行区)、受教育程度、经济生活和业余爱好等。不同传染病有不同潜伏期,应根据考虑的疾病,询问过去某段时间是否去过疫源地。

(2)职业及工作条件 包括工种、劳动环境、对工业毒物的接触情况及时间。

(3)习惯与嗜好 起居与卫生习惯、饮食的规律与质量。烟酒嗜好时间与摄入量,以及其他异物和麻醉药品等。

(4)有无治游史 是否患过淋病性尿道炎、尖锐湿疣、下疳等。

7. 婚姻史 包括未婚或已婚结婚年龄、配偶健康状况、夫妻关系等。

8. 月经史与生育史 包括月经初潮的年龄、月经周期和经期天数,经血的量和颜色,经期症状,有无痛经与白带,末次月经日期,闭经日期,绝经年岭。记录格式如下:

初潮年龄:行经期(天)末次月经时间(LMP)或绝经年龄

月经周期(天)

妊娠与生育次数,人工或自然流产的次数,有无死产、手术产、围生期感染、计划生育等。对男性患者应询问是否患过影响生育的疾病。

9. 家族史 包括询问双亲与兄弟、姐妹及子女的健康与疾病情况,特别应询问是否有与患者同样的疾病,有无与遗传有关的疾病,如血友病、白化病、家族性甲状腺功能减退症、糖尿病、精神病等。对已死亡的直系亲属要问明死因与年龄。某些遗传性疾病还涉及父母双方亲属,也应了解。

三、问诊的方法与技巧

问诊的方法和技巧与获取病史资料的数量及质量有密切的关系,涉及一般交流技能、资料收集、医患关系、医学知识、仪表礼节，以及提供咨询和教育患者等多个方面。在不同的临床情景，要根据情况采用相应的方法和某些技巧。

1. 问诊开始，由于对医疗环境的生疏和对疾病的恐惧等，患者就诊前常有紧张情绪。医务工作者应主动创造一种宽松和谐的环境以解除患者不安情绪。注意保护患者隐私，最好不要当着陌生人开始问诊。如果患者要求家属在场，医务工作者可以同意。一般从礼节性的交谈开始，可先做自我介绍（佩戴胸牌是一种自我介绍的方式），讲明自己的职责。使用恰当的言语或肢体语言，尽己所能，为患者解除病痛和满足患者要求。这样的举措会有助于建立良好的医患关系，缩短医患之间的距离，改善互不了解的生疏局面，使病史采集能顺利地进行。

2. 尽可能让患者充分地陈述和强调他认为重要的情况和感受。只有在患者的陈述离病情太远时，才需要根据陈述的主要线索灵活地把话题转回，切不可生硬地打断患者的陈述，甚至用医务工作者自己主观的推测去取代患者的亲身感受。因为只有患者的亲身感受和病情变化的实际过程才能为诊断提供客观的依据。

3. 追溯首发症状开始的确切时间，直至目前的演变过程。如有几个症状同时出现，必须确定其先后顺序。虽然收集资料时不必严格地按症状出现先后询问，但所获得的资料应按时间顺序写出主诉和现病史。如，一名 56 岁男性患者，间断性胸骨后疼痛 2 年，复发并加重 2 h 就诊。2 年前，患者首次活动后发生胸痛，于几分钟后消失。1 年前，胸痛发作频繁，诊断为心绞痛，口服尼群地平 10 mg 每日 3 次，治疗后疼痛消失。患者继续服药至今。2 h 前患者胸骨后疼痛再发，1 h 前伴出汗、头晕和心悸，胸痛放射至左肩部。如此收集的资料能准确反映疾病的时间发展过程。

4. 在问诊的两个项目之间使用过渡语言，即向患者说明将要讨论的新话题及其理由，使患者不会困惑你为什么要改变话题以及为什么要询问这些情况。如过渡到家族史之前可说明有些疾病有遗传倾向或在一个家庭中更容易患病，因此我们需要了解这些情况。过渡到系统回顾前，说明除已经谈到的内容外，还需了解全身各系统情况，然后开始系统回顾。

5. 根据具体情况采用不同类型的询问。一般性询问（开放式询问），常用于问诊开始，可获得某一方面的大量资料，让患者像讲故事一样叙述他的病情。这种询问应该在现病史、既往史、个人史等每一部分开始时使用。如，“你今天来，有哪里不舒服？”待获得一些信息后，再着重询问一些重点问题。直接询问，用于收集一些特定的有关细节。如，“扁桃体切除时您多少岁？”“您何时开始腹痛的呢？”获得的信息更有针对性。另一种直接选择询问，要求患者回答“是”或“不是”，或者对提供的选择做出回答，如，“您曾有过严重的头痛吗？”“您的疼痛是锐痛还是钝痛？”为了系统有效地获得准确的资料，医务工作者应遵循从一般询问到直接询问的原则。

不正确的询问可能得到错误的信息或遗漏有关的资料。以下各种询问应避免。诱导性询问或暗示性询问，在措辞上已暗示了期望的答案，使患者易于默认或附和医务工作者的诱问，如，“您的胸痛放射至左手，对吗？”“用这种药物后病情好多了，对吧？”

责难性询问，常使患者产生防御心理，如，“您为什么吃那样的食物呢？”如医务工作者确实要求患者回答此为什么，则应先说明提出该问题的原因，否则在患者看来很可能是一种责难。另一种不恰当的是连续询问，即连续提出一系列问题，可能造成患者对要回答的问题混淆不清，如，“饭后痛得怎么样？和饭前不同吗？是锐痛，还是钝痛？”

6. 询问时要注意系统性和目的性。杂乱无章的重复提问会降低患者对医务工作者的信心和期望。如，在收集现病史时已获悉患者的一个姐姐和一个弟弟也有类似的头痛，若再问患者有无兄弟姐妹，则表明询问者未注意倾听。有时为了核实资料，同样的问题需多问几次，但应说明。如，“你已告诉我，你大便有血，这是很重要的资料，请再给我详讲一下你大便的情况。”有时用反问及解释等技巧，可以避免不必要的重复提问。

7. 询问病史的每一部分结束时进行归纳小结，可达到以下目的：①唤起医务工作者自己的记忆和理顺思路,以免忘记要问的问题;②让患者知道医务工作者如何理解他的病史;③提供机会核实患者所述病情。对现病史进行小结常常显得特别重要。小结家族史时,只需要简短地概括,特别是阴性或不复杂的阳性家族史。小结系统回顾时,最好只小结阳性发现。

8. 避免医学术语。在选择问诊的用语和判断患者的叙述时应注意,不同文化背景的患者对各种医学词汇的理解有较大的差异。与患者交谈,必须用常人易懂的词语代替难懂的医学术语。不要因为患者有时用了一两个医学术语,就以为他有较高的医学知识水平。如,有的患者曾因耳疾而听说并使用"中耳炎"这个词,但实际上患者很可能并不清楚"中耳炎"的含义,甚至连中耳在哪里可能都不知道。由于患者一般不愿承认他不懂医务工作者的提问,使用术语就可能引起误解。有时,询问者应对难懂的术语作适当的解释后再使用,如,"你是否有过血尿?"应换句话说"有没有尿色变红的情况?"

9. 为了收集到尽可能准确的病史,有时医务工作者要引证核实患者提供的信息。如,患者用了诊断术语,医务工作者应通过询问当时的症状和检查等以核实资料是否可靠。如,患者:"5 年前我患了肺结核。"医务工作者:"当时做过胸部 X 射线检查吗?"患者:"做过。"医务工作者:"经过抗结核治疗吗?"患者:"是,服药治疗。"医务工作者:"知道药名吗?"又如,患者:"我对青霉素过敏。"则应追问:"你怎么知道你过敏?"或问:"是青霉素皮试阳性或你用青霉素时有什么反应?"经常需要核实的资料还有呕血量、体重变化情况、大便和小便量,重要药物如糖皮质激素、抗结核药物和精神药物的使用,饮酒史、吸烟史,以及过敏史等。

10. 仪表、礼节和友善的举止,有助于发展与患者的和谐关系,使患者感到温暖亲切,获得患者的信任,甚至能使患者讲出原想隐瞒的敏感事情。适当的时候应微笑或赞许地点头示意。问诊时记录要尽量简单、快速,不要只埋头记录,不顾与患者必要的视线接触。交谈时采取前倾姿势以表示正注意倾听。另外,当患者谈及他的性生活等敏感问题时,询问者可用两臂交叉等姿势,显示出能接受和理解他问题的身体语言。其他友好的举止还包括语音、语调、面部表情和不偏不倚的言语,以及一些鼓励患者继续谈话的短语,如"我明白""接着讲""说得更详细些"。

11. 恰当地运用一些评价、赞扬与鼓励语言,可促使患者与医务工作者的合作,使患者受到鼓舞而积极提供信息。如,"可以理解""那你一定很不容易"。一些通俗的赞扬语,如"你已经戒烟了?有毅力"。或"你能每月做一次乳房的自我检查,这很好"。但对有精神障碍的患者,不可随便用赞扬或鼓励的语言。

12. 询问患者的经济情况,关心患者有无来自家庭和工作单位经济和精神上的支持。医务工作者针对不同情况作恰当的解释可使患者增加对医务工作者的信任。有时应鼓励患者设法寻找经济和精神上的支持和帮助及介绍一些能帮助患者的个人或团体。

13. 医务工作者应明白患者的期望,了解患者就诊的确切目的和要求。有时患者被询问病情时一直处于被动的局面,实际上他可能还有其他目的,如咨询某些医学问题、因长期用药需要与医务工作者建立长期关系等。在某些情况下,咨询和教育患者是治疗成功的关键,甚至本身就是治疗的目标。医务工作者应判断患者最感兴趣的、想要知道的、每一次可理解的信息量,从而为他提供适当的信息或指导。

14. 许多情况下,患者答非所问或依从性差,其实是因为患者没有理解医务工作者的意思。可巧妙而仔细地运用各种方法检查患者的理解程度。询问者可要求患者重复所讲的内容,或提出一种假设的情况,看患者能否做出适当的反应。如患者没有完全理解或理解有误,应予及时纠正。

15. 如患者问到一些问题,医务工作者不清楚或不懂时,不能随便应付、不懂装懂,甚至乱解释,也不要简单回答三个字"不知道"。如知道部分答案或相关信息,医务工作者可以说明,并提供自己知道的情况供患者参考。对不懂的问题,可以回答自己以后去查书、请教他人后再回答,或请患者向某人咨询,或建议去何处能解决这一问题。

16. 问诊结束时，应谢谢患者的合作，告知患者或体语暗示医患合作的重要性，说明下一步对患者的要求、接下来做什么、下次就诊时间或随访计划等。

必须指出，只有理论学习结合实际反复训练，才能较好地掌握问诊的方法与技巧。如像人类交往与交流的其他形式一样，不可能有机械的、一成不变的问诊模式和方法，应机敏地关注具体情况灵活把握。初学者有时思维紊乱、语涩词穷，难以提出恰当的问题，问诊进展不够顺利，应不断总结经验，吸取教训。必要时可以反问自己：患者此时是否特别难受？患者是否不能表达？有无语言障碍？患者是否被疾病吓倒？医务工作者自己是否太紧张？自己的言行是否影响了医患关系？患者对自己的信任度是否不够？努力去发现影响问诊的原因，予以解决，才能不断提高问诊水平。

四、重点问诊的方法

重点病史采集是指针对就诊的最主要或“单个”问题（现病史）来问诊，并收集除现病史外的其他病史部分中与该问题密切相关的资料。采集重点病史，要求医务工作者已经深入学习和掌握前章所述的全面问诊的内容和方法，并具有丰富的病理生理学和相关疾病知识，具有病史资料分类和提出诊断假设的能力。需要做重点病史采集的主要是急诊和门诊。重点病史采集不同于全面的病史采集，基于患者表现的问题及其紧急程度，医务工作者应选择那些对解决该问题所必需的内容进行问诊，所以病史采集是以一种较为简洁的形式和调整过的顺序进行的。但问诊仍必须获得主要症状的以下资料：全面的时间演变和发生发展情况，即发生、发展、性质、强度、频度、加重和缓解因素及相关症状等。通常患者的主要症状或主诉是需要做重点问诊的内容。因此，随着问诊的进行，医务工作者逐渐形成诊断假设，判断该患者可能是哪些器官系统患病，从而考虑下一步在既往史、个人史、家族史和系统回顾中选择相关内容进行问诊，而医务工作者可以有选择性地省掉那些对解决本次就诊问题无关的病史内容。

一旦明确现病史的主要问题，指向某（或某些）器官系统，医务工作者经过临床诊断思维的加工形成诊断假设，就应重点对该系统的内容进行全面问诊，通过直接提问（常常用这种提问方式）收集有关本系统中疑有异常的更进一步的资料，对阳性的回答就应如上一部分所述的方法去问诊，而阴性症状应记录下来。阴性症状是指缺少能提示该器官系统受累的症状或其他病史资料。如，一个主要问题是气短的患者，心血管和呼吸系统疾病是其主要的原因。因此，与这些系统和器官相关的其他症状应包括在问诊之中，如询问有无劳力性呼吸困难、端坐呼吸、夜间阵发性呼吸困难、胸痛、心悸、踝部水肿，或有无咳嗽、喘息、咯血、咳痰和发热。还应询问有无哮喘或其他肺部疾病的病史，阳性回答应分类，并按恰当的发生时间顺序记录，阴性回答也应加以分类并记录。这对明确该诊断或做进一步的鉴别诊断很有意义。

采集既往史是为了能进一步解释目前的问题或进一步证实诊断假设，如针对目前考虑的受累器官系统询问是否患过疾病或是否做过手术，患者过去是否有过该病的症状或类似的症状。如果是，应该询问：当时的病情怎么样？诊断是什么？（不是用来作为现在的诊断，而仅作为一种资料）结果怎么样？不必询问全面的、系统的、常规的既往史全部内容，除非询问者认为这样对解决目前问题很有帮助。但一般说来，药物（包括处方和非处方药）和过敏史对每个患者都应询问。对育龄期妇女，应询问有无妊娠的可能性。

是否询问家族史或询问家族史中的哪些内容，决定于医务工作者的诊断假设。个人史的情况也相同，如一个气短的患者，应询问有无吸烟史或接触毒物，不管阴性、阳性回答都能提供有用的资料。

对每个患者都应询问个人史资料，包括年龄、职业、生活状况、近来的精神状态和体力情况。系统回顾所收集的资料会对先前提出的诊断假设进行支持或修改。

建立诊断假设并不是要在问诊中先入为主，而是在实际过程中，问诊本身就是收集客观资料与医务工作者的主观分析不断相互作用的过程。建立假设、检验假设和修正假设都需要询问者高度的脑力活动，绝不仅仅是问话和收集资料的简单行为。这一过程是对医务工作者的挑战，也会带给医务工作者满足感。医务工作者的认知能力和整合资料的能力将决定病史采集的实际过程。

较好地完成重点病史采集，医务工作者就有条件选择重点体格检查内容和项目，体格检查结果将支持、修正或否定采集病史中建立的诊断假设。

五、特殊情况的问诊技巧

（一）缄默与忧伤

有时患者缄默不语，甚至不主动叙述其病史，并不意味着患者没有求医动机和内心体验，它可能是由于疾病使患者对治疗丧失信心或感到绝望所致。对此，医务工作者应注意观察患者的表情、目光和躯体姿势，为可能的诊断提供线索；另一方面，以尊重的态度，耐心地向患者表明医务工作者理解其痛苦并通过言语和恰当的躯体语言给患者以信任感，鼓励患者客观地叙述病史。有时医务工作者所提出的问题触及患者的敏感方面而使其伤心；也可能由于问题未切中要害或批评性的提问使患者沉默或不悦；或因医务工作者用过多、过快的直接提问，使患者惶惑而被动，对这些都应及时察觉，予以避免。如患者因生病而伤心或哭泣，情绪低落，医务工作者应予安抚、理解并适当等待、减慢问诊速度，待患者镇定后继续叙述病史。

（二）焦虑与抑郁

应鼓励焦虑患者讲出其感受，注意其语言的和非语言的各种异常的线索，确定问题性质。给予宽慰和保证应注意分寸，如说“不用担心，一切都会好起来的”这一类话时，首先应了解患者的主要问题，确定表述的方式，以免适得其反，使患者产生抵触情绪，交流更加困难。抑郁是最常见的临床问题之一，且易于忽略，应予特别重视。如询问患者通常的情绪如何，对未来、对生活的看法，若疑似抑郁症，应按精神科要求采集病史和做精神检查。

（三）多话与唠叨

患者不停地讲，医务工作者不易插话及提问，一个问题引出一长串答案。由于时间的限制及患者的回答未得要领，常使病史采集不顺利。对此，应注意以下技巧：一是提问应限定在主要问题上；二是根据初步判断，在患者提供不相关的内容时，巧妙地打断；三是让患者稍休息，同时仔细观察患者有无思维奔逸或混乱的情况，若有，应按精神科要求采集病史和做精神检查；四是分次进行问诊、告诉患者问诊的内容及时间限制等，但均应有礼貌、诚恳表述，切勿表现得不耐心而失去患者的信任。

（四）愤怒与敌意

缺乏安全感的患者可能表现出愤怒和不满，且有时患者也难以说明他们为什么愤怒和愤怒的具体对象，可能指向医务工作者。因医务工作者在他面前或提醒他想到了自己的不适感觉，或他们向医务工作者，尤其是向年轻医务工作者比向年老医务工作者表示愤怒，更感到安全。如果患者认为医务工作者举止粗鲁、态度生硬或语言冲撞，更可能使患者愤怒或怀有敌意。不管对以上哪种情况，医务工作者一定不能发怒，也勿认为自己受到侮辱而耿耿于怀，应采取坦然、理解、不卑不亢的态度，尽量发现患者发怒的原因并予以说明，注意切勿使其迁怒他人或医院其他部门。提问应该缓慢而清晰，内容主要限于现病史，对个人史及家族史或其他可能比较敏感的问题，询问要十分谨慎，或分次进行，以免触怒患者。

（五）多种症状并存

有的患者多种症状并存，似乎医务工作者问及的所有症状都有，尤其是慢性过程又无侧重时，应注意在其描述的大量症状中抓住关键、把握实质。另外，注意排除器质性病变的同时，亦考虑其可能由精神因素引起，一经核实，不必深究，必要时可建议其做精神检查。但初学者在判断功能性问题时应特别谨慎。

（六）说谎和对医务工作者不信任

患者有意说谎比较少见，但患者对所患疾病的看法和其具备的医学知识会影响他对病史的叙述。如患者的叔父死于胃癌，他可能将各种胃病都视为一种致命性疾病，而把病情叙述得很重。有的患者求医心切，可能夸大某些症状，或害怕面对可能的疾病，而淡化甚至隐瞒某些病史。医务工作者应判断和理解这些情况，给予恰当的解释，避免记录下不可靠不准确的病史资料。

对某些症状和诊断，患者常感到恐惧。恐惧各种有创性检查、恐惧疾病的后果或将来许多难以预料的情况。恐惧会改变人的行为，一些患者对过去信任的环境也变得不信任。有时医务工作者能感觉到患者对医务工作者的不信任和说谎，医务工作者不必强行纠正。但若根据观察和询问，了解到有说谎的可能时，待患者情绪稳定后再询问病史资料。若有人没病装病，或怀有其他非医学上的目的有意说谎时，医务工作者应根据医学知识综合判断，予以鉴别。

（七）文化程度低下和语言障碍

文化程度低下一般不妨碍其提供适当的病史，但患者理解力及医学知识贫乏可能影响其回答问题及遵从医嘱。问诊时，语言应通俗易懂，减慢询问速度，注意必要的重复及核实。患者通常对症状耐受力较强，不易主动陈述；对医务工作者的尊重及环境生疏，使患者通常表现得过分顺从，有时对问题回答“是”，是一种礼貌和理解的表示。实际上，可能并不理解，也不一定是同意或肯定的回答，对此应特别注意。

语言不通者，最好是找到翻译，并如实翻译，勿带倾向性，更不应只是解释或总结。有时通过体语、手势，加上不熟练的语言交流也可抓住主要问题。

（八）重危和晚期患者

重危患者需要高度浓缩的病史及体格检查，并可将其同时进行。病情重危者反应变慢，甚至迟钝，不应催促患者，应予理解。经初步处理，病情稳定后，可赢得时间，详细询问病史。重症晚期患者，可能因治疗无望，有拒绝、孤独、违拗、懊丧、抑郁等情绪，应特别关心，引导其作出反应。对诊断、预后等回答应恰当、力求中肯，避免造成伤害，更不要与其他医务工作者的回答发生矛盾。如不清楚、不理解，应妥善交代或做出适当许诺，待以后详细说明。亲切的语言，真诚的关心，表示愿在床旁多待些时间，对患者都是极大的安慰和鼓励，而有利于获取准确而全面的信息。

（九）残疾患者

残疾患者在接触和提供病史上较其他人更为困难；除了需要更多的同情、关心和耐心之外，需要花更多时间收集病史。以下技巧有助于采集病史。听力损害或聋哑人，相互理解常有困难，可用简单明了的手势或其他体语；谈话清楚、大声、态度和蔼、友善；请患者亲属、朋友解释或代述，同时注意患者表情。必要时作书面提问，书面交流。对盲人，应更多安慰，先向患者自我介绍及介绍现场情况，搀扶患者就座，尽量保证患者舒适，这有利于减轻患者的恐惧，获得患者的信任。告诉患者其他现场人员和室内家具或装置，仔细聆听病史叙述并及时做出语言的应答，更能使患者放心与配合。

（十）老年人

年龄一般不妨碍提供足够的病史，但因体力、视力、听力的减退，部分患者还有反应缓慢或思维障碍,可能对问诊有一定的影响。应注意以下技巧:先用简单清楚、通俗易懂的一般性问题提问;减慢问诊进度,使之有足够时间思索、回忆,必要时作适当的重复;注意患者的反应,判断其是否听懂,有无思维障碍、精神失常,必要时向家属和朋友收集补充病史;耐心仔细进行系统回顾,以便发现重要线索;仔细询问既往史、用药史、个人史,重点询问个人嗜好、生活习惯改变;注意精神状态、外貌言行、与家庭及子女的关系等。

(十一)儿童

儿童多不能自述病史,须由家长或保育人员代述。所提供的病史材料是否可靠,与他们观察儿童的能力、接触儿童的密切程度有关,对此应予注意并在病历记录中说明。问病史时应注意态度和蔼,体谅家长因子女患病而引起的焦急心情,认真地对待家长所提供的每个症状,因家长最了解情况,最能早期发现儿童病情的变化。5~6岁以上的儿童,可让他们补充叙述一些有关病情的细节,但应注意其记忆及表达的准确性。有些患儿由于惧怕住院、打针等而不肯实说病情,在与他们交谈时仔细观察并全面分析,有助于判断其可靠性。

(十二)精神疾病患者

自知力属于自我意识的范畴,是人们对自我心理、生理状态的认识能力,在医学上表示患者对自身疾病的认识能力。对有自知力的精神疾病患者,问诊对象是患者本人。对缺乏自知力的患者,其病史是从患者的家属或相关人员中获得。由于不是本人的患病经历和感受,且家属对病情的了解程度不同,有时家属会提供大量而又杂乱无章的资料,医务工作者应结合医学知识综合分析,归纳整理后记录。对缺乏自知力患者的交谈、询问与观察属于精神检查的内容,但有时所获得的一些资料可以作为其病史的补充。

第二节　诊断疾病的步骤和临床思维

诊断是医务工作者将所获得的各种临床资料经过分析、评价、整理后,对患者所患疾病提出的一种符合临床思维逻辑的判断。如果这种逻辑判断符合疾病的客观存在,诊断就是正确的;如果不符合客观存在,则诊断就是错误的。诊断疾病是医务工作者最重要也是最基本的临床实践活动之一。诊断疾病的过程是一个逻辑思维过程,也是医务工作者认识疾病、认识疾病客观规律的过程。只有正确地诊断,才有正确和恰当的治疗。能否正确及时地诊断疾病,反映了医务工作者的水平、能力和素质。

一、诊断疾病的步骤

诊断疾病的程序,应有4个步骤:①搜集临床资料;②分析、评价、整理资料;③提出初步诊断;④确立及修正诊断。

(一)搜集临床资料

1. 病史采集　症状是病史的主体。症状的特点及其发生、发展与演变情况,对于形成诊断起重要作用,详尽而完整的病史可解决近半数的诊断问题。但症状不是疾病,医务工作者应该透过症状这个主观感觉异常的现象,结合医学知识和临床经验,认识和探索客观存在的疾病特点。病史采集要全面系统、真实可靠,病史反映出疾病的动态变化及个体特征。

2. 体格检查　在病史采集的基础上,对患者进行全面、有序、重点、规范和正确的体格检查,发现的阳性体征和阴性表现,都可成为诊断疾病的重要依据。体格检查结合病史资料可解决半数以上的诊断问题。在体格检查过程中要注意核实和补充病史资料，因此，应边查边问，边查边想，使获得的资料具有完整性和真实性。

3.实验室及其他检查　在获得病史和体格检查资料的基础上，选择一些基本的、必要的实验室检查和其他检查，会使临床诊断更准确、更可靠。在选择检查时应考虑：①检查的意义；②检查的时机；③检查的敏感性和特异性；④检查的安全性；⑤检查的成本与效果分析等。

（二）分析、评价、整理资料

对病史、体格检查、实验室检查和其他检查所获得的各种临床资料进行分析、评价和整理，是非常重要但又常被忽视的一个环节。疾病表现是复杂多样的，患者因受神经类型、性格特点、文化素养、知识层次、心理状态和社会因素等的影响，所述病史常常是琐碎、凌乱、不确切、主次不分、顺序颠倒，甚至有些虚假、隐瞒或遗漏等。因此，医务工作者必须对病史资料进行分析、评价和整理，使病史具有真实性、系统性和完整性，只有这样的病史，才能为正确诊断提供可靠的依据。

实验室和其他检查结果必须与病史资料和体格检查结果结合起来进行分析、评价和整理，切不可单靠某项检查结果诊断疾病。由于检查时机和技术因素等影响，一两次阴性结果往往不足以排除疾病的存在。因此，在分析评价结果时必须考虑：①假阴性和假阳性问题；②误差大小；③有无影响检查结果的因素；④结果与其他临床资料是否相符，如何解释等。

通过对各种临床资料的分析、评价和整理以后，医务工作者应对疾病的主要临床表现及特点、疾病的演变情况、治疗效果等有清晰明确的认识，为提出初步诊断打下基础。

（三）提出初步诊断

在对各种临床资料进行分析、评价和整理以后，结合医务工作者掌握的医学知识和临床经验，将可能性较大的几个疾病排列出来，逐一进行鉴别，形成初步诊断。初步诊断带有主观臆断的成分，这是由于在认识疾病的过程中，医务工作者只发现某些自己认为特异的征象。由于受到病情发展的不充分、病情变化的复杂性和医务工作者认识水平的局限性等影响，这些征象在诊断疾病中的作用常常受到限制。这是导致临床思维方法片面、主观的重要原因。因此，初步诊断只能为疾病进行必要的治疗提供依据，为确立和修正诊断奠定基础。

（四）确立及修正诊断

认识常常不是一次就能完成的。初步诊断是否正确，需要在临床实践中验证。因此提出初步诊断之后给予必要的治疗，客观细致的病情观察，某些检查项目的复查以及选择一些必要的特殊检查等，都将为验证诊断、确立诊断和修正诊断提供可靠依据。临床上常常需要严密观察病情，随时发现问题，提出问题，查阅文献资料解决问题，或是开展讨论等，这在一些疑难病例的诊断和修正诊断过程中发挥重要作用。诊断疾病不能撒大网，必须按照诊断疾病的步骤进行，这种认识疾病的程序不能遗漏，不能跨越，不容颠倒。在诊断疾病过程中，这种思维程序应该成为医务工作者自觉的临床实践活动和临床思维方法。

二、临床思维的基本方法

临床思维方法是医务工作者认识疾病、判断疾病和治疗疾病等临床实践过程中采用的一种逻辑推理方法。诊断疾病过程中的临床思维就是将疾病的一般规律应用到判断特定个体所患病的思维过程。

（一）临床思维的两大要素

1.临床实践　通过各种临床实践活动，如病史采集、体格检查、选择必要的实验室和其他检查以及诊疗操作等工作，细致而周密地观察病情，发现问题，分析问题，解决问题。

2. 科学思维　这是对具体的临床问题进行比较、推理、判断的过程,在此基础上建立疾病的诊断。即使是暂时诊断不清,也可对各种临床问题的属性范围做出相对正确的判断。这一过程是任何仪器设备都不能代替的思维活动。临床医务工作者通过实践获得的资料越翔实,知识越广博,经验越丰富,这一思维过程就越快捷,越切中要害,越接近实际,也就越能做出正确的诊断。

临床思维方法在过去教科书中很少提及,课堂上很少讨论,医学生常常经过多年实践后逐渐领悟其意义,"觉悟"恨晚。如果使医学生能更早地认识到它的重要性,从开始接触临床实践活动,就注重临床思维方法的基本训练,无疑将事半功倍,受益终生。

(二)临床诊断的几种思维方法

1. 推理　是医务工作者获取临床资料或诊断信息之后到形成结论的中间思维过程。推理有前提和结论两个部分。推理不仅是一种思维形式,也是一种认识各种疾病的方法和表达诊断依据的手段。推理可帮助医务工作者认识诊断依据之间的关系,正确认识疾病、提高医务工作者的思维能力。

(1)演绎推理　这是从带有共性或普遍性的原理出发,来推论对个别事物的认识并得出新的结论。结论是否正确,取决于临床资料的真实性。演绎推理所得出的临床初步诊断常常是不全面的,因此有局限性。

(2)归纳推理　从个别和特殊的临床表现得出一般性或普遍性结论的推理方法。医务工作者所搜集的每个诊断依据都是个别的,根据这些诊断依据而提出的临床初步诊断,就是由个别上升到一般,由特殊性上升到普遍性的过程和结果。

(3)类比推理　是医务工作者认识疾病的重要方法之一。类比推理是根据两个或两个以上疾病在临床表现上有某些相同或相似之处,但也有不同之处,经过比较、鉴别、推论而确定其中一个疾病的推理方法。临床上常常应用鉴别诊断来认识疾病的方法就属类比。

2. 求证　根据所发现的诊断线索和信息去寻找更多的诊断依据。当医务工作者获得有诊断价值的临床资料信息后,经过较短时间的分析产生一种较为可能的临床印象,根据这一印象再进一步去分析、评价和搜索临床资料,可获取更多的有助于证实诊断的依据。

3. 对照　根据患者的临床表现去对照疾病的诊断标准和诊断条件。患者典型的、特异的临床表现逐一与疾病诊断标准对照,这也是形成临床诊断的一种方法。

4. 经验再现　医务工作者在临床实践过程中积累的知识和技能称为临床经验。它在临床诊断疾病的各个环节中都起着重要作用。在临床诊断疾病的过程中,经验再现的例子很多,但应注意"同病异症"和"同症异病"的现象。经验再现只有与其他诊断疾病的临床思维方法结合起来,才能更好地避免诊断失误。

(三)诊断思维中应注意的问题

1. 现象与本质　现象是指患者的临床表现,本质则为疾病的病理改变。在诊断分析过程中,要求现象能反映本质,现象要与本质统一。

2. 主要与次要　患者的临床表现复杂,临床资料较多,分析这些资料时,要分清哪些资料反映疾病的本质。反映疾病本质的是主要临床资料,缺乏这些资料则临床诊断不成立,次要资料虽然不能作为主要的诊断依据,但可为确立临床诊断提供旁证。

3. 局部与整体　局部病变可引起全身改变,因此不仅要观察局部变化,也要注意全身情况,不可"只见树木,不见森林"。

4. 典型与不典型　大多数疾病的临床表现易于识别,所谓的典型与不典型是相对而言的。造成临床表现不典型的因素有:①年老体弱患者;②疾病晚期患者;③治疗的干扰;④多种疾病的干扰影响;⑤婴幼儿;⑥器官移位者;⑦医务工作者的认识水平等。

(四)临床思维误区和常见诊断失误的原因

由于各种主客观的原因,临床诊断往往与疾病本质发生偏离而造成诊断失误,表现为误诊、漏诊,病因判断错误、疾病性质判断错误以及延误诊断等。

临床上常见诊断失误的原因有:①病史资料不完整、不确切,未能反映疾病进程和动态以及个体的特征,因而难以作为诊断的依据。亦可能由于资料失实,分析取舍不当,导致误诊、漏诊。②观察不细致或检查结果误差较大。临床观察和检查中遗漏征象,不加分析地依赖检查结果或对检查结果解释错误,都可能得出错误的结论,也是误诊的重要因素。③先入为主,主观臆断,妨碍了客观而全面地搜集、分析和评价临床资料。某些个案的经验或错误的印象占据了思维的主导地位,致使判断偏离了疾病的本质。④医学知识不足,缺乏临床经验。对一些病因复杂、临床罕见疾病知识匮乏,经验不足,未能及时有效地学习各种知识,是构成误诊的另一种常见原因。⑤其他,如病情表现不典型、诊断条件不具备以及复杂的社会原因等,均可能是导致诊断失误的因素。

医学是一种不确定的科学和什么都可能的艺术,因为任何一种疾病的临床表现都各不相同。我们从实践中积累知识、从误诊中得到教益。只要我们遵照诊断疾病的基本原则,运用正确的临床思维方法就会减少诊断失误的发生。

三、诊断思维的基本原则

在疾病诊断过程中,必须掌握以下几项诊断思维的基本原则。

1. 首先考虑常见病与多发病。在选择第一诊断时首先选择常见病、多发病。疾病的发病率受多种因素的影响,疾病谱随不同年代、不同地区而变化。当几种诊断的可能性同时存在,要首先考虑常见病的诊断,这种选择原则符合概率分布的基本原理,有其数学逻辑学依据,在临床上可以大大减少诊断失误的概率。

2. 尽可能以一种疾病去解释多种临床表现,若患者的临床表现确实不能用一种疾病解释时,可再考虑有其他疾病的可能性。

3. 首先应考虑器质性疾病的存在。在器质性疾病与功能性疾病鉴别有困难时,首先考虑器质性疾病的诊断,以免延误治疗,甚至给患者带来不可弥补的损失。如表现为腹痛的结肠癌患者,早期诊断可手术根治,如当作功能性肠病治疗则可错失良机。有时器质性疾病可能存在一些功能性疾病的症状,甚至与功能性疾病并存,此时亦应重点考虑器质性疾病的诊断。

4. 首先应考虑可治性疾病的诊断。当诊断有两种可能时,一种是可治且疗效好,而另一种是目前尚无有效治疗且预后甚差,此时,在诊断上应首先考虑前者。如一咯血患者,胸片显示右上肺阴影诊断不清时,应首先考虑肺结核的诊断,有利于及时处理。当然,对不可治的或预后不良的疾病亦不能忽略。这样可最大限度地减少诊断过程中的周折,减轻患者的负担和痛苦。

5. 医务工作者必须实事求是地对待客观现象,不能仅仅根据自己的知识范围和局限的临床经验任意取舍。不应将临床现象牵强附会地纳入自己理解的框架之中,以满足不切实际的所谓诊断的要求。

四、临床诊断的内容

(一)诊断的内容与格式

诊断是医务工作者制订治疗方案的依据,它必须是全面概括且重点突出的综合诊断。诊断内容包括以下几个方面。

1. 病因诊断　根据临床的典型表现,明确提出致病原因。如风湿性心瓣膜病、结核性脑膜炎、血友病等。病因诊断对疾病的发展、转归、治疗和预防都有指导意义，因而是最重要的，也是最理想的临床诊断内容。

2. 病理解剖诊断　对病变部位、性质、细微结构变化的判断，如二尖瓣狭窄、肝硬化、肾小球肾炎、骨髓异常增生综合征等。其中有的需要组织学检查，有的也可由临床表现联系病理学知识而提出。

3. 病理生理诊断　是疾病引起的机体功能变化，如心功能不全、肝肾功能障碍等，它不仅是机体和脏器功能判断所必需的，而且也可由此做出预后判断和劳动力鉴定。

4. 疾病的分型与分期　不少疾病有不同的分型与分期，其治疗及预后意义各不相同，诊断中亦应予以明确。如大叶性肺炎可分充血水肿期、红色肝样变期、灰色肝样变期、溶解消散期；传染性肝炎可分甲、乙、丙、丁、戊、庚等多种类型；肝硬化有肝功能代偿期与失代偿期之分。对疾病进行分型、分期可以充分发挥其对治疗选择的指导作用。

5. 并发症的诊断　是指原发疾病的发展或是在原发病的基础上产生和导致机体脏器的进一步损害。虽然与主要疾病性质不同，但在发病机制上有密切关系。如慢性肺部疾病并发肺性脑病、风湿性心瓣膜病并发亚急性感染性心内膜炎等。

6. 伴发疾病诊断　伴发病是指同时存在的、与主要诊断的疾病不相关的疾病，其对机体和主要疾病可能发生影响，如龋齿、肠蛔虫症等。

有些疾病一时难以明确诊断，临床上常常用主要症状或体征的原因待诊作为临时诊断，如发热原因待诊、腹泻原因待诊、黄疸原因待诊、血尿原因待诊等，对于待诊病例应尽可能根据临床资料的分析和评价，提出一些诊断的可能性，按可能性大小排列，反映诊断的倾向性。如发热原因待诊：①伤寒；②恶性组织细胞病待排除。黄疸原因待诊：①药物性肝内胆汁淤积性黄疸；②毛细胆管型肝炎待排除。对“待诊”患者提出诊断的倾向性有利于合理安排进一步检查和治疗，并应尽可能在规定时间内明确诊断。如果没有提出诊断的倾向性，仅仅一个症状的待诊等于未作诊断。

临床综合诊断传统上应写在病历记录末页的右下方。诊断之后要有医务工作者签名，以示负责。

临床综合诊断内容和格式举例如下。

举例一：

1. 风湿性心瓣膜病（病因诊断）

二尖瓣狭窄和关闭不全（病理形态诊断）

心房纤维颤动　心功能Ⅲ级（病理生理诊断）

2. 慢性扁桃体炎（并发症）

3. 肠蛔虫症（伴发疾病）

举例二：

1. 慢性支气管炎急性发作

2. 慢性阻塞性肺气肿

3. 慢性肺源性心脏病

肺心功能失代偿期

肺性脑病

室性期前收缩

4. 龋齿

（二）诊断书写要求

1. 病名书写规范　明确诊断的要写出规范的诊断名称。已确定的临床病理分型要写具体；未明确诊断的应写待查并在待查下面写出临床上首先考虑的可能诊断。人类所有的病伤名目繁多,诊断书写要按照世界卫生组织编写的《国际疾病分类》标准的最新版本执行。要将诊断书写全,特别是修饰词和限定词不能省略;一定要把疾病的部位写具体,避免出现笼统的诊断。

2. 选择好第一诊断　世界卫生组织和我国卫生部规定,当就诊者存在着一种以上的疾病损伤和情况时,需选择对就诊者健康危害最大、花费医疗精力最多、住院时间最长的疾病作为病例首页的主要诊断;将导致死亡的疾病作为第一诊断。

3. 病历中疾病诊断的顺序　可按传统习惯先后排列一般是主要的、急性的、原发的、本科的疾病写在前面;次要的、慢性的、继发的、他科的疾病写在后面。

4. 避免遗漏　不要遗漏那些不常见的疾病和其他疾病的诊断。

本章小结

本章主要学习了问诊的内容、方法与技巧,以及临床思维的概念、分类和影响思维的重要因素。掌握以上内容,能有效地将临床思维运用到临床实际工作中。

思考题

一、单项选择题

1. 病史中最重要的是(　　)
A. 个人史　B. 婚姻史　C. 家族史
D. 既往史　E. 现病史

2. 不属于现病史内容的是(　　)
A. 手术史　B. 起病时的情况　C. 病情的发展与演变
D. 主要症状及伴随症状　E. 诊治经过

3. 病人嗜好烟酒茶等习惯属于(　　)
A. 主诉　B. 家族史　C. 过往史
D. 个人史　E. 现病史

4. 对主诉的正确理解是(　　)
A. 症状加持续时间　B. 体征加持续时间　C. 病名加持续时间
D. 症状和体征加持续时间　E. 症状,体征和病名加持续时间

5. 诊断疾病最基本最重要的手段是(　　)
A. 详细的问诊　B. 全面体检　C. 实验室检查
D. 心电图检查　E. 影像检查

6. 有关问诊不正确的是(　　)
A. 危重病人扼要询问后先抢救
B. 要使用通俗的语言
C. 小儿或昏迷病人可询问监护人或知情者
D. 要全面了解、重点突出
E. 要给病人一定的暗示

7. 婚姻史的内容不包括(　　)
A. 有无淋病、梅毒等性病接触史　B. 夫妻关系　C. 性生活
D. 配偶健康状况　E. 病人婚否

8. 可作为参考的是(　　)
A. 语言通俗易懂　B. 家属　C. 患者
D. 转诊资料　E. 问诊应一次完成

9. 下列叙述哪项是医学术语(　　)
A. 心跳　B. 心悸　C. 饱肚
D. 拉肚子　E. 喘气不止

10. 下列哪项属于既往史的内容(　　)
A. 发病时间　B. 预防注射　C. 血吸虫疫水接触史
D. 病因与诱因　E. 工业毒物接触史

11. 下列哪项属于生育史(　　)
A. 受教育程度　B. 计划生育状况　C. 工业毒物接触情况
D. 饮食的规律　E. 业余爱好

12. 问诊时应避免下列哪项(　　)
A. 一般由主诉开始　B. 先由简易问题开始　C. 先进行过渡性交流
D. 医生的态度要诚恳友善　E. 使用特定意义的医学术语

13. 下列哪项不属于个人史(　　)
A. 受教育程度　B. 业余爱好　C. 工业毒物接触情况
D. 经济情况　E. 计划生育状况

14. 正确的问诊方法是(　　)
A. 您头痛伴有呕吐吗?　B. 您上腹部痛向左肩放射吗?
C. 您头痛时还有别的不好吗?　D. 您是不是下午发热?
E. 您夜间盗汗吗?

15. 关于主诉下列哪项描写得好(　　)
A. 发热、头痛 2 d,昏迷 4 h
B. 胸痛 5 d 伴咳嗽、食欲不振、肝大、下肢水肿
C. 高血压病史 10 年,近 1 个月加重
D. 腹痛、腹泻、脓血便
E. 尿频、尿急、血尿

二、简答题

1. 简述问诊包括哪些内容。
2. 诊断疾病的步骤有哪些?
3. 临床诊断思维的方法有哪几种? 分别是什么?

(杨　峥)

第三章 体格检查与病历书写

★教学目标

1. 掌握：体格检查的方法，以及身体各部位体格检查的方法和内容。
2. 熟悉：神经反射检查的内容。
3. 了解：全身体格检查的基本项目。
4. 具备熟练进行体格检查的能力，以及通过体格检查初步评估病情的能力。

第一节 体格检查

体格检查是指医务工作者运用自己的感官和借助于简便的检查工具，如体温表、血压计、叩诊锤、叩诊器、检眼镜等，客观地了解和评估人体状况的一系列最基本的检查方法。体格检查主要用于住院患者、健康人全面的体格检查等情况。分段学习了各系统体格检查后，应融会贯通和综合应用已掌握的基本知识与技能，面对具体患者或受检者从头到脚、全面系统、井然有序地进行全身各部分的体格检查。

一、体格检查的基本要求

1. 体格检查的内容要全面系统　检查通常是在问诊之后进行，检查者一般对于应重点深入检查的内容已心中有数，因此，重点检查的器官必然应更为深入细致，一般来说应该包括各系统体格检中要求掌握的各项内容。在全面系统的基础上有所侧重，要重点深入患病的器官系统。

2. 检查的顺序要分段进行　为减少患者的不适和不必要的体位变动，同时也方便检查者操作，最大限度地保证体格检查的效率和速度，全身体格检查应从头到脚，按合理、规范的逻辑顺序，采取分段检查，统一记录。

（1）卧位患者　一般情况和生命体征→头颈部→胸部（心、肺）→（患者取坐位）后背部（包括肺、脊柱、肾区、骶部）→（卧位）腹部→上肢、下肢→肛门直肠→外生殖器→神经系统（最后站立位）共济运动、步态及腰部运动。

（2）坐位患者　一般情况和生命体征→头颈部→上肢→后背部（包括肺、脊柱、肾区、骶部）→（患者取卧位）前胸部、侧胸部（心、肺）→腹部→下肢→肛门直肠→外生殖器→神经系统（最后站立位）共济运动、步态及腰部运动。

3. 体格检查的具体操作要灵活　根据具体的被检者情况，可酌情对个别检查顺序作适当调整。①如甲状腺触诊，常需从患者背后进行，因此，卧位的患者在坐位检查后胸时可再触诊甲状腺，予以补充；②如检查前胸时，为了对发现的肺部体征有及时而全面的了解，也可立即检查后胸部；③四肢检查中，上肢检查习惯是由手至肩，而下肢应由近及远进行；④肛门直肠、外生殖器的检查应根据病情需要确定是否检查，如确实需要检查，应特别注意保护患者隐私；⑤如急诊、重症病例，首先应进行生命体征的检查，简单体检后即着手抢救或治疗，遗留的内容待病情稳定后补充；⑥不能坐起的患者，背部检查只能侧卧进行。

4. 检查时做到手脑并用　检查过程中医务工作者须充分应用自己的学识和经验，边查边思考，正确评价客观检查的结果和临床意义。有时需要重复检查和核实补充，才能获得完整而正确的资料。

5. 控制检查进度和时间　为避免长时间体格检查给患者带来不适和痛苦，应把握检查的进度和时间，一般应尽量在 40 min 内完成。

6. 检查时善于医患沟通　检查过程中与患者的适当交流，不仅可以融洽医患关系，而且可以补充病史资料；而健康教育及精神支持也可在检查过程中体现。检查结束时应与患者简单交谈，说明重要发现，患者应注意的事项或下一步的检查计划。但如对体征的意义把握不定，不要随便解释，以免增加患者思想负担或给医疗工作造成紊乱。

二、全身体格检查的基本项目

遵循全身体格检查的基本内容和逻辑顺序，有利于初学者养成良好的职业习惯和行为规范。医务工作者按下列条目学习，经过反复实践可以熟能生巧，应用自如，面对具体情况也能根据临床工作要求合理取舍。

1. 检查前准备

(1)准备和清点器械。

(2)自我介绍(姓名、职称，并进行简短交谈以融洽医患关系)。

(3)当受检者在场时洗手。

2. 一般检查/生命体征

(1)观察发育、营养、面容、表情和意识等一般状态。

(2)测量体温(腋温，10 min)。

(3)触诊桡动脉至少 30 s。

(4)用双手同时触诊双侧桡动脉，检查其对称性。

(5)计数呼吸频率至少 30 s。

(6)测右上肢血压。

3. 头颈部

(1)观察头部外形、毛发分布、异常运动等。

(2)触诊头颅。

(3)分别检查左右眼的近视力(用近视力表)。

(4)检查上、下睑结膜、球结膜、巩膜、角膜。

(5)检查面神经运动功能(皱额、闭目)。

(6)检查眼球运动(检查六个方位)。

(7)检查瞳孔直接对光反射和瞳孔间接对光反射。

(8)检查调节与集合反射。

(9)检查角膜反射。

(10)观察及触诊双侧外耳及乳突，触诊颌关节及其运动。

(11)分别检查双耳听力(摩擦手指检查法)。

(12)观察鼻及触诊外鼻。

(13)分别检查左右鼻道通气状态。

(14)检查上额，有无肿胀、压痛、叩痛。

(15)观察口唇、牙齿、舌质和舌苔。

(16)借助压舌板检查口腔黏膜、口咽部及扁桃体。

(17)检查舌下神经(舌)。

(18)检查面神经运动功能(露齿、鼓腮或吹口哨)。

(19)检查三叉神经运动支(触双侧咀嚼肌)。

(20)检查三叉神经感觉支(上、中、下三支)。

(21)暴露颈部,观察部外形和皮肤、颈静脉充盈和动脉搏动情况。

(22)触诊耳前、耳后、枕后、颌下、颏下、颈前、颈后、锁骨上淋巴结。

(23)观察甲状腺(配合吞咽)。

(24)触诊甲状软骨、甲状腺峡部和侧叶(配合吞咽)。

(25)听诊颈部(甲状腺、血管)杂音。

(26)触诊气管位置。

(27)检查颈椎屈曲、侧屈及旋转活动。

(28)检查副神经(耸肩及对抗头部旋转)。

4. 前胸部及胸部

(1)暴露胸部,观察胸部外形、对称性、皮肤和呼吸运动等。

(2)分别触诊双侧乳房(4 个象限、乳晕及乳头)。

(3)分别触诊双侧腋窝淋巴结(5 组)。

(4)触诊胸壁弹性、压痛,检查双侧胸廓的扩张度。

(5)检查双侧触觉语颤。

(6)检查有无胸膜摩擦感。

(7)叩诊双侧肺尖、前胸和侧胸。

(8)听诊双侧肺尖、前胸和侧胸。

(9)听诊双侧语音共振

(10)切线方向观察心尖、心前区搏动。

(11)触诊心尖搏动(两步法)。

(12)触诊心前区。

(13)叩诊心脏相对浊音界。

(14)听诊二尖瓣区、肺动脉瓣区、主动脉瓣区、主动脉瓣第二听诊区、三尖瓣区(心率、心律、心音、杂音、心包摩擦音)。

5. 背部

(1)请受检者坐起,充分暴露背部,观察脊柱、胸廓外形及呼吸运动。

(2)触诊脊柱有无畸形、压痛。

(3)叩诊法检查脊柱有无叩击痛。

(4)检查双侧肋脊点和肋腰点有无压痛。

(5)检查双侧肾区有无叩击痛。

(6)检查胸廓扩张度及其对称性。

(7)检查双侧触觉语颤。

(8)检查有无胸膜摩擦感。

(9)请受检者双上肢交叉,叩诊双侧后胸部。

(10)检查双侧肺下界、双侧肺下界移动度(肩线)。

(11)听诊双侧后胸部。

(12)听诊双侧语音共振。

6. 腹部

(1)暴露腹部,请受检者屈膝、放松腹肌,双上肢置于躯干两侧,观察腹部外形、对称性、皮肤、脐及腹式呼吸等。

(2)听诊全腹(肠鸣音、有无血管杂音)。

(3)叩诊肝浊音界(肝上界、肝下界)、检查肝脏有无叩击痛。

(4)检查移动性音(经脐平面先左后右)。

(5)浅触诊全腹部(自左下开始、逆时针)。

(6)深触诊全腹部(自左下开始、逆时针)。

(7)训练患者作加深的腹式呼吸 2 ~3 次,在右锁骨中线上单手法触诊肝脏。

(8)在右锁骨中线上双手法触诊肝脏。

(9)在前正中线上双手法触诊肝脏。

(10)检查肝-颈静脉回流征。

(11)检查胆囊点有无压痛。

(12)双手法触诊脾脏,如未能触及脾脏,受检者右侧卧位,再触诊脾脏。

(13)双手法触诊双侧肾脏。

(14)检查腹部触觉(痛觉)与腹壁反射。

7. 上肢

(1)暴露上肢,观察上肢皮肤、关节、双手及指甲等。

(2)触诊指间关节和掌指关节。

(3)检查指关节运动。

(4)检查上肢远端肌力。

(5)触诊腕关节及检查腕关节运动。

(6)触诊双肘鹰嘴和肱骨髁状突。

(7)触诊滑车上淋巴结。

(8)检查肘关节运动。

(9)检查屈肘、伸肘的肌力。

(10)暴露肩部,视诊及触诊肩关节及其周围。

(11)检查肩关节运动及上肢近端肌力。

(12)检查上肢触觉(或痛觉)。

(13)检查肱二头肌反射、肱三头肌反射及桡骨膜反射。

(14)检查 Hoffmann 征。

8. 下肢

(1)暴露下肢,观察双下肢外形、皮肤、趾甲等。

(2)触诊腹股沟区有无块、疝等。

(3)触诊腹股沟淋巴结横组与纵组。

(4)触诊股动脉搏动,必要时听诊。

(5)触诊双足背动脉。

(6)检查双下肢有无凹陷性水肿。

(7)检查下肢触觉(或痛觉)。

(8)检查关节屈曲、内旋、外旋运动。

(9)检查双下肢近端肌力(屈髋)。

(10)触诊膝关节和浮髌试验。

(11)检查膝关节屈曲运动。
(12)检查膝腱反射与髌阵挛。
(13)触诊踝关节及跟腱。
(14)检查踝关节背屈、跖屈、内翻、外翻运动。
(15)检查双足背屈、跖屈肌力。
(16)检查屈趾、伸趾运动。
(17)检查跟腱反射与踝阵挛。
(18)检查 Babinski 征、Oppenheim 征、Gordon 征。
(19)检查 Kernig 征、Brudzinski 征。
(20)检查 Lasegue 征。
9. 肛门直肠(必要时检查)
(1)嘱受检者左侧卧位,右腿屈曲,观察肛门、肛周、会阴区。
(2)戴上手套,示指涂以润滑剂行直肠指检,观察指套有无分泌物。
10. 共济运动、步态与腰部运动
(1)请受检者站立,检查闭目难立征。
(2)指鼻试验(睁眼、闭眼)与双手快速轮替运动。
(3)观察步态。
(4)检查腰部屈伸、侧屈及旋转运动。
11. 结束
(1)整理用物。
(2)洗手。

三、特殊情况的体格检查

特殊情况是指因患者病情与体位的限制,心理或生理的缺陷、不能配合医务工作者按常规方法和顺序进行全身检查,或者因某些原因,检查不得不在患者家中或临时的检查床上进行,又缺乏必要的设备条件。对此医务工作者均应有灵活的策略和方法进行体格检查,或考虑改变检查顺序,或使用变通方法实施。

(一)情绪障碍或精神疾病患者

1. 情绪障碍患者　患者因患病或缺乏安全感,表现出缄默、焦虑、愤怒与敌意等情绪障碍,不合作、有敌意而妨碍检查。医务工作者应采取坦然、理解、不卑不亢的态度进行检查,仪表、礼节和友善的举止有助于发展与患者的和谐关系,使患者感到亲切温暖,获得患者的信任而配合检查。让家人在场可抚慰患者与医务工作者合作,医务工作者借机尽量完成全身体格检查。

2. 精神病患者　绝对必要的全身或重点的体格检查,可在用镇静药物或适当约束后进行。

(二)智力障碍患者

智力障碍的患者可能由于不能理解医务工作者的意图、过去不悦的经历、恐惧或对检查方法不适应,不能配合检查。此时应特别耐心,创造舒适的检查环境,保护患者隐私,让一位亲近的家人或保健人员在场,常可使患者减少顾虑,配合检查。应减慢速度,轻柔、细致,不得已时可分次完成。如同检查儿童一样,可能有损伤或带来恐惧感的检查应留待最后完成,以免影响关键部位的检查。

(三)病重或生理缺陷患者

病重或生理缺陷患者的检查需要更长时间、更轻柔的手法、变通检查方法和顺序来完成。抬起、翻身、变动体位都可能需要助手。需要特别注意检查与主诉、现病史有关的器官系统。

1. 检查顺序需要酌情改变

(1)卧床的患者　全身检查有时只能在卧位进行，医务工作者需要变更自己的位置来完成全部项目。①对不能坐起或站立的患者，眼底检查有时不得不在卧位情况下进行；②肺部检查时，常需助手帮助翻身以完成侧面及背部的叩诊与听诊；③心脏听诊检查，有时需要配合变动体位，而患者又不能下蹲，此时可让患者握拳、被动抬腿或用血压计袖袋压迫双臂等方法增加回心血量，对心音和杂音的确定同样有效；④直肠检查可在左侧卧位下进行触诊，注意屈髋、屈膝，右腿尽量完全屈曲，同时也可检查背部，特别是检查压疮、叩诊脊柱等；⑤神经系统检查，配合的患者可通过抬腿、抬头，了解肌力，进行神经方面的检查时，卧位检查无困难，但不宜进行呕吐与吞咽反射的检查。

(2)轮椅上的患者　头颈、心肺、上下肢检查方式，通常与坐位患者检查相同。腹部、直肠、外生殖器、下背部、臀部的检查，可能不满意，如十分必要，应转移至检查床上进行检查。

2. 检查条件不佳的情景　在患者家里进行体格检查，需要携带必要的检查器械。卧床检查时一般较医院的检查台低，光线应尽量调整充足，最好有助手或家人在场协助完成。如果患者可以活动且能配合，完成检查一般无困难；若不能，则需助手协助固定体位。检查结束后将所有用过的一次性消耗物品装袋处理，其余器械应充分清洁和消毒才能供第二次使用。

3. 某些意外紧急情况　临床医务工作者有时在社交场合、旅行途中或度假期间遇到意外的、危及生命的急诊患者，在缺乏必要的器械情况下，最重要的是做好思想准备，灵活应对现场的情景。生命体征的检查是第一位，抢救期间酌情抓紧时机，完成重要器官的一些检查，如神志状态、瞳孔大小、对光反射、眼球活动及心肺听诊和四肢活动度等，不求全面、系统，但求与生命相关或创伤部位有关的体征能及时发现、准确评估，为进一步抢救或治疗决策提供依据。

(四)老年患者

我国老年人占总人口的比例不断增加，老年患者越来越多。年龄一般不妨碍体格检查，但应正确区分年龄与病情，注意检查技巧。

1. 随年龄增加可能出现的老年性改变　正常情况下，收缩压略升高，但仍在正常范围。皮肤弹性降低，瞳孔对光反应稍迟，眼球向上凝视能力下降，老年环不一定是病理改变。与脊柱后弓和椎体下塌有关的胸腔前后径增加，胸部检查时有捻发音并不一定是疾病所造成。肠蠕动功能下降，肠鸣音较少和较弱。性器官(女性阴唇、阴道，男性睾丸)萎缩，前列腺增大。神经系统检查时，视力、听力有一定下降，记忆力减退；步态变慢，跨步变小；肌肉常有轻度萎缩；踝反射可能减弱，其他深反射及肌力亦可能减弱。

2. 老年患者体格检查时特别注意事项　定期的体格检查十分必要，但老年人可能由于骨关节改变而行动不便，应照顾患者实际情况，准备更多时间，并耐心、细致地进行体格检查。检查的方法应灵活，如在交谈中有效地了解智力、记忆力。注意患者视力、听力下降程度，一般对耳语音及高调语音分辨能力较差。初步的精神状态检查可从一般状态、情感反应及语言、行为是否适度，加以评价。血压检查最好包括坐、卧、立位，以了解循环代偿能力，并检查双臂。心脏检查时，注意第一心音改变及第三心音可能是病态表现。

3. 重点体格检查　在门诊和急诊的日常工作中，患者的时间相当有限。面对具体的患者，医务工作者通过问诊获得病史资料，通过综合分析提出疾病假设，对病变器官系统和病变类型已有初步印象。在此基础上进行体格检查，带有很强的目的性，可用较少的时间对患病的主要系统进行重点的、深入的、更有效的体格检查。进行有的放矢的重点体格检查，其顺序与全身体格检查基本一致，但首先应进行生命体征(体温、脉搏、呼吸和血压)检查，同时根据患者的病情和需要，对重点体格检查的部位和内容作适当的调整，尽量减少患者的不适，较快地完成需要的、有针对性的检查。

因为各种疾病的复杂性，重点体格检查绝不是“头痛查头、脚痛查脚”那么简单，对什么样的主诉（当然还有更复杂的病史）需要重点作哪些内容的体格检查，这需要丰富的疾病知识和建立诊断假设的能力，也就是医务工作者临床诊断思维能力的反映。

四、体格检查的注意事项

（1）以患者为中心，要关心、体贴、理解患者，有高度的责任感和良好的医德修养。

（2）检查室环境安静，温度适宜，光线适当。

（3）医务工作者应仪表端庄，着装整洁，举止大方，态度和蔼。

（4）检查前，应有礼貌地对患者做自我介绍，并说明体格检查的原因、目的和要求，便于更好地取得患者的配合。检查结束应对患者的配合与协作表示感谢。

（5）应注意避免交叉感染，检查前医务工作者应洗手或用消毒液擦手，必要时可穿隔离衣。

（6）医务工作者一般应站在患者右侧，检查手法规范轻柔。

（7）全身体格检查时应全面、有序、重点、规范。体格检查要按一定顺序进行，并养成按顺序检查的习惯。避免重复和遗漏，避免反复翻动患者，力求建立规范的检查顺序。通常首先进行生命体征和一般检查，然后按头、颈、胸、腹、脊柱、四肢和神经系统的顺序进行检查，必要时进行生殖器、肛门和直肠检查。根据病情轻重、避免影响检查结果等因素，可调整检查顺序，利于及时抢救和处理患者。

（8）在体格检查过程中，应注意左、右及相邻部位的对照检查。

（9）注意保护患者隐私，依次充分暴露各部检查部位，该部位检查完毕即行遮蔽。

（10）应根据病情变化及时进行复查，有助于了解病情、补充和修正诊断。

五、基本方法

体格检查的基本方法有5种：视诊、触诊、叩诊、听诊和嗅诊。要想熟练地进行全面、有序、重点、规范和正确的体格检查，既需要扎实的医学知识，又需要反复的临床实践和丰富的临床经验。体格检查既是诊断疾病的必要步骤，也是积累临床经验的过程，还是与患者交流、沟通、建立良好医患关系的过程。

（一）视诊

视诊是医务工作者用眼睛观察患者全身或局部表现的诊断方法。视诊可用于全身一般状态和许多体征的检查，如年龄、发育、营养、意识状态、面容、表情、体位、姿势、步态等。局部视诊可了解患者身体各部分的改变，如皮肤、黏膜、眼、耳、鼻、口、舌、头颈、胸廓、腹部外形、肌肉、骨骼、关节外形等。特殊部位的视诊需借助于某些仪器如耳镜、鼻镜、检眼镜及内镜等进行检查。

不同部位的视诊内容和方法不同，但它简便易行，适用范围广，常能提供重要的诊断资料和线索，有时仅用视诊就可明确一些疾病的诊断。但视诊又是一种常被忽略的诊断和检查方法。只有在丰富医学知识和临床经验的基础上才能减少和避免视而不见的现象；只有反复临床实践，才能深入、细致、敏锐地观察；只有将视诊与其他检查方法紧密结合，将局部征象与全身表现结合，才能发现并确定具有重要诊断意义的临床征象。

（二）触诊

触诊是医务工作者通过手接触被检查部位时的感觉来判断病情的一种方法。它可进一步检查视诊发现的异常征象，也可明确视诊所不能明确的体征，如体温、湿度、震颤、波动、压痛、摩擦感以及包块的位置、大小、轮廓、表面性质、硬度、移动度等。触诊的适用范围很广，尤以腹部检查更为重要。由于手指指腹对触觉较为敏感,掌指关节部位掌面皮肤对震动较为敏感,手背部皮肤对温度较为敏感,因此触诊时多用这些部位。

1. 触诊方法　触诊时,由于目的不同而施加的压力有轻有重,因而可分为浅部触诊法和深部触诊法。

(1)浅部触诊法　适用于体表浅在病变(关节、软组织、浅部动脉、静脉、神经、阴囊、精索等)的检查和评估。腹部浅部触诊可触及的深度约为1 cm。触诊时,将一手放在被检查部位,用掌指关节和腕关节的协同动作以旋转或滑动方式轻压触摸。浅部触诊一般不引起患者痛苦或痛苦较轻,也多不引起肌肉紧张,因此有利于检查腹部有无压痛、抵抗感、搏动、包块和某些肿大脏器等。浅部触诊也常在深部触诊前进行,有利于患者做好接受深部触诊检查的心理准备。

(2)深部触诊法　检查时可用单手或两手重叠由浅入深,逐渐加压以达到深部触诊的目的。腹部深部触诊法触及的深度常常在2 cm以上,有时可达4~5 cm,主要用于检查和评估腹腔病变和脏器情况。根据检查目的和手法不同可分为以下几种。

1)深部滑行触诊法:检查时患者张口平静呼吸,或与患者交谈以转移其注意力,尽量使腹肌放松。医务工作者用右手并拢的二、三、四指平放在腹壁上,以手指末端逐渐触向腹腔的脏器或包块,在被触及的包块上作上下左右滑动触摸,如为肠管或索条状包块,应向与包块长轴相垂直的方向进行滑动触诊。这种触诊方法常用于腹腔深部包块和胃肠病变的检查。

2)双手触诊法:将左手掌置于被检查脏器或包块的背后部,右手中间三指并拢平置于腹壁被检查部位,左手掌向右手方向托起,使被检查的脏器或包块位于双手之间,并更接近体表,有利于右手触诊检查。检查时配合好患者的腹式呼吸。双手触诊法用于肝、脾、肾和腹腔肿物的检查。

3)深压触诊法:用一个或两个并拢的手指逐渐深压腹壁被检查部位,用于探测腹腔深在病变的部位或确定腹腔压痛点,如阑尾压痛点、胆囊压痛点、输尿管压痛点等。检查反跳痛时,在手指深压的基础上稍停片刻,2~3 s后迅速将手抬起,并询问患者是否感觉疼痛加重或察看面部是否出现痛苦表情。

4)冲击触诊法:又称为浮沉触诊法。检查时,右手并拢的示、中、环三个手指取70°~90°角,放置于腹壁拟检查的相应部位,做数次急速而较有力的冲击动作,在冲击腹壁时指端会有腹腔脏器或包块浮沉的感觉。这种方法一般只用于大量腹水时肝、脾及腹腔包块难以触及者。手指急速冲击时,腹水在脏器或包块表面暂时移去,故指端易于触及肿大的肝、脾或腹腔包块。冲击触诊会使患者感到不适,操作时应避免用力过猛。

2. 触诊注意事项　检查前医务工作者要向患者讲清触诊的目的,消除患者的紧张情绪,取得患者的配合;医务工作者手应温暖,手法应轻柔,以免引起肌肉紧张,影响检查效果。在检查过程中,应随时观察患者表情;患者应采取恰当的体位,通常取仰卧位,双手置于体侧,双腿稍弯曲,腹肌尽可能放松。检查肝、脾、肾时也可嘱患者取侧卧位;腹部检查前,应嘱患者排尿,以免将充盈的膀胱误认为腹腔包块,有时也须排便后检查;触诊时医务工作者应手脑并用,边检查边思索。应注意病变的部位、特点、毗邻关系,以明确病变的性质和来源。

(三)叩诊

叩诊是用手指叩击身体表面某一部位,使之震动而产生音响,根据震动和声响的特点来判断被检查部位的脏器状态有无异常的一种方法。

叩诊多用于确定肺尖宽度、肺下缘位置、胸膜病变、胸膜腔中液体多少或气体有无、肺部病变大小与性质、纵隔宽度、心界大小与形状、肝脾边界、腹水有无与多少,以及子宫、卵巢、膀胱有无胀大等情况。另外用手或叩诊锤直接叩击被检查部位,诊察反射情况和有无疼痛反应也属叩诊。

1. 叩诊方法　根据叩诊的目的和叩诊的手法不同又分为直接叩诊法和间接叩诊法两种。

(1)直接叩诊法　医务工作者右手中间三指并拢,用其掌面直接拍击被检查部位,借助于拍击的反响和指下的震动感来判断病变情况的方法称为直接叩诊法。适用于胸部和腹部范围较广泛的病变,如胸膜粘连或增厚、大量胸水或腹水及气胸等。

(2)间接叩诊法　应用最多的叩诊方法。医务工作者将左手中指第二指节紧贴于叩诊部位,其他手指稍微抬起,勿与体表接触;右手手指自然弯曲,用中指指端叩击左手中指末端指关节处或第二节指骨的远端,因为该处易与被检查部位紧密接触,而且对于被检查部位的震动较敏感。叩击方向应与叩诊部位的体表垂直,叩诊时应以腕关节活动为主,避免肘关节和肩关节参与运动。叩击动作要灵活、短促、富有弹性。叩击后右手中指应立即抬起,以免影响对叩诊音的判断。在同一部位叩诊可连续叩击 2 ~3 下,若未获得明确印象,可再连续叩击 2 ~3 下。应避免不间断地、连续地快速叩击,因为这不利于叩诊音的分辨与震动的感知。

为了检查患者肝区或肾区有无叩击痛,医务工作者可将左手手掌平置于被检查部位,右手握成拳状,并用其尺侧叩击左手手背,询问或观察患者有无疼痛感。

2. 叩诊注意事项　环境应安静,以免影响叩诊音的判断。根据叩诊部位不同,患者应采取适当体位。如叩诊胸部时,可取坐位或卧位;叩诊腹部时,常取仰卧位;确定有无少量腹水时,可嘱患者取肘膝位。叩诊时应注意对称部位的比较与鉴别;叩诊时不仅要注意叩诊音响的变化,还要注意不同病灶的震动感差异,两者应相互配合;叩诊操作应规范,用力要均匀适当,一般叩诊可达到的深度 5 ~7 cm。叩诊力量应视不同的检查部位、病变组织性质、范围大小或位置深浅等情况而定。病灶或检查部位范围小或位置浅,宜采取轻(弱)叩诊,如确定心、肝相对浊音界及叩诊脾界时;当被检查部位范围比较大或位置比较深时,则需要用中度力量叩诊,如确定心、肝绝对浊音界;若病灶位置距体表约达 7 cm 左右时,则需用重(强)叩诊。

3. 叩诊音　叩诊时被叩击部位产生的反响称为叩诊音。叩诊音的不同取决于被叩击部位组织或器官的致密度、弹性、含气量及与体表的间距。叩诊音根据音响的频率(高音者调高,低音者调低)、振幅(大者音响强,小者音响弱)和是否乐音(音律和谐)的不同,在临床上分为清音、浊音、鼓音、实音、过清音 5 种。

(1)清音　是正常肺部的叩诊音。它是一种频率约为 100 ~128 次/s,振动持续时间较长,音响不甚一致的非乐性音。提示肺组织的弹性、含气量、致密度正常。

(2)浊音　是一种音调较高,音响较弱,振动持续时间较短的非乐性叩诊音。除音响外,板指所感到的振动也较弱。当叩击被少量含气组织覆盖的实质脏器时产生,如叩击心或肝被肺边缘所覆盖的部分,或在病理状态下如肺炎(肺组织含气量减少)的叩诊音。

(3)鼓音　如同击鼓声,是一种和谐的乐音,音响比清音更强,振动持续时间也较长,在叩击含有大量气体的空腔脏器时出现。正常情况下可见于胃泡区和腹部,病理情况下可见于肺内空洞、气胸、气腹等。

(4)实音　是一种音调较浊音更高,音响更弱,振动持续时间更短的一种非乐性音,如叩击心和肝等实质脏器所产生的音响。在病理状态下可见于大量胸腔积液或肺实变等。

(5)过清音　介于鼓音与清音之间,是属于鼓音范畴的一种变音,音调较清音低,音响较清音强,为一种类乐性音,正常成人是不会出现的一种病态叩击音。临床上常见于肺组织含气量增多、弹性减弱时,如肺气肿。正常儿童可叩出相对过清音。

(四)听诊

听诊是医务工作者根据患者身体各部分活动时发出的声音判断正常与否的一种诊断方法。

广义的听诊包括听身体各部分所发出的任何声音,如语声、呼吸声、咳嗽声和呃逆、嗳气、呻吟、啼哭、呼叫发出的声音以及肠鸣音、关节活动音及骨擦音,这些声音有时可对临床诊断提供有用的线索。

1. 听诊方法　听诊可分为直接听诊和间接听诊两种方法。

(1)直接听诊法　医务工作者将耳直接贴附于被检查者的体壁上进行听诊,这种方法所能听到的体内声音很弱。这是听诊器出现之前所采用的听诊方法,目前也只有在某些特殊和紧急情况下才会采用。

(2)间接听诊法　这是用听诊器进行听诊的一种检查方法。此法方便,可以在任何体位听诊,听诊效果好,因听诊器对器官活动的声音有一定的放大作用、且能阻断环境中的噪声。应用范围广,除用于心、肺、腹的听诊外,还可以听取身体其他部位发出的声音,如血管音、皮下气肿音、肌束颤动音,关节活动音,骨折面摩擦音等。

2. 听诊注意事项　听诊环境要安静,避免干扰;要温暖、避风以免患者由于肌束颤动而出现附加音。

切忌隔着衣服听诊,听诊器体件应直接接触皮肤以获取确切的听诊结果。为防止听诊器体件过凉,接触皮肤前应用手测试其温度,过凉时可用手摩擦捂热体件。应根据病情和听诊的需要,嘱患者采取适当的体位。

正确使用听诊器。听诊器通常由耳件、体件和软管三部分组成,其长度应与医务工作者手臂长度相适应。听诊前注意检查耳件方向应向前,佩戴后并适当调整其角度,检查硬管和软管管腔是否通畅。体件有钟型和膜型两种类型,钟型体件适用于听取低调声音,如二尖瓣狭窄的隆隆样舒张期杂音,使用时应轻触体表被检查部位,但应注意避免体件与皮肤摩擦而产生的附加音;膜型体件适用于听取高调声音,如主动脉瓣关闭不全的杂音及呼吸音、肠鸣音等,使用时应紧触体表被检查部位。

听诊时注意力要集中,听肺部时要摒除心音的干扰,听心音时要摒除呼吸音的干扰,必要时患者控制呼吸配合听诊。

用听诊器进行听诊是临床医务工作者的一项基本功,是许多疾病,尤其是心肺疾病诊断的重要手段。听诊是体格检查基本方法中的重点和难点,尤其对肺部和心脏的听诊,必须要勤学苦练、仔细体会、反复实践、善于比较,才能达到切实掌握和熟练应用的目的。

(五)嗅诊

嗅诊是通过嗅觉来判断发自患者的异常气味与疾病之间关系的一种方法。来自患者皮肤、黏膜、呼吸道、胃肠道、呕吐物、排泄物、分泌物、脓液和血液等的气味,根据疾病的不同,其特点和性质也不一样。

正常汗液无特殊强烈刺激气味。酸性汗液见于风湿热和长期服用水杨酸、阿司匹林等解热镇痛药物的患者;特殊的狐臭味见于腋臭等患者,由于腋窝的皮脂腺分泌的皮脂经细菌的作用,散发出特殊的狐臭味。

正常痰液无特殊气味,若呈恶臭味,提示厌氧菌感染,见于支气管扩张症或肺脓肿;恶臭的脓液可见于气性坏疽。痰液呈现血腥味多见于大量咯血的患者。

呼吸呈刺激性蒜味见于有机磷杀虫药中毒;烂苹果味见于糖尿病酮症酸中毒者,糖尿病患者病情严重时,大量脂肪在肝脏里氧化而产生酮体,并扩散到血液中,致使呼出的气息中带有丙酮,患者呼出的气体就会带有烂苹果味。氨味见于尿毒症;肝腥味见于肝性脑病者,由于甲基硫醇和二甲基二硫化物不能被肝脏代谢,在体内散发的一种特殊气味。口臭为口腔发出难闻气味,一般见于口腔炎症、胃炎等消化道疾病。

呕吐物呈酸味提示食物在胃内滞留时间长而发酵,常见于幽门梗阻或者贲门失弛缓症的患者;呕吐物出现便味可见于长期剧烈呕吐或肠梗阻的患者;呕吐物混有脓液并有令人恶心的烂苹果味，可见于胃坏疽。粪便具有腐败性臭味见于消化不良或胰腺功能不良者；腥臭味粪便见于细菌性痢疾；肝腥味粪便见于阿米巴性痢疾。尿呈浓烈氨味见于膀胱炎，由于尿液在膀胱内被细菌发酵所致。

临床工作中，嗅诊可迅速提供具有重要意义的诊断线索，但必须要结合其他检查才能做出正确的诊断。

六、一般检查及全身状态检查

一般检查为整个体格检查过程中的第一步，是对病人全身状态的概括性观察，以视诊为主，配合触诊、听诊和嗅诊进行检查。一般检查的内容包括性别、年龄、体温、呼吸、脉搏、血压、发育与体型、营养状态、意识状态、面容表情、体位姿势、步态等，还有皮肤和淋巴结。

（一）全身状态检查

1. 年龄和性别　性别根据被检查者的特征一般不难辨别，年龄经问诊或观察很易得知。注意有些疾病的发生和预后与性别和年龄都有一定的关系。如甲状腺功能亢进症、乳腺癌，女性多见；胃癌、血友病等，男性多见；佝偻病、麻疹、百日咳等，小儿多见；肺结核、风湿热等，青少年多见。

2. 生命体征　生命体征是评价生命活动及其质量的重要指标，包括体温、呼吸、脉搏、血压等。

（1）体温　体温的测量方法有：腋测法、口测法和肛测法。测量前先要把温度计的水银甩到35 ℃以下。

1）腋测法：首先擦干腋窝，然后将温度计置于腋下，让被检查者上臂夹紧，放置10 min读数。腋测法比较方便，最为常用，但易受外界因素的影响。正常值36～37 ℃。

2）口测法：较腋测法准确。测量方法是将温度计消毒后置于舌下，紧闭口唇，放置5 min读数。正常值36.3～37.2 ℃。神志不清及婴幼儿不宜使用。

3）肛测法：测量的温度较为准确。方法是让被检查者取侧卧位，将肛测温度计头端涂以润滑剂，徐徐插入肛门达温度计一半，放置5 min读数。正常值36.5～37.7 ℃。婴幼儿、神志不清和休克的患者使用肛测法较为准确。

（2）呼吸

1）呼吸运动：正常情况下吸气为主动运动，此时胸廓增大，胸膜腔内负压增高，肺扩张，空气经上呼吸道进肺内。一般成人静息呼吸时，潮气量约为500 mL。呼气为被动运动，此时肺脏弹力回缩，胸廓缩小，胸膜腔内负压降低，肺内气体随之呼出。

正常男性和儿童的呼吸以膈肌运动为主，胸廓下部及上腹部的动度较大，而形成腹式呼吸；女性的呼吸则以肋间肌的运动为主，故形成胸式呼吸。实际上该两种呼吸运动均不同程度地同时存在。

2）呼吸频率：正常成人静息状态下，呼吸为12～20次/min，呼吸与脉搏之比为1∶4。新生儿呼吸约为44次/min，随着年龄的增长而逐渐减慢。

呼吸过速：指呼吸频率超过20次/min而言。见于发热、疼痛、贫血、甲状腺功能亢进及心力衰竭等。一般体温升高1 ℃，呼吸大约增加4次/min。

呼吸过缓：指呼吸频率低于12次/min而言。呼吸浅慢见于麻醉剂或镇静剂过量和颅内压增高等

（3）脉搏　由于心脏射血引起血管壁相应的有节奏地扩张与收缩地搏动，称为脉搏。检查脉搏通常用3个手指（示指、中指、环指）的指腹触摸桡动脉的搏动。桡动脉触不到时，也可触诊颈动脉、肱动脉和股动脉等，必要时触足背动脉。观察脉搏时应注意其频率、节律、大小、强弱及动脉壁的弹性以及呼吸对它的影响等。正常成人脉搏为60～100次/min，平均70次/min左右，并记录脉搏的

频率、节律、张力、幅度、性质及动脉壁的弹性等。老年人偏慢，儿童偏快。正常情况下脉率与心率一致，当有心律不齐时可不一致，如心房动时心率大于脉率。

1）速脉：每分钟脉搏速率超过100次称为速脉，常见于发热、心动过速或甲状腺功能亢进、心功能不全、休克等。发热时体温每升高1 ℃，脉搏频率每分钟增加10～20次。

2）缓脉：每分钟脉搏速率低于60次称为缓脉，常见于窦性心动过缓或房室传导阻滞、内压增高、阻塞性黄疸、甲状腺功能减退等。

3）水冲脉：脉搏骤起骤落，急促有力，称为水冲脉，水冲脉见于主动脉关闭不全、动脉导管未闭、甲状腺功能亢进、严重贫血等。

4）交替脉：指节律整齐而强弱交替出现的脉搏，是左心室功能不全的重要体征，可见于心肌炎、高血压性心脏病、急性心肌梗死等。

5）奇脉：又称吸停脉，吸气时脉搏明显减弱或消失。正常人脉搏强弱不受呼吸周期影响。奇脉的产生主要与左心室搏出量的变化有关。当有心包填塞或心包缩窄时，吸气时心脏因舒张受限，致使体循环的血液向右心室回流不能相应地增加，右心室排血量不足以补偿肺血容量的增加，使肺静脉回流减少，于是左心室充盈不足，左心室排血量减少，致使脉搏减弱或消失；在呼气时，有较多的血液自肺循环向左心室回流，因而左心室排血量增加，则脉搏相对变强。奇脉常见于心包腔积液和缩窄性心包炎。

6）短绌脉：或称脉搏短绌，脉率少于心率，见于某些心律失常，如心房颤动或过早搏动。

（4）血压　血压是动脉内的血液对动脉壁产生的侧压力，为重要的生命体征。心室收缩时，动脉内的最高压力称为收缩压心室舒张时，动脉内的最低压力称为舒张压。收缩压与舒张压之差称为脉压。健康成年人的收缩压为90～140 mmHg，舒张压为60～90 mmHg，脉压为30～40 mmHg。

血压的测量方法目前广泛采用的是汞柱式血压计袖带加压法，一般以坐位右臂血压为准。操作规程：患者禁酒、禁咖啡、排空膀胱，安静休息5～10 min，嘱被检查者露出右臂并轻度外展，肘部置于心脏同一水平。将袖带展平并均匀地缚于上臂，其下缘距肘窝部2～3 cm，将听诊器放在肱动脉上。然后，向袖带的气囊内充气，待动脉音消失，再将汞柱升高20～30 mmHg，然后缓慢放气，使压力逐渐下降，当听到第一个声音，所示的压力值即为收缩压；继续放气直至声音消失时，血压计上所示的压力值为舒张压（个别声音持续不消失者，可采用变音值，并加以注明）。记录方法是：收缩压/舒张压，单位一般是毫米汞柱（mmHg）。

3. 发育与体型

（1）发育　生长发育是一个连续变化的动态过程，随着年龄的增长，人体在解剖结构、生理功能、疾病特点、心理活动等方面表现不同的特点。婴幼儿期生长发育较快，学龄前期和学龄期生长发育继续稳步增长，但是智能发育加速。青春期个体的体格生长发育再次加速，第二性征和生殖系统迅速发育并逐渐成熟，表现出明显的性别差异。

生长发育是否正常，多以年龄与智力、体格成长状态（如身高、体重及第二性征）之间的关系来判断。成人发育正常指标有：①头部长度为身高的1/8～1/7；②胸围约等于身高的一半；③两上肢伸展两中指尖端之间的距离约等于身高；④坐高等于下肢长度。

生长发育情况与种族遗传、内分泌、营养代谢、生活条件、体育锻炼等内外因素有密切关系。发育成熟前，腺垂体功能亢进可引起巨人症，腺垂体功能减低可引起侏儒症。而甲状腺功能减退，小儿体格矮小，且智力低下，称为呆小症，要与前者鉴别。

（2）体型　体型是身体各部发育的外观表现，包括骨骼、肌肉的生长与脂肪的分布状态等。临床上将成人的体型分为3种。

正力型（均称型）：身体各部分匀称适中，一般正常人多为此种类型。

无力型（瘦长型）：身高体瘦，颈部细长，肩窄下垂，胸廓扁平，腹上角常小于90°。

超力型(矮胖型):体型粗壮,颈部粗短,肩宽平,胸围增大,腹上角常大于90°。

4. 营养状态　营养状态可根据皮肤、毛发、皮下脂肪、肌肉发育等进行综合判断,可作为评价健康或疾病程度的标准之一。简便而迅速的评价方法是观察皮下脂肪充实的程度。

1)营养状态分级　通常临床上营养状态分为:良好、中等、不良三个等级。

良好:皮肤光泽、弹性良好、黏膜红润,皮下脂肪丰满,肌肉结实,指甲毛发润泽。

中等:介于良好与中等之间。

不良:皮肤黏膜干燥、弹性减低,肌肉松弛,皮下脂肪较薄,毛发枯燥,指甲粗糙无光泽。肋间隙、锁骨上窝凹陷,肩胛骨和髂骨棱角突起。

2)常见的营养异常状态　营养不良主要由于摄食不足或慢性消耗增多引起。当体重低于标准体重的10%者称为消瘦,或体重质量指数(BMI)小于18.5时为消瘦。常见原因如下。①摄食不足:饥饿、畏食、恶心呕吐等;②消化吸收障碍:胃肠道疾病、胰腺疾病、短肠综合征等;③消耗增加:恶性肿瘤、甲状腺功能亢进症、糖尿病等;营养过剩表现为体内脂肪过多积聚,当超过标准体重20%以上者为肥胖。

5. 意识状态　是大脑功能活动的综合表现,是对环境的知觉状态。正常人意识清楚、思维敏捷、情感活动和语言表达正常,疾病状态下出现不同程度的意识障碍,根据意识障碍的程度可分为嗜睡、意识模糊、昏睡、昏迷等。

检查方法:通过与患者的交流了解其语言、思维、表达、定向力等进行评价,必要时进行痛觉试验、角膜反射等检查进行综合判断。

6. 面容与表情　面容是指面部呈现的状态;表情是在面部或姿态上思想情感的表现。正常人表情自如,神态安怡。患病后可出现痛苦、忧虑或疲惫面容与表情。临床上常见的面容改变有以下几种。

(1)急性病容　面色潮红,兴奋不安,表情痛苦,呼吸急促,鼻翼扇动等,见于急性感染性疾病和某些急性病变,如肺炎球菌肺炎、疟疾等。

(2)慢性病容　面色灰暗或苍白,面容憔悴,双目无神等,见于慢性消耗性疾病,如肿瘤晚期或肝硬化等。

(3)特殊面容　贫血面容:面色苍白,唇舌色淡,表情疲惫,见于各种原因所致的贫血;肝病面容:面色暗褐,额部、鼻部、双颊有褐色色素沉着,有时有皮肤及黏膜发黄,见于慢性肝脏病变;肾病面容:面色苍白,双颊、颜面水肿,舌质色淡,见于慢性肾功能不全患者;甲亢面容:眼裂增大,眼球突出,瞬目减少,兴奋不安易激惹,表情惊愕,见于甲状腺功能亢进症;二尖瓣面容:面色晦暗,双颊紫红,口唇青紫,见于风湿性心脏病二尖瓣狭窄患者;黏液性水肿面容:颜面水肿苍白,眼睑增厚,面部增宽,目光呆滞,反应迟缓,表情淡漠,睫毛稀疏可有脱落,见于甲状腺功能减退的患者;肢端肥大症面容:头颅增大,面部变长,下颌增大、向前突出,眉弓及额骨隆起,耳鼻增大,唇舌增厚,见于肢端肥大症患者;满月面容:面如满月,皮肤发红,伴有痤疮和胡须生长,见于长期使用肾上腺糖皮质激素或库欣综合征患者;苦笑面容:牙关紧闭,面肌痉挛,呈苦笑状,见于破伤风患者;面具面容:面部呆板,无表情,瞬目及双眼转动减少,头面部有时可见颤动,见于帕金森病患者。

7. 体位　是指被检者身体所处的状态,对某些疾病的诊断具有一定意义。常见体位有自主体位、被动体位、强迫体位。

(1)自主体位　身体活动自如,行动不受限制。见于正常人、病情较轻或疾病早期。

(2)被动体位　患者自己不能调整或变换身体的位置。见于瘫痪、极度衰弱或昏迷的患者。

(3)强迫体位　为了减轻痛苦被迫采取某种特殊的体位。常见的有:强迫仰卧位,患者取仰卧位,双腿屈曲,减轻腹肌紧张从而以减轻疼痛,见于急性腹膜炎等;强俯卧位,患者取俯卧位以减轻脊背部肌肉紧张,从而减轻疼痛或不适,见于脊柱疾病;强迫侧卧位,患者卧向一侧以减轻疼痛,并有利于健侧代偿呼吸，见于一侧胸膜炎和大量胸腔积液；强迫坐位，患者平卧时感呼吸困难，胸闷不适，而被迫坐位，双下肢下垂，两手常扶持床边或置于膝关节处，见于较重的心肺功能不全患者；强迫蹲位，活动过程中感觉呼吸困难、心悸，采取蹲位或膝胸位以缓解症状，见于小儿发绀型先天性心脏病，如法洛四联症；强迫停立位，行走时心前区疼痛突然发作，或行走后感下肢疼痛被迫停止行走，站立以减轻症状，见于心绞痛和下肢动脉炎患者；辗转体位，患者辗转反侧，坐卧不安，腹痛难忍，见于胆石症、胆道蛔虫病、肾绞痛等；角弓反张位，患者颈背肌肉强直，头部极度后仰，胸腹前凸，躯干呈弓形改变，见于破伤风和小儿脑膜炎。

8. 姿势　姿势是指举止状态。健康人躯干端正，肢体动作灵活、适度。正常姿势主要有骨骼结构和各部位肌肉适当的紧张度保持，也受健康状况和精神因素影响。颈椎病变可影响颈部的活动；腹部疼痛时可有躯干制动或弯曲；胃、十二指肠溃疡患者，疼痛发作时，常用手捧腹，弯背而行。

9. 步态　步态指走动时所表现的姿态。健康人的步态因年龄、机体状态和所受训练的影响而有不同表现，当患某些疾病时，可使步态发生很大改变，并且有一定的特征性。常见异常步态有：蹒跚步态、醉酒步态、偏瘫步态、共济失调步态、慌张步态、跨阈步态、剪刀式步态等。

（1）蹒跚步态　走路时身体左右摇摆（称鸭步），见于佝偻病、进行性肌营养不良或双侧先天性髋关节脱位等。

（2）醉酒步态　走路时躯干重心不稳，如醉酒样，见于酒精中毒、安眠药中毒及小脑病变等。

（3）共济失调步态　起步时一脚高抬，骤然垂落，且双目向下注视，两脚间距增宽，以防身体倾斜，闭目时不能保持平衡。见于脊髓病变患者。

（4）慌张步态　起步后小步急速趋行，身体前倾，有难以止步之势。见于帕金森病患者。

（5）跨阈步态　由于踝部肌腱、肌肉弛缓，患足下垂，行走时必须高抬下肢才能起步。见于腓总神经麻痹。

（6）剪刀步态　两下肢痉挛性瘫痪患者步行时，由于两下肢肌张力增高，故移步时下肢内收过度，两腿交叉呈剪刀状。见于脑性瘫痪与截瘫患者（图3-1）。

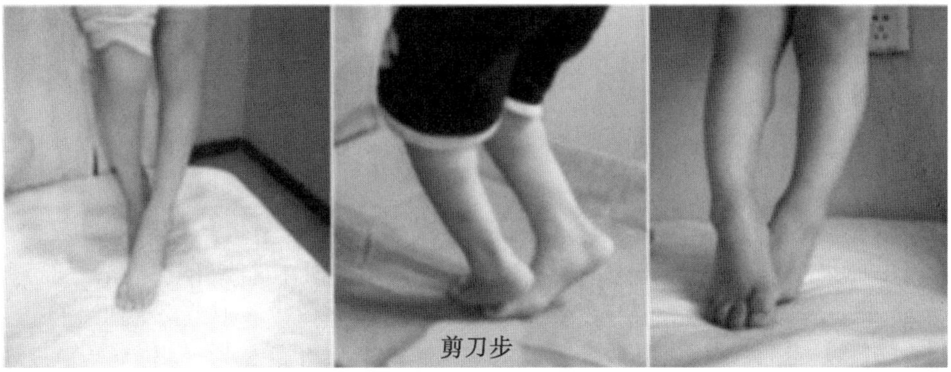

图3-1　剪刀步态

（7）偏瘫步态　由于瘫痪侧肢体肌张力增高，行走时患侧上肢屈曲、内收及旋前，下肢伸直、外旋、足跖屈，步行时下肢画圆（图3-2）。

（8）间歇性跛行　行走时因下肢肌肉酸痛乏力被迫停止行进，稍停片刻后方能继续行走。见于高血压动脉硬化、多发性动脉炎等。

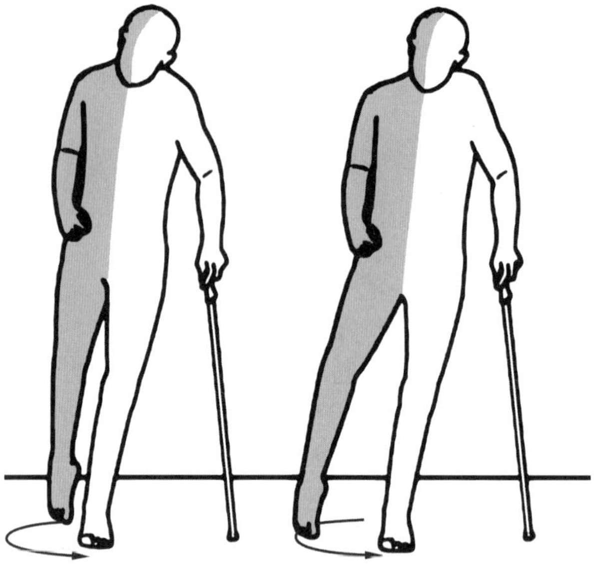

图 3-2　偏瘫步态

10. 皮肤　皮肤检查应在良好自然光线下进行，内容包括颜色、湿度、弹性、皮疹、出血点及斑疹、蜘蛛痣与肝掌、溃疡与瘢痕等。

(1)颜色　正常人的皮肤颜色由于受种族、遗传、地域和工作环境等方面的影响有明显差异，此外，病理因素也可影响皮肤颜色，临床常见的皮肤颜色改变有以下几种。

1)苍白：皮肤黏膜苍白可由贫血、末梢毛细血管收缩或充盈不足引起，如各种贫血、休克、寒冷、惊恐等。部分是由于局部动脉痉挛或阻塞引起，如血栓闭塞性脉管炎、雷诺病等。

2)发红：皮下毛细血管扩张充血、血流加快和血量增多及红细胞增多可致皮肤及黏膜发红。生理状态下见于：情绪激动、运动、饮酒等；病理状态下见于发热、阿托品药物过量、一氧化碳中毒。临床上要注意：发热引起的发红，热退后恢复正常颜色；一氧化碳中毒皮肤呈特殊的樱桃红；库欣综合征及真性红细胞增多症皮肤呈持续性发红。

3)发绀：指皮肤及黏膜呈青紫现象，多见于口唇、耳郭、面部、四肢末端部位，主要因还原性血红蛋白增加引起。

4)黄染：指皮肤及黏膜的发黄现象，常见的原因有黄疸、胡萝卜素增高、长期服用某些药物。

黄疸：由于血中的胆红素增高所致；其特点是，早期往往出现在巩膜、硬腭后部、软腭黏膜处，随后如果血中胆红素继续增高，则出现皮肤发黄，以胆汁淤积性黄疸皮肤发黄最为明显。

胡萝卜素增高：食用较多的胡萝卜、南瓜、橘子等胡萝卜素含量高的食物，可使得皮肤发黄；其特点是以额部、手掌和足底较为明显，巩膜和口腔黏膜一般无黄染，血中胆红素不高，停止食用这些食物后黄染可逐渐消退。

长期服用某些药物：如呋喃唑酮、核黄素、利福平等；其特点是，黄染较早出现在皮肤，严重者巩膜近角膜处可出现黄染，离角膜越远黄染越轻。

5)色素沉着：表皮基底层黑色素增多使得皮肤色泽加深的现象称为色素沉着。

正常情况下乳头、腋窝、外生殖器、肛门周围等处色素较深。病理状态下全身性色素沉着见于肾上腺皮质功能减退症、肝硬化、肝癌、肢端肥大症、黑热病。妊娠妇女乳头和乳晕及腹白线的色素加深，面部和额部可出现棕褐色对称性色素斑片，称为妊娠斑。老年人全身或面部也可出现散在的色素斑片，称为老年斑。

6)色素脱失:色素脱失是由于酪氨酸酶合成障碍,导致体内的酪氨酸不能转化成多巴,使得黑色素合成减少所致。常见的有白癜风、白斑和白化症。

白癜风:为形状不一、大小不等的色素脱失斑片。进展缓慢,逐渐扩大,无自觉症状,不引起局部生理功能异常,见于白癜风,偶见于肾上腺皮质功能减退症及恶性贫血患者等。

白斑:多为圆形或椭圆形色素脱失的斑片,面积一般不大,常发生在口腔黏膜和女性外阴部,该部位白斑有时为癌前病变,应引起注意。

白化症:为先天遗传性疾病,由于氨酸酶合成障碍引起全身皮肤和毛发色素脱失患者头发和睫毛呈浅黄色或金黄色,眼睛怕光。一般身体各部位无生理功能异常。

(2)湿度　皮肤湿度与皮肤排泌功能有关,主要由汗腺和皮脂腺完成。正常人在高气温、高湿度的环境里出汗增多,皮肤湿度大。在病理状态下,出汗增多、减少或无汗,有诊断意义。如结核病、甲状腺功能亢进症、佝偻病出汗增多。结核病患者夜间睡眠中出汗增多,又称为盗汗;手足皮肤发凉而大汗淋漓,称冷汗,见于惊恐、虚脱和休克患者;维生素A缺乏、黏液性水肿、脱水、干燥综合征、硬皮病等,出汗减少,皮肤干燥。

(3)弹性　皮肤弹性与年龄、营养状态、皮下脂肪及组织间隙所含液体量有关。儿童和青少年皮肤富有弹性;中年以后皮肤组织逐渐松弛;老年人弹性减退。检查方法:常取手背或上臂肘上3~4 cm处皮肤,用手指将皮肤提起片刻后松开,迅速平复称为弹性良好,缓慢平复者称弹性减弱,见于长期消耗性疾病或严重脱水患者。

(4)皮疹　皮疹是皮肤疾病和全身疾病的重要体征之一,皮疹的形态和出现规律有一定特异性,对疾病的诊断有重要意义。常见的原因有传染病、皮肤病、药物过敏等。检查时应注意皮疹出现的部位、出疹顺序、分布情况、形态大小、颜色,是否高出皮肤、有无痛痒、脱屑、压之是否褪色、持续及消退的时间等。

1)斑疹:有局部皮肤颜色的改变,但不隆起皮肤,形态、大小不等或相似。有色素沉着的称为色素斑;色素脱失的称为白斑;皮肤血管扩张的为红斑,如风湿性多形性红斑、丹毒引起的线性红斑、系统性红斑狼疮(SLE)引起的蝶形红。

2)丘疹:表现为病灶隆起高出皮表,触之较硬,表面可扁平、尖顶或有凹陷。见于药物疹、麻疹、猩红热、湿疹等。

3)斑丘疹:高出皮肤又有颜色改变的皮疹。见于药物疹、风疹、猩红热等。

4)玫瑰疹:一种鲜红色的圆形斑疹,直径2~3 mm,由病灶周围的血管扩张所形成,压之褪色,松开时复现,见于伤寒和副伤寒,对诊断有特殊意义。

5)疱疹:为局限性高出皮面的腔性皮损,所含液体不同而颜色各异。液体可以是血清,也可以为淋巴液,直径<1 cm的为小水疱,如水痘、单纯疱疹。直径>1 cm的为大水疱,如烫伤、磨损,若出现感染称为脓疱。

6)荨麻疹:俗称风团。是由于皮肤、黏膜小血管扩张及渗透性增加而出现的一种局限性水肿反应,大小不等,形态各异,有瘙痒,为速发型皮肤变态反应所致,通常在2~24 h内消退,常见于各种过敏反应。

(5)脱屑　脱屑是皮肤表层不断角化和更新。正常人因量少,一般不易察觉。大量皮肤脱屑具有诊断意义,如银屑病、麻疹脱屑。

(6)皮下出血　根据其直径大小及伴随情况可分为以下几种:直径小于2 mm称为瘀点;直径3~5 mm称为紫癜;直径大于5 mm称为瘀斑;片状出血并伴有皮肤显著隆起称为血肿。

(7)蜘蛛痣与肝掌　蜘蛛痣是由皮肤一支中央小动脉及许多向外放射的细小血管形成,形状如蜘蛛而得名。小者如大头针帽,大者直径可达1 cm以上,其中心稍隆起,如用大头针帽按压中心区,则其周围毛细血管褪色,移去压力后立即复原,通常出现于上腔静脉分布的区域,如面部、颈部、前胸部及肩部等处。一般认为蜘蛛痣的形成是由于肝脏对雌激素的灭活能力下降,见于急、慢性肝炎、肝硬化、肝癌患者。健康妇女在妊娠期间有时也可出现(图3-3)。

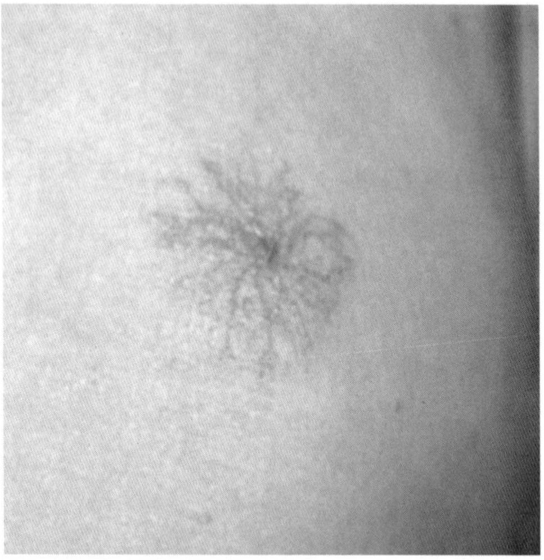

图3-3 蜘蛛痣

肝掌的发生原因与蜘蛛痣一样,表现为肝病患者手掌的大、小鱼际及手指掌面、手指基部呈现的粉红色胭脂样斑点,压之褪色,久者可形成紫褐色。如仔细观察可见许多星星点点扩张连成片的小动脉。肝掌也随肝功能好转而减轻或消失(图3-4)。

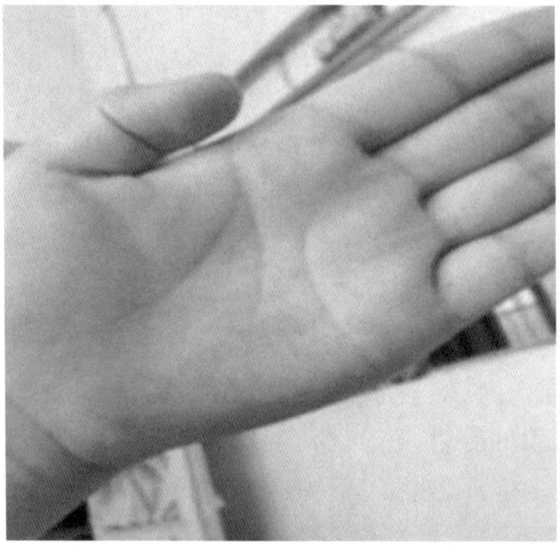

图3-4 肝掌

(8)水肿 水肿是由于皮下组织细胞内及组织间隙液体潴留过多所致。根据水肿的范围和程度可分为三度。

1)轻度:仅见于眼睑、踝部及胫骨前皮下组织,指压后有轻度凹陷,平复较快。

2)中度:全身软组织均可见明显水肿,指压后出现较深凹陷,平复缓慢。

3)重度:全身严重水肿,低位皮肤紧张发亮,甚至有液体渗出,胸、腹腔可有积液,外阴部也可有明显水肿。

(9)溃疡与瘢痕

1)溃疡:常由于炎症、外伤、恶性肿瘤等引起皮肤或黏膜破损所致。当皮肤或黏膜出现溃疡时，应注意其数量、部位、大小、形状、边缘、深度、表面分泌物的情况。

2）瘢痕：是皮肤外伤或病变愈合期由于结缔组织增生所形成的斑块。表面低于周围正常组织皮肤者为萎缩性瘢痕；高于周围正常皮肤者为增生性瘢痕。

（10）皮下结节　皮下结节为一种较硬、圆形或椭圆形的小结。检查时注意大小、硬度、部位、活动度、有无压痛。风湿小结多位于关节附近，长骨骺端。

圆形硬质小结多为风湿小结，无压痛等。皮下结节的出现与高滴度血清类风湿因子、严重的关节破坏及类风湿活动性病变密切相关。

痛风结节又称为痛风石，是血液尿酸超过饱和浓度，尿酸盐针状结晶在皮下结缔组织沉积，引起慢性异物样反应所致；一般以外耳的耳郭、跖趾、指（趾）关节及掌指关节等部位多见；为大小不一（小至米粒，大至 2 cm）黄白色结节，或无症状，或有疼痛。

（11）毛发　毛发的颜色、曲直等可因种族而不同，其分布、密度和颜色可因性别与年龄发生变化，也受遗传、营养、精神状态等因素的影响。正常男性体毛较多，阴毛呈菱形，女性体毛较少，阴毛呈倒三角形。中年以后因发根部血运和细胞代谢减退，头发可逐渐减少或色素脱失，形成秃顶或白发。检查时要注意其分布、疏密和色泽。病理情况下，阴毛过早出现为性早熟的标志，内分泌功能障碍者可无阴毛。神经营养障碍、脂溢性皮炎、甲状腺功能减退症、某些抗肿瘤药物可引起毛发脱落。肾上腺皮质功能亢进症、长期使用糖皮质激素，可使毛发增多，体毛增多称多毛症。

11. 淋巴结　淋巴结分布全身，检查时只能查到浅表部位的淋巴结。正常淋巴结体积较小，直径多不超过 0.5 cm，质地柔软，表面光滑，单个散在或组群分布，无触痛及压痛，与毗邻组织无粘连，一般不易触及。

（1）浅表淋巴结分布

1）头颈部淋巴结：包括以下几种。

耳前淋巴结：位于耳屏前方。

耳后淋巴结：位于耳后乳突表面、胸锁乳突肌止点处。

枕部淋巴结：位于枕部皮下，斜方肌起点与胸锁骨乳突肌止点之间。

颌下淋巴结：位于颌下腺附近，下颌角与颏部之间。

颏下淋巴结：位于颏下三角内，下颌舌骨肌表面，两侧下颌骨前端中点后方。

颈前淋巴结：位于胸锁乳突肌表面及下颌角处。

颈后淋巴结：位于斜方肌前缘。

锁骨上淋巴结：位于锁骨与胸锁乳突肌所形成的夹角处。

2）上肢

●腋窝淋巴结：分为 5 群。①外侧群：位于腋窝外侧壁。②胸肌群：位于腋窝前皱襞深处（胸大肌下缘深部）。③肩胛下群：位于腋窝后皱襞深部。④中央群：位于腋窝内侧壁近肋骨及前锯肌处。⑤腋尖群：位于腋窝顶部。

●滑车上淋巴结：位于上臂内侧，内上髁上方 3～4 cm 处，肱二头肌与肱三头肌之间的间沟内。

3）下肢

●腹股沟淋巴结：分为上下两群。①上群：位于腹股沟韧带下方，与韧带平行排列。②下群：位于大隐静脉上端，沿静脉走向排列。

●腘窝淋巴结：位于小隐静脉和腘静脉的汇合处。

（2）检查顺序、方法及内容

1）检查顺序：为防止遗漏，一般按一定顺序进行检查，耳前、耳后、乳突区、枕部、颌下、颏下、颈前三角、颈后三角、锁骨上窝、腋窝（腋尖群、中央群、胸肌群、肩胛下群和外侧群）、滑车上、腹股沟（上群、下群）、腘窝。

2)检查方法:检查淋巴结的方法应用视诊和触诊,主要是触诊。视诊时不仅要注意局部征象(包括皮肤是否隆起,颜色有无变化,有无皮疹、瘢痕、瘘管等),也要注意全身状态。触诊时用示指、中指、环指指腹紧贴检查部位,由浅入深,滑行触诊。

触诊是检查淋巴结的主要方法。检查者将示、中、环三指并拢,其指腹平放于被检查部位的皮肤上进行滑动触诊,这里所说的滑动是指腹按压的皮肤与皮下组织之间的滑动;滑动的方式应取相互垂直的多个方向或转动式滑动,这有助于淋巴结与肌肉和血管结节的区别。

检查头颈部淋巴:可站在被检查者前面或背后,手指紧贴检查部位,由浅及深进行滑动触诊,嘱被检查者头稍低,或偏向检查侧,以使皮肤或肌肉松弛,有利于触诊。

检查锁骨上淋巴结:让被检查者取坐位或卧位,头部稍向前屈,用双手进行触诊,左手触诊右侧,右手触诊左侧,由浅部逐渐触摸至锁骨后深部。

检查腋窝淋巴结:被检查者前臂稍外展,检查者以右手检查左侧,以左手检查右侧,触诊时由浅及深至腋窝各部。

检查滑车上淋巴结:检查左侧时,用左手扶托患者左前上肢,并屈肘约90°;以右手小指固定在患者肱骨内上,示指、中指及环指并拢,在其上方2~3 cm处,肱二、三头肌之间的肌沟中,纵行、横行滑动触摸。用同样方法检查右侧滑车淋巴结。

检查腹股沟淋巴结:让患者充分暴露腹股沟区,检查者用双手四指对两侧腹股沟区由浅入深进行触诊。双侧均要检查。

检查腘窝淋巴结:让患者充分暴露腘窝,检查者用左手抬起患者小腿,右手四指对腘窝的前壁、后壁、侧壁和穹隆部进行触诊。双侧均要检查。

3)检查内容:淋巴结肿大时,应注意部位、大小、数目、硬度、压痛、活动度、局部皮肤有无红肿、瘢痕、瘘管等,并同时注意与原发病灶特别是肿瘤之间的关系。

(3)淋巴结肿大的原因及临床意义

1)局部淋巴结肿大:非特异性淋巴结炎,急、慢性炎症可引起引流区的淋巴结肿大。急性炎症时,肿大的淋巴结柔软、有压痛、表面光滑、无粘连,肿大到一定程度即停止;慢性炎症时,肿大的淋巴结较硬,炎症消退后最终可缩小或消退。注意:咽炎、扁桃体炎、牙龈炎可引起颈部淋巴结肿大;下肢炎症可引起腘窝及腹股沟处淋巴结肿大。

2)淋巴结结核:以颈部较为多见,呈多发性,质地稍硬,大小不等,可与周围组织粘连,如发生干酪样坏死,可有波动感,破溃后形成瘘管,经久不愈,愈合后多有瘢痕形成。

3)恶性肿瘤淋巴结转移:肿瘤通过淋巴结转移是其常见的转移方式之一,肿瘤转移的淋巴结质地坚硬,或有橡皮样感,表面可光滑或突起,常与周围组织发生粘连,不易推动,一般无压痛。注意:肺癌多向右侧锁骨上窝或腋部淋巴结群转移,引起此处的淋巴结肿大;胃癌、食管癌多向左侧锁骨上淋巴结群转移,引起锁骨上淋巴结肿大。

4)全身淋巴结肿大:①感染性疾病,如传染性单核细胞增多症、艾滋病、布氏杆菌病、麻风病、钩体病、梅毒等。②非感染性疾病,如白血病、淋巴瘤、SLE、结节病等。

七、头颈部检查

(一)头发与头皮

1.头发　①注意其颜色、疏密度,脱发的类型与特点。注意染发、烫发的影响。②注意病变发生部位、形状与头发改变的特点。

2.头皮　医务工作者用手按照一定的顺序分开头发,仔细观察头皮的颜色、头皮屑,有无头癣、疖痈、外伤、血肿及瘢痕等。

（二）头颅

1. 视诊　注意其大小、外形变化和有无异常活动。

2. 触诊　医务工作者用双手仔细触诊头颅的每一个部位，了解其外形、有无压痛和异常隆起。

3. 测量头围　头颅的大小以头围来衡量。检查方法：①患者取坐位、站立位或仰卧位。②医务工作者以软尺自患者眉间绕到颅后通过枕骨粗隆。

（三）颜面及其器官

1. 眼

（1）视力　分为远视力和近视力，后者通常指阅读视力。其检测是采用通用国际标准视力表进行。

远距离视力表：患者距视力表 5 m 远，两眼分别检查。一般先检查右眼，用干净的卡片或遮眼板盖于左眼前，但勿使眼球受压。受检者从上至下指出“E”字形视标开口的方向，记录所能看清的最小一行视力读数，即为该眼的远视力。能看清“1.0”行视标者为正常视力。如远视力未达到正常，可用针孔镜放在被检眼前，测其针孔视力，如能改善，则说明视力较差多系屈光不正所致，通常需戴镜矫正。

近距离视力表：在距视力表 33 cm 处，能看清“1.0”行视标者为正常视力。尚可让患者改变检查距离，即将视力表拿近或远离至清晰可认，以便测得其最佳视力和估计其屈光性质与度数。因此，近视力检查能了解眼的调节能力，与远视力检查配合则可初步诊断是否有屈光不正和老视。

（2）眼睑

1）睑内翻：由于瘢痕形成使睑缘向内翻转，见于沙眼。

2）上睑下垂：双侧上睑下垂见于先天性上睑下垂、重症肌无力；单侧上睑下垂见于网膜下腔出血、白喉、脑炎、外伤等引起的动眼神经麻痹。

3）眼睑闭合障碍：双侧眼睑闭合障碍可见于甲状腺功能亢进症；单侧闭合障碍见于面神经麻痹。

4）眼睑水肿：眼皮下组织疏松，轻度或初发水肿常在眼睑表现出来。常见原因为肾炎、慢性肝病、营养不良、贫血、血管神经性水肿等。此外，还应注意眼睑有无包块、压痛、倒睫等。

（3）泪囊　泪囊检查方法：请患者取坐位或仰卧位，并嘱患者向上看。医务工作者用双手拇指轻压患者双眼内眦下方，即骨性眶缘下内侧，挤压泪囊，同时观察有无分物或泪液自上、下泪点溢出。

（4）结膜　分结膜、穹隆部结膜与球结膜三部分。检查上结膜时需翻转眼睑。请患者取坐位或仰卧位。医务工作者用右手检查患者左眼，左手检查右眼。用示指和拇指捏住上睑中外 1/3 交界处的边缘。嘱患者向下看，此时轻轻向前下方拉眼睑边缘，然后示指向下压睑板上缘，与拇指配合向上捻转睑缘。检查结膜时动作要轻巧、柔和，以免引起者的痛苦和流泪。检查后，轻轻向前下牵拉上眼睑，同时嘱患者往上看，即可使眼睑恢复正常位置。

结膜常见的改变：充血时黏膜发红可见血管充盈，见于结膜炎、角膜炎；颗粒与滤泡见于沙眼；结膜苍白见于贫血；结膜发黄见于黄疸；若有多少不等散在的出血点时，可见于感染性心内膜炎，如伴充血、分泌物，见于急性结膜炎；若有大片的结膜下出血，可见于高血压、动脉硬化。除沙眼、春季卡他性结膜炎外，几乎所有的结膜炎症在下睑结膜的表现都比上睑结膜明显。

（5）眼球外形与运动　检查眼球有无凸出或凹陷。双侧眼球凸出见于甲亢，甲亢者除了眼球凸出外，还有 Stellwag 征（瞬目减少）、Graefe 征（眼球下转时上睑不能相应下垂）、Mobius 征（集合运动减弱）。

1）眼球运动检查方法：患者取坐位或仰卧位。医务工作者将目标物（棉签或手指尖）置于患者眼前 30 ~ 40 cm 处，嘱患者固定头位，眼球随目标物方向移动，一般按左、左上、左下、右、右上、右下 6 个方向的顺序进行。

2）眼球震颤：患者取坐位或仰卧位。患者眼球随医务工作者手指所示方向（水平和垂直）运动数次，观察是否出现震颤。

（6）角膜　角膜表面有丰富的感觉神经末梢，因此角膜的感觉十分灵敏。检查时用斜照光更易观察其透明度，注意有无云翳、白斑、软化、溃疡、新生血管等。云翳与白斑如发生在角膜的瞳孔部位可以引起不同程度的视力障碍；角膜周边的血管增生可能为严重沙眼所造成。

角膜软化见于婴幼儿营养不良、维生素 A 缺乏等。角膜边缘及周围出现灰白色混浊环，多见于老年人，故称为老年环，是类脂质沉着的结果，无自觉症状，不妨碍视力。角膜边缘若出现黄色或棕褐色的色素环，环的外缘较清晰，内缘较模糊，称为凯－费（Kayser－Fleischer）环，是铜代谢障碍的结果，见于肝豆状核变性（Wilson 病）。

（7）巩膜　巩膜不透明，又因血管极少，故为瓷白色。在发生黄疸时，巩膜比其他黏膜更先出现黄染而容易被发现。这种黄染在巩膜是连续的，近角膜巩膜交界处较轻，越远离此越黄。检查时，可让患者向内下视，暴露其巩膜的外上部分更容易发现黄疸。中年以后在内眦部可出现黄色斑块，为脂肪沉着所形成，这种斑块呈不均匀性分布，应与黄疸鉴别。

（8）瞳孔　瞳孔是虹膜中央的孔洞，正常直径为 3 ~ 4mm。瞳孔缩小（瞳孔括约肌收缩）是由动眼神经的副交感神经纤维支配；瞳孔扩大（瞳孔扩大肌收缩）是由交感神经支配。对瞳孔的检查应注意瞳孔的形状、大小、位置，双侧是否等圆、等大，对光及集合反射等。

1）瞳孔的形状与大小：正常为圆形，双侧等大。青光眼或眼内肿瘤时可呈椭圆形；虹膜粘连时形状可不规则。引起瞳孔大小改变的因素很多，生理情况下，婴幼儿和老年人瞳孔较小，在光亮处瞳孔较小，青少年瞳孔较大，兴奋或在暗处瞳孔扩大。病理情况下，瞳孔缩小，见于虹膜炎症、中毒（有机磷类农药）、药物反应（毛果芸香碱、吗啡）等。瞳孔扩大见于外伤、交感神经激、青光眼绝对期、视神经缩、药物影响（阿托品、可卡因）等。双侧瞳孔散大并有对光反射消失为濒死状态的表现。一侧眼交感神经麻痹，产生霍纳（Horner）综合征，出现瞳孔缩小、眼睑下垂和眼球下陷，同侧结膜充血及面部无汗。

2）双侧孔大小不等：常提示有颅内病变，如脑外伤、脑瘤、脑疝等。双侧孔不等，且变化不定，可能是中枢神经和虹膜的神经支配障碍；如双侧瞳孔不等且伴有对光反射减弱或消失以及神志不清，往往是中脑功能损害的表现。

3）对光反射：是检查瞳孔功能活动的测验。直接对光反射，通常用手电直接照射瞳孔并观察其动态反应。正常人，当眼受到光线刺激后瞳孔立即缩小，移开光源后瞳孔迅速复原。间接对光反射是指光线照射一眼时，另一眼瞳孔立即缩小，移开光线，瞳孔扩大。检查间接对光反射时，应以一手挡住光线以免对检查眼受照射而形成直接对光反射。瞳孔对光反射迟钝或消失，见于昏迷患者。

4）集合反射：嘱患者注视 1 m 以外的目标（通常是检查者的示指尖），然后将目标逐渐移近眼球（距眼球 5 ~ 10 cm），正常人此时可见双眼内聚，瞳孔缩小，称为集合反射。由于视物由远至近，也同时伴有晶状体的调节，因此，以上双眼内聚、瞳孔缩小和晶状体的调节三者又统称为近反射。动眼神经功能损害时，睫状肌和双眼内直肌麻痹，集合反射和调节反射均消失。

2. 耳　耳是听觉和平衡器官，分外耳、中耳和内耳 3 个部分。

（1）外耳

1）耳郭：注意耳郭的外形、大小、位置和对称性，是否有发育畸形、外伤痕、红肿等；观察是否有结节，痛风患者可在耳郭上触及痛性小结节，为尿酸钠沉着的结果。耳郭红肿并有局部发热和疼痛，见于感染。牵拉和触诊耳郭引起疼痛，常提示有炎症。

2）外耳道：注意皮肤是否正常，有无溢液。如有黄色液体流出并有痒痛者为外耳道炎；外耳道内有局部红肿疼痛，并有耳郭牵拉痛则为疖肿。有脓液流出并有全身症状，则应考虑急性中耳炎。有血液或脑脊液流出则应考虑到颅底骨折。对耳鸣患者则应注意是否存在外耳道痕狭窄、耵聍或异物堵塞。

（2）中耳　观察鼓膜是否穿孔，注意穿孔位置，如有溢脓并有恶臭，可能为表皮样瘤。

（3）乳突　外壳由骨密质组成，内腔为大小不等的骨松质小房，乳突内腔与中耳道相连。患化脓性中耳炎引流不畅时可蔓延为乳突炎，检查时可发现耳郭后方皮肤有红肿，乳突有明显压痛，有时可见瘘管。严重时，可继发耳源性脑脓肿或脑膜炎。

（4）听力　体格检查时可先用粗略的方法了解被检查者的听力，检测方法为：在静室内嘱被检查者闭目坐于椅子上，并用手指堵塞一侧耳道，医师持手表或以拇指与示指互相摩擦，自 1 m 以外逐渐移近被检查者耳部，直到被检查者听到声音为止，测量距离，同样方法检查另一耳。比较两耳的测试结果并与检查者（正常人）的听力进行对照。正常人一般在 1 m 处可闻机械表声或捻指声。精测方法是使用规定频率的音叉或电测听设备所进行的一系列较精确的测试，对明确诊断更有价值。

听力减退见于耳道有耵聍或异物、听神经损害、局部或全身血管硬化、中耳炎、耳硬化等。粗测发现被检查者有听力减退，则应进行精确的听力测试和其他相应的专科检查。

3. 鼻

（1）鼻的外形　视诊时注意鼻部皮肤颜色和鼻外形的改变。如鼻梁皮肤出现黑褐色斑点或斑片为日晒后或其他原因所致的色素沉着，如慢性肝脏疾患等。如鼻梁部皮肤出现红色斑块，病损处高起皮面并向两侧面部扩展，见于系统性红斑狼疮。如发红的皮肤损害主要在鼻尖和鼻翼，并有毛细血管扩张和组织肥厚，见于酒渣鼻。鼻骨骨折是最常见的骨折之一，凡鼻外伤引起鼻出血患者都应仔细检查有无鼻骨或软骨的骨折或移位。

（2）鼻翼扇动　吸气时鼻孔张大，呼气时鼻孔回缩，见于伴有喘息的肺性疾病（如大叶性肺炎）、支气管哮喘和心源性哮喘发作时。

（3）鼻中隔　正常成人的鼻中隔很少完全正中，多数稍有偏曲，如有明显的偏曲，并产生障碍，称为鼻中隔偏曲，严重的高位偏曲可压迫鼻甲，引起神经性头痛，也可因偏曲部骨质黏膜而引起出血。鼻中隔出现孔洞称为鼻中隔穿孔，患者可听到鼻腔中有声，检查时用小手电筒照射一侧鼻孔，可见对侧有亮光透入。穿孔多为鼻腔慢性炎症外伤等引起。

（4）鼻出血　多为单侧，见于外伤、鼻腔感染、局部血管损伤、鼻咽癌、鼻中隔偏曲等。双侧出血则多由全身性疾病引起，如某些发热性传染病（流行性出血热、伤寒等），血液系统疾病（再生障碍性贫血、白血病）、高血压病或维生素 D 缺乏等。妇女如发生周期性鼻出血则应考虑到子宫内膜异位症。

（5）鼻腔黏膜　急性鼻黏膜肿胀多为炎症充血所致，伴有鼻塞和流涕，见于急性鼻炎。慢性鼻黏膜肿胀多为黏膜组织肥厚，见于各种因素引起的慢性鼻炎。

（6）鼻腔分泌物　鼻腔黏膜受到各种刺激时会产生过多分泌物。清稀无色的分泌物为卡他性炎症，黏稠发黄或发绿的分泌物为鼻或鼻窦的化脓性炎症所引起。

（7）鼻窦　鼻窦为鼻腔周围含气的骨质空腔，共四对，都有口与鼻腔相通，当引流不畅时容易发生炎症。鼻窦炎时出现鼻塞、流涕、头痛和鼻压痛。各鼻窦区压痛检查方法如下。

1）上颌窦：医师双手固定于患者的两侧耳后，将拇指分别置于左右部向后按压，询问有无压痛，并比较两侧压痛有无区别。也可用右手中指指腹叩击部，并询问有否叩击痛。

2）额窦：一只手扶持患者枕部，用另一只手拇指或示指置于眼上缘内侧用力向后向上按压或以两手固定头部，双手拇指置于眼眶上缘内侧向后、向上按压，询问有无压痛，两侧有无差异。也可用中指叩击该区，询问有无叩击痛。

3）筛窦：双手固定患者两侧耳后，双侧拇指分别置于鼻根部与眼内眦之间向后方按压，询问有无压痛。

4）蝶窦：因解剖位置较深，不能在体表进行检查。

4. 口

（1）观察口唇颜色，有无干燥、皲裂、疱疹、肿胀、肥厚增大，口角有无糜烂及歪斜等。

（2）在充分的自然光线下或借助手电光，检查口腔黏膜。观察有无出血点、溃疡、充血、肿胀、瘀斑、蓝黑色色素沉着等。检查口底黏膜和舌底部时，请患者上翘舌头并触及硬腭。由于口底组织比较松软，有时需要用触诊法才能触及口底新生物，颌下腺导管结石也最好用触诊法检查。

腮腺管检查方法：①患者取坐位或仰卧位，头部放松于解剖位，张口。②医务工作者将一只手1～2指指尖置于相当于上颌第二磨牙处的颊黏膜处，触诊导管开口，另一只手置于颊部向内按压（即双手触诊）。③涎石病：明显触痛，可伴有腮腺管口肿胀和脓性分泌物。

（3）注意有无龋齿、残根、缺齿和义齿，牙齿的色泽与形态变化也具有重要的临床意义。

（4）检查有无牙龈水肿、牙缘出血、牙龈挤压后溢脓、铅线、黑褐色点线状色素沉着等。

（5）观察舌质、舌苔变化及舌的活动状态，有无干燥舌、地图舌、裂纹舌、草莓舌、牛肉舌、镜面舌、毛舌等。

（6）观察咽部黏膜有无充血、红肿，有无分泌物增多等。咽部的检查方法：①患者取坐位，头略后仰，张大口并发“啊”音。②医务工作者用压舌板在舌的前2/3与后1/3交界处迅速下压，此时软腭上抬。③在照明的配合下观察软腭、腭垂（悬雍垂）、软腭弓、扁桃体、咽后壁等情况。

扁桃体肿大分为3度：①不超过咽腭弓者为Ⅰ度；②超过咽腭弓者为Ⅱ度；③达到或超过咽后壁中线者为Ⅲ度（图3-5）。

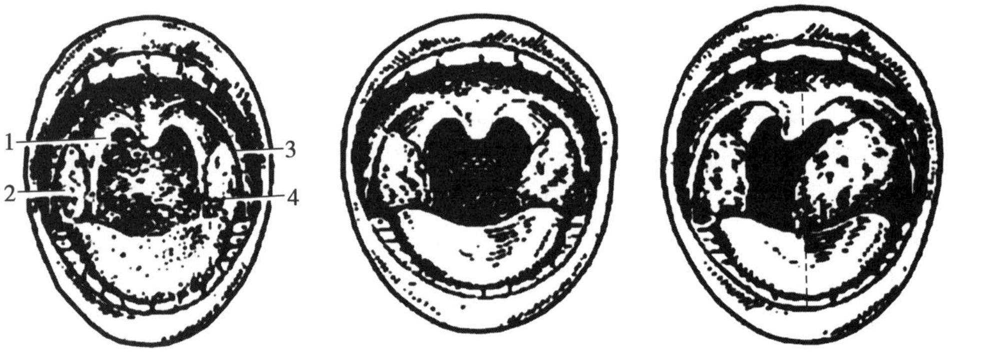

图3-5　扁桃体位置及其大小分布示意图

（7）注意口腔有无特殊气味，如臭味、腥臭味、血腥味、烂苹果味、尿味、肝臭味、组织坏死的臭味、大蒜味等。

（四）颈部检查

颈部检查应在平静、自然的状态下进行，被检查者最好取舒适坐位，解开内衣，充分暴露颈部和肩部。如患者卧位，也应尽量充分暴露。检查时手法应轻柔。

1. 颈部分区　正常人颈部直立，两侧对称，矮胖者较粗短，瘦长者较细长，男性甲状软骨比较突出，女性则平坦不显著，转头时可见胸锁乳突肌突起。头稍后仰，更易观察颈部有无包块、瘢痕和两侧是否对称。正常人在静坐时颈部血管不显露。根据解剖结构，颈部每侧又可分为两个大三角区域，即颈前三角和颈后三角。颈前三角为胸锁乳突肌内缘、下颌骨下缘与前正中线之间的区域。后三角为胸锁乳突肌的后缘、锁骨上缘与斜方肌前缘之间的区域。

2. 颈部姿势与运动　正常人坐位时颈部直立，伸屈、转动自如，检查时应注意颈部静态与动态时的改变:如头不能抬起,见于严重消耗性疾病的晚期、重症肌无力等。头部向一侧偏斜称为斜颈,见于颈肌外伤、瘢痕收缩、先天性颈肌缩和斜颈。先天性斜颈者的胸锁乳突肌粗短,如两侧胸锁乳突肌差别不明显时,可嘱患者把头位复正,此时患侧胸锁乳突肌的胸骨端会立即隆起,为诊断本病的特征性表现。颈部运动受限并伴有疼痛,可见于软组织炎症、颈肌扭伤或肿瘤等。颈部强直为脑膜受刺激的特征,见于各种脑膜炎、蛛网膜下腔出血等。

3. 颈部皮肤与包块

(1)颈部皮肤检查时注意有无蜘蛛痣、感染及其他局限性或广泛性病变,如瘘管、神经性皮炎、银屑病等。

(2)颈部包块检查时应注意其部位、数目、大小、质地、活动度、与邻近器官的关系和有无压痛等特点。如为淋巴结肿大,质地不硬,有轻度压痛时,可能为非特异性淋巴结炎;如质地较硬、且伴有纵隔、胸腔或腹腔病变的症状或体征,则应考虑恶性肿瘤的淋巴结转移;如为全身性无痛性淋巴结肿大,则多见于血液系统疾病。如包块圆形、表面光滑、有囊样感、压迫能使之缩小,则可能为囊状瘤。若颈部包块弹性大又无全身症状,则应考虑囊肿的可能。

【知识链接】

肿大的甲状腺和甲状腺来源的包块在做吞咽动作时可随吞咽向上移动,以此可与颈前其他包块鉴别。注意有无包块及其部位、数量、大小、质地、活动度、与邻近器官的关系,有无压痛,发生和增长的特点。检查时请患者做吞咽动作可以鉴别肿大的甲状腺和甲状腺来源包块与颈前其他包块。

4. 颈部血管　正常人立位或坐位时颈外静脉常不显露,平卧时可稍见充盈,充盈的水平仅限于锁骨上缘至下颌角距离的下 2/3 以内。在坐位或半坐位(身体呈 45°)时,如颈静脉明显充盈、怒张或搏动,为异常征象,提示颈静脉压升高,见于右心衰竭、心包积液、上腔静脉阻塞综合征,以及胸腔、腹腔压力增加等情况。

(1)颈静脉检查　患者取立位或坐位,观察颈静脉充盈及搏动。再请患者取仰卧位,可稍见颈静脉充盈,充盈的水平仅限于锁骨上缘至下颌角距离的下 2/3 处,不见颈静脉搏动。颈静脉充盈超过上述水平,称颈静脉怒张(图 3-6)。

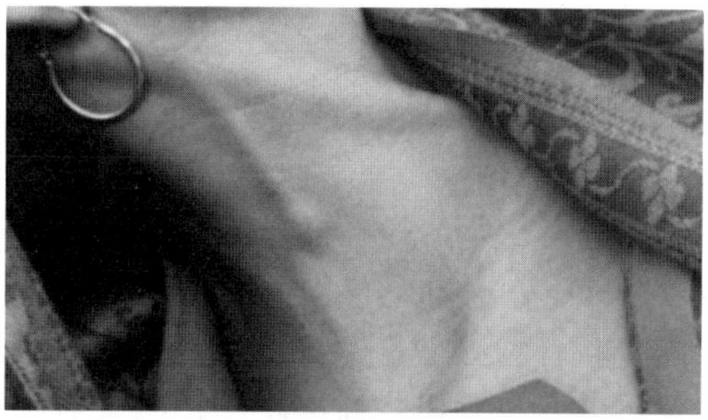

图 3-6　颈静脉怒张

(2)颈动脉检查　患者取坐位或仰卧位,观察颈动脉有无搏动。正常人安静时不易看到搏动,只在剧烈活动后心搏出量增加时才可见到。安静时有明显的搏动见于主动脉瓣关闭不全、高血压、甲亢和严重贫血等。

(3)肝-静脉回流征检查　患者取仰卧位(头部垫 1 个枕头),颈静脉怒张者将床头抬高 30° ~

45°。医务工作者的右手掌紧贴患者右上腹部肝区，逐渐按压并持续 10 s，观察颈静脉有无怒张及怒张的程度。

(4)颈部血管听诊　患者取坐位或卧位。将听诊器胸件放置于其颈部大血管区及锁骨上窝。颈部大血管区若闻及血管性(收缩期)杂音，可考虑为颈动脉或椎动脉狭窄；若在右锁骨上窝闻及连续性“嗡鸣”样杂音，可能为颈静脉流入上腔静脉口径较宽的球部所产生，用手指压迫颈静脉后可消失。

6. 甲状腺

(1)视诊　观察甲状腺的大小和对称性。如有甲状腺肿大，嘱患者做吞咽动作，此时甲状腺可随吞咽动作向上移动，可与颈前部其他包块相鉴别。若不易鉴别时，可请患者头向后仰、两手放在枕后再进行观察(图 3-7)。

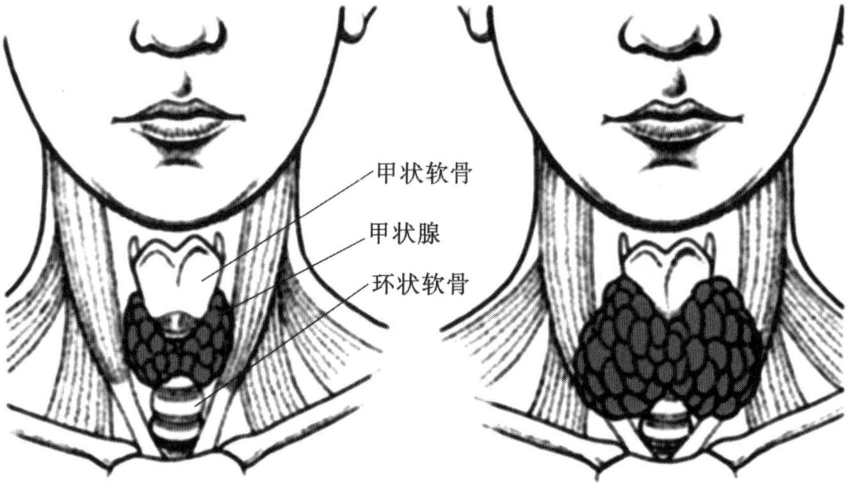

图 3-7　甲状腺检查

(2)触诊　触诊比视诊更能明确甲状腺的轮廓及病变的性质，主要检查甲状腺的轮廓、大小、质地以及活动度。

1)甲状腺峡部：患者取坐位，医务工作者站在患者前面用拇指(或站在患者后面用示指)，从胸骨上切迹向上触诊，可感到气管前软组织。患者做吞咽动作，可感到此软组织在手指下滑动，判断有无增大和肿块。

2)甲状腺侧叶：前面触诊，患者取坐位或仰卧位，医务工作者站在患者前面；一手拇指施压于一侧甲状软骨，将气管推向对侧，另一手示指、中指在对胸乳突肌后缘向前推挤甲状腺侧叶；拇指在胸锁乳突肌前缘触诊，配合吞咽动作，重复检查，可触及被推挤的甲状腺；采用同样方法检查另一侧甲状腺。后面触诊，患者取坐位，医务工作者站在患者后面，一手示指、中指施压于一侧甲状软骨，将气管推向对侧，另一手拇指在对侧胸锁乳突肌后缘向前推挤甲状腺，示指、中指在其前缘触诊甲状腺；配合吞咽动作，重复检查；采用同样方法检查另一侧甲状腺。

3)甲状腺肿大可分 3 度：不能看出肿大但能触及者为Ⅰ度；能看到肿大又能触及，但在胸锁乳突肌以内者为Ⅱ度；超过胸锁乳突肌外缘者为Ⅲ度。

(3)听诊　当触到甲状腺肿大时，采用钟型胸件直接听诊甲状腺，检查有无杂音。

7. 气管　检查气管有无移位。患者取舒适坐位或仰卧位，颈部保持自然正中位，医务工作者站在患者右侧。医务工作者将右手示指与无名指分别置于两侧胸锁关节上，以中指在胸骨上窝进行触诊。触到气管后，将中指放在气管前正中部位，观察中指是否在示指与无名指之间。若两距离不等，则提示有气管有移位。

八、胸部与心脏检查

胸部是指颈部以下、腹部以上的区域。腹部检查是体格检查的重要部分。胸廓由胸骨、肋弓、胸段脊柱组成。检查一般由前胸部、侧胸部开始，而后后胸部。

（一）胸部体表标志

胸廓内含有心、肺等重要脏器，胸部检查的目的就是判断这些脏器的生理、病理状态。胸廓内各脏器的位置可通过体表检查并参照体表标志予以确定。体表标志包括胸廓上的骨骼标志、自然陷窝和一些人为划线及分区。为准确标记正常胸廓内部脏器的轮廓和位置，以及异常体征的部位和范围，熟识胸廓上的体表标志具有十分重要的意义（图3-8）。

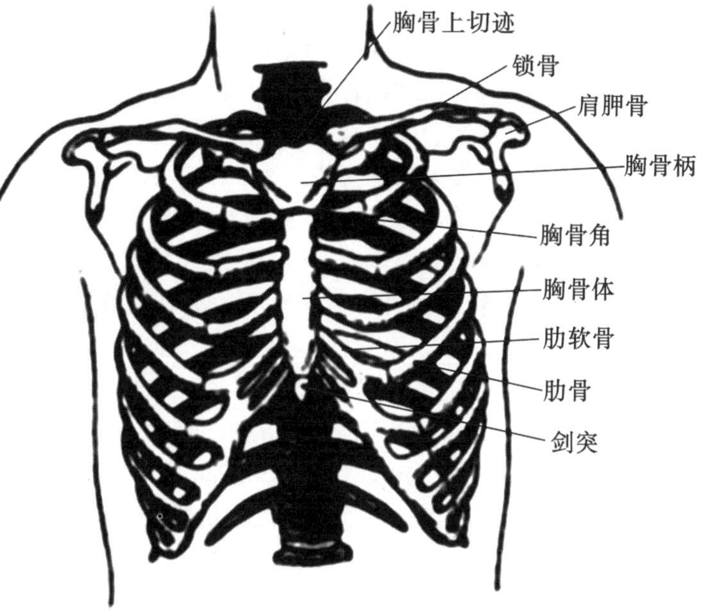

图3-8 胸部体表标志

1. 骨骼标志

（1）胸骨柄 为胸骨上端略呈六角形的骨块。其上部两侧与左右锁骨的胸骨端相连接，下方则与胸骨体相连。

（2）胸骨上切迹 位于胸骨柄的上方。正常情况下气管位于切迹正中。

（3）胸骨角（路易角） 在胸骨柄和胸骨体的连接处，形成向前突出的一道横嵴，胸骨角与第二肋软骨相连，为计算前胸肋骨和肋间隙的重要标志。其相当于气管分叉处、主动脉弓和第4胸椎的水平。

（4）腹上角 腹上角为左右肋弓在胸骨下端会合处所形成的夹角，又称胸骨下角，相当于横膈的穹隆部。一般成人为70°~110°；矮胖者常为钝角；瘦长者常为锐角。

（5）剑突 为胸骨体下端的突出部分，呈三角形，其底部与胸骨体相连。正常人剑突的长短存在很大的差异。

（6）肋骨 共有12对。于背部与相应的胸椎相连，由后上方向前下方倾斜，其倾斜度上方略小，下方稍大。第1~7肋骨在前胸部与各自的肋软骨连接，第8~10肋骨与3个联合一起的肋软骨连接后，再与胸骨相连，构成胸廓的骨性支架。第11~12肋骨不与胸骨相连，其前端呈游离状，称为浮肋。

（7）肋间隙 为2个肋骨之间的空隙，用以标记病变的水平位置。第1肋骨下面的间隙为第1

肋间隙,第2肋骨下面的间隙为第2肋间隙,其余以此类推。大多数肋骨可在胸壁上触及,唯第1对肋骨前部因与锁骨相重叠,常不易触到。

(8)肩胛骨　位于后胸壁第2~8肋骨之间。肩胛冈及其肩峰端均易触及。肩胛骨的最下端称肩胛下角。被检查者取直立位、两上肢自然下垂时,肩胛下角可作为第7或第8肋骨水平的标志,或相当于第8胸椎的水平。此可作为后胸部计数肋骨的标志。

(9)第7颈椎棘突　位于颈根部最突出的棘突为第7颈椎棘突,当低头时更易触及,是计算椎体的标志。

(10)肋脊角　为第12肋骨与脊柱构成的夹角。其前为肾脏和输尿管上端所在的区域。

2. 垂直标志线

(1)前正中线(胸骨中线)　通过胸骨正中所做的垂直线。

(2)锁骨中线(左、右)　通过锁骨肩峰端与胸锁关节端连线中点的垂直线。

(3)胸骨线(左、右)　为沿胸骨边缘与前正中线平行的垂直线。

(4)胸骨旁线(左、右)　为通过胸骨线和锁骨中线中间的垂直线。

(5)腋前线(左、右)　通过腋窝前皱襞的垂直线。

(6)腋后线(左、右)　通过腋窝后皱襞的垂直线。

(7)腋中线(左、右)　通过腋窝顶部的垂直线,即腋前线与腋后线之间中点的垂直线。

(8)肩胛线(左、右)　坐位时两臂自然下垂时通过肩胛下角的垂直线。

(9)后正中线　后正中线为经过脊椎棘突的垂直线,又称脊柱中线。

3. 胸部自然陷窝及分区

(1)胸骨上窝　胸骨上窝为胸骨上方的凹陷部。

(2)锁骨上、下窝(左、右)　锁骨上、下窝为锁骨上方的凹陷部,锁骨下窝为锁骨下方的凹陷部。

(3)腋窝(左、右)　腋窝为上肢内侧与胸壁相连的凹陷部。

(4)肩胛上区、肩胛区、肩胛上区(左、右)　肩胛上区为肩胛冈以上的区域;肩胛区为肩胛冈至肩胛下角的区域;肩胛下区为肩胛下角与第12胸椎水平线两者之间的区域,后正中线将此区分为左、右两区。

(5)肩胛间区(左、右)　肩胛间区为两肩胛骨内缘之间的区域,后正中线将此区分为左、右两部(图3-9)。

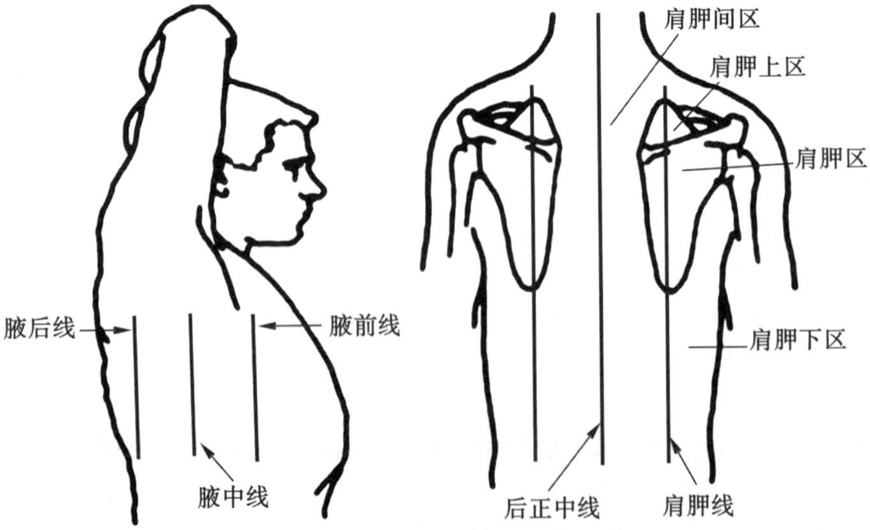

图3-9　胸侧分区及体表垂直标志线

（二）胸廓检查

1. 正常胸廓 正常胸廓两侧大致对称，双肩基本在同一水平，其外形随年龄变化而异。成人胸廓前后径较左右径短，前后径与横径的比例约为1∶1.5，近乎椭圆形。小儿和老年人前后径略小于或等于横径，呈圆桶状。

2. 异常胸廓

（1）桶状胸 胸廓的前后径与横径均增大，但前后径增大明显，与横径几乎相等，呈圆桶状，肋间隙增宽，见于肺气肿，亦见于老年及肥胖体型者。

（2）扁平胸 胸廓前后径短于横径的一半，呈扁平形，见于瘦长型者，或慢性消耗性疾病，如肺结核等。

（3）佝偻病胸 为佝偻病所致的胸廓改变，特别是胸骨下部显著前突，胸廓前后径增大，横径缩小，左右两侧塌陷，形状似鸡胸部，称为鸡胸；若胸骨剑突处显著内陷，则形成漏斗胸；沿肋骨两侧各肋软骨与肋骨交界处隆起，形成串珠状，谓之佝偻病串珠。

（4）胸廓畸形 因脊柱前凸、后凸、侧凸或侧后凸，可使胸廓两侧不对称，肋间隙增宽或变窄，导致胸廓畸形，胸腔内器官与表面标志关系发生改变。严重脊柱畸形者，可引起呼吸、循环功能障碍。胸廓畸形常见于脊椎结核、发育异常等（图3-10）。

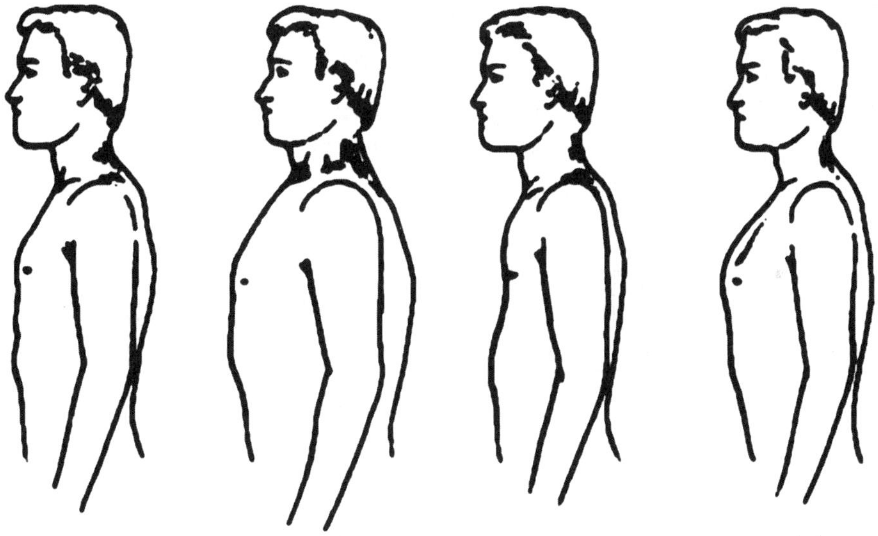

图3-10 胸廓外形图

（三）胸壁检查

检查胸壁时除应注意皮肤、脂肪、肌肉和淋巴结外，还应注意有无以下各项异常。

1. 静脉 正常人胸壁静脉不易见，当上腔静脉或下腔静脉血流受阻建立侧支循环时，胸壁静脉出现充盈或曲张。上腔静脉阻塞时，静脉血流方向自上而下；下腔静脉阻塞时，血流方向则自下而上。

2. 皮下气肿 当肺、胸膜、气管受损后，气体自病变部位逸出，存积于胸部皮下组织时，称为皮下气肿。用手按压有捻发感或握雪感。

3. 胸壁压痛 正常情况下胸壁无压痛。肋间神经炎、肋软骨炎、胸壁软组织炎及肋骨骨折的患者，胸壁受累的局部可有压痛。

4. 肋间隙　应注意观察肋间隙有无回缩或膨隆。吸气时肋间隙回缩提示呼吸道阻塞使吸气时气体不能自由地进入肺内。肋间隙膨隆见于大量胸腔积液、张力性气胸等。此外，主动脉瘤、胸壁肿瘤及婴儿或儿童时期心脏明显肿大者，其相应局部的肋间隙常膨出。

（四）乳房

患者取坐位，双手置于身体两侧，充分暴露胸部。观察乳房大小，两侧是否对称，乳房皮肤有无发红、水肿及回缩变化。乳房皮肤回缩检查方法：嘱患者做能使胸肌收缩、乳房悬韧带拉紧的上肢动作（如双手上举过头、双手互相推压掌面或双手推压两侧髋部）。仔细观察乳房皮肤有无回缩。

观察乳头大小和形态，应注意乳头的位置、大小，两侧是否对称、有无倒置或内陷。触诊乳房的硬度和弹性，有无结节及压痛。①患者取坐位时，先双臂下垂，然后高举过头或双手叉腰。患者取仰卧位时，可用一小枕头抬高肩部，使乳房能较对称地位于胸壁上。②医务工作者站在患者的右侧。③先检查健侧，后检查患侧。④医务工作者的手指和手掌平置于乳房上，用指腹轻施压力，以旋转或来回滑行进行触诊。⑤为便于检查和记录，通常以乳头为中心作一垂直线和水平线，将乳房分为4个象限。依次按外上、外下、内下、内上4个象限的顺序，由浅入深地进行触诊。

正常乳房呈模糊的颗粒感和柔韧感，皮下脂肪组织的多寡可影响乳房触诊的感觉，青年人乳房柔软，质地均匀一致，而老年人则多呈纤维和结节感。乳房是由腺体组织的小叶所组成，当触及小叶时，切勿误认为肿块。月经期乳房小叶充血，乳房有紧张感，月经后充血迅速消退。妊娠期乳房增大并有柔韧感，而哺乳期则呈结节感。触诊乳房时必须注意下列物理征象。

1. 硬度和弹性　硬度增加和弹性消失提示皮下组织被炎症或新生物所浸润。此外，还应注意乳头的硬度和弹性，当乳晕下有癌肿存在时，该区域皮肤的弹性常消失。

2. 压痛　乳房的某一区域压痛提示其下有炎症存在。月经期乳房亦敏感，而恶性病变则甚少出现压痛。

3. 包块　如有包块存在应注意下列特征。

（1）部位　必须指明包块的确切部位。一般包块的定位方法是以乳头为中心，按时钟钟点的方位和轴向予以描述。此外还应做出包块与乳头间距离的记录，使包块的定位确切无误。

（2）大小　必须描写其长度、宽度和厚度，以便为将来包块增大或缩小时进行比较。

（3）外形　包块的外形是否规则，边缘是否迟钝或与周围组织粘连固定。大多数良性肿瘤表面多光滑规整，恶性肿瘤则凹凸不平。

（4）硬度　包块的硬软度必须明确叙述。一般可描写为柔软的、囊性的、中等硬度或极硬等。良性肿瘤多呈柔软或囊性感觉；坚硬伴表面不规则者多提示恶性病变。

（5）压痛　必须确定包块是否具有压痛及其程度。一般炎性病变常表现为中度到重度压痛，而大多数恶性病变压痛则不明显。

（6）活动度　检查者应确定病变是否可自由移动，如仅能向某一方向活动或固定不动，则应明确包块系固定于皮肤、乳腺周围组织抑或固定于深部结构。大多数良性病变的包块其活动度较大，炎性病变则较固定，而早期恶性包块虽可活动，但当病程发展晚期，其他结构被癌肿侵犯时，其固定度则明显增加。

乳房触诊后，还应仔细触诊腋窝、锁骨上窝及颈部的淋巴结有否肿大或其他异常。因此处常为乳房炎症或恶性肿瘤扩展和转移的所在。

（五）肺与胸膜检查

1. 视诊

（1）呼吸运动　健康人在静息状态下呼吸运动稳定而有节律，此系通过中枢神经和神经反射的调节予以实现。呼吸运动是借膈和肋间肌的收缩和松弛来完成的，胸廓随呼吸运动而扩大和缩小，以带动肺的扩张和收缩。正常情况下吸气为主动运动，此时胸廓增大，胸膜腔内负压增高，肺扩张，空气经上呼吸道进肺内。一般成人静息呼吸时，潮气量约为500 mL。呼气为被动运动，此时肺脏弹力回缩，胸廓缩小，胸膜腔内负压降低，肺内气体随之呼出。因此，吸气和呼气与胸膜腔内负压、进出肺的气流以及胸内压力的变化密切相关。吸气时可见胸廓前部肋骨向上外方移动，膈肌收缩使腹部向外隆起，而呼气时则前部肋骨向下内方移动，膈肌松弛，腹部回缩。

正常男性和儿童的呼吸以膈肌运动为主，胸廓下部及上腹部的动度较大，而形成腹式呼吸；女性的呼吸则以肋间肌的运动为主，故形成胸式呼吸。实际上两种呼吸运动均不同程度地同时存在。某些疾病可使呼吸运动发生改变，肺或胸膜疾病如肺炎和胸膜炎等，或胸壁疾病如肋间神经痛、肋骨骨折等，均可使胸式呼吸减弱而腹式呼吸增强。腹膜炎、大量腹水、腹腔内巨大肿瘤及妊娠晚期时，膈肌向下运动受限，则腹式呼吸减弱，而代之以胸式呼吸。

上呼吸道部分阻塞患者，因气流不能顺利进入肺，故当吸气时呼吸肌收缩，造成肺内负压极度增高，从而引起胸骨上窝、锁骨上窝及肋间隙向内凹陷，称为“三凹征”。因吸气时间延长，又称之为吸气性呼吸困难，常见于气管阻塞，如气管肿瘤、异物等。反之，下呼吸道阻塞患者，因气流呼出不畅，呼气需要用力，从而引起肋间隙膨隆，因呼气时间延长，又称之为呼气性呼吸困难，常见于支气管哮喘和慢性阻塞性肺疾病。

（2）呼吸频率　正常成人静息状态下，呼吸为12～20次/min，呼吸与脉搏之比为1∶4。新生儿呼吸约为44次/min，随着年龄的增长而逐渐减慢。

1）呼吸过速：指呼吸频率超过20次/min而言。见于发热、疼痛、贫血、甲状腺功能亢进及心力衰竭等。一般体温升高1 ℃，呼吸大约增加4次/min。

2）呼吸过缓：指呼吸频率低于12次/min而言。呼吸浅慢见于麻醉剂或镇静剂过量和颅内压增高等

（3）呼吸节律　正常成人静息状态下，呼吸的节律基本上是均匀而整齐的。在病理状态下，往往会出现各种呼吸节律的变化。

1）潮式呼吸：又称陈-施（Cheyne-Stokes）呼吸。是一种由浅慢逐渐变为深快，然后再由深快转为浅慢，随之出现一段呼吸暂停后，又开始如上变化的周期性呼吸。潮式呼吸周期可长达30 s～2 min，暂停期可持续5～30 s，所以要较长时间仔细观察才能了解周期性节律变化的全过程。

2）间停呼吸：又称比奥（Biots）呼吸。表现为有规律呼吸几次后，突然停止一段时间，又开始呼吸，即周而复始的间停呼吸。

以上两种周期性呼吸节律变化的机制是由于呼吸中枢的兴奋性降低，使调节呼吸的反馈系统失常。这种呼吸节律的变化多发生于中枢神经系统疾病，如脑炎、脑膜炎、颅内压增高及某些中毒，如糖尿病酮中毒、巴比妥中毒等。间停呼吸较潮式呼吸更为严重，预后多不良，常在临终前发生。然而，必须注意有些老年人深睡时亦可出现潮式呼吸，此为脑动脉硬化、中枢神经供血不足的表现。

3）抑制性呼吸：此为胸部发生剧烈疼痛所致的吸气相突然中断，呼吸运动短暂地突然受到抑制，患者表情痛苦，呼吸较正常浅而快。常见于急性胸膜炎、肋骨骨折及胸部严重外伤等。

4）叹气样呼吸：表现在一段正常呼吸节律中插入一次深大呼吸，并常伴有叹息声。此多为功能性改变，见于神经衰弱、精神紧张或抑郁症。

2. 触诊

(1)胸廓扩张度　呼吸时,胸廓随之扩大和回缩,有一定运动度即胸廓扩张度。检查者两手置于胸廓下面的前侧部,两拇指分别沿两侧肋缘指向剑突,两拇指尖在前正中线两侧对称部位上,手掌及伸展的手指置于前侧胸壁,患者深呼吸,观察比较两手的动度是否一致。若一侧扩张度减小,则提示该侧呼吸度减弱,见于肺炎、肺不张、胸腔积液、气胸、胸膜粘连肥厚;在肺气肿或双胸膜炎、支气管肺炎时,则双侧呼吸动度减弱。

(2)触觉语颤　被检查者发出语音时,声带振动产生的声波沿着气管、支气管及肺泡传到胸壁所引起共鸣的振动,可以用手掌触及,称为触觉语颤,简称语颤,根据其震动的增强或减弱,判断胸内病变的性质。

检查者将左、右手掌的尺侧缘或掌面轻放于两侧胸壁的对称部位,然后嘱被检查者用同等强度发长音"一",自上而下、从内到外,比较两侧相应部位语音震颤的异同,注意有无增强或减弱。

语颤的强弱与发音的强弱、音调的高低、支气管与胸壁的关系(两者之间距离越近则越强)、胸壁的厚薄(越薄则越强)等方面有密切关系。因此,正常时一般男性较女性强,成人较儿童强,瘦者较胖者强;前胸上部较下部强,因上部距声带较近;后胸下部较上部强,因上部骨骼、肌肉较厚;右上胸较左上胸强,因右上肺部较常近气管,而且右支气管较粗、短而直。

病理情况下影响语颤强弱的主要因素有气管与支气管是否通畅,肺组织的密度,胸膜腔的病变,胸壁传导是否良好等。

语颤增强,主要见于:①肺实变,如大叶性肺炎实变期、肺梗死等;②压迫性肺不张,如胸腔积液上方被压迫的肺组织致密,则传导良好;③大而浅的肺空洞,如肺结核空洞。

语颤减弱或消失,主要见于:①阻塞性肺不张;②肺气肿;③胸腔大量积液或积气、胸壁水肿及胸膜高度肥厚粘连等。

(3)胸膜摩擦感　当胸膜有炎症时,有纤维蛋白沉着使胸膜表面变得粗糙,呼吸时脏、壁两层胸膜产生摩擦,有时可在病变部位的胸壁上触到好似两片皮革相互摩擦的感觉,称为胸膜摩擦感,见于干性胸膜炎。

3. 叩诊　胸部叩诊是利用胸部、肺组织的物理特性叩击时产生不同音响,来判断肺部病变的存在与否及性质,可采用直接或间接叩诊法。

正常胸部叩诊为清音,其响度、强弱受肺泡内含气量、胸壁的厚度及邻近器官的影响。一般前胸部上部较下部叩诊音相对稍浊;右肺上部较左肺上部相对稍浊;背部较前胸部稍浊;右腋下部较左腋下部稍浊;左下肺靠近胃泡鼓音区叩诊呈鼓音。

(1)肺部的病理性叩诊音　正常肺的清音区范围内,如出现浊音、实音、鼓音或过清音时,为异常叩诊音,提示肺、胸膜、膈或胸壁有病理改变存在,称为病理性叩诊音。

1)浊音或实音:①肺组织含气量少,如肺水肿、肺结核、肺炎、肺不张等;②肺内不含气的病变,如肺肿瘤、肺包囊虫病、未穿破的肺脓肿等;③胸膜腔积液、胸膜粘连肥厚等;④胸壁疾病,如胸壁水肿、肿瘤等。

2)鼓音:见于气胸或肺内有大的空洞。

3)过清音:为肺的张力减弱而含气量增多时的叩诊音,见于肺气肿等。

正常人平静呼吸时肺下界位于锁骨中线第6肋间隙,腋中线第8肋间隙,肩胛下角线第10肋间隙。正常情况下,因体型、发育情况不同肺下界的位置可有所差异,如矮胖者的肺下界可上升一个肋间,而瘦长者可下降一个肋间。病理情况下:①肺下界降低见于肺气肿、腹腔内脏下垂;②肺下界上升见于肺不张、腹内压升高使膈上升,如鼓肠、腹水、气腹、肝脾大、腹腔内巨大肿瘤及膈肌麻痹等。

(2)肺界的叩诊

1)肺上界:即肺尖的上界,其内侧为颈肌,外侧为肩胛带。叩诊方法是:自斜方肌前缘中央部开始叩诊为清音,逐渐叩向外侧,当由清音变为浊音时,即为肺上界的外侧终点。然后再由上述中央部叩向内侧,直至清音变为浊音时,即为肺上界的内侧终点。该清音带的宽度即为肺尖的宽度,正常为 5 cm,又称 Kronig 峡。

2)肺前界:正常的肺前界相当于心脏的绝对浊音界。右肺前界相当于胸骨线的位置。左肺前界则相当于胸骨旁线自第 4 至第 6 肋间隙的位置。

3)肺下界:两侧肺下界大致相同,平静呼吸时位于锁中线第 6 肋间隙上,中线第 8 肋间上,肩线第 10 肋间上。正常肺下界位置可因体型、发育情况的不同而有所差异,如矮胖者的肺下界可上升 1 肋间隙,瘦长者可下降 1 肋间隙。病理情况下,肺下界降低见于肺气肿、腹腔内脏下垂,肺下界上升见于肺不张、腹内压升高使膈上升,如鼓肠、腹水、气腹、肝脾大、腹腔内巨大瘤及肌麻痹等。

4)肺下界的移动范围:即相当于呼吸时膈肌的移动范围。叩诊方法是:首先在平静呼吸时,于肩胛线上叩出肺下界的位置,受检者深吸气后在屏住呼吸的同时,沿该线继续向下叩诊,当清音变为浊音时,即为肩胛线上肺下界的最低点。当受检者恢复平静呼吸时,再嘱其作深呼气并屏住呼吸,再由上向下叩诊,直至清音变为浊音时,即为肩胛线上肺下界的最高点。最高至最低两点间的距离即为肺下界的移动范围。双侧骨中线和中线的肺下界可由同样的方法叩得。正常人肺下界的移动范为 6 ~ 8 cm。

4. 听诊 肺部听诊是肺部检查中最主要和最基本的方法,被检查者取坐位或卧位。

听诊的顺序一般由肺尖开始,自上而下分别检查前胸部、侧胸部和背部,并进行上下、左右的对称部位比较。听诊时被检查者做微张口的均匀呼吸,必要时可做较深的呼吸或咳嗽数声后立即听诊,应注意呼吸音的强弱、音调的高低、性质以及时相的长短等。

(1)正常呼吸音

1)支气管呼吸音:是气流在声门、气管或主支气管形成湍流所产生的声音,颇似将舌尖抬高呼气时所发出的“哈”的声响;吸气时相较呼气时相短,呼气音调较高,音响较强。正常人于喉部,胸骨上窝,背部第 6、第 7 颈椎及第 1、第 2 胸椎附近均可听到。

2)肺泡呼吸音:吸气时气流经支气管进入肺泡,冲击肺泡壁,使肺泡由放松变为紧张状态,呼气时肺泡壁由紧张变为弛缓,肺泡壁这种弹性变化和气流振动是产生肺泡呼吸音的机制。肺泡呼吸音为上齿咬下唇向内吸气的“夫”声。吸气时音响较强,音调较高,时相较长。此音的正常听诊区,除了支气管呼吸音部位和下述的支气管肺泡呼吸音部位外,其余的肺部均为肺泡呼吸音。

3)支气管肺泡呼吸音:为兼有支气管呼吸音和肺泡呼吸音特点的混合性呼吸音。支气管肺泡呼吸音的吸气时相与呼气时相大致相同。正常人听诊部位在胸骨两侧第 1、第 2 肋间隙,肩胛间区第 3、第 4 胸椎水平以及肺尖前后部。

(2)异常呼吸音(病理性呼吸音)

1)异常肺泡呼吸音:有以下几种情况。

●肺泡呼吸音减弱或消失:可因肺泡内的空气流量减少或进入肺内的空气流速减慢及呼吸音传导障碍引起。见于:①胸活动受限,如胸痛、肋骨切除等;②呼吸肌疾病,如重症肌无力、肌麻痹等;③支气管阻塞,如慢性支气管炎、阻塞性肺不张等;④压迫性肺膨胀不全,如胸腔积液或气胸等;⑤腹部疾病,如腹部巨大肿瘤、大量腹水等。相反,进入肺泡的空气流量增多或进入肺内的空气流速增加使肺泡呼吸音增强,如发热、运动代谢亢进、缺氧、酸中毒等。

●肺泡呼吸音增强:双侧肺泡呼吸音增强,与呼吸运动及通气功能增强,使进入肺泡的空气流量增多或进入肺内的空气流速加快有关。发生的原因有:①机体需氧量增加,引起呼吸深长和增快,如运动、发热或代谢亢进等;②缺氧兴奋呼吸中枢,导致呼吸运动增强,如贫血等;③血液酸度增高,刺激呼吸中枢,使呼吸深长,如酸中毒等。一侧肺泡呼吸音增强,见于一侧肺胸病变引起肺泡呼吸音减弱,此时健侧肺可发生代偿性肺泡呼吸音增强。

●呼气音延长:因下呼吸道部分阻塞、痉挛或狭窄,如支气管炎、支气管哮喘等,导致呼气的阻力增强,或由于肺组织弹性减退,使呼气的动力减弱,如慢性阻塞性肺气肿等均可引起呼气音延长。

●断续性呼吸音:肺内局部性炎症或支气管狭窄,使空气不能均匀地进入肺泡,可引起断续性呼吸音,因伴短促的不规则间歇,故又称齿轮呼吸音,常见于肺结核和肺炎等。必须注意,当寒冷、疼痛和精神紧张时,亦可听及断续性肌肉收缩的附加音,但与呼吸运动无关,应予鉴别。

●粗糙性呼吸音:为支气管黏膜轻度水肿或炎症浸润造成不光滑或狭窄,使气流进出不畅所形成的粗糙呼吸音,见于支气管或肺部炎症的早期。

2)异常支气管呼吸音:如在正常肺泡呼吸音的部位听到了支气管呼吸音,则为异常支气管呼吸音,或称管状呼吸音,见于肺组织实变、肺内大空腔、压迫性肺不张等。

肺实变:使支气管呼吸音通过较致密的肺实变部分,传至体表面易于听到。支气管呼吸音的部位、范围和强弱与病变的部位、大小和深浅有关。实变的范围越大、越其声音越强,反之则较弱,常见大叶性肺炎的实变期。

肺内大空腔:当肺内大空腔与支气管相通,且其周围肺组织又有实变存在时,音响在空腔内共鸣,并通过实变组织的良好传导,故可听及清晰的支气管呼吸音,常见于肺脓肿或空洞性肺结核的患者。

压迫性肺不张:胸腔积液时,压迫肺脏,发生压迫性肺不张,因肺组织较致密,有利于支气管音的传导,故于积液区上方有时可听到支气管呼吸音,但强度较弱而且遥远。

3)异常支气管肺泡呼吸音:在正常肺泡呼吸音的区域内听到支气管肺泡呼吸音,即由于肺部实变区域较小且与正常含气肺组织混合存在,或肺实变部位较深并被正常肺组织所覆盖之故,常见于支气管肺炎、肺炎球菌性肺炎初期、肺结核等。

(3)啰音　啰音是伴随呼吸音以外的一种附加音,该音正常情况下不存在。根据声音性质及发生机制不同可分为干啰音和湿啰音2种。

1)干啰音:是由于气管、支气管、细支气管狭窄或部分阻塞,气流通过时发生湍流引起振动所致,引起呼吸道狭窄或不完全阻塞的病理基础有黏膜炎性肿胀、管腔内有黏液分泌物、支气管平滑肌痉挛或管内外存在肿块等。

干啰音特点:①吸气及呼气时均可听到,呼气时较明显;②强度、性质不定且部位多变。

干啰音可分为两种。①鼾音:是一种粗糙的、低音调的,类似呻吟声或鼾声,见于大气道狭窄;②哨笛音:是细小支气管狭时发生的一种高音调的干啰音,短促"zhi-zhi"声或带音乐性,满布两侧野,在用力呼气时其音质常呈上升性,常见于支气管发作时,亦可见于心源性哮喘。

2)湿啰音:是由于气管、支气管及细支气管腔内有较稀薄的液体(如渗出液、痰液、血液等),在呼吸时气流通过液体,形成水泡破裂所产生的声音,故又称水泡音。

湿啰音特点:①吸气与呼气时都可听到,以吸气终末较为清楚;②呈多样性,可有大、中、小水泡音的同时出现;③部位较恒定,易变性小,但后可稍有减轻或消失;④断续出现且短暂,一次连续多个出现。

湿啰音可分为大、中、小水泡音及捻发音。湿啰音只局限于肺的某一部位时,则提示该部有局限性病灶,如肺炎、结核或支气管扩张等;如发生在两侧肺底多见于左心功能不全所致的肺瘀血;如分布在两侧肺野,多见于急性肺水肿、重症支气管肺炎等。

(4)听觉语音　用听诊器听取发音后音响传导至胸壁时产生的声音,称为听觉语音,又称语音共振。嘱被检查者按平时说话的声音说"一、二、三"时,把听诊器体件放在胸壁上,可听到柔和而不清楚的弱音,即为听觉语音。听觉语音增强见于肺实变、肺组织受压致密或肺内空洞与支气管相通时减弱见于支气管阻塞、胸腔积液、气胸、胸壁增厚或水、肺气肿等。

(5)胸膜摩擦音　正常胸膜表面光滑，胸膜腔内有少量浆液润滑，呼吸时不产生音响。而胸膜有炎症时，在脏层和壁层上有纤维蛋白沉着而变得粗糙不平，呼吸时脏、壁两层互相摩擦，听诊时有摩擦音。其特点类似于一手掩耳，以另一手指在其手背上摩擦时所听到的声音，通常于吸气及呼气时均可听到，屏气时消失。

(六)心脏检查

心脏位于腔中的纵隔内，位于胸骨体和第2至第6肋软骨后方，第5至第8胸椎前方，其上方与大血管相连，下方为2/3居正中线左侧，1/3在右侧，心尖位于左前下方。

1. 视诊

(1)心前区隆起　正常人胸廓左右两侧的前后径、横径应基本对称。儿童时期患心脏病且心脏显著大时，由于胸骨尚软，影响胸骨正常发育，使心前区隆起，如先天性心脏病或风湿性心脏病伴右心室增大的患者。大量心包积液时心前区外观饱满。

(2)心尖搏动　心尖主要由左心室构成。正常人心尖搏动位于左侧第5肋间隙中线内0.5～1.0 cm处，冲动范围直径为2.0～2.5 cm。

1)生理条件下：正常仰卧时心尖搏动上移；右侧卧位时，心尖搏动则向右移1.0～2.5 cm；左侧卧位时，心尖搏动则向左移2.0～3.0 cm；肥胖体型者、小儿或妊娠时，心常呈横位，心尖搏动的位置可上移至第4肋间隙锁骨中线外；体型瘦长者，心脏垂直位，心尖冲动可下移至第6肋间隙。

2)病理条件下：左心室增大时，心尖搏动向左下移位；右心室增大时，左心室被推向左后，心尖搏动向左移位；先天性右位心时，心尖搏动则位于胸部右侧相应位置。此外，心外因素也可使心尖搏动移位，如一侧胸腔积液、积气时，心尖搏动移向健侧；肺不张、粘连性胸膜炎时，心尖搏动移向患侧；大量腹水或腹腔内巨大肿瘤等，可使心脏横位，心尖搏动向左外侧移位；严重肺气肿，使横膈下移，心脏呈垂位，心尖搏动移向内下，可达第6肋间。当心脏收缩时，心尖搏动内陷，称为负性心尖搏动，见于心包与周围组织广泛粘连或粘连性心包炎，亦可见于右室重度肥大使心脏发生顺时针转位，导致左心室向后移位从而引起负性心尖搏动。

2. 触诊　医务工作者常以右手全手掌、手掌尺侧(小鱼际)或示指、中指和环指并拢以指腹触诊；检查震颤常用手掌尺侧；检查心尖搏动，常用示指、中指和环指指腹，由外向内采用逐步移动法触诊。

(1)心尖搏动　用触诊法进一步确定心尖搏动的位置、范围及强度。特别是心尖搏动在视诊不能时，常需触诊才能确定。由于心尖搏动的外向运动标志着心室收缩期，内向运动为舒张期，所以可通过触诊心尖搏动来判断震颤、心音及杂音出现的时期。当左心室肥大时，用手指触诊，可使指端被强有力的心尖搏动抬起，这种较大范围增强的外向运动，称为抬举性搏动，此为左心室肥大的可靠体征。

(2)心脏震颤　震颤是用手触诊时感到的细小振动，与猫颈部触到的呼吸振动相似，故又名“猫喘”。这是器质性心血管疾病的特征性体征之一，其产生是由于血液流经狭窄的瓣膜口或沿异常方向流动形成涡流，使瓣膜、心腔壁或血管壁发生振动传至胸壁而引起。可分为收缩期震颤、舒张期震颤及连续性震颤3种。胸骨右缘第2肋间触及收缩期震颤，见于主动脉瓣狭窄；胸骨左缘第2肋间触及收缩期震颤，见于肺动脉瓣狭窄；胸骨左缘第3、4肋间触及收缩期震颤，见于室间隔缺损；心尖部触及舒张期震颤，见于二尖瓣狭窄；胸骨左缘第2肋间及附近区域触及连续性震颤，见于动脉导管未闭。

(3)心包摩擦感　急性心包炎时，心包膜纤维素渗出致使表面粗糙，心脏收缩时脏、壁两层心包摩擦产生的振动传至胸壁产生心包摩擦感。可在心前区或胸骨左缘第3、4肋间触及，呈收缩期及舒张期双相的粗糙摩擦感，随着渗出液的增多，致使心包脏、壁两层胸膜分离，摩擦感则消失。

3. 叩诊　心脏叩诊是用以确定心界，判定心脏大小、形状及其在胸腔内的位置。心脏浊音界分相对及绝对浊音界两部分。心脏及大血管为不含气器官，叩诊呈绝对浊音（实音），而心脏左、右缘被肺遮盖的部分呈相对浊音。相对浊音界反映心脏的实际大小。

心脏叩诊的顺序是先叩左界，后叩右界。左界从心尖搏动外 2 ~ 3 cm 处开始，沿肋间隙由外向内、自下而上，直至第 2 肋间。右界先叩出肝上界，然后于其上肋间由外向内、自下而上，逐一肋间叩诊，直至第 2 肋间。用力要均匀，采用间接叩诊法，板指与所测定的心脏边缘平行（坐位时）或与肋间平行（卧位时）。对各肋间叩得的浊音界逐一标记，并测量其与胸骨中间线的垂直距离。

（1）正常心脏浊音界　正常人心左界在第 2 肋间几乎与胸骨左缘一致，其下方则逐渐左移并向左下外凸形成弧形，直至第 5 肋间（图 3-11）。心右界除第 4 肋间处稍超过胸骨右缘，其余各肋间几乎与胸骨右缘相一致，正常成人心脏左、右相对浊音界与前正中线的平均距离见表 3-1。

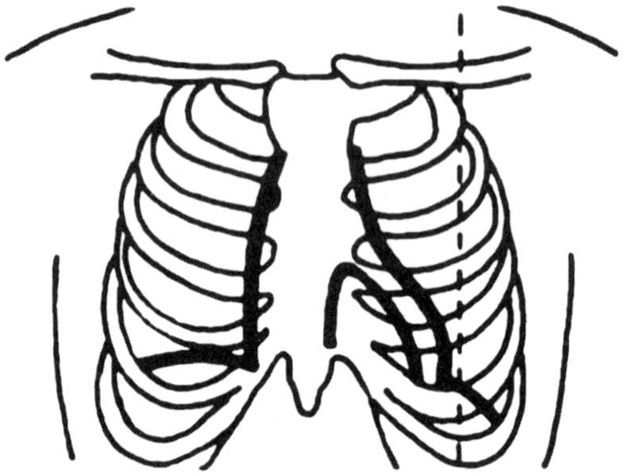

图 3-11　正常成人的心脏相对浊音界

表 3-1　正常心脏相对浊音界

右界/cm	肋间	左界/cm
2 ~ 3	Ⅱ	2 ~ 3
2 ~ 3	Ⅲ	3.5 ~ 4.5
3 ~ 4	Ⅳ	5 ~ 6
Ⅴ	7 ~ 9	

注：正常成人左锁骨中线至前正中线的离为 8 ~ 10 cm。

（2）心脏浊音界的改变　心脏浊音界的大小、形态和位置，可因心脏病变及心外因素影响而改变。

1）心脏本身的病变因素：心房、心室增大及心包积液等。①左心室增大：心左侧浊音界向左、向下扩大，心腰部相对内凹，靴形，常见于主动脉关闭不全。②右心室增大：心浊音界向左、右两大，因心脏沿长轴顺时针转位，故向左增大较为显著，见于肺源性心脏病或房间隔缺损等。③肺动脉段及左心房增大：心腰部浊音界向左扩大，似梨形，见于二尖瓣狭窄。④全心增大：心界向两侧扩大，见于全心功能不全、扩张型心肌病、重症心肌炎等。⑤心包积液：心脏呈三角（烧瓶）形心浊音界随体位面改变，立位或坐位时下部浊音界较卧位时增宽；而卧位时则心底部浊音界增宽（图 3-12）。

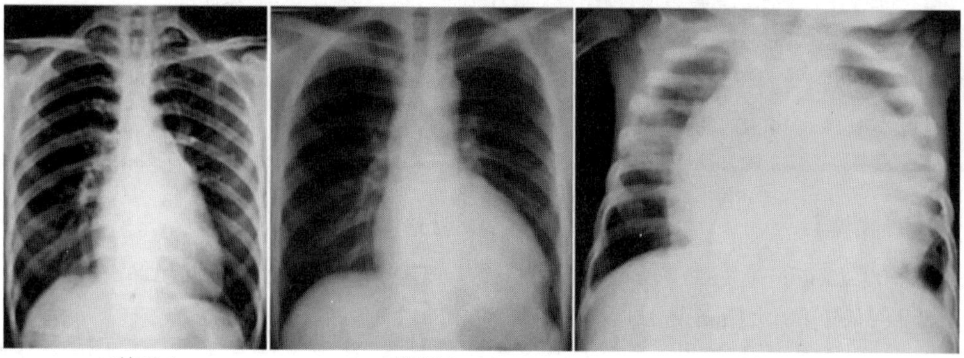

1.梨形心　　2.靴形心　　3.普大心

图 3-12　心脏浊音界的改变

2)心外因素:①一侧大量胸腔积液或气胸时,心界移向健侧;②肺实变、肺瘤或纵隔淋巴结肿大时,与心浊音界重叠,则心界叩不出;③肺气肿时,心浊音界变小,甚至叩不出;④一侧胸膜肥厚、粘连或肺不张,则使心界移向患侧。

4. 听诊　心脏听诊是检查心脏的重要方法,对心脏病的诊断有很大价值。听诊时,患者多取卧位或坐位。对疑有二尖瓣狭窄者,应左侧卧位进行听诊;疑有主动脉瓣关闭不全者,宜取坐位前倾上半身。另外,注意不能隔着衣进行听诊。

(1)心脏瓣膜听诊区　心脏各瓣膜开放或关闭时产生的声音传导至体表,听诊最清楚的部位,称瓣膜听诊区。瓣膜听诊区是根据各瓣膜产生的声音沿血流方向传导到胸壁的不同部位来确定的,因而与各瓣膜的解剖位置并不完全一致,常用的心脏膜听诊区为 4 个瓣膜 5 个区。①二尖瓣区,正常在心尖部,即位于左锁骨中线内侧第 5 肋间处。心脏增大时,心尖发生移位时选择心尖冲动最强点为二尖瓣听诊区。②主动脉瓣区,位于胸骨右缘第 2 肋间隙,为主动脉第一听诊区。③主动脉第二听诊区,位于胸骨左缘第 3 肋间。又称 Erb 区,主动脉关闭不全的舒张期杂音,常在此听诊区最响亮。④肺动脉瓣区,在胸骨左缘第 2 肋间。⑤三尖瓣区,在胸骨下端左缘,即胸骨左缘第 4、5 肋间。

(2)听诊的顺序　通常从心尖区开始,按逆时针方向,即二尖瓣区、肺动脉瓣区、主动脉瓣区、主动脉瓣第二听诊区、三尖瓣区(图 3-13)。

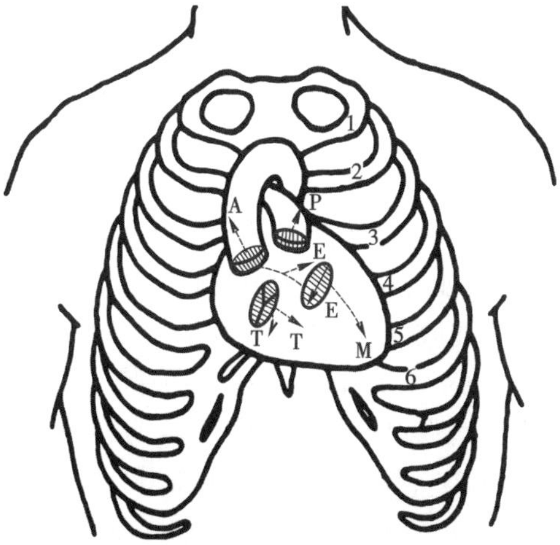

图 3-13　心脏瓣膜听诊区

M. 二尖瓣听诊区;P. 肺动脉瓣听诊区;A. 主动脉瓣听诊区;E. 主动脉瓣第二听诊区;T. 三尖瓣听诊区。

(3)听诊的内容　包括心率、心律、心音、额外心音、杂音和心包摩擦音。

1)心率:指每分钟心跳的次数。正常人的心率为60~100次/min,大多数为70~80次/min。女性的心率稍快于男性,老年人稍慢,3岁以下的婴幼儿常超过100次/min。成人心率超过100次/min或婴幼儿超过150次/min者,称为窦性心动过速。成人心率低于60次/min者,称为窦性心动过缓。

【知识链接】　　心脏检查

超过100次/min为窦性心动过速,发热、贫血及应用某些药物,如阿托品、肾上腺素等可使心率加快;低于60次/min为性心动过缓,颅内压增高、甲状腺功能减退及应用镇静剂、强心苷类等药物,可使心率减慢。正常人心率与脉率相等,某些心律失常时,脉率少于心率,称为脉搏短绌,见于心房颤动、频发性室性期前收缩等。

2)心律:是指心脏搏动的节律。正常成人心律规整。青年和儿童心律稍有不齐,表现为吸气时心率增快,呼气时心率减慢称为窦性心律不齐,一般无临床意义。临床上最常见的心律失常为期前收和心房颤动。

期前收缩:是指在规则心跳基础上突然提前出现一次跳动,继之有一较长间歇,称为代偿间期前收缩。若期前收缩规律出现,可形成联律。如连续每一次性搏动后出现一次期前收缩,称为二联律;每两次窦性搏动后出现一次期前收缩,称为三联律,以此类推。期前收缩按其来源可分为房性、室性和交界性。在心电图上容易辨认,但在听诊上难以区别。

心房颤动:是心房内异位节律点发出异常冲动产生的多个折返所致。听诊特点是:心律绝对不规则、第一心音强弱不等、脉率少于心率。房颤常见于二尖瓣狭窄、高血压病、冠心病等。

3)心音:有4个,按其出现的先后顺序称为第一心音(S1)、第二心音(S2)、第三心音(S3)和第四心音(S4),一般听到的是S1和S2,在儿童和青少年时期可听到S3,正常情况下听不到S4,如果能听到多为病理性。

第一心音:是心室收缩开始时,由于房室(二尖瓣、三尖瓣)关闭,瓣叶突然紧张产生振动所形成。其听诊特点:①音调较低,强度较响;②历时较长(持续约0.1 s);③与心尖搏动同时出现;④心尖部听诊最清楚。

第二心音:是心室舒张开始时,由于血液在主动脉和肺动脉突然减速及半月瓣突然关闭引起膜振动所产生,其听诊特点:①音调较高而强度较低;②历时较短(持续约0.08 s);③在心尖搏动之后出现;④心底部听诊最清楚。

第三心音:出现在心室舒张早期,血液自心房急速流入心室,使心室壁(包括乳头肌和索)产生振动所致,第三心音在部分正常儿童及青少年可听到。通常在心尖部或其内上方听得较清楚。

第四心音:出现在心室舒张晚期、收缩期前。通常认为其产生机制与心房肌在克服心室舒张末期用力收缩时,房室瓣及瓣环、瓣索和乳头肌突然紧张所产生的振动有关。正常情况下,因该音很弱,持续时间又很短,通常不易听到,如能听到常为病理性。

心音改变:包括心音增强、性质的改变、心音分裂和额外心音。①第一心音增强:见于甲状腺功能亢进症、发热、严重贫血、二尖瓣狭窄。②第一心音减弱:见于二尖瓣关闭不全、主动脉瓣关闭不全、心肌炎、心肌病等。③第二心音增强:见于高血压、动脉粥样硬化、肺源性心脏病、动脉导管未闭等。④第二心音减弱:见于主动脉狭窄、肺动脉狭窄、低血压等。⑤第一、第二心音同时减弱:见于胸壁较厚的肥胖者、肺气肿、胸壁水肿、左侧大量胸腔积液、心包积液、心肌炎等。⑥心音性质的改变:当心肌严重病变时,第一心音失去其原有的特征且明显减弱而与第二心音相似,同时心脏搏动加速,收缩与舒张期的时间几乎相等,似钟摆声,称为钟摆律或胎心律。提示病情严重,可见于重症心肌炎、心肌病及大面积心肌梗死等。⑦心音分裂：正常情况下，心室收缩与舒张时两个房室之间及两个瓣之间的关闭并非绝对同步，三尖瓣较二尖瓣延迟关闭 0.02 s～0.03 s，肺动脉瓣迟于主动脉瓣 0.03 s，上述时间差，人耳很难分辩，听诊仍为一个声音。当第一、第二心音间隔延长，导致听诊时一个心音听到两个声音即为心音分裂。在病理情况下，第一心音分裂常见于肺动脉高压、完全性右束支传导阻滞；第二心音分裂常见于二尖瓣狭窄、室间隔缺损、房间隔缺损等。

4）额外心音：在原有两个心音之外，出现一个额外的附加音，多出现在第二心音之后即舒张期，与原有的第一、第二心音形成三音律。也可出现在第一心音之后即收缩期。少数情况可出现两个附加心音面构成四音律。舒张期额外心音包括舒张期奔马律、二尖瓣开放拍击音、心包叩击音，较常见的是舒张早期奔马律，它是一种短促而音调低、强度弱的音响，心率常超过 100 次/min，又称“第三心音奔马律”。左心室舒张早期奔马律在心尖区稍内侧最清晰，呼气时明显，舒张早期奔马律的发生是由于心室舒张期负荷过重，心肌顺应性减退、张力减低，以致舒张早期血液快速地充盈到扩大的心室，引起心室壁的振动而产生，故又称为室性奔马律，为心室扩张及心肌衰弱的表现，常见于心功能不全、重心肌炎、急性心肌梗死、扩张型心肌病、二尖瓣关闭不全、高血压性心脏病等。

5）杂音：指除心音和额外心音之外，在心脏收缩或舒张时出现的一种具有不同频率、不同强度，持续时间较长的夹杂声音。它可与心音分开或相连续，甚至完全遮盖心音。杂音对心脏瓣膜疾病和心血管疾病的诊断具有非常重要的意义。

心脏杂音是由于血流加速或乱，在心腔或大血管内形成湍流或旋涡，引起心壁、血管壁、瓣膜或腱索发生振动所致。具体机制如下：①血流加速；②瓣膜口狭窄；③瓣膜关闭不全；④异常血流通道；⑤心腔内漂浮物；⑥大血管瘤样改变。当听到杂音时，应分析杂音最响部位、时期、性质、传导、强度、形态、体位、呼吸及运动的关系等来综合分析，以判断其临床意义。

杂音最响部位常与病变部位有关。一般认为杂音在某瓣膜听诊区最响，提示病变位于该区相应瓣膜。例如，心尖部最响，提示二尖瓣病变。

不同时期的杂音反映不同的病变。按心动周期可分为收缩期杂音、舒张期杂音、连续性杂音及双期杂音；按杂音收缩期或舒张期出现的早晚和持续时间的长短，可分为早期、中期、晚期和全期杂音一般认为，舒张期杂音和连续性杂音同为器质性杂音，而收缩期杂音则有器质性和功能性两种可能。

杂音的性质是由杂音的振动频率不同而表现出音色与音调的不同。临床上杂音音色常描述为吹风样、隆隆样（雷鸣样）、叹气样、鸟鸣样、喷射样、乐音样、机器样等，音调常用柔和或粗糙来形容。不同音色与音调的杂音，反映不同的病理变化。临床上可根据杂音的性质来推断不同的病变，如心前区舒张期隆隆样杂音常常是二尖瓣狭窄的重要依据；心尖区粗糙的全收缩期杂音，提示二尖瓣关闭不全。

杂音可循血流方向传导，且都有一定的规律。如二尖瓣关闭不全的杂音常向左腋下传导，主动脉关闭不全的杂音向心尖部传导，主动脉瓣狭窄的杂音向颈部传导，而二尖瓣狭窄的舒张期杂音则局限在心尖部。

杂音的强弱取决于瓣膜狭窄的程度、血流速度、压力阶差及心肌收缩力，强度一般按 6 级分级法，主要指收缩期杂音。舒张期杂音一般分为轻、中、重度 3 级。记录杂音的方法为：杂音的级别为分子，6 为分母，如响度为 3 级的杂音则记为 3/6 的杂音，一般认为 2/6 以下的收缩期杂音多为功能性，无病理意义。3/6 级或以上的杂音多为器质性病变具有病理意义，但应结合临床综合判断。

收缩期杂音的强度通常分为 6 级，如下所示。

1 级：该级杂音很弱，须在安静环境下仔细听诊才能听到，无震颤。

2 级：杂音较弱，较易听到，但不太响亮，无震颤。

3 级:中等响亮,杂音明显,无震颤。

4 级:杂音响亮,可触及震颤。

5 级:杂音很响亮,可触及明显震颤。

6 级:杂音最响,震耳,即使听诊器稍离开胸壁也能听到,震颤明显。

体位、呼吸和运动对杂音有影响。①体位:经体位改变可使某些杂音增强或减弱,有助于杂音的判断。左侧卧位时,可使二尖瓣狭窄的舒张期隆隆样杂音更明显;主动脉瓣关闭不全的叹气样杂音于坐位前倾时增强;仰卧位时易于闻及二尖瓣、三尖瓣与肺动脉瓣关闭不全的杂音,若迅速改变体位,由于血流分布变化和回心血量改变也可影响杂音的强度,如从卧位或下蹲位迅速站立,使回心血量减少,从而使二尖瓣、三尖瓣、主动脉瓣、肺动脉狭窄及关闭不全的杂音减轻,而肥厚型梗阻性心肌病的杂音则增强。②呼吸:深吸气时,胸腔负压增加、回心血量增多、肺容量增多,使右心排血量增加,同时由于心脏沿长轴顺时针转位,使三尖瓣更近胸壁,从而使与右心相关的杂音增强,如三尖瓣和肺动脉瓣狭窄与关闭不全。反之,深吸气后紧闭声门并用力做呼气动作(Valsalva 动作),胸腔内负压减低,回心血量减少,左、右心发生的杂音一般均减轻,肥厚型梗阻性心肌病的杂音增强。③运动:使心率增快,心排血量增多,可使心脏杂音增强。

听诊杂音对诊断心血管疾病有重要价值,但杂音并非是诊断心血管疾病的必备条件,有杂音不一定有心脏病,有心脏病也可无杂音。根据杂音产生的部位有无器质性病变可区分为器质性杂音与功能性杂音;根据杂音的临床意义又可分为病理性杂音和生理性杂音。器质性杂音是指杂音产生部位有器质性病变存在;有临床病理意义的相对性关闭不全引起的杂音,属功能性杂音,局部无器质性病变。功能性杂音包括:①生理性杂音;②全身性疾病造成的血流动力学改变产生的杂音(如甲状腺功能亢进使血流速度明显增加);③有心脏病理意义的相对性关闭不全或相对性狭窄引起的杂音(也可称相对性杂音)。功能性杂音与器质性杂音又合称为病理性杂音,功能性杂音多见于收缩期。应该注意的是,生理性杂音必须符合以下条件:只限于收缩期、心脏无增大、杂音柔和、吹风样、无震颤。

6)心包摩擦音:正常的心包膜表面光滑,在心包脏、壁两层之间有少量的液体起润滑作用。由于生物性或理化性因素致使心包因纤维蛋白沉积而变得粗糙,在心脏搏动时产生摩擦,发生振动,听诊特点为音调高、音质粗糙、搔抓样、很近耳、类似纸张摩擦的声音,与心搏一致。发生在收缩期与舒张期常呈来回性,与呼吸无关、屏住呼吸时摩擦音仍存在,可据此与胸膜摩擦音鉴别、常见于感染性心包炎、也可见于急性心肌梗死、尿毒症等,当心包腔有一定量积液后,摩擦音可消失。

九、腹部检查

腹部上起膈肌,下至盆底,前面及侧面为壁,后面为脊柱及腰肌。腔脏器很多与消化、泌尿、血液、生殖、心血管及内分泌等各系统均有关联。

腹部检查有视诊、触诊、叩诊、听诊 4 种方法,尤以触诊为主,而触诊又以脏器触诊为最重要。

(一)腹部体表标志及分区

1. 体表标志　常用下列体表标志:肋弓下缘、胸骨剑突、腹上角、脐、髂前上棘、耻骨联合、腰椎棘突、腹直肌外缘、腹中线、腹股沟韧带及肋脊角等(图 3-14)。

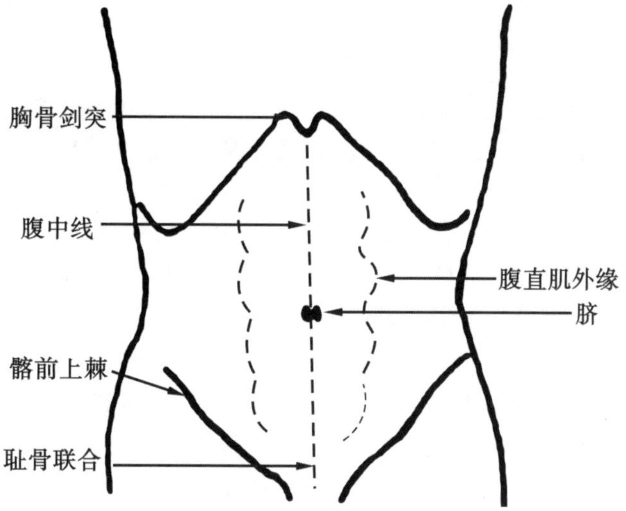

图 3-14　腹部体表标志

2. 腹部分区

（1）九区法　将两侧肋弓下缘的连线及两侧髂前上棘的连线作为两条水平线，在两侧髂前上棘与腹正中线连线的中点上做两条垂直线。此四线将腹部分为“井”字形的 9 个区，即左、右上腹部，左、右侧腹部，左、右下腹部，上腹部、中腹部和下腹部（图 3-15）。

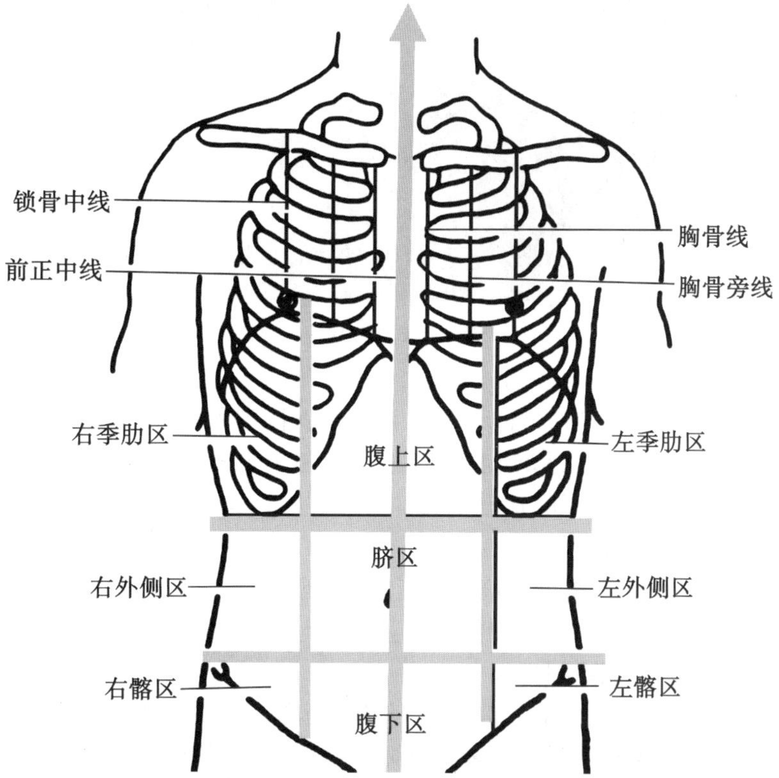

图 3-15　腹部分区（九区法）

(2)四区法　通过脐做一条水平线和一条垂直线，将腹部分为4个区，即左下腹、左上腹、右上腹和右下腹。

(二)视诊

腹部视诊时，患者应取仰卧位，充分暴露全腹。医务工作者立于患者右侧，按顺序自上而下观察。有时为了察看细小隆起或波动，医务工作者应保持视线与患者腹部在同一水平面上，从侧面沿切线方向进行观察。

腹部视诊的主要内容有腹部外形、呼吸运动、腹壁静脉、胃肠型和蠕动波以及腹壁其他情况等。还应注意皮肤颜色、湿度、皮疹、脐部、体毛分布、弹性、腹纹及上腹蠕动等。

1. 腹部外形　正常人腹部外形对称。腹部外形一般描述为平坦、凹陷、饱满、低平、膨隆。仰卧时，如果腹部外形明显膨隆或凹陷，常见于病理情况。仰卧时前腹壁明显高于肋缘至耻骨的水平称为腹部膨隆。全腹膨隆见于腹腔积液、气腹、腹内巨大包块等。局部膨隆见于内有增大的脏器、肿瘤或包块(如肝大、脾大、疝、胃或肠胀气等)。仰卧时前腹壁明显低于肋缘至耻骨联合的平面，称腹部凹陷。若前腹壁呈弥漫性的明显内凹，几乎贴近脊柱，而肋弓、耻骨联合异常显露，全腹呈舟状，称舟状腹(图3-16)。多见于显著消瘦、严重脱水、恶性肿瘤及结核病等。局部凹陷大部分是腹壁瘢痕收缩所致。

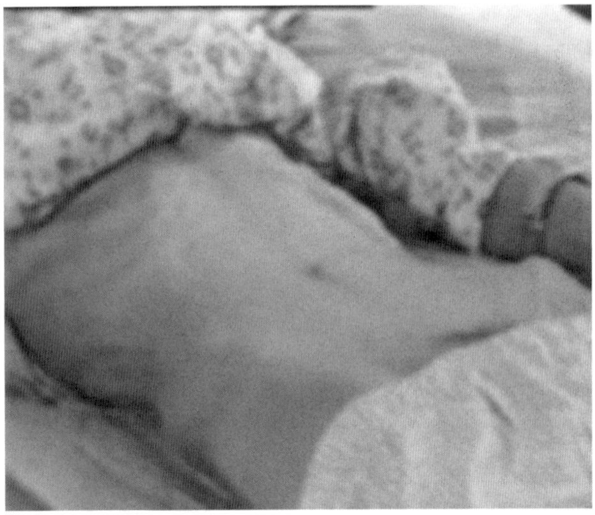

图3-16　舟状腹

2. 呼吸运动　男性及小儿以腹式呼吸为主，而成年女性则以胸式呼吸为主，腹壁起伏不明显。腹膜炎症、腹水、急性腹痛、腹腔内巨大肿物或妊娠时，腹式呼吸运动减弱。肠穿孔所致的急性弥漫性腹膜炎或膈肌麻痹等可致腹式呼吸运动消失。腹式呼吸运动增强不多见，见于胸腔疾病或癔症性呼吸等。

3. 腹壁静脉　正常人的腹壁静脉一般看不清楚，较瘦或皮肤颜色较白的人，腹壁静脉常隐约可见。有些老年人由于腹壁薄而松弛，腹壁静脉可显露，但无曲张征象。如上、下腔静脉阻塞或门静脉高压引起循环障碍而使腹壁静脉曲张。

4. 胃肠型及蠕动波　正常人腹部一般看不到胃和肠的轮廓及蠕动波，但腹壁菲薄松弛的老年人、极度消者或经产妇可能见到。胃肠道发生梗阻时，梗阻近端的胃或肠段饱满而起，可显出的轮廓，称为胃型或肠型(图3-17)，并可见蠕动波形。

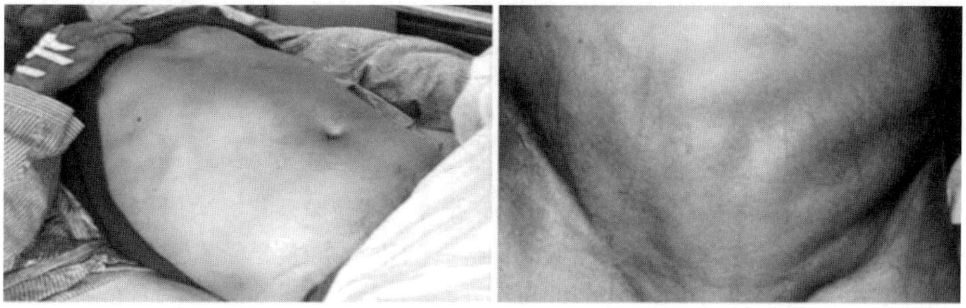

1.胃型　　2.小肠型

图 3-17　胃肠型

5. 皮疹　不同种类的皮疹提示不同的疾病，充血性或出血性皮疹常出现于发疹性高热疾病或某些传染病（如麻疹、伤寒等）及药物过敏等。

6. 色素　正常情况下，腹部皮肤颜色较暴露部位稍淡，散在点状深褐色色素沉着常为血色病。皮肤皱褶处有褐色素沉着，可见于肾上腺皮质功能减退。脐周围或下腹壁皮肤发蓝为腹腔内大出血的征象，称为库伦征（Cullen sign），见于重症急性胰腺炎、宫外孕破裂等。妇女妊娠时，在脐与耻骨之间的中线上有褐色素沉着，常持续至分娩后才慢慢消退。

7. 腹纹　多分布于下腹部和左、右下腹部，白纹为腹壁真皮结缔组织因张力增高断裂所致，呈银白色条纹，可见于肥胖者或经产妇女。妊娠纹出现于下腹部和髂部，条纹处皮肤较薄，在妊娠期呈淡蓝色或粉红色，产后则转为银白色而长期存在。

8. 腹疝　腹部可分为腹内疝和腹外疝两大类，前者少见，后者较多见。为腹腔内容物经腹壁或骨盆壁的间隙或薄弱部分向体表凸出而形成。脐疝多见于婴幼儿，股疝位于腹股沟韧带中部，多见于女性；腹股沟疝则偏于内侧。男性腹股沟斜疝可下降至阴囊，该疝在直立位或咳嗽用力时明显，卧位时可缩小或消失，亦可以手法还纳，如有嵌顿则可引起急性腹痛。

9. 上腹部搏动　大多由腹主动脉搏动传导而来，可见于正常人较瘦者。腹主动脉瘤和肝血管瘤时，上腹部搏动明显。二尖瓣狭窄或三尖瓣关闭不全引起右心室增大，亦可见明显的上腹部搏动。

（三）触诊

腹部检查以触诊最重要，采用浅部触诊和深部触诊法，触诊的内容主要有腹壁紧张度、有无压痛和反跳痛、腹腔脏器、腹部肿块及液波震颤等情况（图 3-18）。

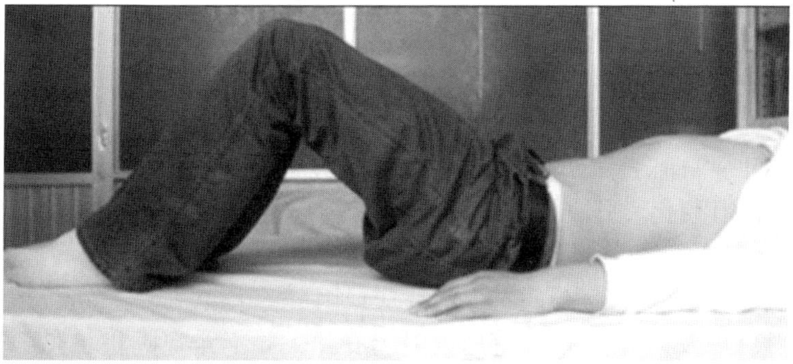

图 3-18　腹部触诊体位（仰卧位）

1. 腹壁紧张度　正常人腹壁有一定张力,但触之柔软,较易压陷,称腹壁柔软。某些病理情况下腹壁紧张度增加,如胃肠穿孔导致的急性弥漫性腹膜炎,严重者腹壁硬如木板,称为板状腹。结核性腹膜炎、癌性腹膜炎,腹壁呈揉面感。慢性消耗性疾病、大量放腹水后,紧张度减低,也见于年老体弱、经产妇或脱水患者。

2. 压痛和反跳痛　正常腹部在浅部触诊时一般不引起疼痛,重按时仅有一种压迫感。腹部触诊按压由浅入深,发生疼痛,称为压痛,多由于炎症所致。压痛局限于一点时,称为压痛点。压痛点往往正是病变所在部位,故其有定位价值。如阑尾炎的压痛点位于右髂前上至脐部连线的中、外1/3交界处,又称麦氏点;胆囊的压痛点为右锁骨中线与肋弓交界处,该处疼痛提示胆囊病变。腹部触诊有压痛时,可将手指于原处稍停片刻,然后迅速将手抬起,如患者感到疼痛加剧,称为反跳痛,是炎症波及腹膜壁的征象。腹壁紧张、压痛、反跳痛是急性腹膜炎的重要体征,临床上称为腹膜刺激征。

3. 腹腔脏器

(1)肝脏触诊　患者取仰卧位,两膝关节屈曲,使腹壁放松,并做较深的腹式呼吸动作以使肝脏上下移动。检查者站于患者右侧,采用双手或单手触诊法进行触诊(图3-19)。

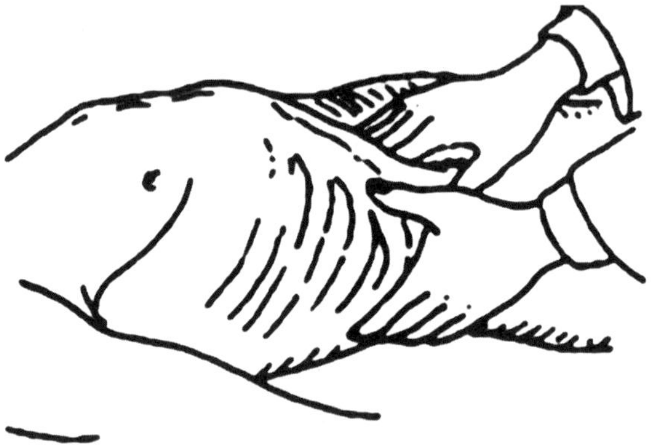

图3-19　肝脏触诊

触诊肝脏时应从以下几个方面加以描述。

1)大小:正常成人的肝脏一般触不到。腹壁松软的消瘦者,于深吸气时可于肋弓下触及肝下缘,但在1 cm以内;在剑突下可触及肝下缘,多在3 cm以内。若腹上角较锐的瘦高者剑突下可达5 cm,但不会超过剑突根部与脐连线中、上1/3交点。若超过上述标准,肝脏表面光滑,质地柔软且无压痛,应首先考虑肝下移。

2)质地:一般将肝脏质地分为3级,即质软、质韧(中等硬度)和质硬。正常肝脏质地柔软,如触口唇;急性肝炎及脂肪肝时质地稍韧,慢性肝炎及肝淤血质韧如触鼻尖;肝硬化时质硬;肝癌时质地最坚硬,如触前额。

3)表面和边缘:正常肝脏表面光滑,边缘整齐且厚度一致。肝表面呈较均匀的小结节状、边缘不光滑且较锐者,见于肝硬化。肝表面不光滑,并呈不均的结节状,边缘不整,厚薄不一者,常见于肝癌。

4)压痛:正常肝脏无压痛,若肝包膜有炎症反应或因肝肿大受到牵拉,可出现压痛如急性肝炎。

5)搏动:正常肝脏以及因炎症、肿瘤等原因引起肝肿大并不伴有搏动。若肝肿大压迫腹主动脉时可触及肝脏搏动,严重三尖瓣关闭不全所致肝肿大时,肝脏可有扩张性搏动。

6)肝区摩擦感:正常时将右手掌置于肝区,患者做腹式呼吸动作,掌下无摩擦感。当发生肝周围炎时,纤维素性渗出物使肝表面及邻近的腹膜变得粗糙,可用手触知两者的摩擦,称为肝区摩擦感。

7)肝震:需用浮沉触诊法检查。用手指掌面稍用力按压肝囊肿表面时,若触到一种微细的震动感,即为肝震,见于肝包虫病。

(2)胆囊触诊　正常胆囊不能触及。肿大胆囊呈梨形或卵圆形,自肝缘下凸出,下缘圆钝,表面光滑,常有触痛,可随呼吸上下移动。胆囊肿大有囊性感和明显压痛者,见于急性胆囊炎。胆囊显著肿大但无压痛者,见于壶腹周围癌。

1)胆囊触痛征:医务工作者以左手掌平放于患者的右侧胸下部,左拇指按压于右腹直肌外缘与右肋弓交界处。让患者缓慢深吸气,如在吸气过程中因疼痛而突然屏气,则为胆囊触痛征,又称 Murphy 征阳性,见于急性胆囊炎。

2)Courvoisier 征:表现为进行性加深,胆囊无痛性肿大,常见于胰头癌压迫胆总管导致的胆管阻塞。

(3)脾脏触诊　正常情况下脾脏在肋下不能触及。当内脏下垂、左侧胸腔积液、积气时,使脾脏向下移位。除此之外,一旦触及脾脏,即表示脾脏肿大至正常 2 倍以上。临床上常将脾肿大分为 3 度,即轻、中、高度。轻度肿大指脾缘不超过肋下 2 cm;中度肿大指超过 2 cm,但在脐水平线以上者;高度肿大指超过脐水平线或前正中线。

触诊脾脏时应注意大小、质地、表面情况、有无压痛及摩擦感等。脾肿大可见于多种传染病和血液病,如伤寒、急性与慢性肝病、淋巴瘤、白血病等(图 3-20)。

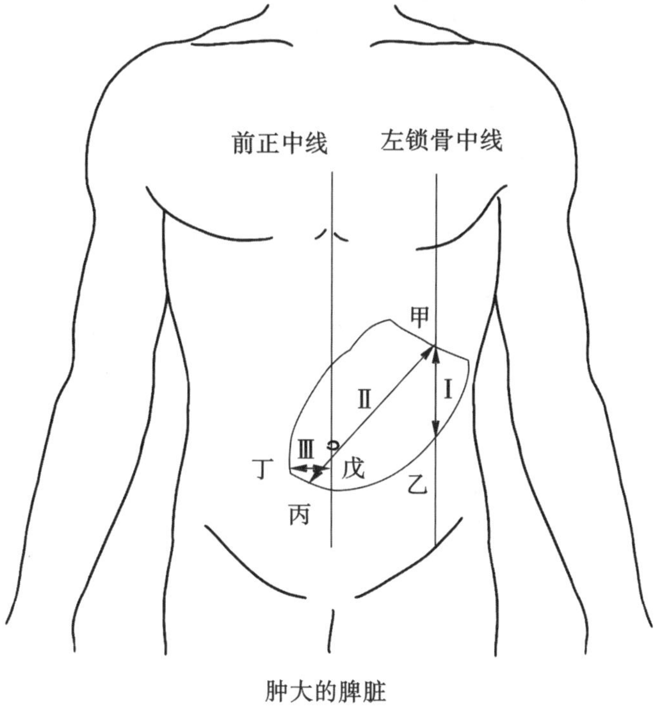

图 3-20　肿大的脾脏

(4)肾脏触诊　正常人肾脏不易触及,有时可触及右肾下极。身材瘦长者、游走肾、肾下垂等肾脏可触及。检查时患者采取平卧位或立位,多采用双手触诊法。卧位触诊右肾时,嘱病人两腿屈曲并做较深腹式呼吸,医生站于患者右侧,以左手掌托起其右腰部,右手掌平放在右上腹部,手指方向平行于右肋缘进行触诊右肾,于患者吸气时双手夹触肾脏。如触到光滑钝圆的脏器,可能为肾下极,如能在双手间握住更大部分,则略能感知其蚕豆状外形,握住时患者常有酸痛或类似恶心的不适感。触诊左肾时,左手越过患者腹前方而托起左腰部,右手掌横置于左上腹部,依前法双手触诊左肾。如卧位未触及肾脏,还可让患者站立床旁,医生于患者侧面用两手前后联合触诊肾脏。

正常人肾脏一般不易触及,有时可触到右肾下极。在深吸气时能触到1/2以上的肾脏即为肾下垂。有时右侧肾下垂容易被误认为肝大,左侧肾下垂容易被误认为脾肿大,应注意鉴别。肾脏肿大多见于肾盂积水、肾肿瘤等。当肾盂积水时,肾脏的质地柔软有弹性,有时有波动感。肾肿瘤则表面凹凸不平,质地坚硬。

4. 腹部包块　正常腹部可能触到第4、5腰椎体或骶骨岬、腹主动脉、右肾下移、乙状结肠块、横结肠、腹直肌肌腹及腱划等。

腹腔内肿大的或异位的脏器、肿瘤、囊肿、炎性组织或肿大的淋巴结等,均可形成包块。触到包块应注意其部位、大小、表面形态、质地、压痛、搏动、移动度加以综合分析,判断其性质。

5. 液波震颤　当中等量以上游离腹水存在时如用手叩击腹部,可感到有液波震颤。此法检查腹水不如移动性音敏感,需有3 000～4 000 mL以上的液体量才能查出。

(四)叩诊

腹部叩诊多采用间接叩诊法,借以了解胃肠道充气情况,腹腔内有无积气、积液和肿块,实质脏器的大小和部位有无变化,有无叩击痛等,并可证实视诊、触诊所得的结果。腹部叩诊正常呈鼓音。范围明显增大的鼓音可见于胃肠高度充气、麻痹性肠梗阻和胃肠穿孔等,当肝脾大、腹腔内肿瘤或大量积液时,鼓音范围缩小,可出现浊音或实音。叩诊从左下腹开始,沿逆时针方向至右下腹部,再至脐部,借此可避免遗漏,并获得腹部叩诊的总体印象。

1. 肝脏叩诊　叩诊肝脏可以确定肝脏的界限。由肺区向腹部自上而下叩诊,当由清音变为浊音时即为肝上界。由腹部鼓音区沿右锁骨中线或正中线自下向上叩诊,由鼓音转为浊音时即为肝下界。匀称体型者,肝上界在右锁骨中线上位于第5肋间,下界位于肋缘上,相距9～11 cm;在右腋中线上,其上界为第7肋间,下界相当于第10肋骨水平;在右肩胛线上,其上界为第10肋间。矮胖体型者肝上、下界均可高一个肋间,瘦长体型者则可低一个肋间。肝浊音界上移见于右肺纤维化等;肝浊音界下移见于肺气肿、右侧张力性气胸等。肝浊音界缩小见于肝硬化、急性重型肝炎和胃肠胀气等;肝浊音界扩大见于肝癌、肝脓肿、肝炎、肝淤血和多囊肝等;肝浊音界消失,见于胃肠穿孔。

2. 脾脏叩诊　脾脏浊音区在左腋中线第9至第10肋之间,其宽度为4～7 cm,前方不超过左侧;气胸或胃肠胀气时,脾脏浊音界缩小;脾脏肿大时则浊音界扩大。

3. 膀胱叩诊　膀胱的叩诊在耻骨联合上方进行,自上向下由鼓音转为浊音即可。膀胱空虚时,耻骨上方叩诊呈鼓音,当膀胱内有尿液充盈时,耻骨上方叩诊为圆形浊音区。

4. 腹水叩诊　检查时,先让患者仰卧,医务工作者用间接叩诊法由脐部开始,逐渐叩向腰部外侧。如有水,脐部呈鼓音,腰部呈浊音。然后让患者侧卧位,导致该侧浊音区扩大,而上侧则转为鼓音。这种因体位不同而出现浊音区移动的现象,称为移动性浊音,是腹腔内有中等量以上(1 000 mL以上)腹水的可靠征象(图3-21)。腹水见于肝硬化、心功能不全、肾炎、腹膜炎等。

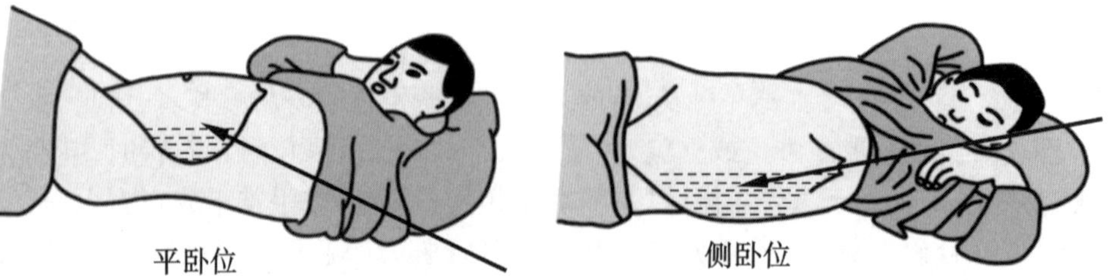

图3-21　移动性浊音

(五)听诊

1. 肠鸣音 正常肠鸣音为一断续的“咕噜”音,在脐部听诊最明显,每分钟 4 ~5 次。肠鸣音达每分钟 10 次以上,但音调不特别高亢,称肠鸣音活跃,见于急性胃肠炎服泻药后或胃肠道大出血时;如次数多且肠鸣音响亮、高亢,甚至呈叮当声或金属音,称肠鸣音亢进,见于机械性肠梗阻;肠鸣音明显少于正常,或数分钟才听到一次,称肠鸣音减弱,见于老年性便秘、腹膜炎、胃肠动力低下、低血钾等;连续 3 ~5 min 听不到肠鸣音,称为肠鸣音消失,见于急性腹膜炎或麻痹性肠梗阻等。

2. 血管杂音 腹部血管杂音有动脉性和静脉性杂音之分。动脉性杂音常见于腹中部或腹部两侧,静脉性杂音常出现于上腹部或脐周。

3. 摩擦音 当脾周围炎、脾梗死或肝周围炎等累及局部腹膜,深呼吸时在各相应部位可听到摩擦音,严重时可触及摩擦感。

4. 搔弹音 通过听诊搔弹音的改变,有利于肝下缘及微量腹水的测定。

(1)肝下缘的测定 当肝下缘触诊不清时,可通过弹法协助定界。患者仰卧位,医务工作者左手持听诊器放置于剑突下的肝左叶上,右手指沿腹中线自脐部向上轻弹或搔刮腹壁。因实质脏器对声音的传导优于空腔脏器,所以弹处未达肝缘时,声音遥远而轻微,当弹至肝表面时,声音明显增强。

(2)微量腹水的测定 患者取肘膝位数分钟,使腹水积聚于腹内最低处的脐区。医务工作者将听诊器体置于此处脐旁腹壁,用手指轻弹一侧腹壁,将听诊器向对侧腹部移动,若声音突然变响,此时听诊器所在位置即为腹水边缘。用此法可鉴定出少至 120 mL 的游离腹水。

十、肛门、直肠检查

直肠全长 12 ~15 cm,下连肛管。肛管下端在体表的开口为肛门,位于会阴中心体与尾骨尖之间。肛门与直肠的检查方法简便,常能发现许多有重要临床价值的体征。

(一)常用体位

检查肛门与直肠时可根据病情需要,让患者采取不同的体位,以便达到所需的检查目的,常用的体位有以下几种。

1. 肘膝位 患者两肘关节屈曲,置于检查台上,胸部尽量靠近检查台,两膝关节屈曲呈直角跪于检查台上,臀部抬高。此体位最常用于前列腺、精囊及内镜检查。

2. 左侧卧位 患者取左侧卧位,右腿向腹部屈曲,左腿伸直,臀部靠近检查台右边。医师位于患者背后进行检查。该体位适用于病重、年老体弱或女性患者。

3. 仰卧位或截石位 患者仰卧于检台上,臀部垫高,两腿屈曲、抬高并外展。适用于重症体弱患者或膀胱直肠窝的检查,亦可进行直肠双合诊,即右手示指在直肠内,左手在下腹部,双手配合,以检查盆腔脏器或病变情况。

4. 蹲位 患者下蹲呈排大便的姿势,屏气向下用力。适用于检查直肠脱出、内痔及直肠息肉等。肛门与直肠检查所发现的病变如肿块、溃疡等应按时针方向进行记录,并注明检查时患者所取体位。肘膝位时肛门后正中点为 12 点钟位,前正中点为 6 点钟位,而仰卧位的时钟位则与此相反。

(二)检查方法

以视诊、触诊为主,辅以内镜检查。

1. 视诊　医师用手分开患者臀部，观察肛门及其周围皮肤颜色及皱褶，正常颜色较深，皱褶自肛门向外周呈放射状。让患者提肛收缩肛门时括约肌皱褶更明显，做排便动作时皱褶浅。还应观察肛门周围有无脓血、黏液、肛裂、外痔、瘘管口或脓肿等。

(1) 肛门闭锁与狭窄　多见于新生儿先天性畸形；因感染、外伤或手术引起的肛门狭窄，常可在肛周发现瘢痕。

(2) 肛门瘢痕与红肿　多见于外伤或手术后；肛门周围有红肿及压痛，常为肛门周围炎症或脓肿。

(3) 肛裂　是肛管下段（齿状线以下）深达皮肤全层的纵形及梭形裂口或感染性溃疡。患者自觉排便时疼痛，排出的粪便周围常附有少许鲜血。检查时门常可见裂口，触诊时有明显触压痛。

(4) 痔　是直肠下端黏膜下或肛管边缘皮下的内痔静脉丛或外痔静脉丛扩大和曲张所致的静脉团。多见于成年人，患者常有大便带血、痔块脱出、疼痛或瘙痒感。内痔位于齿状线以上。表面被直肠下端黏膜所覆盖，在肛门内口可查到柔软的紫红色包块，排便时可突出肛门口外；外痔位于齿状线以下，表面被肛管皮肤所覆盖，在肛门外口可见紫红色柔软包块；混合痔是齿状线上、下均可发现紫红色包块，下部被肛管皮肤所覆盖；具有外痔与内痔的特点。

(5) 肛门直肠瘘　简称肛瘘，有内口和外口，内口在直肠或肛管内，瘘管经过肛门软组织开口于肛门周围皮肤，肛瘘多为肛管或直肠周围脓肿与结核所致，不易愈合，检查时可见门周围皮肤有瘘管开口，有时有脓性分泌物流出，在直肠或肛管内可见瘘管的内口或伴有硬结。

(6) 直肠脱垂　又称脱肛，是指肛管、直肠或乙状结肠下端的肠壁，部分或全层向外翻而脱出于肛门外。检查时患者取蹲位，观察肛门外有无突出物。如无突出物或突出不明显，让患者屏气作排便动作时肛门外可见紫红色球状突出物，且随排便力气加大而突出更为明显。此即直肠部分脱垂（黏膜脱垂），停止排便时突出物常可回复至肛门内；若突出物呈椭圆形块状物，表面有环形皱襞，即为直肠完全脱垂（直肠壁全层脱垂），停止排便时不易回复。

2. 触诊　肛门和直肠触诊通常称为肛诊或直肠指检。患者可采取肘膝位、左侧卧位或仰卧位等。触诊时医师右手示指戴指套或手套，并涂以润滑剂，如肥皂液、凡士林、液状石蜡后，将示指置于肛门外口轻轻按摩，等患者肛门括约肌适应放松后，再徐徐插入肛门、直肠内（图 3-22）。先检查门及括约肌的紧张度，再查肛管及直肠的内壁。注意有无压痛及黏膜是否光滑，有无肿块及搏动感。直肠指诊时应注意有无以下异常改变：①直肠剧烈触痛，常因肛裂及感染引起；②触痛伴有波动感见于肛门、直肠周围脓肿；③直肠内触及柔软、光滑而有弹性的包块常为直肠息肉；④触及坚硬凹凸不平的包块，应考虑直肠癌；⑤指诊后指套表面带有黏液、脓液或血液，应取其涂片镜检或作细菌学检查。如直肠病变病因不明，应进一步作内镜检查，如直肠镜和乙状结肠镜，以助鉴别。男性直肠指检还可触诊前列腺与精囊，女性则可检查子宫颈、子宫、输卵管等。必要时配用双合诊。直肠指检对以上器官的疾病诊断有重要价值，此外，对盆腔的其他疾病如阑尾炎、髂窝脓肿也有诊断意义。

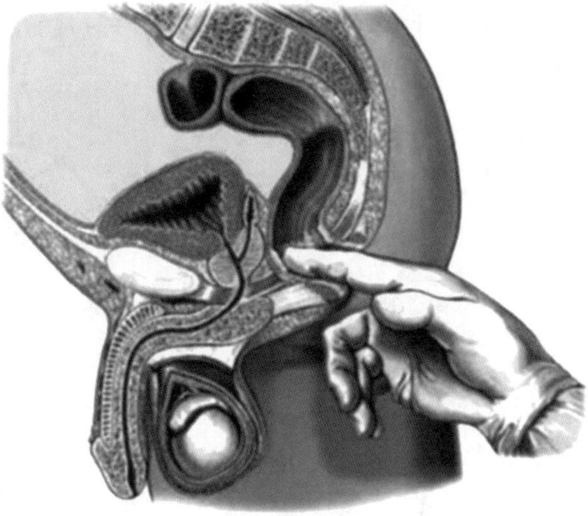

图 3-22　直肠指检

十一、脊柱、四肢与神经系统检查

（一）脊柱检查

脊柱是支撑体重、维持正常立位姿势的主要支柱。姿势的异常、疼痛和活动受限是脊柱疾病的主要表现。检查时，需注意其弯曲度及向各方向的活动度，有无畸形、压痛及叩击痛。检查时患者做前屈、后伸、侧弯、旋转等动作，以观察脊柱活动情况，脊柱活动受限多见于腰背肌肉、脊柱关节、韧带等疾病。正常脊柱无压痛、无叩击痛。

（二）四肢检查

四肢检查以视诊与触诊为主，两者相互配合。四肢检查的内容主要是关节检查、肢体的形态及长度。正常人四肢与关节左右对称，形态正常，无肿胀及压痛，活动不受限。形态异常有以下几种情况。

1. 反甲　反甲又称匙状指，指甲表面粗糙有条纹，中央凹陷，边缘翘起，是指甲营养障碍的表现，多见于缺铁性贫血及高原疾病（图 3-23）。

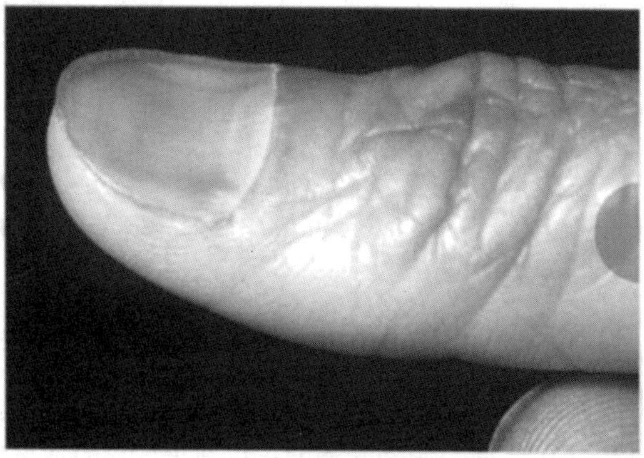

图 3-23　反甲

2. 杵状指(趾) 手指或足趾末端增生、肥厚,呈杵状膨大。杵状指(趾)常见于慢性肺脓肿、支气管扩张、发绀型先天性心脏病、亚急性感染性心内膜炎等(图 3-24)。

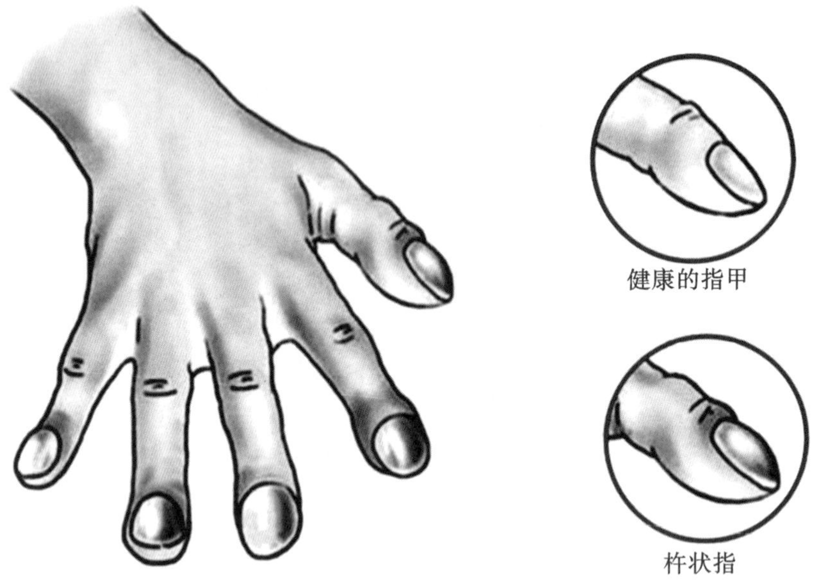

图 3-24 杵状指

3. 膝内、外翻 正常人直立时,两膝和两踝可以并拢。膝内翻是指直立时两内踝并拢而两膝关节明显分离,使双下肢成“O”形弯曲,又称“O”形腿;膝外翻是指直立时两膝并拢而两内踝明显分离,使双下肢成“X”形弯曲,又称“X”形腿,这两种畸形见于佝偻病(图 3-25)。

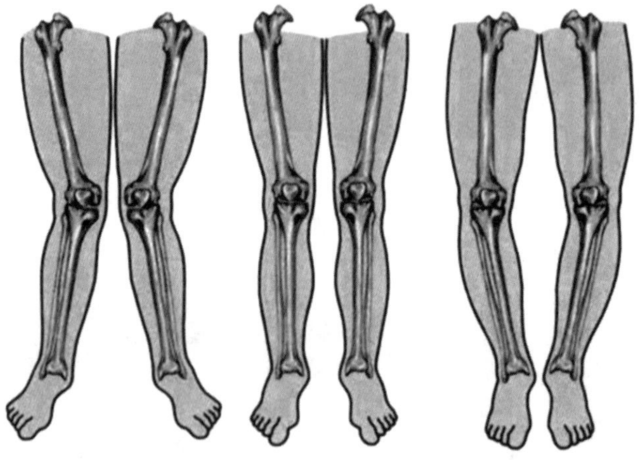

图 3-25 膝内、外翻

除以上几点外,应注意观察软组织有无水肿、红肿、静脉曲张、囊肿及运动功能障碍与异常。

(三)神经系统检查

掌握神经系统的基本检查方法,能获取对疾病的定位与定性诊断信息,是医学生临床教学中不可缺少的部分。在进行神经系统检查时,首先要确定患者对外界刺激的反应状态,即意识状态,许多检查均要在患者意识清晰状态下完成。完成神经系统检查常需具备的一定检查工具:叩诊锤、棉签、大头针、试管、电筒、检眼镜等。

1. 脑神经检查

(1)面部感觉 嘱患者闭眼,以针刺检查痛觉、棉絮检查触觉和盛有冷或热水的试管检查温度觉。两侧及内外对比,观察患者的感觉反应,同时确定感觉障碍区域。注意区分周围性与核性感觉障碍,前者为患侧患支(眼支、上颌支、下颌支)分布区各种感觉缺失,后者呈葱皮样感觉障碍。

(2)角膜反射 嘱患者睁眼向内侧注视,以捻成细束的棉絮从患者视野外接近并轻触外侧角膜,避免触及睫毛,正常反应为被刺激侧迅速闭眼和对侧也出现眼睑闭合反应,前者称为直接角膜反射,而后者称为间接角膜反射。直接与间接角膜反射均消失见于三叉神经病变(传入障碍);直接反射消失,间接反射存在,见于患侧面神经瘫痪(传出障碍)(图 3-26)。

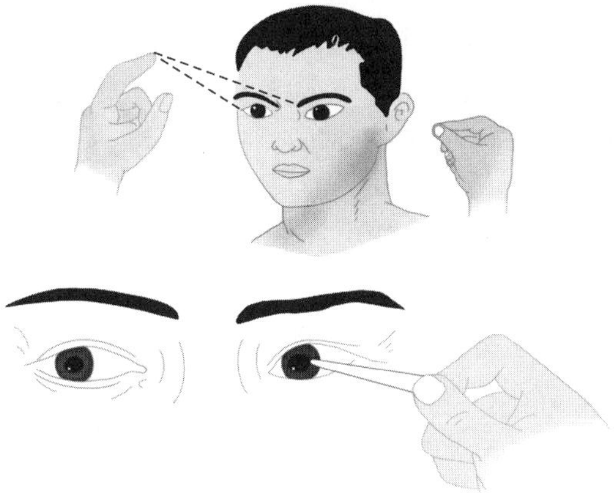

图 3-26 角膜反射

(3)前庭功能检查 询问患者有无眩晕、平衡失调,检查有无自发性眼球震颤。通过外耳道灌注冷、热水试验或旋转试验,观察有无前庭功能障碍所致的眼球震颤反应减弱或消失。

2. 运动功能检查

(1)肌力 肌力是指肌肉运动时的最大收缩力。检查时令患者做肢体伸屈动作,检查者从相反方向给予阻力、测试患者对阻力的克服力量,并注意两侧比较。

肌力的记录采用 0 ~ 5 级的六级分级法。

0 级:完全瘫痪,测不到肌肉收缩。

1 级:仅测到肌肉收缩,但不能产生动作。

2 级:肢体在床面上能水平移动,但不能抵抗自身重力,即不能抬离床面。

3 级:肢体能抬离床面,但不能抗阻力。

4 级:能作抗阻力动作,但不完全。

5 级:正常肌力。

临床意义:不同程度的肌力减退可分别称为完全性瘫痪和不完全性瘫痪(轻瘫)。不同部位或不同组合的瘫痪有以下命名。①单瘫:单一肢体瘫痪,多见于脊髓灰质炎。②偏瘫:为一侧肢体(上、下肢)瘫痪,常伴有同侧脑神经损害,多见于颅内病变或脑卒中。③交叉性偏瘫:为一侧肢体及对侧脑神经损害,多见于脑干病变。④截瘫:为双侧下肢瘫痪,是脊髓横贯性损伤的结果,见于脊髓外伤、炎症等。

(2)肌张力 肌张力是指静息状态下的肌肉紧张度和被动运动时遇到的阻力,其实质是一种牵张反射,即骨骼肌受到外力牵拉时产生的收缩反应,这种收缩是通过反射中枢控制的。检查时嘱患者肌肉放松，检查者根据触摸肌肉的硬度以及伸屈其肢体时感知肌肉对被动伸屈的阻力作判断。

(3)不自主运动　不自主运动是指患者意识清楚的情况下，随意肌不自主收缩所产生的一些无目的的异常动作，多为锥体外系损害的表现。

1)震颤：为两组拮抗肌交替收缩引起的不自主动作，可有以下几种类型。①静止性震颤：静止时表现明显，而在运动时减轻，睡眠时消失，常伴肌张力增高，见于帕金森病。②意向性震颤：又称动作性震颤。震颤在休息时消失，动作时发生，越接近目的物越明显，见于小脑疾患。

2)舞蹈样运动：为面部肌肉及肢体的快速、不规则、无目的、不对称的不自主运动，表现为做鬼脸、转颈、耸肩、手指间断性伸屈、摆手和伸臂等舞蹈样动作，睡眠时可减轻或消失，多见于儿童期脑风湿性病变。

(4)共济运动　机体任一动作的完成均依赖于某组肌群协调一致的运动，称共济运动。这种协调主要靠小脑的功能以协调肌肉活动、维持平衡和帮助控制姿势；也需要运动系统的正常肌力，前庭神经系统的平衡功能，眼睛、头、身体动作的协调。任何这些部位的损伤均可出现共济失调。

指鼻试验：患者先以示指接触距其前方 0.5 m 检查者的示指，再以示指触自己的鼻尖，由慢到快，先睁眼、后闭眼，重复进行。小脑半球病变时同侧指鼻不准；如睁眼时指鼻准确，闭眼时出现障碍则为感觉性共济失调。

3.神经反射检查　神经反射由反射弧完成，反射弧包括感受器、传入神经元、中枢、传出神经元和效应器等反射弧中任一环节有病变都可影响反射、使其减弱或消失。反射包括生理反射和病理反射，根据刺激的部位，又可将生理反射分为浅反射和深反射两部分。

(1)浅反射　是刺激皮肤、黏膜或角膜等引起的反应。

腹壁反射：检查时，患者仰卧，下肢稍屈曲，使腹壁松弛，然后用钝头竹签分别沿肋缘下(胸 7~8 节)、脐平(9~10 节)及腹股沟上(胸 11~12 节)的方向由外向内轻划两侧腹壁皮肤，分别称为上、中、下壁反射。正常反应是上、中或下部局部肌肉收缩。双侧上、中、下部反射均消失也见于昏迷和急性膜炎患者。一侧上、中、下部腹壁反射均消失见于同侧锥体束病损。肥胖者、老年人及经产妇由于腹壁过于松弛也会出现腹壁反射减弱或消失，应予以注意(图 3-27)。

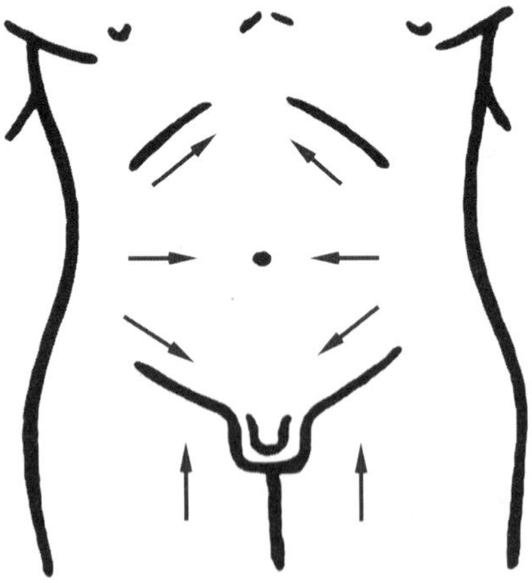

图 3-27　腹壁反射

(2)深反射　是刺激骨膜、肌腱经深部感受器完成的反射，称深反射、又称腱反射。检查时患者要合作，肌肉应放松。检查者叩击力量要均等，两侧要对比。

1)肱二头肌反射：患者前臂屈曲，检查者以左手拇指置于患者肘部肱二头肌腱上，然后右手持叩诊锤叩击左拇指，可使肱二头肌收缩，前臂快速屈曲(图 3-28)。

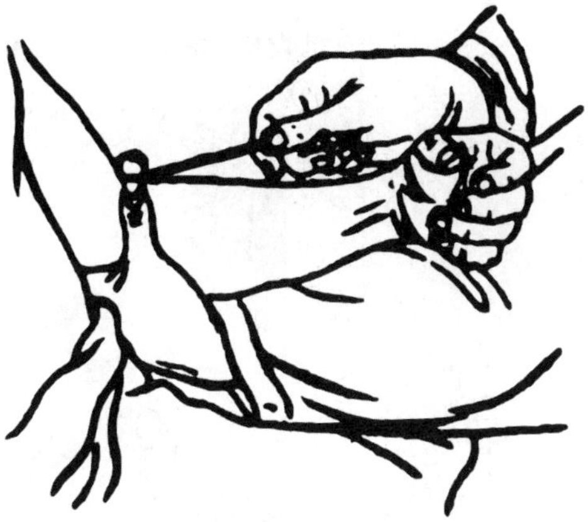

图 3-28　肱二头肌反射

2）肱三头肌反射：患者外展上臂，半屈肘关节，检查者用左手托住其前臂，右手用叩诊锤直接叩击嘴上方的肱三头肌腱，可使肱三头肌收缩，引起前臂伸展（图 3-29）。

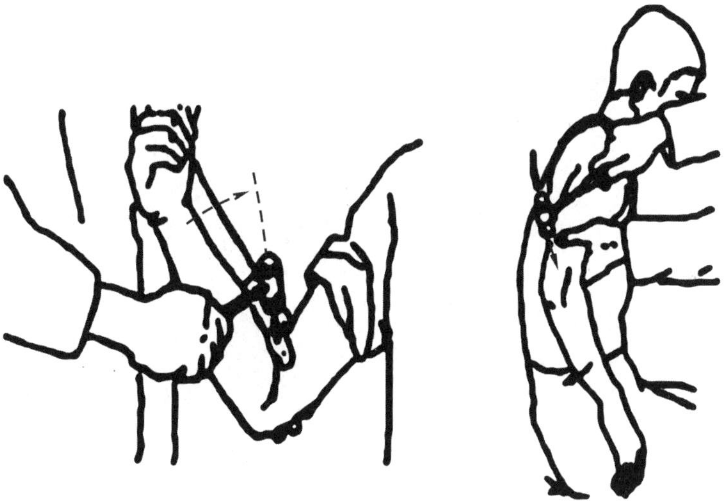

图 3-29　肱三头肌反射

3）桡骨膜反射：被检者前臂置于半屈半旋前位，检查者以左手托住其腕部，并使腕关节自然下垂，随即以叩诊锤叩桡骨茎突，可引起肱桡肌收缩，发生屈肘和前臂旋前动作（图 3-30）。

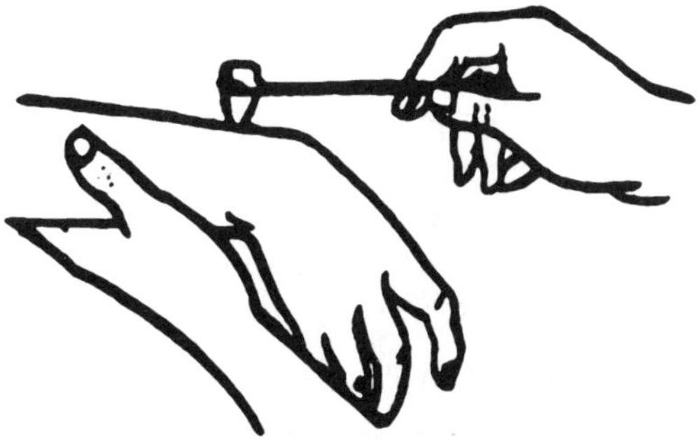

图 3-30　桡骨膜反射

4）跟腱反射：又称踝反射，患者仰卧，髋及膝关节屈曲，下肢取外旋外展位。检者左手将患者足部背屈呈直角，以叩诊锤叩击跟腱，反应为腓肠肌收缩，足向面屈曲（图3-31）。

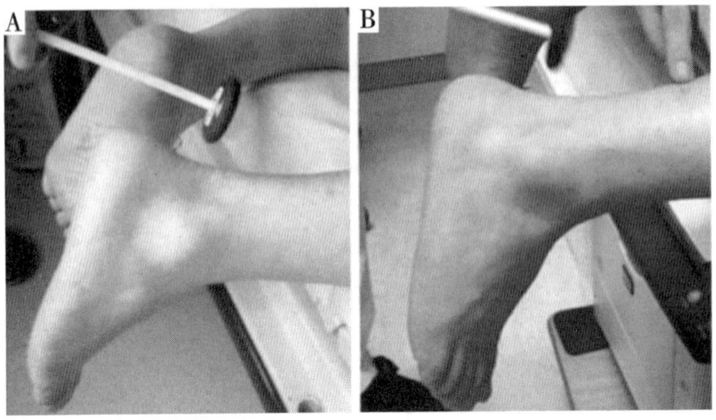

图3-31 跟腱反射

5）踝阵挛：患者仰卧，与关节稍屈，医师一手持患者小腿，一手持患者足掌前端，突然用力使踝关节背屈并维持之。阳性表现为腓肠肌与比目鱼肌发生连续性节律性收缩，而致足部呈现交替性屈伸动作（图3-32）。

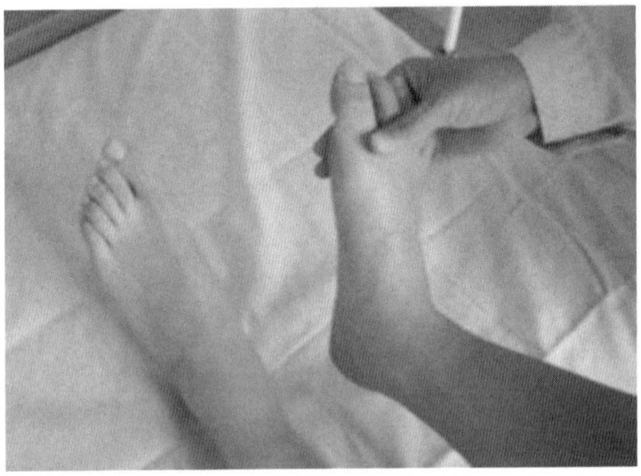

图3-32 踝阵挛

6）髌阵挛：患者仰卧，下肢伸直，检查者以拇指与示指控制其髌骨上缘，用力向远端快速连续推动数次后维持推力。阳性反应为股四头肌发生节律性收缩使髌骨上下移动（图3-33）。

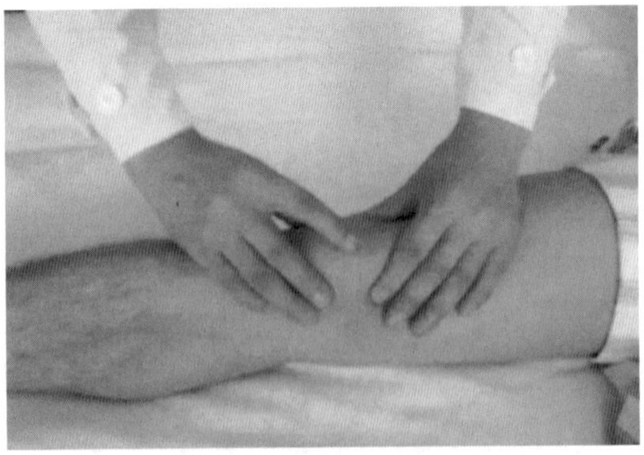

图3-33 髌阵挛

(3)病理反射　病理反射指锥体束病损时,大脑失去了对脑干和脊髓的抑制作用而出现的异常反射。1 岁半以内的婴幼儿由于神经系统发育未完善,也可出现这种反射,不属于病理性。

1)巴宾斯基征:用竹签沿患者足底外侧缘,由后向前至小趾近跟部并转向内侧,阳性反应为拇趾背伸,余趾呈扇形展开(图 3-34)。

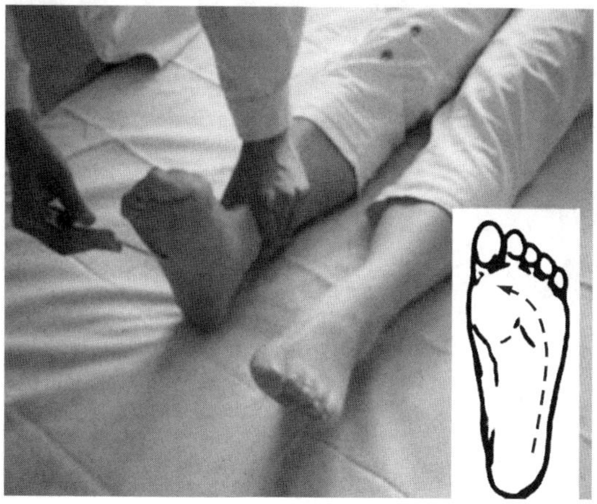

图 3-34　巴宾斯基征

2)奥本海姆征:检查者弯曲示指及中指,沿患者胫骨前缘用力由上向下滑压,阳性同巴宾斯基征。

3)戈登征:检查时用手以一定力量捏压腓肠肌,阳性表现同巴宾斯基征。以上 3 种体征临床意义相同,其中巴宾斯基征是最典型的病理反射。

4)霍夫曼征:通常认为是病理反射,但也有认为是深反射亢进的表现,反射中枢为颈髓 7 节 ~ 胸髓 1 节。检查者左手持患者腕部,然后以右手中指与示指夹住患者中指并稍向上提,使腕部处于轻度过伸位。以拇指迅速弹刮患者的中指指甲,引起其余四指掌屈反应则为阳性(图 3-35)。

(4)脑膜刺激征　脑膜刺激征为脑膜受激惹的体征,见于脑膜炎、蛛网膜下腔出血和颅压增高等。

1)颈强直:患者仰卧,检查者以一只手托患者颈部,另一只手置于前做动作,如被动颈检查时感觉到抵抗力增强,即为颈部阻力增高或颈强直。在除外颈椎或颈部肌肉局部病变后,即可认为有脑膜刺激征。

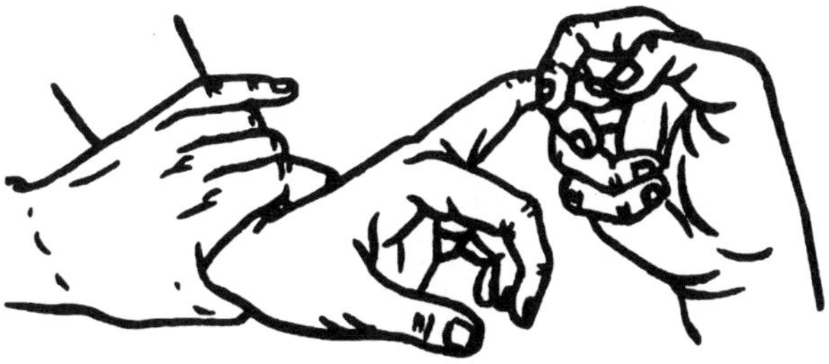

图 3-35　霍夫曼征

2)凯尔尼格征:患者仰卧,一侧下肢、关节屈曲呈直角,检查者将患者小腿抬高,正常人关节可伸达 135°以上。如伸膝受阻且伴疼痛与肌肉痉挛,则为阳性(图 3-36)。

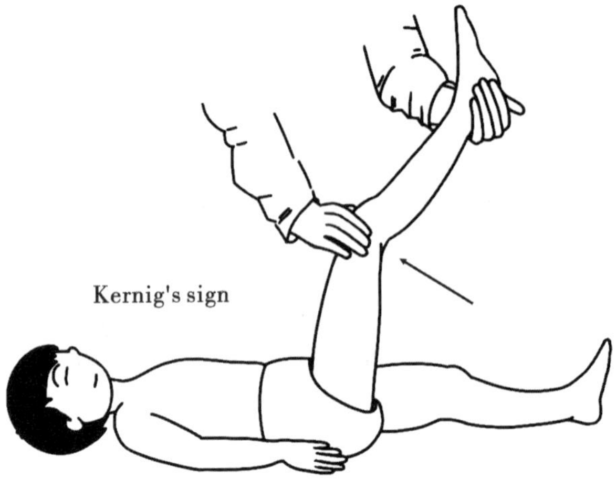

图 3–36　凯尔尼格征

3）布鲁津斯基征：患者仰卧，下肢伸直检查者一只手托起患者枕部、另一只手按于其胸前。当头部前屈时，双髋与膝关节同时屈曲则为阳性（图 3–37）。

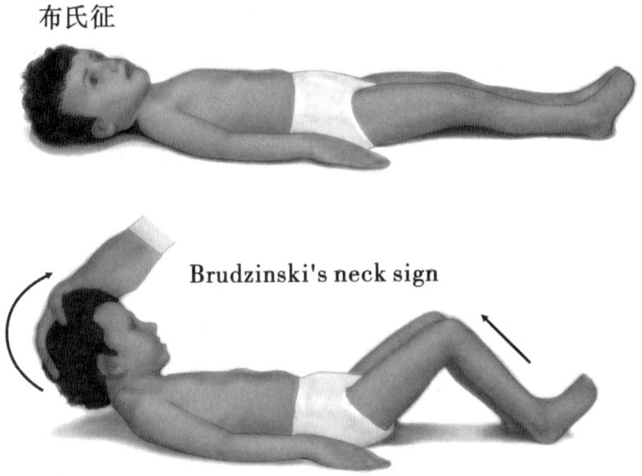

图 3–37　布鲁津斯基征

十二、老年人的体格检查

老年人体检时应正确区分因年龄所致的改变，或是疾病表现出的征象，还应注意检查的技巧。

（一）注意随着年龄增加而可能出现的老年性改变

（1）视力、听力有一定下降，记忆力减退。

（2）皮肤弹性降低。

（3）瞳孔对光反应稍迟钝，眼球向上凝视能力下降。

（4）收缩压略升高，但仍在正常范围。

（5）与脊柱后弓和椎体下塌有关的胸腔前后径增加；胸部检查时有捻发音并不一定是疾病所造成。

（6）肠蠕动功能下降致肠鸣音较少和较弱。

（7）性器官（如女性阴唇、阴道，男性睾丸）萎缩。

(8)前列腺增大。

(9)肌肉常有轻度萎缩。

(10)步态变慢,跨步变小。

(11)神经系统检查时,踝反射可能减弱,其他深反射及肌力也可能减弱。

(二)老年人体检时特别注意事项

(1)定期的体格检查十分必要,但老年人可能由于骨关节改变而行动不便,应照顾患者实际情况,准备更多时间,耐心、细致地进行体格检查。

(2)检查的方法应灵活、机动,如在交谈中有效地了解智力、记忆力。

(3)初步的精神状态检查可从患者一般状态、情感反应及语言、行为是否适度,这 3 个方面加以评价。

(4)注意患者视力、听力下降程度,一般对耳语音及高调语音分辨能力较差。

(5)心脏检查时,注意第一心音改变及第三心音可能是病态表现。

(6)血压检查最好包括坐、卧、立位,以了解循环代偿能力,并应双臂检查。

第二节　病历书写

卫生部在 2010 年颁布的《病历书写基本规范》中,将病历定义为医务人员在医疗活动过程中形成的文字、符号、图表、影像、切片等资料的总和,包括门(急)诊病历和住院病历。病历书写是指医务人员通过问诊、查体、辅助检查、诊断、治疗、护理等医疗活动获得有关资料,并进行归纳、分析、整理形成医疗活动记录的行为。病历既是医院管理、医疗质量和业务水平的反映,也是临床教学、科研和信息管理的基本资料,同时也是医疗服务质量评价、医疗保险赔付参考的主要依据。病历是具有法律效力的医疗文件,是涉及医疗纠纷和诉讼的重要依据。因此,书写完整而规范的病历是每个医师必须掌握的一项临床基本功。

一、病历书写的基本要求

(一)内容真实,书写及时

病历必须客观地、真实地反映病情和诊疗经过,不能臆想和虚构。这不仅关系到病历质量,也反映出医师的品德和作风。内容的真实来源于认真仔细的问诊,全面细致的体格检查,辩证而客观的分析和正确科学的判断。

病历应按各种文件完成时间的要求及时书写。门(急)诊病历及时书写,入院记录应于患者入院后 24 h 内完成。危急患者的病历应及时完成,因抢救危急患者未能及时书写病历的,应在抢救结束后 6 h 内据实补记,并注明抢救完成时间和补记时间。

各项记录应注明时间,一律使用阿拉伯数字书写日期和时间,采用 24 h 制记录。

(二)格式规范,项目完整

病历具有特定的格式,临床医师必须按规定格式进行书写。例如:门(急)诊病历记录分为初诊病历记录和复诊病历记录,有其特有的格式。入院记录格式分为传统式入院记录和表格式入院记录两种,两者记录的格式和项目基本上是一致的。前者系统而完整,经多年实践证明无论是资料储存还是人才培训都是十分有用的;后者简便、省时,便于计算机管理,有利于病历的规范化。

(1)各种表格栏内必须按项认真填写,无内容者画“/”或“-”。

(2)每张记录用纸均须完整填写眉栏(患者姓名、住院号、科别、床号)及页码,以避免与其他患者混淆。

(3)度量衡单位一律采用中华人民共和国法定计量单位。

(4)各种检查报告单应分门别类按日期顺序整理好归入病历。

(三)表述准确,用词恰当

要运用规范的汉语和汉字书写病历,要使用通用的医学词汇和术语,力求精练、准确,语句通顺、标点正确。

(1)规范使用汉字,按《新华字典》为准、避免错别字。双位以上的数字一律用阿拉伯数字书写。

(2)病历书写应当使用中文和医学术语,通用的外文缩写和无正式中文译名的症状、体征、疾病名称、药物名称可以使用外文。但为避免不必要的纠纷、除如"CT"等已为众所周知的外文缩写外、建议在诸如医患沟通记录、各类知情同意书、病危(重)通知书、出院记录等需告知患方有关诊断或诊疗方案的医疗文书中,仍应使用中文书写。

(3)疾病诊断、手术、各种治疗操作的名称书写和编码应符合《国际疾病分类》(ICD-10、ICD-9-CM-3)的规范要求。患者述及的既往所患疾病名称和手术名称应加引号。

(四)字迹工整,签名清晰

病历书写字迹要清晰、工整、不可潦草,以便于他人阅读。

(1)病历书写应当使用蓝黑墨水或碳素墨水,需复写的病历资料可用蓝色或黑色油水的圆珠笔。计算机打印的病历应当符合病历保存的要求。

(2)各项记录书写结束时应在右下角签全名,字迹应清楚易认。

(3)某些医疗活动需要的"知情同意书"还应有患者或其授权人(法定代理人)签字。

(五)审阅严格、修改规范

上级医务人员有审查修改下级医务人员所书写病历的责任。

(1)实习医务人员、试用期医务人员书写的病历应当经过本医疗机构注册的医务人员审阅、修改并签名。审查修改应保持原记录清楚可辨,并注明修改时间。上级医师审核签名应在署名医师的左侧,并以斜线相隔。

(2)进修医务人员由医疗机构根据其胜任本专业工作实际情况认定后书写病历。

(3)病历书写过程中出现错字时,应当用双线划在错字上、保留原记录清楚、可辨,并注明修改时间,并由修改人签名。不得采用刮、粘、涂等方法掩盖或去除原来的字迹。

(六)法律意识,尊重权利

病历书写中应注意体现患者的知情权和选择权,医务人员应当将治疗方案、治疗目的、检查和治疗中可能发生的不良后果以及对可能出现的风险和预处理方案如实告知患者或家属,并在病历中详细记载、由患者或授权人(法定代理人)签字确认,以保护患者的知情权。诊疗过程中应用新的治疗方法、输血、麻醉、手术等多种治疗手段,治疗中可能发生的不良后果,均需与患者或授权人(法定代理人)充分沟通,并将结果记录在案,患者对诊疗方法自主决定应签字确认,充分体现患者自主选择权。在充分尊重患者权利、贯彻"以人为本"的人文理念的同时,医务人员也保存了相关的证据、以保护医患双方的合法权利。

(1)对按照有关规定须取得患者书面同意方可进行的医疗活动(如特殊检查、特殊治疗、手术、实验性临床医疗等),应当由患者本人签署同意书。患者不具备完全民事行为能力时,应当由其法定代理人签字;患者因病无法签字时,应当由其授权的人员签字;为抢救患者,在法定代理人或被授权人无法及时签字的情况下,可由医疗机构负责人或者被授权的负责人签字。

(2)因实施保护性医疗措施不宜向患者说明情况的,应当将有关情况告知患者近亲属,由患者近亲属签署知情同意书,并及时记录。患者无近亲属的或者患者近亲属无法签署同意书的,由患者的法定代理人或者关系人签署同意书。

二、病历书写的格式及内容

(一)门(急)诊病历

门(急)诊病历内容包括门(急)诊病历首页、门(急)诊手册封面、病历记录、化验单(检验报告)、医学影像检查资料等。

1.门(急)诊病历首页(封面)　①门诊病历封面应设有姓名、性别、出生年月、民族、婚姻、职业、住址、工作单位、药物过敏史、身份证号及门诊病历编号等栏目并认真填写完整。②儿科患者、意识障碍患者、创伤患者及精神病患者就诊须写明陪伴者姓名及与患者的关系,必要时写明陪伴者工作单位、住址和联系电话。

2.门(急)诊病历记录　门(急)诊病历记录分为初诊病历记录和复诊病历记录。

(1)初诊病历记录　初诊病历记录书写内容应当包括就诊时间、科别、主诉、现病史、既往史,阳性体征、必要的阴性体征和辅助检查结果,诊断及治疗意见和医师签名等。急诊病历书写就诊时间应当具体到分钟。

1)主诉:主要症状及持续时间。

2)病史:现病史要重点突出(包括本次患病的起病日期、主要症状、他院诊治情况及疗效),并简要叙述与本次疾病有关的过去史、个人史及家族史(不需列题)。

3)体格检查:一般情况,重点记录阳性体征及有助于鉴别诊断的阴性体征。急危重患者必须记录患者体温、脉搏、呼吸、血压、意识状态等。

4)实验室检查、特殊检查或会诊记录:患者在其他医院所做检查,应注明该医院名称及检查日期。

5)初步诊断:如暂不能明确,可在病名后用"?",并尽可能注明复诊医师应注意的事项。

6)处理措施:①处方及治疗方法记录应分行列出,药品应记录药名、剂量、总量、用法。②进一步检查措施或建议。③休息方式及期限。

7)医师签全名。

8)法定传染病,应注明疫情报告情况。

(2)复诊病历记录　复诊病历记录书写内容应当包括就诊时间、科别、主诉、病史、必要的体格检查和辅助检查结果、诊断、治疗处理意见和医师签名等。

①上次诊治后的病情变化和治疗反应,不可用"病情同前"字样。②体格检查:着重记录原来阳性体征的变化和新的阳性发现。③需补充的实验室或器械检查项目。④3次不能确诊的患者,接诊医师应请上级医师会诊,上级医师应写明会诊意见及会诊日期和时间并签名。⑤诊断:对上次已确诊的患者,如诊断无变更,可不再写诊断。⑥处理措施要求同初诊。⑦持通用门诊病历变更就诊医院、就诊科别或与前次不同病种的复诊患者,应视作初诊患者并按初诊病历要求书写病历。⑧医师签全名。

3.急诊留观记录　急诊患者因病情需要留院观察期间的记录,重点记录观察期间病情变化和诊疗措施,记录简明扼要,并注明患者去向。

4.门(急)诊抢救记录　抢救危重患者时、应当书写抢救记录,书写内容及要求按照住院病历抢救记录要求执行。

（二）住院病历

住院病历内容包括住院病案首页、入院记录、病程记录、手术同意书、麻醉同意书、输血治疗知情同意书、特殊检查（特殊治疗）同意书、病危（重）通知书、医嘱单、辅助检查报告单、体温单、医学影像检查资料、病理资料等。

入院记录是指患者入院后，由经治医师通过问诊、查体、辅助检查获得有关资料，并对这些资料归纳分析书写而成的记录。可分为入院记录、再次或多次入院记录、24 h 内入出院记录、24 h 内入院死亡记录。

入院记录、再次或多次入院记录应当于患者入院后 24 h 内完成；24 h 内入出院记录应当于患者出院后 24 h 内完成，24 h 内入院死亡记录应当于患者死亡后 24 h 内完成。

1. 入院记录　入院记录的内容包括以下几个方面。

（1）一般项目　包括姓名、性别、年龄、民族、婚姻状况、出生地、职业、工作单位、住址、入院时间、记录时间、病史陈述者（应注明与患者的关系），需逐项填写，不可空缺。

（2）主诉　是指促使患者就诊的主要症状（或体征）及持续时间。主诉多于一项则按发生的先后次序列出，并记录每个症状的持续时间。主诉要简明精练，一般 1～2 句，20 字左右。在一些特殊情况下，疾病已明确诊断，住院目的是进行某项特殊治疗（手术、化疗）者可用病名，如白血病患者入院定期化疗。一些无症状（体征）的实验室检查异常也可直接描述，如“发现血糖升高 1 个月”。

（3）现病史　是指患者本次疾病的发生、演变、诊疗等方面的详细情况，应当按时间顺序书写。现病史是住院病历书写的重点内容，应结合问诊内容，经整理分析后，围绕主诉进行描写，主要内容应包括以下几个方面。

1）发病情况：记录发病的时间、地点、起病缓急、前驱症状、可能的原因或诱因。

2）主要症状特点及其发展变化情况：按发生的先后顺序描述主要症状的部位、性质、持续时间、程度、缓解或加剧因素以及演变发展情况。

3）伴随症状：记录伴随症状，描述伴随症状与主要症状之间的相互关系。

4）发病以来诊治经过及结果：记录患者发病后到入院前，在院内、外接受检查与治疗的详细经过及效果。对患者提供的药名、诊断和手术名称需加引号以示区别。

5）发病以来一般情况：简要记录患者发病后的精神状态、睡眠、食欲、大小便、体重等情况。与本次疾病虽无密切关系，但仍需治疗的其他疾病情况，可在现病史后另起一段予以记录。

（4）既往史　指患者过去的健康和疾病情况。内容包括既往一般健康状况、疾病史、传染病史、预防接种史、手术外伤史、输血史、食物或药物过敏史等。

1）呼吸系统：慢性咳嗽、咳痰、呼吸困难、咯血、低热、盗汗、与肺结核患者密切接触史等。

2）循环系统：心悸、气急、咯血、发绀，心前区痛、晕厥、水肿及高血压、动脉硬化、心脏疾病、风湿热病史等。

3）消化系统：慢性腹胀、腹痛、嗳气、反酸、呕血、便血、黄疸和慢性腹泻、便秘史等。

4）泌尿系统：尿频、尿急、尿痛、排尿不畅或淋漓，尿色（洗肉水样或酱油色），清浊度，水肿，肾毒性药物应用史，铅、汞化学毒物接触或中毒史以及下疳、淋病、梅毒等性病史。

5）造血系统：头晕、乏力，皮肤或黏膜瘀点、紫癜、血肿，反复鼻出血，牙龈出血，骨骼痛，化学药品、工业毒物、放射性物质接触史等。

6）内分泌系统及代谢：畏寒、怕热、多汗、食欲异常、烦渴、多饮、多尿、头痛、视力障碍、肌肉震颤、性格、体重、皮肤、毛发和第二性征改变史等。

7）神经精神系统：头痛、失眠或嗜睡、意识障碍、晕厥、痉挛、瘫痪、视力障碍、感觉及运动异常、性格改变、记忆力和智能减退等。

8)肌肉骨骼系统:关节肿痛、运动障碍、肢体麻木、痉挛、萎缩、瘫痪史等。

(4)个人史 记录出生地及长期居留地,生活习惯及有无烟、酒等嗜好,常用药物,职业与工作条件及有无工业毒物、粉尘、放射性物质接触史,有无冶游史。

(5)婚姻史 记录婚姻状况、结婚年龄、配偶健康状况、子女状况、性生活情况等。

(6)月经史、生育史 女性患者月经史应记录初潮年龄、行经期天数、间隔天数、末次月经时间(或闭经年龄)等情况。采用月经式来表示,记录格式为:

初潮年龄 行经期天数/月经周期天数末次月经时间(或绝经年龄)

并记录月经量、颜色,有无血块、痛经、白带等情况。

生育史:按下列顺序写明:足月分娩数-早产数-流产或人流数-存活数。并记录计划生育措施。

(7)家族史 ①父母、兄弟、姐妹及子女的健康状况,有无与患者类似的疾病;如已死亡,应记录死亡原因及年龄。②家族中有无结核、肝炎、性病等传染性疾病。③有无家族性遗传性疾病,如糖尿病、血友病等。

2.体格检查 体格检查应当按照系统循序进行书写。内容包括体温、脉搏、呼吸、血压,一般情况,皮肤、黏膜,全身浅表淋巴结,头部及其器官,颈部,胸部(胸廓、肺部、心脏、血管),腹部(肝、脾等),直肠肛门,外生殖器,脊柱,四肢,神经系统等。专科体格检查情况应当根据专科需要记录专科特殊情况。具体记录的内容及格式见下:

体温 ℃;脉搏 次/分;呼吸 次/分;血压 mmHg(kPa);体重 kg

(1)一般状况 发育(正常、异常),营养(良好、中等、不良、肥胖),神志(清晰、淡漠、模糊、昏睡、谵妄、昏迷),体位(自主、被动、强迫),面容与表情(安静,忧虑,烦躁,痛苦,急、慢性病容或特殊面容),检查能否合作。

(2)皮肤、黏膜 颜色(正常、潮红、苍白、发绀、黄染、色素沉着),温度,湿度,弹性,有无水肿、皮疹、瘀点、紫癜、皮下结节、肿块、蜘蛛痣、肝掌、溃疡和瘢痕,毛发的生长及分布。

(3)淋巴结 全身或局部淋巴结有无肿大(部位、大小、数目、硬度、活动度或粘连情况,局部皮肤有无红肿、波动、压痛、瘘管、瘢痕等)。

(4)头部及其器官

1)头颅:大小、形状,有无肿块、压痛、瘢痕、头发(量、色泽、分布)。

2)眼:眉毛(脱落、稀疏),睫毛(倒睫),眼睑(水肿、运动、下垂),眼球(凸出、凹陷、运动、斜视、震颤),结膜(充血、水肿、苍白、出血、滤泡),巩膜(黄染),角膜(云翳、白斑、软化、溃疡、瘢痕、反射、色素环),瞳孔(大小、形态、对称或不对称、对光反射及调节与辐辏反射)。

3)耳:有无畸形、分泌物、乳突压痛,听力。

4)鼻:有无畸形、鼻翼扇动、分泌物、出血、阻塞,有无鼻中隔偏曲或穿孔和压痛等。

5)口腔:气味,有无张口呼吸,唇(畸形、颜色、疱疹、皲裂、溃疡、色素沉着),牙齿(龋齿、缺齿、义齿、残根,斑釉齿,注明位置),牙龈(色泽、肿胀、溃疡、溢脓、出血、铅线),舌(形态,舌质、舌苔、溃疡、运动、震颤、偏斜),颊黏膜(发疹、出血点、溃疡、色素沉着),咽(色泽、分泌物、反射,腭垂位置),扁桃体(大小、充血、分泌物、假膜),喉(发音清晰、嘶哑、喘鸣、失音)。

(5)颈部 对称,强直,有无颈静脉怒张、肝颈静脉回流征、颈动脉异常搏动,气管位置,甲状腺(大小、硬度、压痛、结节、震颤、血管杂音)。

(6)胸部 胸廓(对称、畸形,有无局部隆起或塌陷、压痛),呼吸(频率、节律、深度),乳房(大小,乳头,有无红肿、压痛、肿块和分泌物),胸壁有无静脉曲张、皮下气肿等。

视诊:呼吸运动(两侧对比),呼吸类型,有无肋间增宽或变窄。

触诊:呼吸活动度、语颤(两例对比),有无胸膜摩擦感、皮下捻发感等。

叩诊:叩诊音(清音、过清音、浊音、实音、鼓音及其部位)。肺下界及肺下界移动度。

听诊:呼吸音(性质、强弱,异常呼吸音及其部位),有无干、湿性啰音和胸膜摩擦音。语音传导(增强、减弱、消失)等。

(7)心　视诊:心前区隆起,心尖搏动或心脏搏动位置,范围和强度。

触诊:心尖搏动的性质及位置,有无震颤(部位、期间)和摩擦感。

叩诊:心脏左、右浊音界。可用左、右第2、3、4、5肋间距正中线的距离(cm)表示,须注明左锁骨中线距前正中线的距离(cm)。

听诊:心率,心律,心音的强弱,P2和A2强度的比较,有无心音分裂、额外心音、杂音(部位、性质、收缩期或舒张期,连续性、强度、传导方向以及与运动、体位和呼吸的关系;收缩期杂音强度用6级分法,如描述3级收缩期杂音,应写作“3/6级收缩期杂音”;舒张期杂音分为轻、中、重三度)和心包摩擦音等。

(8)腹部

1)腹围(腹水或腹部包块等疾病时测量)。

视诊:形状(对称、平坦、膨隆、凹陷),呼吸运动,胃肠蠕动波,有无皮疹、色素、条纹、瘢痕、腹壁静脉曲张(及其血流方向),疝和局部隆起(器官或包块)的部位、大小、轮廓,腹部体毛。

触诊:腹壁紧张度,有无压痛、反跳痛、液波震颤、肿块(部位、大小、形状、硬度、压痛、移动度、表面情况、搏动)。

2)肝脏:大小(右叶以右锁骨中线助下缘,左叶以前正中线剑突下至肝下缘多少厘米表示),质地(Ⅰ度:软;Ⅱ度:韧;Ⅲ度:硬),表面(光滑度),边缘,有无结节、压痛和搏动等。

3)胆囊:大小,形态,有无压痛、Murphy征。

4)脾脏:大小,质地,表面,边缘,移动度,有无压痛摩擦感,脾脏明显肿大时以三线测量法表示。

5)肾脏:大小、形状、硬度、移动度,有无压痛。

6)膀胱:膨胀、肾及输尿管压痛点。

叩诊:肝上界在第几肋间,肝浊音界(缩小、消失),肝区叩击痛,有无移动性浊音、高度鼓音、肾区叩击痛等。

听诊:肠鸣音(正常、增强、减弱、消失、金属音),有无振水音和血管杂音等。

(9)肛门、直肠　视病情需要检查。有无肿块、裂隙、创面。直肠指诊(括约肌紧张度,有无狭窄、肿块、触痛、指套染血;前列腺大小、硬度,有无结节及压痛等)。

(10)外生殖器　①男性:包皮,阴囊,睾丸,附睾,精索,有无发育畸形、鞘膜积液。②女性:检查时必须有女医护人员在场,必要时请妇科医师检查。包括外生殖器(阴毛、大小阴唇、阴蒂、阴阜)和内生殖器(阴道、子宫、输卵管、卵巢)。

(11)脊柱　活动度,有无畸形(侧凸、前凸、后凸)、压痛和叩击痛等。

(12)四肢　有无畸形,杵状指(趾),静脉曲张,骨折及关节红肿、疼痛、压痛、积液、脱臼、强直、畸形,水肿,肌肉萎缩,肌张力变化或肢体瘫痪等。

(13)神经反射

1)生理反射:浅反射(角膜反射、腹壁反射、提睾反射、跖反射)。

2)深反射:肱二头肌、肱三头肌、桡骨膜及膝腱、跟腱反射。

3)病理反射:Babinski征、Oppenheim征、Gordon征、Chaddock征、Hoffmann征。

4)脑膜刺激征:颈项强直、Kernig征,Brudzinski征。

必要时做运动、感觉及神经系统等其他特殊检查。

3. 专科情况　外科、耳鼻咽喉科、眼科、妇产科、口腔科、介入放射科、神经精神等专科需写“外科情况”、“妇科检查”……主要记录与本专科有关的体征,前面体格检查中的相应项目不必重复书写,只写“见XX科情况”。

4. 辅助检查 辅助检查指入院前所作的与本次疾病相关的主要实验室和器械检查及其结果。应分类按检查时间顺序记录检查结果，如系在其他医疗机构所作检查，应当写明该机构名称及检查号。

5. 病历摘要 简明扼要、高度概述病史要点，体格检查、实验室及器械检查的重要阳性和重要鉴别意义的阴性结果，字数以不超过300字为宜。

6. 诊断 诊断名称应确切，分清主次，顺序排列，主要疾病在前，次要疾病在后，并发症列于有关主病之后，伴发病排列在最后。诊断应尽可能地包括病因诊断、病理解剖部位和功能诊断。对一时难以肯定诊断的疾病，可在病名后加“?”。一时既查不清病因、也难以判定在形态和功能方面改变的疾病，可暂以某症状待诊或待查作为诊断，并应在其后注明一两个可能性较大或待排除疾病的病名，如“发热待查，肠结核?”。在临床诊疗过程中，诊断包含初步诊断和修正诊断。

7. 初步诊断 指经治医师根据患者入院时情况、综合分析所做出的诊断。书写入院记录时的诊断就是初步诊断，如初步诊断为多项时，应当主次分明。对待查病例应列出可能性较大的诊断。

8. 修正诊断 凡以症状待诊的诊断以及初步诊断不完善或不符合的诊断，上级医师在诊疗过程中应做出“修正诊断”，修正诊断可打印新的一页“修正诊断”，并注明修正日期，修正医师也需要签名。随着诊疗活动的进展，医师对之前的诊断可以进行多次修正和补充，可表述为“第一次修正诊断”“第二次修正诊断”等。

9. 医师签名 书写入院记录的医师在初步诊断的右下角签全名，字迹应清楚易认。

10. 病程记录 病程记录是指继入院记录之后，对患者病情和诊疗过程所进行的连续性记录。内容包括患者的病情变化情况、重要的辅助检查结果及临床意义、上级医师查房意见、会诊意见、医师分析讨论意见、所采取的诊疗措施及效果、医嘱更改及理由、向患者及其近亲属告知的重要事项等。病程记录除了要真实及时外，还要有分析判断和计划总结，注意全面系统、重点突出、前后连贯。病程记录应反映诊断的过程和健康问题的管理，条理清晰，组织严谨的病程记录能反映出主管医师的诊疗水平甚至全院的诊疗水平。

病程记录的内容及要求如下。

(1)首次病程记录 首次病程记录是指患者入院后由经治医师或值班医师书写的第一次病程记录，应当在患者入院8 h内完成。首次病程记录的内容包括病例特点、拟诊讨论(诊断依据及鉴别诊断)、诊疗计划等。

1)病例特点：应当在对病史、体格检查和辅助检查进行全面分析、归纳和整理后写出本病例特征，包括阳性发现和具有鉴别诊断意义的阴性症状和体征等。

2)拟诊讨论(诊断依据及鉴别诊断)：根据病例特点，提出初步诊断和诊断依据；对诊断不明的写出鉴别诊断并进行分析；并对下一步诊治措施进行分析。

3)诊疗计划：提出具体的检查及治疗措施安排。

(2)日常病程记录 日常病程记录是指对患者住院期间诊疗过程的经常性、连续性记录。由经治医师书写，也可以由实习医务人员或试用期医务人员书写，但应有经治医师签名。书写日常病程记录时，首先标明记录时间，另起一行记录具体内容。对病危患者应当根据病情变化随时书写病程记录，每天至少1次，记录时间应当具体到分钟。对病重者，至少2 d记录一次病程记录。对病情稳定的患者，至少3 d记录一次病程记录。

(3)上级医师查房记录 上级医师查房记录指上级医师在查房时对患者病情、诊断、鉴别诊断、当前治疗措施疗效的分析及下一步诊疗意见的记录，属于病程记录的重要内容，代表上级医师及本医院的医疗水平。三级查房(主任、主治、住院医师)记录是卫生部规定的必做项目，下级医师应在查房后及时完成，在病程记录中要明确标记，并另起一行。书写中应注意：①书写上级医师查房记录时，应在记录日期后注明上级医师的姓名及职称。②下级医师应如实记录上级医师的查房情况，尽量避免写“上级医师同意诊断、治疗”等无实质内容的记录。记录内容应包括对病史和体征的补充、诊断依据、鉴别诊断的分析和诊疗计划。③主治医师首次查房的记录至少应于患者入院 48 h 内完成；主治医师常规查房记录间隔时间视病情和诊治情况确定；对疑难、危重抢救病例必须及时有科主任或具有副主任医师以上专业技术任职资格医师查房的记录。④上级医师的查房记录必须由查房医师审阅并签名。

(4)疑难病例讨论记录　疑难病例讨论记录是指由科主任或具有副主任医师以上专业技术任职资格的医师主持、召集有关医务人员对确诊困难或疗效不确切病例讨论的记录。内容包括讨论日期、主持人、参加人员姓名及专业技术职务、具体讨论意见及主持人小结意见等。

(5)交(接)班记录　交(接)班记录是指患者经治医师发生变更之际，交班医师和接班医师分别对患者病情及诊疗情况进行简要总结的记录。交班记录应当在交班前由交班医师书写完成；接班记录应当由接班医师于接班后 24 h 内完成。

1)交班记录紧接病程记录书写，接班记录紧接交班记录书写，不另立专页，但需在横行适中位置标明“交班记录”或“接班记录”字样。

2)交班记录应简明扼要地记录患者的主要病情、诊断治疗经过、手术患者的手术方式和术中发现，计划进行而尚未实施的诊疗操作、特殊检查和手术，患者目前的病情和存在问题，今后的诊疗意见、解决方法和其他注意事项。

3)接班记录应在复习病历及有关资料的基础上，再重点询问和体格检查，力求简明扼要，避免过多重复，着重书写今后的诊断、治疗的具体计划和注意事项。

(6)转科记录　转科记录是指患者住院期间需要转科时，经转入科室医师会诊并同意接收后，由转出科室和转入科室医师分别书写的记录。包括转出记录和转入记录。转出记录由转出科室医师在患者转出科室前书写完成(紧急情况除外)；转入记录由转入科室医师于患者转入后 24 h 内完成。转科记录内容包括入院日期、转出或转入日期，转出、转入科室，患者姓名、性别、年龄、主诉、入院情况、入院诊断、诊疗经过、目前情况、目前诊断、转科目的及注意事项或转入诊疗计划、医师签名等。

(7)阶段小结　阶段小结是患者住院时间较长，由经治医师每月所作的病情及诊疗情况的总结。阶段小结的内容包括入院日期、小结日期，患者姓名、性别、年龄、主诉、入院情况、入院诊断、诊疗经过、目前情况、目前诊断、诊疗计划、医师签名等。

(8)抢救记录　抢救记录是患者病情危重，采取抢救措施时需做的记录。因抢救急危患者，未能及时书写病历的，有关医务人员应当在抢救结束后 6 h 内据实补记，并加以注明。内容包括病情变化情况、抢时间及措施、参加抢救的医务人员姓名及专业技术职称等。记录抢救时间应当具体到分钟。

(9)有创诊疗操作记录　有创诊疗操作记录是指在临床诊疗活动过程中进行的各种诊断、治疗性操作(如胸腔穿刺、腹腔穿刺等)的记录，应当在操作完成后即刻书写。内容包括操作名称、操作时间、操作步骤、结果及患者一般情况，记录过程是否顺利、有无不良反应，术后注意事项及是否向患者说明，操作医师签名。

(10)会诊记录(含会诊意见)　会诊记录(含会诊意见)是指患者在住院期间需要其他科室或者其他医疗机构协助诊疗时，分别由申请医师和会诊医师书写的记录。会诊记录应另页书写，内容包括申请会诊记录和会诊意见记录。申请会诊记录应当简要载明患者病情及诊疗情况、申请会诊的理由和目的，申请会诊医师签名等。常规会诊意见记录应当由会诊医师在会诊申请发出后 48 h 内完成，急会诊时会诊医师应当在会诊申请发出后 10 min 内到场，并在会诊结后即刻完成会诊记录。会诊记录内容包括会诊意见、会诊医师所在的科别或者医疗机构名称、会诊时间及会诊医师签名等。申请会诊医师应在病程记录中记录会诊意见执行情况。

(11)术前小结　术前小结是指在患者手术前,由经治医师对患者病情所做的总结。内容包括简要病情、术前诊断、手术指征、拟施手术名称和方式、拟施麻醉方式、注意事项,并记录手术者术前查看患者相关情况等。

(12)术前讨论记录　术前讨论记录是指因患者病情较重或手术难度较大,手术前在科主任或具有副主任医师以上专业技术任职资格的医师主持下,对拟实施手术方式和术中可能出现的问题及应对措施所作的讨论。讨论内容包括术前准备情况、手术指征、手术方案、可能出现的意外及防范措施、参加讨论者的姓名及专业技术职务、具体讨论意见及主持人小结意见、讨论日期、记录者的签名等。

(13)麻醉术前访视记录　麻醉术前访视记录是指在麻醉实施前,由麻醉医师对患者拟施麻醉进行风险评估的记录。麻醉术前访视可另立单页,也可在病程中记录。内容包括姓名、性别、年龄、科别、病案号,患者一般情况、简要病史、与麻醉相关的辅助检查结果、拟行手术方式、拟行麻醉方式、麻醉适应证及麻醉中需注意的问题、术前麻醉医嘱、麻醉医师签字并填写日期。

(14)麻醉记录　麻醉记录是指麻醉医师在麻醉实施中书写的麻醉经过及处理措施的记录。麻醉记录应当另页书写,内容包括患者一般情况、术前特殊情况、麻醉前用药、术前诊断、术中诊断、手术方式及日期、麻醉方式、麻醉诱导及各项操作开始及结束时间、麻醉期间用药名称、方式及剂量、麻醉期间特殊或突发情况及处理、手术起止时间、麻醉医师签名等。

(15)手术记录　手术记录是指手术者书写的反映手术一般情况、手术经过、术中发现及处理等情况的特殊记录,应当在术后24 h内完成。特殊情况下由第一助手书写时,应有手术者签名。手术记录应当另书写,内容包括一般项目(患者姓名、性别、科别、病房、床位号、住院病历号或病案号)、手术日期、术前诊断、术中诊断、手术名称、手术者及助手姓名、麻醉方法、手术经过、术中出现的情况及处理等。

1)术时患者体位,皮肤消毒方法,无菌巾的铺盖,切口部位、方向、长度,解剖层次及止血方式。

2)探查情况及主要病变部位、大小、与邻近脏器或组织的关系;肿瘤应记录有无转移、淋巴结肿大等情况,如与临床诊断不符合时,更应详细记录。

3)手术的理由、方式及步骤,应包括离断、切除病变组织或脏器的名称及范围;修补、重建组织与脏器的名称;吻合口大小及缝合方法;缝线名称及粗细号数;引流材料的名称、数目和放置部位;吸引物的性质及数量。手术方式及步骤必要时可绘图说明。

4)术毕敷料及器械的清点情况。

5)送检化验。培养、病理标本的名称及病理标本的肉眼所见情况。

6)术中患者耐受情况,失血量,术中用药,输血量,特殊处理和抢救情况。

7)术中麻醉情况,麻醉效果是否满意。

(16)手术安全核查记录　手术安全核查记录是指由手术医师、麻醉医师和巡回护士三方,在麻醉实施前、手术开始前和患者离室前,共同对患者身份、手术部位、手术方式、麻醉及手术风险、手术使用物品清点等内容进行核对的记录,输血的患者还应对血型、用血量进行核对。应由手术医师、麻醉医师和巡回护士三方核对、确认并签字。

(17)手术清点记录　手术清点记录是指巡回护士对手术患者术中所用血液、器械、敷料等的记录,应当在手术结束后即时完成。手术清点记录应当另页书写,内容包括患者姓名、住院病历号(或病案号)、手术日期、手术名称、术中所用各种器械和敷料数量的清点核对、巡回护士和手术器械护士签名等。

(18)术后首次病程记录　术后首次病程记录是指手术者或第一助手医师在患者术后即时完成的病程记录。

记录内容包括手术时间、术中诊断、麻醉方式、手术方式、手术简要经过、术后处理措施、术后应当特别注意观察的事项等。

术后病程记录应连记 3 d,以后按病程记录规定要求记录。

伤口愈合情况及拆线日期等应在术后病程记录中反映。

(19)麻醉术后访视记录　麻醉术后访视记录是指麻醉实施后,由麻醉医师对术后患者麻醉恢复情况进行访视的记录。麻醉术后访视可另立单页,也可在病程中记录。内容包括姓名、性别、年龄、科别、病案号,患者一般情况、麻醉恢复情况、清醒时间、术后医嘱、是否拔除气管插管等,如有特殊情况应详细记录,麻醉医师签字并填写日期。

(20)出院记录　出院记录是指经治医师对患者此次住院期间诊疗情况的总结,应当在患者出院后 24 h 内完成。出院记录一式两份,另立专页并在横行适中位置标明"出院记录";正页归档,附页交患者或其近亲属,如系表格式专页,按表格项目填写。出院记录由经治医师书写,主治医师审签内容主要包括入院日期、出院日期、入院情况、入院诊断、诊疗经过、出院诊断、出院情况、出院医嘱、医师签名等。

(21)死亡记录　死亡记录是指经治医师对死亡患者住院期间诊疗和抢救经过的记录,应当在患者死亡后 24 h 内完成。死亡记录另立专页,并在横行适中位置标明"死亡记录"。死亡记录由经治医师书写,科主任或具有副主任医师以上专业技术任职资格的医师审签。内容包括入院日期、死亡时间、入院情况、入院诊断、诊疗经过(重点记录病情演变、抢救经过)、死亡原因、死亡诊断等。记录死亡时间应当具体到分钟。

(22)死亡病例讨论记录　死亡病例讨论记录是在患者死亡一周内,由科主任或具有副主任医师以上专业技术职务任职资格的医师主持,对死亡病例进行讨论、分析的记录。内容包括讨论日期、主持人及参加人员姓名、专业技术职务、具体讨论意见及主持人小结意见、记录者的签名等。

(23)病重(病危)患者护理记录　病重(病危)患者护理记录是指护士根据医嘱和病情对病重(病危)患者住院期间护理过程的客观记录。病重(病危)患者护理记录应当根据相应专科的护理特点书写。内容包括患者姓名、科别、住院病历号(或病案号)、床位号、页码、记录日期和时间、出入液量、体温、脉搏、呼吸、血压等病情观察、护理措施和效果、护士签名等。记录时间应当具体到分钟。

(24)同意书　根据《中华人民共和国执业医师法》、《医疗机构管理条例》、《医疗事故处理条》和《医疗美容服务管理办法》,凡在临床诊治过程中,需行手术治疗、特殊检查、特殊治疗、实验性临床医疗和医疗美容的患者,应对其履行告知义务,并详尽填写同意书。

经治医师必须亲自使用通俗语言向患者或其授权人、法定代理人告知患者的病情、医疗措施、目的、名称、可能出现的并发症及医疗风险等,并及时解答其咨询。同意书必须经患者或其授权人、法定代理人签字,医师签全名。同意书一式两份,医患双方各执一份。由患者授权人或其法定代理人签字的,应提供授权人的授权委托书。

1)手术同意书:手术同意书是指手术前,经治医师向患者告知拟施手术的相关情况,并由患者签署是否同意手术的医学文书。内容包括术前诊断、手术名称、术中或术后可能出现的并发症、手术风险、患者签署意见并签名、经治医师和术者签名等。

2)麻醉同意书:麻醉同意书是指麻醉前,麻醉医师向患者告知拟施麻醉的相关情况,并由患者签署是否同意麻醉意见的医学文书。内容包括患者姓名、性别、年龄、病案号、科别、术前诊断、拟行手术方式、拟行麻醉方式,患者基础疾病及可能对麻醉产生影响的特殊情况,麻醉中拟行的有创操作和监测,麻醉风险、可能发生的并发症及意外情况,患者签署意见并签名、麻醉医师签名并填写日期。

3)输血治疗知情同意书:输血治疗知情同意书是指输血前,经治医师向患者告知输血的相关情况,并由患者签署是否同意输血的医学文书。输血治疗知情同意书内容包括患者姓名、性别、年龄、科别、病案号、诊断、输血指征、拟输血成分、输血前有关检查结果、输血风险及可能产生的不良后果、患者签署意见并签名、医师签名并填写日期。

4）特殊检查、特殊治疗同意书：特殊检查、特殊治疗同意书是指在实施特殊检查、特殊治疗前，经治医师向患者告知特殊检查、特殊治疗的相关情况，并由患者签署是否同意检查、治疗的医学文书。内容包括特殊检查、特殊治疗项目名称、目的、可能出现的并发症及风险、患者签名、医师签名等。

（25）住院病历中其他记录和文件

1）病危（重）通知书：病危（重）通知书是指因患者病情危、重时，由经治医师或值班医师向患者家属告知病情，并由患方签名的医疗文书。内容包括患者姓名、性别、年龄、科别，目前诊断及病情危重情况，患方签名、医师签名并填写日期。一式两份，一份交患方保存，另一份归病历中保存。

2）医嘱单：医嘱是指医师在医疗活动中下达的医学指令。医嘱单分为长期医嘱单和临时医嘱单。长期医嘱单内容包括患者姓名、科别、住院病历号（或病案号）、页码、起始日期和时间、长期医嘱内容、停止日期和时间、医师签名、执行时间、执行护士签名。临时医嘱单内容包括医嘱时间、临时医嘱内容、医师签名、执行时间、执行护士签名等。医嘱内容及起始、停止时间应当由医师书写。医嘱内容应当准确、清楚，每项医嘱应当只包含一个内容，并注明下达时，应当具体到分钟。

医嘱不得涂改。需要取消时，应当使用红色墨水标注“取消”字样并签名。

一般情况下，医师不得下达口头医嘱。因抢救急危患者需要下达口头医嘱时，护士应当复诵一遍。抢救结束后，医师应当即刻据实补记医嘱。

3）辅助检查报告单：检查报告单是指患者住院期间所做各项检验、检查结果的记录。内容包括患者姓名、性别、年龄、住院病历号（或病案号）、检查项目、检查结果、报告日期、报告人员签名或者印章等。

4）体温单：体温单为表格式，以护士填写为主。内容包括患者姓名、科室、床号、入院日期、住院病历号（或病案号）、日期、手术后天数、体温、脉搏、呼吸、血压、大便次数、出入液量、体重、住院周数等。

（三）电子病历

传统的书写病历、纸质版的表格式病历作为病例资料库，其信息采集、传递存储和管理利用都存在着许多不便之处。有了信息处理和智能化服务功能的计算机信息系统技术，医院可以创建电子病历系统，从而提高医疗效率和管理效能。以电子病历为核心的医院信息化建设是公立医院改革的重要内容之一。

1. 电子病历的概念　电子病历系统是指医疗机构内部支持电子病历信息的采集、存储、访问和在线帮助，并围绕提高医疗质量、保障医疗安全、提高医疗效率而提供信息处理和智能化服务功能的计算机信息系统，既包括应用于门（急）诊、病房的临床信息系统，也包括检验、病理、影像、心电、超声等医技科室的信息系统。

那些只使用文字处理软件编辑、打印的病历文档，不属于电子病历。

2. 电子病历的功能

（1）让病历书写者按照《病历书写基本规范》格式及内容“写出”病历，随后可以打印出完整病历，并保留文本以供他用。系统设置了一些录入、编辑及支持功能，使“写作”更方便，还可以提供临床试验病例及教学病例标识、查阅相关知识库等。

（2）电子病历系统可为患者建立个人信息数据库（包括姓名、性别、出生年月、民族、婚姻状况、职业、工作单位、住址、有效身份证件号码、社会保障号码或医疗保险号码、联系电话等）授予唯一标识号码并确保与患者的医疗记录相对应。

（3）可对医嘱下达、传递及执行进行管理，并能校正医嘱使之完整合理；提供药物、耗材、诊疗项目等字典；还有对医嘱的医保政策符合性进行自动检查和提示的功能；对药品应用的管理功能等。

(4)检验报告的管理功能，特别是危急结果提示功能、影像展现及测量功能等。

(5)展现功能，如以趋势图展现患者的生命体征、历次检查结果等。

(6)电子病历系统可为病历质量监控、医疗卫生服务信息及数据统计分析和医疗保险费用审核提供技术支持，包括医疗费用分类查询、手术分级管理、临床路径管理、单病种质量控制、平均住院日、术前平均住院日、床位使用率、合理用药监控、药物占总收入比例的医疗质量管理与控制指标的统计，利用系统优势建立医疗质量考核体系，提高工作效率，保证医疗质量，规范诊疗行为，提高医院管理水平。

(7)电子病历系统还可以不断扩展，如传染病上报、区域医疗信息对接共享等。

3. 电子病历的书写和管理

(1)电子病历的书写需按照卫生部《病历书写基本规范》执行。

(2)电子病历系统为操作人员提供专有的身份识别手段，并设置有相应权限，操作人员对本人身份标识的使用负责。医务人员采用身份标识登录电子病历系统完成操作并确认后，系统限制医务人员电子签名。实习医务人员、试用期医务人员记录的病历，应经过在本医疗机构合法执业的医务人员审阅、修改并予电子签名确认。医务人员修改时，电子病历系统应进行身份识别、保存历次修改痕迹、标记准确的修改时间和修改人信息。

(3)门(急)诊电子病历记录以接诊医师录入确认即为归档，归档后不得修改。

(4)住院病历在患者出院时经上级医师审核后归档。归档后的电子病历由电子病历管理部门统一管理，必要时可打印纸质版本，打印的纸质版本需统一规格、字体、格式等。

(5)电子病历系统应具有严格的复制管理功能，不同患者的信息不得复制。

(6)患者诊疗活动过程中产生的非文字资料，如CT、磁共振、超声等医学影像信息、心电图、录音、影像等，应纳入电子病历系统管理，确保随时调阅、内容完整。对于目前还不能电子化的知情同意书、植入材料条形码等医疗信息资料，可采取措施使之信息化后纳入电子病历并留存原件。

电子病历系统还处于不断改进完善的过程之中，卫生部已发布《电子病历系统功能规范(试行)》，为电子病历系统的规范、应用和发展提供了重要的指导依据。

本章小结

本章全面、系统地学习了体格检查的内容和方法，详细介绍了病历书写的格式及内容。并指导学生正确运用体格检查来发现和收集患者异常的症状和体征，通过临床思维反复推敲与分析思考，从而得出初步诊断。

思考题

一、单项选择题

1. 关于疾病对性征的影响，下列哪项是正确的(　　)

A. 肾上腺皮质肿瘤的患者不会发生女性男性化

B. 肝硬化可引起男性乳房女性化(男乳女化)

C. 长期使用肾上腺皮质激素的慢性肾炎女性患者，不可能发生男性化

D. 支气管肺癌不引起男性乳房发育

E. 肺结核可使男性乳房发育

2. 一般判断成人正常发育的指标，下列哪项是正确的(　　)

A. 头长为身高的1/10
B. 胸围等于身高的1/2
C. 两上肢展开的长度略小于身高
D. 坐高小于下肢的长度
E. 体型应为正力型

3. 判断脂肪充实程度最方便、最适宜的部位是(　　)
A. 前臂的曲侧或上臂背侧下1/3
B. 手背或上臂内侧
C. 上腹部
D. 手背或上臂背侧下1/3
E. 前臂的曲侧或手背

4. 体重减轻低于正常的多少称消瘦(　　)
A. 低于正常的5%
B. 低于正常的10%
C. 低于正常的20%
D. 低于正常的30%
E. 低于正常的15%

5. 胆石症、胆道蛔虫病、肾绞痛患者,腹痛症状发作时,多采取何种体位(　　)
A. 强迫蹲位
B. 强迫仰卧位
C. 强迫俯卧位
D. 强迫坐位
E. 辗转体位

6. 慌张步态,是指起步后小步急速趋行,身体前倾,有难以止步之势,其见于(　　)
A. 大骨节病
B. 酒精中毒
C. 震颤性麻痹
D. 高血压心脏病
E. 下肢畸形

7. 体格检查时,鉴别是否为黄疸,下列判断哪项正确(　　)
A. 皮肤有黄染肯定是黄疸
B. 巩膜有黄染肯定为黄疸
C. 巩膜黄染出现仅在角膜缘周围,离角膜缘愈远,黄染愈浅,系食物或药物所致的黄染
D. 黄疸患者血中胡萝卜素的含量超过2 500 mg/L
E. 出现黄汗为黄疸另一重要表现

8. 身体的外露部分,以及乳头、腋窝、生殖器官、关节、肛门周围等皮肤色素加深,口腔黏膜色素沉着,常见于下列哪种疾病(　　)
A. 慢性肾上腺皮质功能减退
B. 肝硬化
C. 晚期肝癌
D. 肢端肥大症
E. 疟疾

9. 下列哪种疾病出汗少、皮肤常干燥(　　)
A. 脑炎后遗症
B. 结核病
C. 甲状腺功能亢进
D. 维生素A缺乏
E. 佝偻病

10. 斑疹表现为局部皮肤发红,一般不凸出皮面,见于下列哪种疾病(　　)
A. 药物疹
B. 麻疹
C. 猩红热
D. 丹毒
E. 湿疹

11. 下列哪项不属于皮肤或黏膜下出血(　　)
A. 瘀点
B. 紫癜
C. 蜘蛛痣
D. 瘀斑
E. 血肿

12. 当左侧锁骨上窝淋巴结肿大时,被称为Virchow淋巴结,它是什么的标志(　　)
A. 鼻咽癌转移
B. 胃癌、食管癌转移
C. 肺癌转移
D. 胸膜间皮瘤转移
E. 甲状腺癌转移

13. 关于年龄与疾病的关系,下列哪项是错误的(　　)
A. 佝偻病、麻疹多见于幼儿与儿童
B. 白喉多见于幼儿与儿童
C. 结核病多见于老年人

D. 风湿热多见于少年与青年

E. 动脉硬化、冠心病多见于老年人

14. 下列哪项因素与人体发育无明显相关(　　)

A. 种族遗传　　B. 内分泌　　C. 营养代谢

D. 休息　　E. 体育锻炼

15. 下列关于意识状态的概念,哪项是错误的(　　)

A. 意识状态是大脑功能活动的综合表现,即对环境的知觉状态

B. 凡能影响大脑功能活动的疾病均可引起程度不等的意识改变

C. 根据意识障碍的程度,简要分为嗜睡、意识模糊、谵妄、昏睡、昏迷

D. 临床上检查意识状态的方法一般多用视诊来判断

E. 正常人意识清晰,定向力正常,反应敏锐精确,思维和情感活动正常

16. 关于发绀的概念,下列哪项是错误的(　　)

A. 发绀主要为血液中还原血红蛋白增高所致

B. 发绀见于缺氧,缺氧一定有发绀

C. 发绀是皮肤呈青紫色

D. 发绀常见的部位为口唇、耳郭、面颊、肢端

E. 血液中存在异常血红蛋白衍化物,也可出现发绀

17. 下列哪种疾病不出现皮肤发红(　　)

A. 猩红热　　B. 一氧化碳中毒　　C. 阿托品中毒

D. 有机磷中毒　　E. Cushing 综合征

18. 关于蜘蛛痣的概念,下列哪项是错误的(　　)

A. 出现的部位大多在上腔静脉分布的区域内

B. 大小不等,直径可由针帽头大到数厘米以上

C. 体检发现蜘蛛痣便可诊断为肝硬化

D. 蜘蛛痣的发生一般认为与肝对体内雌激素的灭活作用减弱有关

E. 蜘蛛痣常见于急、慢性肝炎或肝硬化

19. 关于淋巴结检查方法的叙述,下列哪项是错误的(　　)

A. 由浅入深滑动触诊

B. 使检查侧的皮肤或肌肉松弛

C. 检查锁骨上窝淋巴结可用双手进行触诊

D. 检查右滑车上淋巴结时,嘱被检查者右上肢稍抬高、伸直,以便检查

E. 检查时要按一定顺序进行

20. 下列哪项属局部视诊内容(　　)

A. 营养、意识状态　　B. 面容、表情　　C. 步态、姿势

D. 胸、腹形态　　E. 发育与体型

21. 浅部触诊法适用于下列哪项检查(　　)

A. 关节、阴囊、精索　　B. 阑尾压痛点　　C. 胆囊压痛点

D. 腹部反跳痛　　E. 肾脏

22. 正常胸部的叩诊音不包括(　　)

A. 清音　　B. 浊音　　C. 过清音

D. 实音　　E. 鼓音

23. 关于听诊法的叙述,下列哪项是正确的(　　)

A. 直接听诊法是医生应用耳郭贴附在被检查者的体表进行听诊，因不需用听诊器，可广泛使用

B. 间接听诊法即用听诊器进行听诊的检查方法，此法方便，且对器官运动的声音还能起到放大作用

C. 听诊器钟型体件适用于检查高调声音

D. 听诊器鼓型体件适用于检查低调声音

E. 听诊器的使用是诊断腹部疾病的最重要手段

24. 小儿囟门过早关闭可形成(　　)

A. 尖颅　B. 方颅　C. 变形颅

D. 小颅　E. 巨颅

25. 方颅见于(　　)

A. 脑积水　B. 小儿佝偻病　C. 变形性骨炎

D. 肢端肥大症　E. 小儿肺炎

26. 单侧上睑下垂见于(　　)

A. 先天性上睑下垂　B. 动眼神经麻痹　C. 重症肌无力

D. 甲状腺功能亢进症　E. 沙眼

27. 双侧眼睑闭合障碍见于(　　)

A. 甲状腺功能亢进症　B. 重症肌无力　C. 面神经麻痹

D. 动眼神经麻痹　E. 沙眼

28. 结膜出现出血点见于(　　)

A. 贫血　B. 亚急性感染性心内膜炎　C. 急性结膜炎

D. 肺性脑病　E. 沙眼

29. 正常人瞳孔直径的大小为(　　)

A. 1 ~ 1.5 mm　B. 6 ~ 7 mm　C. 6 ~ 8 mm

D. 3 ~ 4 mm　E. 0.5 ~ 1 mm

30. 外耳道有血液或脑脊液流出应考虑(　　)

A. 急性中耳炎　B. 脑疝　C. 颅底骨折

D. 耳疖　E. 外耳道炎

31. 口角糜烂常见于(　　)

A. 血管神经性水肿　B. 维生素 B_2 缺乏　C. 心力衰竭

D. 贫血　E. 感冒

32. 双侧瞳孔对光反射消失见于(　　)

A. 三叉神经病变　B. 面神经病变　C. 昏迷患者

D. 有机磷中毒　E. 青光眼

33. 瞳孔缩小见于(　　)

A. 有机磷类农药中毒　B. 阿托品中毒　C. 青光眼绝对期

D. 视神经萎缩　E. 可卡因药物反应

34. 瞳孔扩大见于(　　)

A. 虹膜炎　B. 阿托品药物反应　C. 有机磷中毒

D. 吗啡中毒　E. 毒蕈中毒

35. 下列哪种疾病可引起颈静脉怒张(　　)

A. 严重贫血　B. 缩窄性心包炎　C. 二尖瓣关闭不全

D. 主动脉瓣关闭不全　E. 三尖瓣关闭不全

36. 肝颈静脉回流征阳性可见于(　　)

A. 肝硬化　B. 右心衰竭　C. 高血压心脏病

D. 二尖瓣狭窄　E. 二尖瓣关闭不全

37. 诊断甲状腺功能亢进症的特征性改变是(　　)

A. 甲状腺质地柔软　B. 甲状腺弥漫、对称　C. 甲状腺出现结节性改变

D. 甲状腺可随吞咽上下移动　E. 可触及震颤或能听到杂音

38. 下列哪种疾病可出现颈静脉搏动(　　)

A. 严重贫血　B. 三尖瓣关闭不全　C. 二尖瓣关闭不全

D. 甲状腺功能亢进　E. 主动脉瓣关闭不全

39. 正常成人胸廓前后径与左右径之比为(　　)

A. 1∶1　B. 1.5∶1　C. 1∶1.5

D. 2∶3　E. 2.5∶3

40. 肺气肿时胸廓的改变是(　　)

A. 扁平胸　B. 桶状胸　C. 漏斗胸

D. 鸡胸　E. 不对称胸

41. 严重的脊柱畸形引起的胸廓外形改变常见于(　　)

A. 外伤　B. 大叶肺炎后遗症　C. 脊柱结核

D. 佝偻病　E. 肺纤维化

42. 胸骨有压痛或叩击痛常见于(　　)

A. 胸腔积液　B. 气胸　C. 急性白血病

D. 再生障碍性贫血　E. 冠心病

43. 正常成年人静息状态下呼吸频率为(　　)

A. 16～20 次/min　B. 20 次/min 以上　C. 10 次/min

D. 24 次/min　E. 18～20 次/min

44. 成年人呼吸频率低于 12 次/min，称为(　　)

A. 潮式呼吸　B. 呼吸过缓　C. 叹息样呼吸

D. 深长呼吸　E. 间停呼吸

45. 下列哪种病变不会出现浊音(　　)

A. 肺气肿　B. 肺炎　C. 肺脓肿

D. 肺结核　E. 肺肿瘤

46. 患者表现为明显的吸气性呼吸困难，伴有"三凹征"，常见于(　　)

A. 支气管肺炎　B. 支气管哮喘　C. 阻塞性肺气肿

D. 气管异物　E. 支气管扩张

47. 语音震颤增强可见于(　　)

A. 肺实变　B. 气胸　C. 肺气肿

D. 胸膜肥厚　E. 胸腔积液

48. 气胸时不会出现的体征是(　　)

A. 患侧呼吸运动减弱　B. 气管移向对侧　C. 患侧语颤增强

D. 病变侧呼吸音消失　E. 病变侧变为鼓音

49. 男，20 岁，低热 5 d，右侧胸痛，深呼吸时加剧。查体：右肺呼吸音稍减弱，并闻及胸膜摩擦音。最可能的诊断为(　　)

A. 流行性胸痛　B. 肋间神经痛　C. 纤维素性胸膜炎
D. 渗出性胸膜炎　E. 肺炎球菌性肺炎

50. 某患者查体所见：右侧胸廓饱满，呼吸运动减弱，语音震颤消失，叩诊呈实音，呼吸音消失，气管向左侧移位。此体征符合(　　)
A. 左侧肺不张　B. 右胸腔积液　C. 右下大叶性肺炎
D. 右侧气胸　E. 右侧肺不张

51. 叩诊发现肺上界变宽常见于(　　)
A. 肺纤维性变　B. 肺结核致肺尖浸润　C. 肺气肿
D. 胸腔积液　E. 肺不张

52. 正常肺下界移动范围为(　　)
A. 4 cm　B. 4 ~ 6 cm　C. 6 ~ 8 cm
D. 8 ~ 10 cm　E. 10 ~ 12 cm

53. 患侧胸廓叩诊呈一致性鼓音见于(　　)
A. 肺结核空洞　B. 肺气肿　C. 气胸
D. 大量胸腔积液　E. 胸膜肥厚

54. 两肺底湿啰音多见于(　　)
A. 支气管扩张　B. 肺淤血　C. 支气管炎
D. 吸入性肺炎　E. 肺结核

55. 急性肺水肿时可出现(　　)
A. 局限性细湿啰音　B. 喉部有痰鸣　C. 双肺底湿啰音
D. 局限性哮鸣音　E. 两肺满布湿啰音

56. 两肺满布干啰音见于(　　)
A. 支气管异物　B. 支气管肺炎　C. 支气管扩张
D. 支气管哮喘　E. 支气管肺癌

57. 出现潮式呼吸最主要的原因为(　　)
A. 呼吸中枢兴奋性降低　B. 胸部外伤后呼吸受抑制　C. 胸腔积液时呼吸受抑制
D. 大量腹水时呼吸受抑制　E. 严重神经衰弱

58. 正常人右锁骨中线第 5 肋间的叩诊音为(　　)
A. 清音　B. 过清音　C. 鼓音
D. 浊音　E. 实音

59. 最易触及胸膜摩擦感的部位是(　　)
A. 肺尖部体表　B. 前上胸壁　C. 锁骨中线第 5 ~ 6 肋间
D. 腋中线第 5 ~ 7 肋间　E. 肩胛下区

60. 异常支气管呼吸音是指在下列哪个部位听到的支气管呼吸音(　　)
A. 喉部　B. 胸骨上窝　C. 锁骨上窝
D. 肺泡呼吸音部位　E. 背部第 6、7 颈椎附近

61. 干啰音不包括(　　)
A. 鼾音　B. 捻发音　C. 飞箭音
D. 哮鸣音　E. 哨笛音

62. 持续存在的局限性干啰音多见于(　　)
A. 支气管结核　B. 心源性哮喘　C. 支气管肺炎
D. 慢性支气管炎　E. 支气管哮喘

63. 胸膜摩擦音的听诊特点是(　　)
A. 常在肺移动度小的部位易听到
B. 只有在呼气时才可听到
C. 只有在吸气时才可听到
D. 不受呼吸深浅的影响
E. 屏住呼吸时摩擦音消失

64. 不出现胸膜摩擦音的是(　　)
A. 胸膜转移癌　B. 肺梗死　C. 肺气肿
D. 严重脱水　E. 尿毒症

65. 肺泡呼吸音在胸廓何处最强(　　)
A. 前胸上部　B. 乳房下部　C. 腋窝下部
D. 胸骨上窝　E. 肩胛间区

66. 支气管呼吸音的特点为(　　)
A. 呼气时相较吸气时相长,音调高,音响强
B. 吸气时相较呼气时相长,音调高,音响弱
C. 呼气时相较吸气时相短,音调高,音响强
D. 吸气与呼气时相性质相似
E. 呼气时相较吸气时相音响弱

67. 异常支气管呼吸音最常见于(　　)
A. 大叶性肺炎消散期　B. 大叶性肺炎充血期　C. 大叶性肺炎实变期
D. 慢性阻塞性支气管炎　E. 支气管肺炎

68. 心尖搏动向左下移位见于(　　)
A. 左心室增大　B. 右心室增大　C. 左心房增大
D. 右心房增大　E. 双心房增大

69. 心尖搏动向左而不向下移位见于(　　)
A. 左心室增大　B. 右心室增大　C. 左心房增大
D. 右心房增大　E. 双心房增大

70. 心尖搏动强而有力呈抬举样见于(　　)
A. 右心室增大　B. 左心室增大　C. 剧烈运动
D. 发热　E. 贫血

71. 负性心尖搏动可见于(　　)
A. 左心室肥大　B. 肥厚型心肌病　C. 胸腔积液
D. 粘连性心包炎　E. 肺气肿

72. 关于心脏震颤和杂音的关系,下列描述正确的是(　　)
A. 有杂音一定能触到震颤　B. 无震颤就听不到杂音　C. 有震颤一定能听到杂音
D. 无杂音也可能触到震颤　E. 震颤与杂音产生的机制不同

73. 心尖区舒张期震颤提示(　　)
A. 二尖瓣关闭不全　B. 二尖瓣狭窄　C. 主动脉瓣关闭不全
D. 主动脉瓣狭窄　E. 三尖瓣狭窄

74. 连续性震颤见于(　　)
A. 二尖瓣狭窄兼关闭不全　B. 主动脉瓣狭窄兼关闭不全　C. 动脉导管未闭
D. 室间隔缺损　E. 房间隔缺损

75. 取坐位叩诊心界,心影呈烧瓶样见于(　　)
A. 心包积液　B. 肥厚型心肌病　C. 缩窄性心包炎

D. 心肌炎　E. 扩张型心肌病

76. 第一心音主要组成成分是(　　)
A. 半月瓣开放的振动　B. 房室瓣关闭的振动　C. 血流冲击大血管的振动
D. 乳头肌收缩的振动　E. 心室肌收缩的振动

77. 第二心音的产生主要是(　　)
A. 心房收缩　B. 心室收缩　C. 二、三尖瓣关闭
D. 主、肺动脉瓣关闭　E. 主、肺动脉瓣开放

78. 确定第一心音最有价值的是(　　)
A. 与颈动脉搏动同时出现　B. 音调较第二心音低
C. 心尖部听诊最清楚　D. 持续时间长
E. 第一心音与第二心音之间距离短

79. 最易引起第一心音增强的疾病是(　　)
A. 主动脉瓣狭窄　B. 主动脉瓣关闭不全　C. 二尖瓣狭窄
D. 二尖瓣关闭不全　E. 室间隔缺损

80. 引起主动脉瓣区第二心音增强的疾病是(　　)
A. 主动脉瓣狭窄　B. 主动脉瓣关闭不全　C. 二尖瓣狭窄
D. 二尖瓣关闭不全　E. 主动脉粥样硬化

81. 诊断二尖瓣狭窄下列哪项最有意义(　　)
A. 心尖区第一心音增强　B. 肺动脉瓣区第二心音增强
C. 心腰部向外膨出　D. 心尖区舒张期隆隆样杂音
E. 心尖搏动向左移位

82. 奔马律提示(　　)
A. 心肌严重损害　B. 心律不齐　C. 心肌肥厚
D. 心动过速　E. 心腔扩大

83. 二尖瓣关闭不全的杂音性质为(　　)
A. 机器样　B. 吹风样　C. 叹气样
D. 隆隆样　E. 鸟鸣样

84. 水冲脉最常见于(　　)
A. 二尖瓣关闭不全　B. 主动脉瓣关闭不全　C. 肺动脉瓣关闭不全
D. 三尖瓣关闭不全　E. 室间隔缺损

85. 交替脉提示(　　)
A. 心房颤动　B. 频发期前收缩　C. 完全性传导阻滞
D. 左心衰竭　E. 窦性心律不齐

86. 下列哪种疾病可有奇脉表现(　　)
A. 二尖瓣狭窄　B. 心包积液　C. 梗阻性肥厚型心肌病
D. 主动脉瓣关闭不全　E. 右心衰

87. 腹部检查方法以哪种最为重要(　　)
A. 视诊　B. 触诊　C. 听诊
D. 叩诊　E. 嗅诊

88. 检查一腹壁静脉曲张患者,脐以上血流方向由下至上,脐以下血流由上至下。该患者符合下列哪项(　　)
A. 门静脉阻塞　B. 下腔静脉阻塞　C. 上腔静脉阻塞

D. 髂内静脉阻塞　　E. 髂外静脉阻塞

89. 腹部揉面感最多见于(　　)

A. 弥漫性腹膜炎　　B. 急性胆囊炎　　C. 急性胃穿孔

D. 急性阑尾炎　　E. 结核性腹膜炎

90. 腹部移动性浊音阳性,游离腹水量至少达(　　)

A. 500 mL　　B. 800 mL　　C. 1 000 mL

D. 1 500 mL　　E. 2 000 mL

91. 腹部触诊内容不包括(　　)

A. 液波震颤　　B. 腹肌紧张度　　C. 移动性浊音

D. 压痛及反跳痛　　E. 振水音

92. 弥漫性肝大在临床上最常见于(　　)

A. 肝炎　　B. 早期肝硬化　　C. 肝淤血

D. 脂肪肝　　E. 酒精性肝病

93. 下列哪种情况出现肝浊音界消失(　　)

A. 肺气肿　　B. 急性胃肠穿孔　　C. 急性重型肝炎

D. 肝癌　　E. 膈下脓肿

94. 下列哪项不会出现振水音(　　)

A. 正常人餐后 1 h　　B. 正常人大量饮水后　　C. 正常人清晨空腹

D. 幽门梗阻　　E. 胃扩张

95. 下列哪种病变可使肝浊音界下移(　　)

A. 肺气肿　　B. 肺不张　　C. 大叶性肺炎

D. 肝脓肿　　E. 肝硬化

96. 触及液波震颤时,游离腹水量至少达到(　　)

A. 1 000 mL　　B. 1 500 mL　　C. 2 000 mL

D. 2 500 mL　　E. 3 000 mL

97. 触诊正常脾,下列叙述哪项正确(　　)

A. 正常情况下脾不能触及　　B. 左卧位可触及　　C. 右卧位可触及

D. 仰卧位可触及　　E. 前倾坐位可触及

98. 肠鸣音消失常见于(　　)

A. 机械性肠梗阻　　B. 麻痹性肠梗阻　　C. 急性胆囊炎

D. 大量腹水　　E. 巨大卵巢囊肿

99. 男,37 岁,腹部剧痛 5 h,腹部检查发现腹式呼吸运动减弱,腹部稍隆起,触诊全腹腹肌紧张,压痛和反跳痛(+)。该患者最有可能的诊断是(　　)

A. 急性胆囊炎　　B. 急性阑尾炎　　C. 急性腹膜炎

D. 结核性腹膜炎　　E. 门静脉性肝硬化

100. 听诊时正常肠鸣音的次数为(　　)

A. 1 ~2 次/min　　B. 4 ~5 次/min　　C. 5 ~7 次/min

D. 7 ~9 次/min　　E. 9 ~11 次/min

101. 浮髌试验主要是检查(　　)

A. 髌骨有无骨折　　B. 膝关节滑膜炎　　C. 膝关节腔积液

D. 膝腱反射　　E. 膝关节活动度

102. 爪形手常见于(　　)

A. 尺神经损伤　　B. 支气管扩张　　C. 缺铁性贫血
D. 肺气肿　　E. 风湿热

103. 浅反射不包括(　　)
A. 角膜反射　　B. 腹壁反射　　C. 提睾反射
D. 跖反射　　E. 桡骨骨膜反射

104. 深反射不包括(　　)
A. 肱二头肌反射　　B. 肱三头肌反射　　C. 膝反射
D. 跖反射　　E. 桡骨骨膜反射

105. 新的《病历书写基本规范》自2010年(　　)起施行
A. 1月1日　　B. 2月1日　　C. 3月1日
D. 4月1日　　E. 9月1日

106. 死亡病例讨论记录是指在患者死亡(　　)周内,由科主任或具有副主任医师以上专业技术职务任职资格的医师主持,对死亡病例进行讨论、分析的记录
A. 1　　B. 2　　C. 3
D. 4　　E. 5

二、简答题

1. 简述测量血压的方法。
2. 简述甲状腺的触诊方法。
3. 简述扁桃体的肿大分度。
4. 简述甲状腺的肿大分度。
5. 简述心脏五个瓣膜听诊区。
6. 简述肺部呼吸音的听诊部位。

(杨　峥)

第四章 辅助检查

★教学目标

1. 掌握:X 射线检查、CT 检查、MRI 检查的检查方法、临床应用及选择;超声诊断在骨骼肌系统及其他系统的应用;心脏特殊传导系统及心电图各波段的组成;常规心电图导联及电极的放置部位;心电图参数的测量方法;正常心电图波形的特点和正常值;临床上常见的异常心电图表现;血气分析指标;酸碱平衡失调的判断。

2. 熟悉:X 射线检查、CT 检查及磁共振检查技术和图像特点;超声成像的基本知识;心律失常分类;窦房阻滞的心电图表现;左、右束支阻滞及其分支阻滞的心电图表现;心电图的分析及临床应用;通气功能、换气功能检查;肺功能检查的临床应用。

3. 了解:各种影像学检查的基本原理、注意事项;正常及临床常见病的异常声像图特点;心电图产生的基本原理;小气道功能检查。

4. 具备基本的区分各种检查的能力。

第一节 影像学检查

一、影像学概述

影像学是借助于某种介质(如 X 射线、电磁波、超声波、放射性核素等)与人体的相互作用,以影像的方式将人体内部组织、器官的形态、结构及功能信息显示出来,或实施在影像引导下的介入性治疗的医学学科。现代的医学影像学包括影像诊断学和介入放射学。

(一)X 射线成像

1. X 射线成像基本原理　X 射线是电磁波的一种,它的波长极短,医学上用于成像的 X 射线波长为 $8\times10^{-10}\sim3.1\times10^{-9}$ cm,肉眼不可见,具有以下几点特性。

(1)穿透性　X 射线能量较高,物质对其吸收较弱,具有很强的贯穿物质的本领。

(2)荧光效应　某些荧光物质(钨酸钙、铂氢化钡等),在受到 X 射线照射时,能发出肉眼可见的荧光,从而将肉眼不可见的 X 射线转变为可见的荧光。

(3)感光效应　X 射线照射到涂有卤化银(溴化银)的胶片,发生光化学反应,再经显影、定影处理后,产生金属银的沉淀,在胶片上形成不同灰度的影像。

(4)电离效应　X 射线能使某些物质发生电离,产生正、负离子,利用 X 射线对空气电离程度的检测,可以测量 X 射线的量。

(5)生物效应　X 射线对机体内的细胞产生抑制、损伤甚至杀死,引起生物学方面的改变。

2. X 射线检查技术　X 射线检查时,基于人体组织结构固有的密度和厚度差异所形成的灰度对比,称之为自然对比。依靠自然对比所获得的 X 射线图像,常称之为平片。对于缺乏自然对比的组织和器官,可以人为引入密度高于或低于该组织或器官的物质,使之产生灰度对比,称之为人工对比。

(1)荧光透视　主要用于具有良好自然对比的胸部、四肢骨骼等,亦可作为介入穿刺插管的影像导向。

(2)X射线摄影　亦称为X射线摄片,广泛用于检查人体各个部位。

(3)软X射线摄影　应用钼靶或铑靶X射线管的摄影技术,专门用于乳腺X射线检查。

(4)X射线造影检查　对于缺乏自然对比的组织,通过将某一高密度或低密度的物质引入器官或周围间隙,人为的增大密度差而形成对比,从而清晰地显示被检器官,扩大X射线诊断范围,这种检查技术称为X射线造影检查,被引入的物质称为对比剂。

3. X射线图像分析与诊断　目前,X射线诊断仍然是重要的临床诊断方法之一,X射线诊断的基础是X射线图像。因此,需要对X射线图像进行全面、细致的观察,分辨正常和异常图像,综合X射线各种表现,结合临床资料,做出比较正确的X射线诊断。

(二)X射线计算机体层成像

计算机体层成像(computde tomography,CT),与传统X射线成像相比,CT图像是真正的断层图像,它显示的是人体某个断层的组织密度分布图,其图像清晰、密度分辨率高、无断层以外组织结构干扰,因而显著扩大了人体的检查范围,提高了病变的检出率和诊断准确率,大大促进了医学影像学的发展。

1. CT成像设备　螺旋CT设备结构主要是利用了滑环技术,去除了CT球管与机架相连的电缆,球管探测器系统可连续旋转,使CT扫描摆脱了逐层扫描的模式,从而提高了CT扫描和检查的速度。

2. CT成像的基本原理　CT是用X射线束对人体检查部位一定厚度的层面进行扫描,由探测器接收透过该层面上各个不同方向的人体组织的X射线,经模/数转换,用黑白不同的灰度等级在荧光屏上显示出来,即构成CT图像。

3. CT检查技术

(1)普通扫描　亦称平扫,利用人体天然密度对比进行的检查方法。

(2)增强扫描　通过静脉输入含碘造影剂,可使某些病变显示更为清晰,并可根据不同器官或不同病变的增强程度差异,做出定性诊断。

(3)造影扫描　先做器官或组织结构的造影,再行CT扫描的方法。

4. CT图像的特点　CT图像突破了X射线图像中人体结构重叠和遮盖的局限,图像的密度分辨力更高,图像更清晰。不仅如此,CT还可以对原有图像进行后处理,得到三维甚至彩色的人体结构图。尤其对颅脑、心脏大血管系统等部位比较深、解剖结构比较复杂的疾病,目前临床上已经把CT作为首选的检查和诊断方法。

(三)磁共振技术

磁共振成像(MRI)是利用强外磁场内人体中的氢原子核即氢质子(1H),在特定射频(radiofrequency,RF)脉冲作用下产生磁共振现象,所进行的一种医学成像技术。

1. MRI设备　MRI设备的主要指标是磁场强度即场强,单位为特斯拉(Tesla,T)。目前,临床应用的MRI设备有以下两种主流机型。①高场强1.5 T和3.0 T超导型MRI机,此类MRI设备除用于临床疾病诊断外,还常用于科学研究。②低场强0.2～0.35 T永磁型MRI机,目前,低场强MRI机应用已日益减少。③其他MRI设备还有超高场强的7.0 T机、心脏专用MRI机、复合手术室MRI机等,但安装量均很少。

2. MRI成像的基本原理　磁共振成像过程较为复杂,但理解MRI图像,可分解为以下步骤:①人体氢质子(H^+)在强外磁场内产生纵向磁化矢量和H进动;②发射特定的射频(RF)脉冲引起磁共振现象;③停止RF脉冲后H^+恢复至原有状态并产生MR信号;④采集、处理MR信号并重建为

MRI 图像。

3. MRI 检查技术　MRI 检查方法的种类繁多,各具有适用范围和诊断价值,应根据检查的目的进行选用。

(1)平扫检查　全身各部位 MRI 检查时,若无特殊要求,通常先行普通平扫检查。

(2)对比增强检查　是经静脉注入顺磁性或超顺磁性对比剂后,再行 T_1WI 或 T_2WI 检查的方法。

(3)MRA 检查　主要用于诊断血管疾病。

(4)MR 水成像检查　主要用于胆胰管梗阻性病变及尿路梗阻性病变、内耳先天性发育畸形的诊断。

(5)H-MRS 及 fMRI 检查　对肿瘤、炎症等疾病的诊断与鉴别诊断有很大帮助。

4. MRI 检查的安全性　MRI 设备产生强磁场,需特别注意患者的安全性。

MRI 检查的禁忌证:安装有心脏起搏器;体内有金属性(铁磁性)内植物,例如手术夹、支架、假体、假关节等;怀孕 3 个月以内;幽闭恐惧症等。

患者、家属和医务人员进入 MRI 检查室时,严禁携带任何铁磁性物体,例如金属发夹、硬币、别针、金属性医疗器械等,否则不但影响图像质量,且有可能导致严重的人身伤害。

此外,MRI 增强检查所用的含钆对比剂,有可能引起肾源性系统性纤维化,故肾功能严重受损者禁用此类对比剂。

5. MRI 图像特点　MRI 图像的主要特点有:①图像上的黑白灰度被称为信号强度,反映组织结构的弛豫时间;②通常为多序列、多幅断层图像,组织结构影像无重叠;③图像上组织结构的信号强度与成像序列和技术相关;④图像上组织对比与窗位的设置有关;⑤增强检查可以改变图像上组织结构的信号强度;⑥MRA 和 MR 水成像(MRU)可三维立体显示血管及含水通道;⑦波谱(H-MRS)和 fMRI 图像可提供代谢及功能信息。

(四)超声技术

1. 超声设备　超声设备主要由换能器(常称为探头)、主机和信息处理系统、显示和记录系统组成。

目前,临床上应用的超声诊断仪主要有两种类型。①常规 B 型超声诊断仪:主要用于二维灰阶超声检查,兼有 M 型和频谱多普勒超声功能;②彩色多普勒超声诊断仪:除可进行 CDFI 检查外,尚具有二维灰阶超声、M 型和频谱多普勒超声检查功能。先进机型还配有多种新技术软件,可进行静态和动态三维成像、超声造影、声学定量及超声弹性成像等多种新技术检查。

2. 超声成像的基本原理　超声诊断所用声源振动频率一般为 1～10 兆赫兹(MHz)。常用 2.5～5.0 MHz。超声成像的基本原理与超声波的物理特性及人体组织对入射超声波所产生的多种物理现象有关。当入射超声波在人体组织中传播,经过不同器官,不同组织,包括正常与病变组织的多层界面时,每一界面由于两侧介质的声阻抗不同而发生不同程度的反射和(或)散射形成的回声,以及超声在传播中所经过不同组织的衰减信息,经接收、放大和信息处理而在荧屏上以图像或波形显示,形成声像图,此即超声成像的基本原理。

3. 超声检查方法

(1)二维超声检查　二维超声即 B 型超声检查,能够实时动态清晰显示脏器形态、解剖层次及毗邻关系,以及血管和其他管状结构的分布,是目前应用最为广泛的超声检查方法。主要用于检查腹盆腔脏器、浅表器官、心脏、大血管和四肢血管,以及肌肉骨关节系统等。

(2)M 型超声检查　M 型超声检查主要用于检查心脏和大血管。

(3)D 型超声检查

1)频谱型多普勒超声检查:能够获取组织和器官结构及病变的血流信息,包括血流方向、速度、性质、压力阶差等,可对心脏、血管和脏器病变的血流进行定性和定量分析。

2)彩色多普勒血流成像(CDFI):CDFI 检查,能够直观显示心脏、血管和脏器的血流状况,通过色彩改变可敏感地发现异常血流,但不能进行精确的定量分析。

3)彩色多普勒能量图(CDE):显示信号的动态范围广,能有效显示低速血流,对末梢血流、肿瘤滋养血管和某些部位血管灌注提供重要信息。

4)组织多普勒成像(TDI):通过特殊方法提取心肌运动所产生的多普勒频移信号进行分析,处理和成像,可对心肌运动进行定性和定量分析。

4. 超声成像的新技术　超声成像新技术包括超声造影、声学定量、半点追踪超声心动图、维超声、超声弹性成像。

5. 超声图像特点

(1)二维声像图的主要特点　①是超声实时成像中所记录的身体各部位任意方位的二维切面图;②图像由黑至白不同灰度的光点组成,代表组织结构回声的弱与强;③图像的显示范围受限,一幅图像不能整体显示较大的脏器和病变;④声学造影检查改变了图像上的组织结构回声。

(2)M 型声像图的主要特点　①图像以多条距离-时间曲线表示运动器官(心脏、大血管)的多层界面回声;②图像记录运动器官(心脏、大血管)在一段时间的运动幅度和速度。

(3)D 型声像图的主要特点　①图像以频谱方式显示,峰高即差频数值和在基线上方或下方位置反映血流速度和方向;②图像实时记录某一段时相血流动力学信息。

(五)对比剂造影

对比剂造影等是临床应用较多的检查技术。

根据对比剂对 X 射线吸收程度的不同分为两种。

1. 阴性对比剂　此类对比剂密度低、吸收 X 射线少,X 射线片上显示为低密度影像。常用的有空气、氧气、二氧化碳、油脂等,以空气应用最多。

2. 阳性对比剂　此类对比剂密度高、吸收 X 射线多,X 射线照片上显示为密度高或白色的影像。常用的对比剂有硫酸钡和碘化合物。常用对比剂分类见下表 4-1。

表 4-1　常用对比剂分类

阳性对比剂(高密度物质)				阴性对比剂(低密度物质)
钡剂	医用硫酸钡			空气
碘剂	有机碘	离子型	泛影葡胺	氧气
		非离子型	碘普罗胺、碘海醇	二氧化碳
	无机碘	碘化钠		

(六)不同成像技术和检查方法的比较及综合临床应用

影像学检查时,不同成像技术和方法的综合应用十分重要,目的是为了更敏感地发现病变、明确病变范围、显示病变特点、提高病变诊断的准确性和正确评估病变分期,以利临床制定合理、有效的治疗方案。这些成像技术基于成像原理不同,各具其优势和不足,因而在临床上有不同的适用范围和应用价值。

1. X 射线检查的临床应用　X 射线造影方法主要用于检查消化道、泌尿系统和心血管系统疾病。

2. CT 检查的临床应用　CT 检查主要用于中枢神经系统、头颈部、胸部、心血管系统、腹盆腔以及骨骼肌肉系统等。

3. MRI 检查的临床应用　临床上主要用于中枢神经系统、头颈部、乳腺、纵隔、心脏大血管、腹盆腔、肌肉软组织、骨骼等疾病，并对 X 射线、CT 和超声检查发现而未能诊断的病变，例如乳腺肿块、肝脏肿块和肾上腺病变等，进行诊断与鉴别诊断；也包括 X 射线、CT 和超声检查难以或不能发现的病变。此外，功能 MRI 也常用于疾病的早期诊断与鉴别诊断。

4. 超声检查的临床应用　超声检查易行、无电离辐射且为实时动态成像，适用范围广，主要用于眼科疾病、颈部、乳腺、腹盆腔和肌肉软组织等疾病检查；心脏和四肢血管疾病检查，且为主要影像检查技术；病变穿刺活检、抽吸引流等，并为主要定位方法；术中寻找小病灶和明确毗邻关系。

检查方法的选择原则：充分了解各成像设备的特点，遵循安全、有效、简便、经济的原则，从最有利于疾病诊断的角度进行检查方法的选择。

（1）安全原则　医疗安全是首要原则。辐射、创伤性检查、强磁场都可能成为影像检查中的不安全因素。

（2）有效原则　进行影像检查的目的是为了有效准确地诊断疾病，应避免盲目地进行无效的检查。

（3）简便原则　在保证安全、有效的前提下，应选用最简便的检查完成诊断。

（4）经济原则　每种成像设备都各有其适应证，并非费用高的检查就是最好的检查方法，因此应在保证安全、简便、有效的前提下，选用最合适的检查。

二、骨关节系统

骨、关节和软组织的疾病多而复杂，除创伤、炎症、肿瘤外，营养代谢和内分泌疾病、某些先天性及遗传性疾病、地方病和职业病等，都有相应的骨、关节或软组织改变。尽管各种影像学成像均可用于骨关节及软组织疾病的检查，但使用时需根据疾病的性质、临床诊治的要求和不同成像的特点，适当选用，以尽可能做出定位、定量和定性诊断。

一般来说，四肢骨骼的外伤、感染、良性肿瘤或瘤样病变、全身性骨病等，X 射线平片表现特征明确，与临床表现和实验室检查结果相符时即可确诊。以上疾病若 X 射线表现不典型，或与临床表现不符合，则应考虑进一步行 CT 或 MRI 检查。脊柱及其他解剖结构复杂区域病变，如外伤，X 射线平片不易显示，应行 CT 检查。软组织疾病一般应首选 MRI 检查。怀疑关节半月板、韧带及肌腱损伤应行 MRI 检查。

常见骨关节疾病的影像诊断如下。

1. 骨折　骨关节创伤包括骨折与脱位，通常是骨骼受到强大外力的作用产生的骨骼连续性和完整性中断，以及关节的结构关系发生异常，称为外伤性骨折；另一种骨折是由于骨骼本身的疾病而引起的，称为病理性骨折。以长骨骨折和脊椎骨折较为常见。

（1）长骨骨折

1）X 射线平片：长骨骨折的基本 X 射线表现是骨骼发生断裂，骨的连续性中断。骨骺分离及骨皮质的连续性中断、骨小梁断裂和歪曲，在骨断裂处可见到边缘光滑锐利的线状透亮骨折线影。

2）CT：CT 是 X 射线片的重要补充，对于结构复杂和有骨性重叠部位的骨折，CT 比平片能更精确显示骨折移位情况。但当骨折线与 CT 扫描平面平行时，则可以漏掉骨折，因此不能单凭 CT 就排除骨折，一定要结合平片。

3）MRI：在显示骨折线方面不及 CT，但可清晰显示骨折断端及周围出血、水肿、软组织损伤情况，以及邻近组织的脏器损伤情况。

(2)脊柱骨折 由于暴力突然使脊柱过度弯曲,或由于外力与体重的关系而导致椎体压缩性骨折。易发生于脊柱活动较大的胸椎下段和腰椎上段,以单个椎体多见(图4-1)。

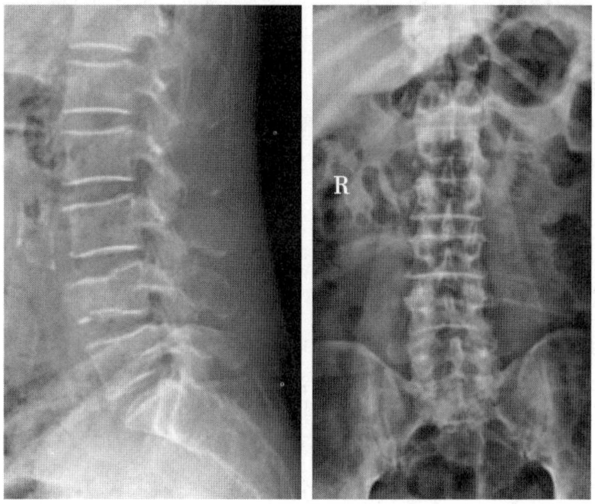

图4-1 脊柱骨折,腰第四椎体压缩变扁,腰椎正侧位平片

1)X射线表现:椎体压缩呈楔形,前缘骨皮质嵌压。椎体前上方可见分离的骨碎片,上、下椎间隙保持正常。

2)CT表现:X射线检查不能完全显示脊柱外伤的范围和严重程度,而CT可以充分显示脊柱骨折、骨折类型、骨折片移位程度、椎管变形和狭窄,以及椎管内血肿等。

3)MRI表现:MRI除能显示CT所见的骨折情况外,受伤椎体内的渗出和水肿,在T_1WI上呈低信号,T_2WI上呈高信号。根据骨折部位、类型、程度可呈多种信号。

(3)关节脱位 外伤后关节脱位易发生于活动范围大、关节囊和周围韧带不坚强、结构不稳固的关节。多见于肩、肘或髋关节。

1)X射线表现:平片上,完全脱位表现为组成关节的骨性关节面对应关系完全脱离或分离。半脱位为关节间隙失去正常均匀的弧度,而分离移位,宽窄不均。关节脱位常并发相邻关节肌腱附着部的撕脱骨折。球窝关节脱位还常引起关节窝的骨折。

2)CT和MRI检查常有助于对这类脱位的诊断。

2. 椎间盘突出 髓核通过破裂的纤维环向外突出。可发生于脊柱的任何部位,多见于活动度较大的部位,其中腰椎间盘突出最常见,其次为颈椎间盘,胸椎间盘突出少见。

1)X射线表现:多无特异性,有些征象可提示诊断:①椎间隙变窄或前窄后宽;②椎体后缘唇样肥大增生、骨桥形成或游离骨块;③脊柱生理曲度异常或侧弯。

2)CT表现:①椎间盘后缘变形,有局限性突出;②硬膜外脂肪移位和消失,两侧硬膜外间隙不对称;③硬膜外间隙中有软组织密度的块,其CT值通常高于硬膜囊,为50~100 HU,偶尔为等密度;④硬膜囊受压变形和移位;⑤神经根鞘移位或消失;⑥约4%疝的盘物质有钙化;⑦椎管内有"含气现象",即气体出现于硬膜外间隙中。

3)MRI直接征象:①髓核突出,突出于低信号纤维环之外,信号一般呈等T_1中长T_2信号,变性明显者呈短T_2信号;②髓核游离,髓核突出于低信号的纤维环之外,突出部分与髓核本体无联系。游离部分可位于椎间盘水平,也可移位于椎间盘上或下方的椎体后方;③Schmorl结节,为一特殊类型的椎间盘突出,表现为椎体上或下缘、边缘清楚的隐窝状压迹,对位于椎体上下缘的中后1/3交界部,常上下对称出现,其中心密度低为突出的髓核及软骨板,外周为反应性骨硬化带。

MRI 间接征象:①硬膜囊、脊髓或神经根受压,表现为局限性弧形受压,与突出的髓核相对应,局部硬膜外脂肪变窄或消失;②受压节段脊髓内等或长 T_1 长 T_2 异常信号,为脊髓内水肿或缺血改变;③硬膜外静脉丛受压、迂曲,表现为突出层面椎间盘后缘与硬膜囊之间出现短条或弧状高信号;④相邻骨结构及骨髓改变。

3. 骨及关节结核

(1)骨结核

1)X 射线表现:①长骨结核,多见于干骺端及骨骺,常破坏软骨侵及关节,局限性骨干的病灶较少见;片中显示局限性、边缘尚清楚的类圆形骨质密度减低的破坏区,其周围无骨质硬化现象,偶在其中可见死骨碎屑影。②短骨结核,多见于 5 岁以下儿童,好发部位为手或足之短骨;X 射线片中表现为:骨松质骨小梁疏松,继之骨质吸收呈囊状密度低减区,其中可有数条残留的骨小梁影,骨皮质变薄,骨干膨胀性扩大似梭形,骨膜增生,骨外形粗大。

2)CT 表现:骨结核 CT 可显示低密度的骨质破坏区,其内常见多数小斑片状高密度影为死骨。病骨周围软组织肿胀,结核性脓肿密度低于肌肉,注射对比剂后边缘可有强化。

3)MRI 表现:结核性脓肿在 T_1WI 呈低信号,在 T_2WI 呈高信号,其内可见斑点状或索条状低密度影,增强后脓肿壁可强化。

(2)关节结核

1)X 射线表现:在骨骺与干骺结核的基础上,出现关节周围软组织肿胀,关节骨质破坏及关节间隙不对称狭窄等,容易诊断。

2)CT 表现:可见肿胀增厚的关节囊和关节周围软组织以及关节囊内积液,骨性关节面毛糙,虫蚀样缺损。关节囊和脓肿壁表现为略低密度影,注射对比剂后其边缘可出现强化。

3)MRI 表现:MRI 信号变化能全面地显示关节结核的病理改变,如关节腔积液,滑膜肿胀充血,结核肉芽组织,软骨及软骨下骨破坏,关节周围的冷性脓肿等,对其诊断和鉴别诊断有很大帮助。

(3)脊椎结核　脊椎结核是骨结核中最常见的,以腰椎最多,胸腰椎次之,颈椎较少见。

1)X 射线表现:椎体骨质破坏、变形,椎间隙变窄或消失和冷脓肿出现。

2)CT 表现:与 X 射线片相比,CT 具有下述优势。更清楚地显示骨质破坏;更易发现死骨及病理骨折碎片;更明确地显示脓肿或骨碎片位置、大小,及其与周围大血管、组织器官的关系,以及突入椎管内的情况。

3)MRI 表现:MRI 是显示脊椎结核病灶和累及范围最敏感的方法。被破坏的椎体和椎间盘 T_1WI 呈低信号,T_2WI 为高倍号,并混有少许低信号影,增强检查多不均匀强化。骨质破坏区周围骨髓因反应性 T_1WI 上也呈低信号而在 T_2WI 上呈高信号。

4. 骨肿瘤　原发骨肿瘤好发于长骨,转移瘤好发于躯干骨及四肢近侧骨的近端,骨巨细胞瘤好发于长骨骺部;骨肉瘤好发于长骨干骺部。

(1)良性骨肿瘤　以骨软骨瘤和骨巨细胞瘤为例。

1)骨软骨瘤:常见的良性骨肿瘤之一。多见于青年人,好发于胫骨、腓骨、肱骨的近端及股骨远端的干骺端,可单发也可多发。

X 射线表现:可发生于任何软骨内化骨的骨,长骨干骺端是其好发部位,股骨下端和胫骨上端最常见。其在 X 射线片上不显影。

CT 表现:骨性基底的骨皮质和骨松质均与母体骨相延续,表面有软骨覆盖。软骨帽边缘多光整,其内可见点状或环状钙化。增强扫描无明显强化。

MRI 表现:肿瘤的形态特点与 X 射线、CT 所见相同。骨性基底各部的信号特点与母体骨相同;软骨帽在 T_1WI 上呈低信号,在脂肪抑制 T_2WI 上为明显的高信号,信号特点与关节透明软骨相似。

2)骨巨细胞瘤:是一种局部侵袭性肿瘤,大部分为良性,部分生长活跃,也有少数一开始就是恶性。多见于20～30岁青年，好发于长骨的骨端，如股骨远端，胫骨近端及桡骨远端。

X射线表现：在长骨干骺端可见到偏侧性的膨胀性骨质破坏透亮区，呈圆形、分叶状或椭圆形，骨皮质变薄并向外膨出。

CT表现：与X射线所见相同，还可更清晰地显示骨性包壳。肿瘤内密度不均，可见低密度的坏死区，有时可见液-液平面。

MRI表现：多数肿瘤在MRI图像上边界清楚，周围无低信号环。瘤体的MRI信号无特异性，在T_1WI呈均匀的低或中等信号，高信号区则提示亚急性、慢性出血。在T_2WI信号不均匀，呈混杂信号。MRI常显示液-液平面，比CT更清楚。增强扫描病灶可有不同程度的强化。

（2）骨肉瘤　亦称成骨肉瘤，其恶性度高、发展快，是最常见的原发性恶性骨肿瘤。多见于青年，男性较多，好发于长骨干骺端，以股骨下端、胫骨上端及肱骨上端多见。主要临床症状为局部进行性疼痛、肿胀和运动障碍。

1）X射线表现：骨肉瘤可发生于任何骨。①骨质破坏。多始于干骺端中央或边缘部分，骨松质呈小斑片状骨破坏，皮质边缘示小而密集的虫蚀样破坏区，在皮质内表现为哈佛氏管扩张而呈筛孔状破坏。②肿瘤骨。骨破坏区和软组织肿块内的肿瘤骨是骨肉瘤本质的表现，也是影像诊断的重要依据。③软组织肿块。表示肿瘤已侵犯骨外软组织，肿块多呈圆形或半圆形，在软组织肿块内可见瘤骨。④骨膜新生骨和Codman三角。骨肉瘤可引起各种形态的骨膜新生骨和Codman三角，两者虽是骨肉瘤常见而重要的征象，但并非特异，也可见于其他骨肿瘤和非骨肿瘤性病变。

2）CT表现：CT所见与X射线所见相同，但CT发现骨肿瘤较平片敏感。

3）MRI表现：骨质破坏、骨膜反应、瘤骨和瘤软骨钙化在T_2WI上显示最好，其形态与CT所见相似，但MRI显示细小、淡薄的骨化或钙化的能力远不及CT。大多数骨肉瘤在T_1WI上表现为不均匀的低信号，而在T_2WI上表现为不均匀的高信号，肿块外形不规则，边缘多不清楚，MRI的多平面成像可以清楚地显示肿瘤与周围正常结构如肌肉、血管、神经等的关系，也能清楚显示肿瘤在髓腔内以及向骨骺和关节腔的蔓延。

（3）转移性骨肿瘤　一般以血行转移为主，癌或肉瘤均可转移至骨。常在中年以后发病。

1）X射线表现：可分为溶骨型、成骨型及混合型3种表现，以溶骨型占大多数，病变多发生在髓腔，易发生病理骨折。

2）CT表现：CT显示骨转移瘤远较X射线平片敏感，还能清楚显示骨外局部软组织肿块的范围、大小以及与邻近脏器的关系。

3）MRI表现：MRI对含脂的骨髓组织中的肿瘤组织及周围水肿非常敏感，大多数骨转移瘤在T_1WI上呈低信号，在高信号的骨髓组织的衬托下显示非常清晰；在T_2WI上程度不同的高信号，脂肪抑制序列可以清晰显示。

5.慢性关节病　慢性关节病是指发病缓慢，逐渐发展、病程长、涉及全身关节的疾病。

（1）退行性骨关节病　又称骨性关节炎、增生性或肥大性关节炎，是一种由于关节软骨退行性改变所引起的慢性骨关节病，而不是真正的炎性病变。

1）X射线表现：关节间隙变窄、软骨下骨质硬化、骨赘形成。后期出现关节失稳、畸形、游离体和关节面下囊性变等。临床症状往往不与X射线表现的严重程度相关。

2）CT表现：检查复杂关节时扫描面与关节面垂直显示病变较好，比如脊椎、髋膝关节。

3）MRI表现：是唯一可以直接清晰显示关节软骨的影像学方法。早期软骨肿胀，T_2WI上为高信号；以后软骨内可出现小囊、表面糜烂和小溃疡；后期软骨变薄甚至剥脱，局部纤维化在T_2WI上表现为低信号。

（2）类风湿关节炎　类风湿性关节炎（rheumatoid arthritis，RA）是以多发性、非特异性慢性关节炎症为主要表现的全身性疾病，以对称性侵犯手足小关节为特征。主要病理变化为关节滑膜的非特异性慢性炎症。多见于中年妇女,病变常累及手足小关节(图4-2)。

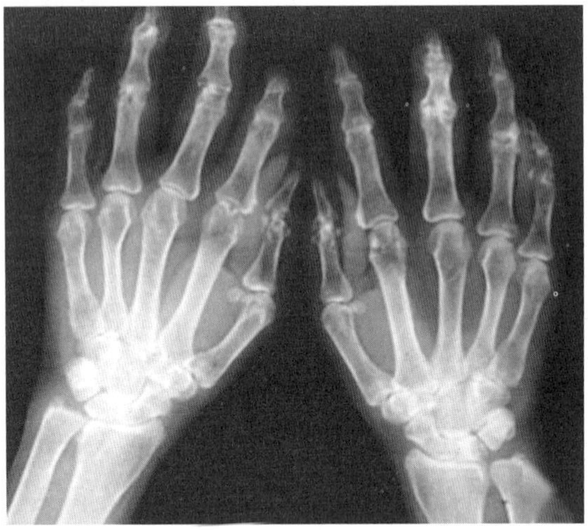

图4-2 类风湿关节炎

1)X射线表现:早期手足小关节多发对称性梭形软组织肿胀,关节间隙可因积液面增宽,进而关节间隙变窄,骨侵蚀始于关节边缘,即边缘性侵蚀,为类风湿性关节炎重要早期征象,骨性关节面模糊、中断,常有软骨下囊性病灶,呈多发、边缘不清楚的小透亮区,是血管翳侵入所致。骨质疏松为类风湿性关节炎重要表现。

2)MRI:显示RA颇敏感,在侵蚀灶出现之前,即可出现炎性滑膜的强化。平扫加增强扫描,显示关节骨质侵蚀,比平片要敏感得多,主要能显示充填在侵蚀灶内的血管翳,表现为长T_1、长T_2信号,有明显强化,与关节内血管翳相延续,根据动态测量滑膜体积及骨侵蚀灶的改变可以判断病变活动性。

三、胸部影像

(一)呼吸系统常见疾病影像学表现

1.慢性支气管炎 是呼吸系统常见病之一。长期慢性支气管炎,可使管壁增厚,管腔变窄,尤其是细支气管及末梢支气管更为严重,有时还可并发小叶性肺炎。肺间质中也出现纤维组织增生(图4-3)。

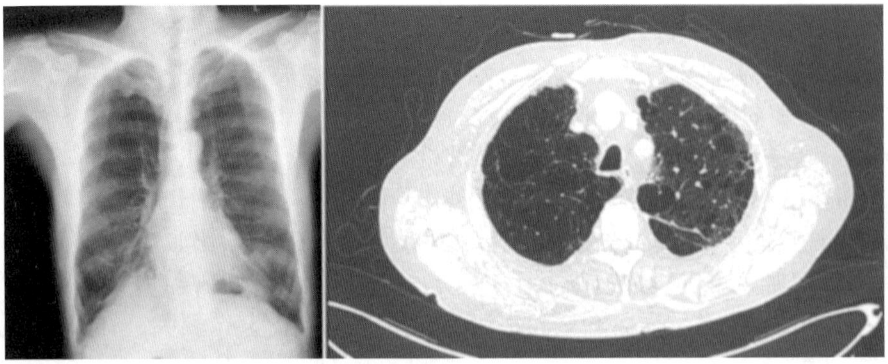

图4-3 慢性支气管炎(X射线片,CT)

（1）X 射线表现　早期病情较轻，X 射线可无异常发现。病情较重、病程较长者，X 射线可见肺纹理增多、增粗、扭曲，肺纹理伸展至肺野外带。病情更严重者多并发肺气肿。

（2）CT 表现　支气管壁增厚，易显示轨道征，管腔不同程度狭窄或扩张，肺纹理扭曲。出现肺气肿者显示肺组织密度低而不均匀，小血管影稀疏、细小，胸膜下区常可见肺大泡，气管呈刀鞘状改变。间质纤维化者可见弥漫性网状影。出现肺动脉高压者可见近肺门部的肺动脉扩张，而外围小动脉影明显减小，呈残根状表现。

2. 大叶性肺炎　为细菌引起的急性肺部炎症，主要致病菌为肺炎链球菌。在冬、春季节发病较多。

（1）X 射线表现　充血期，X 射线检查可无阳性发现，或仅病变区肺纹理增多，透亮度略低。实变期，表现为密度均匀的致密影，形状与肺叶的解剖轮廓一致，为其典型表现。有时在实变区中，可见透明的支气管影，即空气支气管征。消散期实变区的密度逐渐减低，范围缩小。由于病变的消散不均匀，故多表现为散在、大小不等和分布不规则的斑片状致密影。病变多在 2 周内吸收，可只遗留少量条索状影，或完全消散。

（2）CT 表现　主要是实变的病变呈大叶性或肺段性分布，病变中可见空气支气管征，病变边缘被胸膜所局限且平直，实变的肺叶体积通常与正常时相等，消散期病变呈散在的、大小不一的斑片状影，进一步吸收，仅见条索状阴影或病灶完全消失。

3. 支气管肺炎　亦称小叶性肺炎。主要病理改变是肺泡及细支气管中充满炎性渗出物，病变多数分布于两侧中下肺野，也有部分融合成大片状。

（1）X 射线表现　病变常位于两肺下野的中内带，表现为沿增粗的肺纹理有散在的、密度不均匀的、边界模糊的、小斑片状致密阴影，亦有的融合成片状或云絮状密度增高的阴影，但密度不均匀。

（2）CT 表现　病灶呈弥漫散在斑片影，典型者呈腺泡样形态，边缘较模糊，或呈分散的小片状实变影，或融合成大片状。小片状实变影的周围，常伴阻塞性肺气肿或肺不张，阻塞性肺不张的邻近肺野可见代偿性肺气肿表现。CT 易于显示病灶中的小空洞。

4. 间质性肺炎　系由肺间质的炎症，可由细菌或病毒感染所致。病变炎性细胞浸润主要侵及小支气管壁及肺间质，多见于小儿，常继发于麻疹、百日咳或流行性感冒等急性传染病。

（1）X 射线表现　常同时累及两肺，以中下肺野显著。表现为肺纹理增粗、模糊，可交织成网状，并伴有小点状影。肺门密度增高、模糊、结构不清。

（2）CT 表现　常规 CT 扫描可见两侧肺野弥漫分布的网状影，以下肺野明显。高分辨 CT 可见小叶间隔及间叶胸膜增厚，有时，两肺可见多发弥漫分布的小片状或结节状影，边缘清楚或模糊。有时可见小叶肺气肿或肺不张征象。肺门和气管淋巴结可肿大。少数病例胸腔可有少量积液。

5. 肺脓肿　肺脓肿是由化脓性细菌引起的坏死性炎性病变。分急性与慢性两种。感染途径可为吸入性、血源性和附近器官感染直接蔓延。临床发病急剧，高热、咳嗽逐渐加重并咳吐大量脓臭痰。

（1）X 射线表现　早期 X 射线表现呈一较大的片状致密影，中心密度较浓，愈向外愈淡。边缘模糊。当病变中心肺组织坏死、液化及部分咳出后，则在致密的实变中出现含有液平的空洞。慢性肺脓肿时，周围炎性浸润部分吸收，而结缔组织增生，可见空洞影，洞壁较厚，有或无液平面，血源性肺脓肿以外围多见，多个类圆形致密影，可有空洞形成。

（2）CT　病变早期表现为较大片状高密度影，多累及一个肺段或两个肺段的相邻部分。肺窗上病灶胸膜侧密度高而均匀，肺门侧密度多较淡且不均匀，病灶邻近叶间胸膜处边缘清楚锐利，其余边缘则模糊。纵隔窗其内可见空气支气管征。病灶坏死液化呈低密度，有空洞者其内可见气-液面或液-液面。增强检查显示病灶内未坏死部分有不同程度的强化，脓肿壁可见明显的环状强化。

6. 肺结核

(1)原发型肺结(Ⅰ型) 为初次感染结核杆菌所发生的肺结核,多见于儿童,包括原发综合征和胸内淋巴结结核。

X 射线表现:原发综合征 X 射线可见肺内原发病灶、淋巴管炎及肿大的肺门淋巴结炎,三者组成哑铃状双极现象,为典型的原发综合征表现,原发灶为肺野内云絮状成斑片状阴影,边缘模糊,肺门或纵隔淋巴结肿大,为向内侧肺野突出的致密影,淋巴管炎为线样或条状致密影。

CT 表现:CT 扫描可发现肺门及纵隔淋巴结增大,对隆突下淋巴结增大,X 射线片不易显示,而 CT 可以清晰显示。肺内的原发病灶表现为小叶性或小叶融合性高密度阴影,CT 可早期发现原发灶内的干酪样坏死,表现为病灶中心相对低密度区。

(2)血行播散型肺结核(Ⅱ型) X 射线表现:①急性粟粒型肺结核:X 射线早期可见肺纹理增强或两肺野呈磨玻璃密度影,2 周后两肺野出现分布均匀、大小一致、密度相同的弥漫小结节状病灶(图 4-4),呈典型的"三均匀"特征表现,正常肺纹理常不能显示。②亚急性或慢性粟粒型肺结核:主要分布于两肺上、中野的大小不一、密度不同、分布不均的多种性质的病灶,呈粟粒状或较大的结节状影。

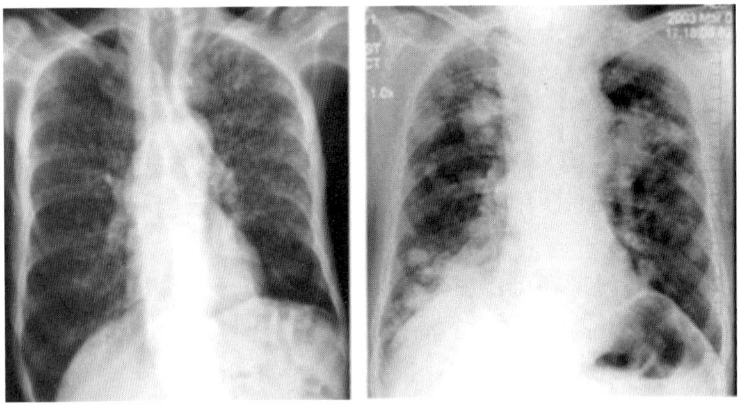

图 4-4 急性粟粒型肺结核(左)、血行播散型肺结核(右)

CT 表现:CT 特别是高分辨力 CT,更易显示粟粒性病灶。急性粟粒型为两肺广泛分布的 1 ~ 2 mm 的小点状阴影,密度均匀,边界清楚,分布均匀,与支气管走形无关。亚急性或慢性血行播散型肺结核 CT 与 X 射线胸片所见相似,表现为多发大小不一的结节影,上肺结节多且大于下肺结节,部分病灶可有钙化。

MRI:两中上肺可见的小结节影,信号有差异,以中等信号为主,一般不用于本病检查。

(3)继发型肺结核(Ⅲ型) 为成年结核中最常见的类型。渗出性、增殖性和干酪样坏死混合存在,复杂多样,渗出浸润时多发大小不等的斑片状阴影,边缘模糊,可见厚壁或薄壁空洞,有时可见同侧肺门的引流支气管影。

CT 表现:与 X 射线表现相似,但显示病变大小、形态、范围、轮廓、密度及其周围结构间关系更清晰、准确。

MRI:渗出及干酪性病变一般呈较高信号,增殖病灶可呈中等信号,纤维化病灶呈低信号,钙化呈很低信号,斑点状钙化不能显示。结核球在 T_1WI 及 T_2WI 上多为中等信号,如中心出现空洞,则中心为低信号。

7. 中心型肺癌

(1)X 射线表现 有直接和间接征象,肺门区不规则肿块影、较大支气管狭窄和截断为直接征象(图 4-5),癌组织引起支气管阻塞为间接征象;肺门影增大,则为发生纵隔淋巴转移,相应部位纵隔阴影增宽。

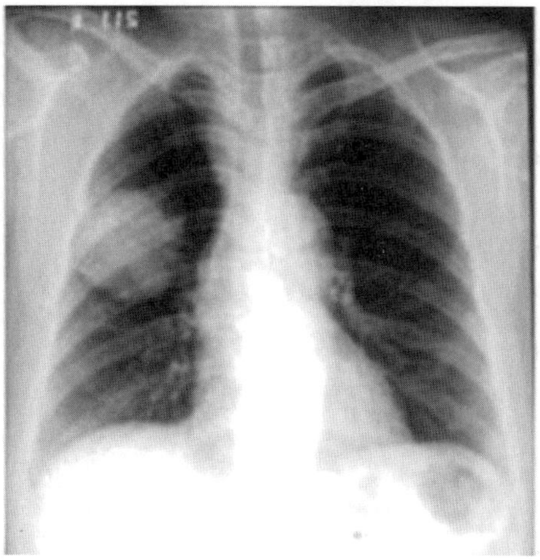

图 4-5　中心型肺癌

(2)CT 表现　①支气管腔狭窄 CT 断面图像上能更清晰地显示。②肺门肿块,表现为分叶状或边缘不规则的肿块,常同时伴有阻塞性肺炎或肺不张。③侵犯纵隔结构,表现为瘤体与纵隔结构之间的脂肪界面消失,瘤体直接与纵隔结构相连。④纵隔淋巴结转移(图 4-6)。

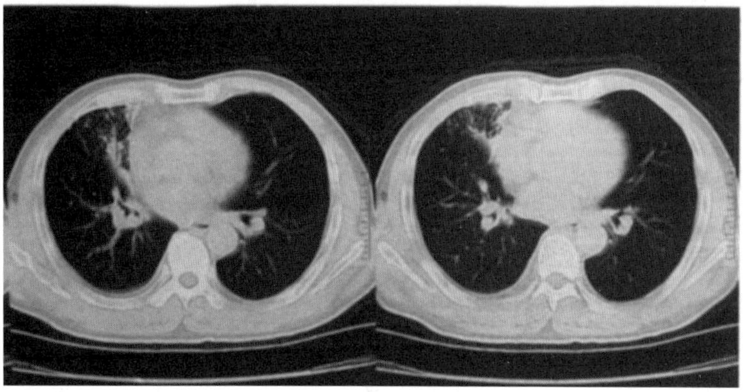

图 4-6　中心型肺癌

(3)MRI　中心型肺癌的癌灶达到一定的大小,MRI 平扫即可显示。MRI 不仅可显示肿块形态、大小及信号,显示支气管狭窄等征象,还可显示肿块对邻近支气管、血管的侵袭及纵隔淋巴结肿大等征象,有助于临床上肺癌的分期。

8. 气胸与液气胸　因脏层和壁层胸膜破裂,空气进入胸膜腔内,见胸壁与被压迫的肺脏边缘之间有带状纹理的含气区(图 4-7)。

(1)X 射线　胸膜腔内气体表现为均匀一致的低密度,位于较高的部位(包裹性气胸例外)。同时可见受压的肺组织,其密度高于正常肺组织,并向肺门方向收缩。液气胸则在上述表现基础上出现液平面。

(2)CT　可显示脏层胸膜线,呈弧形细线样软组织影,与胸壁平行,并向胸壁方向凸出,其外侧为无肺组织的透亮区。CT 可发现少量的气体及液体,可更清楚地显示肺组织的受压。

(3)MRI　MRI 很少应用于气胸及液气胸的诊断，但在了解胸腔液体成分上稍优于 CT，如血性胸水在 T_1WI 与 T_2WI 上均呈高信号。

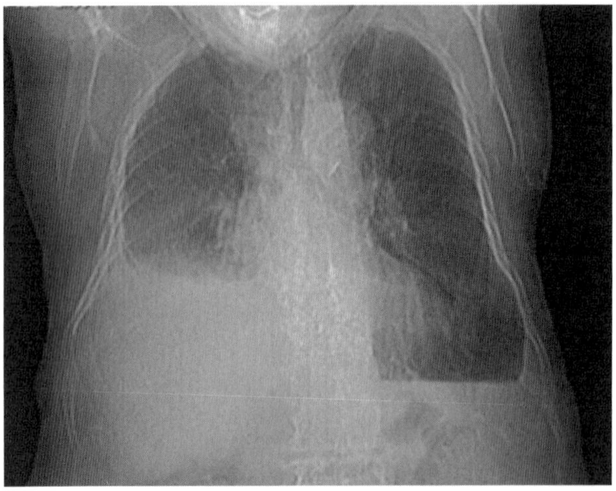

图 4-7　液气胸

9. 支气管扩张　支气管扩张是常见的慢性支气管疾病，常继发于各种肺部疾病，也可为先天性。支气管扩张主要有柱状、囊状和混合型。

(1)X 射线表现　部分轻者平片无阳性表现，少数可见肺纹理增多、增粗、紊乱或网状。扩张而含气的支气管可见管状透明阴影。囊状扩张可表现为多个薄壁空腔。部分空腔内可有液平面。

(2)CT 表现　支气管呈柱状扩张时，呈"双轨"征。囊状支气管扩张时则见支气管远端呈囊状膨大。成簇的囊状扩张可形成葡萄串状阴影，合并感染时囊内可出现液平面及囊壁增厚。目前高分辨力 CT 是诊断支气管扩张最常用的方法。

(3)MRI　病变区主要表现为肺野结构紊乱，可见索条状或蜂窝状信号影，在心电门控 T_1WI 上显示最清晰。扩张的支气管管壁增厚而不规则，横断面上可见印戒征，或表现为粗细不均的长柱状或串珠状影。囊状支扩可呈多环状异常信号影，其中可见气液平面。

(二)循环系统影像学常见疾病影像表现

1. 二尖瓣狭窄　心脏呈二尖瓣型(梨形)：左心房增大，左心耳常明显增大，右心室增大及肺动脉段突出，左心室及主动脉结缩小。还可出现于肺淤血、间质性肺水肿、风湿性心脏病。正位胸片显示心脏呈二尖瓣型，左心房、右心室增大，肺动脉段、左心耳突出，肺淤血。

2. 主动脉瓣关闭不全　心脏呈主动脉型(靴形)：左心室极度增大，心尖圆钝，并向左下方显著移位，心腰凹陷。还可出现主动脉增宽、迂曲、搏动增强。

3. 肺源性心脏病　慢性肺源性心脏病的病因常为慢性支气管炎、肺实质病变、胸廓畸形等，引起肺循环阻力增加，致使肺动脉压升高，导致右心增大，伴有或不伴有充血性右心衰竭。

(1)X 射线表现　主要为慢性肺胸部病变、肺气肿、肺动脉高压和右心室增大。

(2)CT 表现　普通 CT 可显示肺气肿及肺部病变，而高分辨力 CT 有助于肺间质病变的诊断，电子束 CT 或螺旋 CT 对比增强能显示主肺动脉、左右肺动脉扩张，右心室、室间隔肥厚以及肺动脉管腔内的充盈缺损、狭窄或阻塞性病变。

(3)MRI 表现　肺动脉干和左、右肺动脉主干增粗，管腔扩大(肺动脉干内径大于 30 mm)。SE 序列 T_1WI 肺动脉干内出现血流高信号，提示有肺动脉高压。右心室壁增厚(厚度大于 5 mm)，可等于或超过左心室壁厚度，右心房亦可扩大、腔静脉扩张，晚期左心房亦可扩大。

4. 高血压型心脏病　高血压性心脏病是继发于长期高血压引起的心脏改变。

(1)X 射线表现　心脏改变以左心室肥厚增大及主动脉增宽、延长、迂曲为主。早期高血压不引起心脏增大，长期血压持续升高才使左心室肥厚，左心室段增大。左心衰竭时左心房增大，并有肺淤血和肺水肿征象。严重者则心脏普遍增大，但以左心室增大为主。

(2)CT 和 MRI 表现　CT 可以显示心脏大小、室间隔及心室壁的厚度及升主动脉扩张。MRI 可采用横轴位及右前斜位心长轴为扫描。可见左心室壁包括室间隔普遍均匀性增厚，左心室腔较小，但心室壁心肌信号无异常；升主动脉扩张，但不累及主动脉窦。左心室腔增大时则提示病变已至晚期，左心功能代偿不全，此时 MRI 电影可见左心室壁运动减弱，二尖瓣收缩期有反流，提示有相对性二尖瓣关闭不全。

5. 心肌病　原发性心肌病又分为扩张型、肥厚型、限制型。继发性心肌病原因很多，如感染性、内分泌代谢性、胶原病等。

(1)扩张型心肌病(dilated cardiomyopathy，DCM)

X 射线表现：为有不同程度的肺淤血、间质性肺水肿，各房室均可增大，而以左室增大为主。

CT 表观：CT 对比增强可显示心脏增大以左室扩张为主，室壁和肌部间隔厚度正常或稍变薄。MRI 异常表现以心室腔扩大为主，心室横径增大较长径明显，但室间隔及心室游离壁不厚甚至变薄。MRI 扫描可直观地显示心室腔扩张，以左心室和(或)右心室为主，并观察到室间隔的位置和形态。

(2)肥厚型心肌病(hypertrophic cardiomyopathy，HCM)

X 射线表现：肺血管纹理多正常，心脏明显增大的病例可见肺淤血和间质性肺水肿。一般心脏不大或仅见左室肥厚为主的轻度增大。

CT 表观：CT 对比增强可显示室壁及肌部间隔异常肥厚的部位、程度和范围。

MRI 表观：能充分显示心肌异常肥厚的部位、分布、范围和程度。肥厚的心室壁在 T_1WI 上多呈均匀中等信号，T_2WI 上其内有点状高信号；增强扫描于肥厚的心室壁内见局灶性异常增强区；左心室舒张功能受限致室腔缩小或变形，运动幅度则有增加；左心室流出道狭窄时，MRI 电影可见左心室流出道内收缩期有低信号的喷射血流。

四、腹部影像

(一)常见消化系统疾病的影像诊断

1. 食管静脉曲张　食管静脉曲张是门静脉高压的重要表现，常见的原因是肝硬化。食管任何部位的静脉回流障碍，均可发生静脉曲张。

X 射线表现：早期食管静脉曲张表现为黏膜皱襞稍增粗、增宽或略有迂曲，有时因皱襞显示不连续而如虚线状。晚期病情发展到典型阶段，X 射线表现为食管中下段的黏膜皱襞明显增宽、迂曲，呈蚯蚓状或串珠状充盈缺损，管壁边缘呈锯齿状。

2. 食管癌　食管癌好发于 40 ~ 70 岁男性，主要症状为进行性吞咽困难。病理形态可分为三型。①浸润癌型：管壁呈环状增厚，管腔狭窄。②增生型：肿瘤向腔内生长，形成肿块。③溃疡型：肿块形成一个局限性大溃疡，深达肌层。以上各型可混合出现。

(1)X 射线表现　①黏膜皱襞改变：由于肿瘤破坏黏膜层，使正常皱襞消失、中断、破坏，形成表面杂乱不规则影像。②管腔狭窄：在浸润癌，肿瘤表现为环状狭窄，狭窄范围较局限。管腔狭窄也见于各型食管癌进展期，范围较大、轮廓不清楚，不对称，管壁僵硬。③腔内充盈缺损：肿瘤向腔内突出，形成不规则、大小不等的充盈缺损，此为增生型癌，也常造成管腔狭窄。在溃疡型癌，可见一个较大的、轮廓不规则的长形龛影，其长径与食管的纵轴一致，周围有不规则的充盈缺损区。

(2)CT 表现　CT 主要可显示肿瘤的食管腔外部分与周围组织、邻近器官的关系，了解有无浸润、包绕，及有无淋巴结转移，从而利于肿瘤分期。

3. 消化性溃疡　消化性溃疡是常见疾病，好发于 20～50 岁。胃溃疡从黏膜开始并侵及黏膜下层，常深达肌层。溃疡口部周围呈炎性水肿。慢性溃疡如深达浆膜时，称穿透性溃疡。

(1)胃溃疡　直接征象是龛影，多见于胃小弯，其切线位呈乳头状，边缘光滑整齐，密度均匀。龛影口部常有一圈黏膜水肿所造成的透明带。胃良性溃疡与恶性溃疡的 X 射线鉴别诊断见表 4-2。

表 4-2　胃良性溃疡与恶性溃疡的 X 射线鉴别诊断

项目	良性溃疡	恶性溃疡
龛影形状	圆形或椭圆形，边界光滑整齐	不规则，扁平，有多个尖角
龛影位置	突出于胃轮廓外	位于胃轮廓之内
龛影周围和口部	黏膜水肿的表现如黏膜线、项圈征、狭颈征等，黏膜皱襞向龛影集中直达龛口	指压迹样充盈缺损，有不规则环堤，皱襞中断、破坏
附近胃壁	柔软，有蠕动波	僵硬、峭直，蠕动消失

(2)十二指肠溃疡　绝大部分发生在球部，占 90% 以上。球部溃疡常较胃溃疡小，直径多在 4～12 mm，大都在后壁和前壁，因此该龛影轴位像上近似火山口状，表现为类圆形或米粒状密度增高影，其边缘大都光滑整齐，周围常有一圈透明带，或有放射状黏膜纠集。球部变形主要是由于瘢痕收缩、黏膜水肿和痉挛所致。球部腔小壁薄，溃疡易造成球部变形，X 射线检查易于发现。

间接征象：①激惹征，表现为钡剂到达球部后不易停留，迅速排出；②幽门痉挛，开放延迟；③胃分泌增多和胃张力及蠕动方面的改变，也常伴有胃炎的一些表现如胃黏膜皱襞的粗乱、迂曲等；④球部有固定压痛。

4. 胃癌　胃癌是胃肠道最常见的肿瘤，好发于 40～60 岁，可发生在胃的任何部位，但以胃窦、小弯和贲门区常见。

早期胃癌的诊断主要依靠胃镜活检。晚期胃癌按胃癌的大体形态分为三型。①蕈伞形(息肉型、肿块型、增生型)：癌瘤可向胃腔内生长，表面大多高低不平。如菜花状，常有糜烂，与周围有明确的分界。②浸润型(硬癌)：肿瘤沿胃壁浸润生长，常侵犯胃壁各层，使胃壁增厚、僵硬，弹性消失。黏膜表面平坦粗糙，与正常部位分界不清，病变可只侵犯胃的一部，但也可侵及胃的全部。③溃疡型：肿瘤常深达肌层，形成大而浅的盘状溃疡，其边缘有一圈堤状隆起，称环堤。溃疡型癌又称恶性溃疡。

(1)X 射线表现　①充盈缺损：形状不规则，多见于蕈伞型癌。②胃腔狭窄，胃壁僵硬：主要由浸润型癌引起，全胃受累时形成"革袋状胃"。也可见于蕈伞型癌。③龛影：多见于溃疡型癌，龛影形状不规则，位于胃轮廓之内；龛影周围绕以宽窄不等的透明带，即环堤。④黏膜皱襞破坏、消失或中断：黏膜下肿瘤浸润常使皱襞异常粗大、僵直。⑤肿瘤区蠕动消失。

(2)CT 和 MRI 表现　CT 与 MRI 检查对于进展期胃癌的主要价值在于肿瘤的分期、治疗计划的制订及评价治疗效果与复查随访。胃癌的 CT 表现可为胃内大小不等的软组织块影固定于胃壁，常见的征象为胃壁增厚且柔韧度消失而呈僵直硬化的改变，可呈凹凸不平或结节状；增强检查，病变呈显著强化。CT 的另一优势在于能了解胃癌组织向腔外累及和浸润的程度，及有无突破浆膜，与邻近脏器的关系，有无直接浸润肝左叶或胰腺，判断有无局部胃腔外淋巴结肿大及肝脏转移。有利于肿瘤的分期，为制订治疗方案提供依据。

5. 结肠、直肠癌　结肠、直肠癌好发于直肠和乙状结肠，可分为三型。①增生型：肿瘤向腔内生长，呈菜花状，表面可有浅溃疡。肿瘤基底部宽，肠壁增厚。②浸润型：癌瘤主要沿肠壁浸润，使肠壁增厚，病变常绕肠壁环形生长，使肠腔呈环形狭窄。③溃疡型：肿瘤主要表现为深而不规则的溃疡。临床表现为腹部肿块、便血和腹泻，或有顽固性便秘，也可有脓血便和黏液样便。直肠癌主要表现为便血、粪便变细和里急后重感。

(1)结肠、直肠气钡双重对比造影表现　①肠腔内可见肿块：轮廓不规则，黏膜皱襞消失。病变多发生在肠壁的一侧，该处肠壁僵硬平直，结肠袋消失。②肠管狭窄：常累及一小段肠管，可偏于一侧或形成环状狭窄，轮廓可以光滑整齐或不规则。肠壁僵直，黏膜破坏消失，病变界限清楚，此型肿瘤易造成梗阻。③溃疡型有较大的龛影：形状多不规则，边缘多不整齐，具有一些尖角，龛影周围常有不同程度的充盈缺损和狭窄，肠壁僵硬，结肠袋消失，黏膜皱襞破坏。

(2)CT 表现　CT 检查对结肠癌的诊断有一定的价值，其作用主要有如下几点：①发现结、直肠内较小而隐蔽的病灶；②评估癌肿与其周围组织的关系，局部有无肿大淋巴结转移，其他脏器有无浸润或转移；③对于结肠癌进行分期；④应用螺旋 CT 仿真结肠镜技术可观察结肠癌完全性梗阻时阻塞近端肠腔内的情况。

(3)MRI 表现　MRI 可从不同方位检查盆腔，对显示直肠癌非常理想。使用小视野和直肠内线圈，可观察到肿瘤对黏膜和黏膜下层的侵犯情况，弥散检查有助于进一步明确肿瘤范围及评估其分化程度。

6. 胃肠道穿孔　胃肠道穿孔是胃肠道溃疡、癌肿、炎症等疾病的严重并发症，尤以胃及十二指肠溃疡穿最为常见。突发性剧烈腹痛为临床典型症状。

(1)X 射线表现　到目前为止，腹部透视及腹部平片仍是诊断胃肠道穿孔的最简单、最有效的方法。主要 X 射线征象为膈下游离气体，表现为双侧膈下线条状或新月状透光影，边界清楚，其上缘为光滑整齐的膈肌，下缘分别为肝、脾上缘。大量气腹时可见双膈位置升高，内脏下移，有时衬托出肝、脾、胃等脏器的外形轮廓。有时十二指肠后壁穿孔，气体可进入小网膜囊内及右侧肝下间隙内。在仰卧位平片上表现为右上腹肝、胃之间或右肾上方可见椭圆形或三角形透亮影，位置比较固定。

(2)CT 表现　胃肠道穿孔后，除了腹腔游离气体外，常伴有胃肠内液体漏出，进而引起腹膜炎症，产生腹腔积液。CT 检查可确认积液以及积液的部位和量，特别是能显示少量积液。大量积液时，小肠漂浮，集中在前腹部，这时低密度脂肪性的肠系膜在周围腹水衬托下可清楚显示。小网膜囊积液于胃体后壁与胰腺之间，呈水样低密度区，大量积液时，脾胃韧带移位。

7. 肠梗阻　肠腔部分性或完全性闭塞或因整个胃肠道动力丧失，而造成肠内容物通过障碍，称为肠梗阻，前者称机械性肠梗阻，后者称麻痹性肠梗阻。机械性肠梗阻根据部位又可分为小肠梗阻和结肠梗阻。

(1)典型 X 射线表现　为梗阻上段肠管扩张、积气、积液。立位或侧卧位水平位摄片，可见肠管扩张，肠内有多数含气液平面，长短不一，高低不等，如阶梯状。仰卧位可见膨胀充气、盘曲排列的肠管。阻塞以下的肠管闭合，无气或仅有少量气体。如梗阻不完全亦称为不完全性梗阻(图 4-8)，则阻塞上段的肠管扩张较轻，阻塞下段的肠管可有少量的积气和积液。

(2)CT 表现　CT 虽然不是诊断小肠梗阻的主要方法，但有时有助于病因的诊断。肠梗阻时 CT 可显示扩张的肠曲，并可见多个肠腔内气液平面。如果肠管互相融合成团，或与腹壁相连，提示为粘连性梗阻；如果肠道内或腹腔内可见肿块，提示为肿瘤引起的梗阻；如有肠套叠，则可显示出典型 CT 征象，出现三层肠壁征。

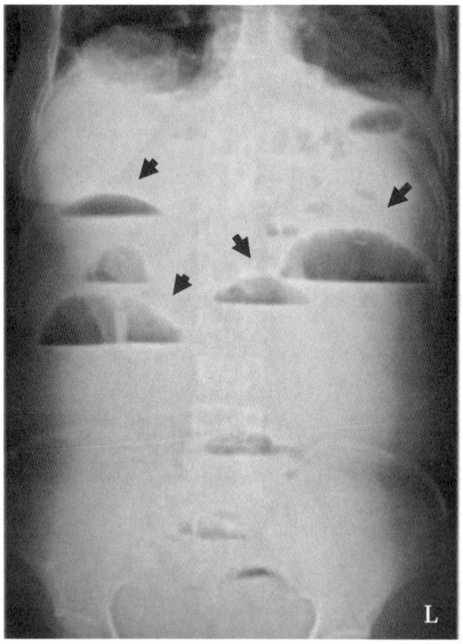

图 4-8　肠梗阻

8. 原发性肝癌　病理学上分为三型：巨块型，肿块直径≥5 cm；结节型，每个癌结节<5 cm；弥散型，<1 cm 的小结节弥散分布全肝。

（1）X 射线表现　肝动脉造影可出现以下异常改变：肿瘤供血的肝动脉扩张；肿瘤内显示病理血管；肿瘤染色，勾画出肿瘤的大小；肝血管受压拉直、移位，或被肿瘤包绕；动静脉瘘；肿瘤湖征。

（2）CT 表现　平扫常见肝硬化，边像轮廓局限性突起，肝实质内出现单发或多发、圆形或类圆形的边界清楚或模糊的肿块，肿块多数为低密度，周围可见低密度的透亮带为肿瘤假包膜。巨块型肝癌中央可发生坏死而出现更低密度区。对比增强螺旋 CT 多期扫描：动脉期，主要为门静脉供血的正常肝实质还未出现对比增强，而以肝动脉供血的肿瘤很快出现明显的斑片状、结节状强化，CT 值迅速达到峰值；门静脉期，正常肝实质对比增强密度开始升高，肿瘤对比增强密度迅速下降；平衡期，肿块对比增强密度继续下降，在明显强化的肝实质内又表现低密度状态。全部对比增强过程呈“快显快出”现象。

（3）MRl 表现　在 T_1WI 上肿瘤表现稍低或等信号，肿瘤出血或脂肪性变表现为高信号，坏死囊变则出现低信号。T_2WI 上肿瘤表现为稍高信号，巨大肿块时 T_2WI 信号多不均匀。假包膜在 T_1WI 上表现为环绕肿瘤周围的低信号环。对比增强多期扫描，肿块增强表现与 CT 相同。MRI 在肝细胞癌检查的应用价值主要是对小肝癌的检出以及与肝硬化再生结节、不典型增生结节的鉴别。

9. 转移性肝癌

（1）X 射线表现　血管造影可见血供丰富的多发结节瘤灶，瘤灶内有病理血管、肿瘤染色、动静脉瘘等。周围血管受压弯曲。

（2）CT 表现　平扫可见肝实质内多发小圆形或类圆形的低密度肿块，少数也可单发。肿块密度均匀，发生钙化或出血，肿瘤内有高密度灶；液化坏死、囊变则在肿瘤中呈水样密度，对比增强扫描，动脉期呈不规则边缘强化，门静脉期可出现整个瘤灶均匀或不均匀强化，平衡期对比增强消退。少数肿瘤中央见无增强的低密度，边缘强化呈高密度，外周有一稍低于肝密度的水肿带，构成所谓“牛眼征”。

（3）MRI 表现　显示肝内多发或单发、边缘清楚的瘤灶。T_1WI 常表现均匀的稍低信号，T_2WI

则呈稍高信号。少数肿瘤在 T_2WI 上中心呈高信号，T_1WI 呈低信号。

10. 胆囊炎、胆石症

（1）X 射线表现　急性胆囊炎不需作 X 射线检查。慢性胆囊炎 X 射线片上有时可见胆囊结石和胆囊壁钙化。胆囊造影检查时见胆囊显影淡或不显影。口服脂肪餐后复查，胆囊收缩不明显，排空时间缓慢。

含钙盐的结石可在腹部平片上显示出来，称为阳性结石。结石大小不一，可自沙粒样至鸡卵大小，可单发或多发。阴性结石可在造影检查时于胆囊或胆管显影情况下显示出米，呈透亮的阴影。

（2）CT 表现　急性胆囊炎时胆囊增大，胆囊壁增厚，胆囊周围水肿。慢性胆囊炎时胆囊萎缩则胆囊变小，胆囊壁增厚，如胆囊壁钙化更有助于诊断。

胆囊阳性结石即使含钙量较少也可为 CT 所显示，表现为高密度影。胆固醇结石 CT 不能显示。

（3）MRI 表现　胆囊内结石在 T_1WI 上多表现为低信号灶，少数可呈高信号，与胆结石成分相关，在 T_2WI 上，高信号的胆囊内可清楚显示低信号的胆结石。胆囊结石，MRCP 既可观察到低信号的结石及其部位、大小、形态、数目等，又能显示梗阻上方胆管的扩张程度。胆囊炎胆囊体积增大，胆囊壁增厚。增厚的胆囊壁因水肿而出现 T_1WI 低信号，T_2WI 高信号。胆囊内的胆汁含水量增加，T_1WI 呈低信号，T_2WI 为高信号。

11. 急性胰腺炎　急性胰腺炎是胰蛋白酶原溢出被激活成胰蛋白酶引发胰腺及其周围组织自身消化的一种急性炎症。主要症状为：发热；恶心、呕吐、腹胀等胃肠道症状；上腹部持续性剧烈疼痛，常放射到胸背部，严重者可出现休克症状；上腹部压痛、反跳痛和肌紧张。实验室检查：血白细胞计数升高；血、尿淀粉酶升高。

急性胰腺炎分为：①急性间质性胰腺炎（acute interstitial pancreatitis），也称为水肿性胰腺炎，是胰腺炎中最轻的类型，仅显示胰腺水肿和细胞浸润，胰腺体积增大，胰腺内存在少数小的局灶性坏死，胰腺周围脂肪组织轻度皂化。②坏死性胰腺炎（necrotizing pancreatitis），是胰腺炎较重的类型，胰腺实质和胰腺邻近组织发生广泛的坏死、出血、液化，肾筋膜增厚。

（1）X 射线检查　平片可显示上腹部肠曲扩张，以及由肠系膜水肿所致的胃与横结肠间距增大，并可见肺底炎症浸润和胸腔积液等改变。

（2）CT 表现　对急性胰腺炎的诊断有重要作用，对了解病变的范围和程度很有帮助，在提供腹部和后腹膜的综合性信息方面也颇具优势。急性胰腺炎典型表现是胰腺局部或弥漫性肿大，密度稍减低，胰腺周围常有炎性渗出，导致胰腺边缘不清，邻近肾前筋膜增厚，此征象尽管非胰腺炎所特有，但却是胰腺炎的重要标志。水肿型胰腺炎病变程度较轻，而坏死出血性胰腺炎者胰腺肿大，上述改变更显著，胰腺密度不均。坏死呈低密度而出血呈高密度，增强扫描可见坏死区不增强，据此可帮助了解胰腺的坏死范围。

（3）MRI 表现　急性胰腺炎性改变导致胰腺肿大，外形不规则，T_1WI 上表现为低信号，T_2WI 上表现为高信号。

12. 胰腺癌　胰腺癌是胰腺最常见的肿瘤，其发病率近年来明显上升。多发生于40 岁以上的中老年人。临床表现主要为腹部胀痛不适、胃纳减退、黄疸和腰背部疼痛。

（1）X 射线表现　X 射线不能显示胰腺，没有价值。

（2）CT 表现　肿瘤的密度常与胰腺的密度相等或略低，故平扫可发生漏诊，较大的肿块可引起胰腺局部增大。如病灶内出现坏死、液化则形成低密度区。增强扫描时肿块强化不明显，呈相对低密度。CT 对胰腺癌能做出较为准确的术前分期，对判断手术切除的可能性和准确性较高。

（3）MRI 表现　除能横断面成像外，还可行 MRCP 检查，有其独特的价值。MRI 的表现在横断面所见与 CT 相同。T_1WI 肿瘤呈低或等信号，T_2WI 肿瘤呈稍高信号。由于肿瘤液化、出血、坏死，肿瘤在 T_2WI 可表现为混杂不均信号。肿瘤液化囊变则表现为 T_2WI 不规则高信号区。MRCP 可以清楚显示梗阻扩张的胰管和胆管，其梗阻末端呈喙突状。如见胆、胰管同时受累则对于胰头癌的诊断很有意义。

（二）常见泌尿系统疾病的影像诊断

1. 泌尿系结石　临床表现为向下腹部和会阴部的牵涉性疼痛及血尿。结石梗阻还可造成肾盏、肾盂、输尿管扩张积水。由于结石成分不同，致使其密度及含钙量也不同，约 90% 结石可由 X 射线平片显示，称为阳性结石；少数结石如尿酸盐结石难在平片显影，故称阴性结石。

（1）肾结石　平片检查，肾结石可为单侧或双侧性，位于肾窦部位，表现为圆形、卵圆形、桑葚状或鹿角状高密度影，可均匀一致，也可浓淡不均。桑葚状、鹿角状和分层均为结石典型表现。CT 检查能确切发现位于肾盏和肾盂内的高密度结石。MRI 对确定钙化不敏感，很少用于检查肾结石。

（2）输尿管结石　多为肾结石脱入所致，易停留在生理性狭窄处。X 射线平片和平扫 CT 均表现为输尿管走行区内约米粒大小的致密影，CT 还可发现结石上方的输尿管和肾盂扩张。MRI 很少用于检查输尿管结石，但 MRU 可显示结石梗阻所致的输尿管扩张、积水，结石则表现为梗阻端处的极低信号影。

（3）膀胱结石　X 射线检查膀胱结石多为阳性结石，表现为耻骨联合上方圆形或椭圆形致密影，大小自数毫米直至 10 cm 以上，边缘光滑或毛糙，密度均匀、不均或分层，可随体位面改变位置。CT 检查结石为膀胱腔内致密影，即使阴性结石，密度也是显著高于其他病变，MRI 检查，结石在 T_1WI 和 T_2WI 上呈很低的信号。

2. 泌尿系统结核　多为继发性，来源于身体其他部位结核灶。

（1）肾结核　多为继发性。肾结核干酪化病灶可发生钙化，甚至全肾钙化，称为肾自截。

X 射线表现：平片可无异发现，有时显示肾内云絮状钙化，甚至全肾钙化。

CT 表现：依病变发展阶段而定。早期显示肾实质内低密度，边缘不整，增强检查可有对比剂进入，代表肾实质内结核性空洞，然而肾盂、肾盏的早期破坏难以显示。病变进展，可见部分肾盏乃至全部肾盏、肾盂扩张，呈多个囊状低密度灶，CT 值略高于水。肾结核钙化时，呈点状或不规则高密度影，乃至肾大部分钙化。

3）MRI 表现：肾实质的脓肿或空洞及扩张的肾盂均呈长 T_1 低信号和长 T_1 高信号灶，MRI 尿路造影也可清楚显示这些改变。

（2）输尿管结核　多由同侧肾结核向下蔓延所致，也可为膀胱结核分枝杆菌随尿液反流所发生的逆行感染。

X 射线表现：平片检查多无价值，偶可发现输尿管钙化。

CT 表现：早期输尿管结核常无异常或呈轻度扩张，后期则显示输尿管管壁较弥漫性增厚，管腔呈多发不规则狭窄与扩张，可累及输尿管全程，冠、矢状面重组显示效果较佳。

MRI 表现：输尿管僵硬、不规则，呈多发相间的狭窄与扩张，犹如尿路造影所见。

（3）膀胱结核　通常由肾、输尿管结核蔓延所致。初期膀胱黏膜充血、水肿，进而形成溃疡和（或）肉芽肿，开始位于输尿管口处，其后延伸至三角区乃至全部膀胱。晚期膀胱肌层广泛受累，壁增厚，并发生膀胱挛缩。

X 射线表现：尿路造影早期可显示输尿管口部黏膜时则整个膀胱内缘不规整；晚期发生膀胱挛缩，体积变小，边缘因锯齿状改变。

CT、MRI 表现：均可发现膀胱壁内缘不规则，水肿或肉芽肿造成的膀胱壁增厚和膀胱腔缩小。

3. 急性肾盂肾炎　主要多见于女性，为下尿路感染逆行累及肾脏所致，其起病急，表现寒战、高热、尿频、尿急、尿痛、尿中有大量白细胞和白细胞管型。

X 射线表现：大多数患者 KUB 和尿路造影检查可正常，少数表现为弥漫性肾肿胀，肾盂肾盏系统细小，充盈不良。

CT 表现：大多数表现正常，少数可见肾脏增大；增强 CT 早期表现多个楔形低密度区，从肾乳头向皮质表面辐射，与邻近表现正常的肾实质界限清楚，随着时间延迟而分界不明显。

MRI 表现：表现类似 CT 检查所见。

4. 肾癌　肾脏肿瘤较为常见，其中以恶性者居多，常见类型依递减次序为肾细胞癌、肾盂癌和肾母细胞癌，少见者为淋巴瘤和转移瘤。肾脏良性肿瘤发生率较低，其中较为多见者为肾血管平滑肌脂肪瘤，也可为肾腺瘤、纤维瘤或脂肪瘤等。

肾细胞瘤（renal cell carcinoma，RCC）约占全部肾恶性肿瘤的 85%，占全身恶性肿瘤的 2% ~ 3%。常发生在 40 岁以后，男女比例为 3∶1。肿瘤通常为散发，但也可为遗传性。

X 射线表现：平片上较大肾癌可致肾轮廓局限性外突，偶可发现肿瘤钙化，呈细点状或弧线状致密影。

CT 表现：平扫时肾癌表现为肾实质肿块，呈类圆形或分叶状，大的肿瘤明显突向肾外，肿块密度不均。增强检查早期，肿瘤多有明显不均一强化，其后由于周围肾实质强化而呈相对低密度的不均一肿块。肿瘤向外侵犯致肾周脂肪密度增高、消失和肾筋膜增厚。肾静脉和下腔静脉发生瘤栓时，管径增粗，内有充盈缺损或不再发生强化。

MRI 表现：T_1WI 上，肿块的信号强度常等于或低于肾皮质；T_2WI 上则多为混杂高信号，有时肿块周边可见低信号环，代表肿瘤的假性包膜，具有一定特征。Gd-DTPA 增强检查，不同组织学亚型肾细胞癌的强化程度和形式类似 CT 增强检查。MRI 检查还能清楚显示肾静脉、下腔静脉内癌栓和范围，以及肾周淋巴结转移和远隔部位的转移。

5. 多囊肾　多囊肾即肾的多囊性病变（polycystic kidney disease），系遗传性病变，成人型多囊肾表现双肾有多发大小不等囊肿，早期仍有囊肿间仍有正常肾实质，晚期全部肾实质几乎完全为大小不等的囊肿所替代，囊内容为尿及浆液，可有出血。约 1/2 病例合并多囊肝。

X 射线表现：平片可示双肾影呈分叶状增大。

CT 表现：双肾布满多发大小不等圆形或卵圆形水样低密度病变，增强检查病变无强化。肾的形态早期正常，随病变进展，囊肿增大且数目增多，肾的体积增大，边缘呈分叶状，部分囊肿内可有急性出血而呈高密度，常并有多囊肝表现。

MRI 表现：表现类似 CT 检查所见，囊肿的信号强度多为类似于水的长 T_1 低信号和长 T_2 高信号，但部分囊内可呈出血性信号。

6. 膀胱肿瘤　易发生在 40 岁以上男性，分为上皮性和非上皮性肿瘤。上皮性肿瘤约占膀胱肿瘤的 95%，其中大多数为恶性，即膀胱癌。非上皮性肿瘤少见，包括平滑肌瘤、嗜铬细胞瘤和淋巴瘤等。

（1）膀胱癌　多为移行细胞癌，少数为鳞状细胞癌和腺癌。主要症状是无痛性肉眼血尿，常并有尿频、尿急和尿痛等膀胱刺激症状。

X 射线变现：平片诊断价值不大。

CT 表现：平扫可见由膀胱壁突向腔内的结节、分叶或菜花状软组织密度肿块，大小不等，表面可有点状钙化，常位于膀胱侧壁和三角区。部分肿瘤仅见局部膀胱壁不规则增厚。增强检查，早期肿块有强化，延迟扫描空腔内低密度充盈缺损。

MRI 表现：膀胱癌的形态学表现与 CT 检查相仿，在 T_1WI 上，肿瘤与膀胱壁呈等信号，而在 T_2WI 上，多为中等信号，要显著高于正常膀胱壁。Gd-DTPA 增强检查早期，肿瘤强化且显著高于正常膀胱壁，因此可准确显示肿瘤的范围。MRI 检查同样可确定膀胱癌对周围组织器官的侵犯及淋巴结转移。

（2）膀胱非上皮肿瘤　少见，其中良性者可为平滑肌瘤嗜铬细胞瘤等，恶性者包括平滑肌肉瘤、横纹肌肉瘤、淋巴瘤和转移瘤等。

7.尿路梗阻与肾盂积水

X射线表现：轻度肾盂积水时见肾小盏口变平，穹隆部变为圆钝。严重肾盂积水时肾盂成大囊，密度极低其至完全不显影。

CT、MRI表现：可显示梗阻造成的上方尿路扩张积水，结石则表现为梗阻端处的极低信号影。

五、颅脑及脊髓的影像

脑和脊髓深藏在骨骼包围的颅腔和椎管内，一般物理学诊断不易达到。脑瘤、脑外伤、脑血管病、颅内感染和脊髓疾病等，传统X射线检查如平片、造影检查等有一定的局限性。现代影像技术如DSA、CT、MRI等提供了高分辨率和高对比度的直观图像，可明确病变的有无及其位置、大小、数量和性质，提高了中枢神经疾病的诊断水平。

常见中枢神经系统疾病的影像诊断如下。

（一）脑瘤

以胶质瘤、脑膜瘤、垂体瘤、听神经瘤和转移癌等较常见，影像检查可确定肿瘤有无、并对其做出定位、定量乃至定性诊断。CT、MRI在其诊断方面具有重要的价值。

（二）颅脑外伤

1.脑挫裂伤　脑挫伤病理改变为脑内散在出血灶、静脉淤血、脑水肿和脑肿胀；如伴有脑膜、脑或血管撕裂，则为脑裂伤。二者常合并存在，故统称为脑挫裂伤。

CT表现：为低密度脑水肿区内，散在斑点状高密度出血灶，伴有占位效应。有的表现为广泛性脑水肿或脑内血肿。

MRI表现：脑水肿T_1WI呈等信号或稍低信号，T_2WI呈高信号；脑血肿T_1WI和T_2WI均呈高信号。

2.颅内出血　包括硬膜外、硬膜下、脑内、脑室和蛛网膜下腔出血等。

（1）硬膜外血肿　多由脑膜血管损伤所致，脑膜中动脉常见，血液聚集硬膜外间隙。CT上颅板下见梭形或半圆形高密度灶，多位于骨折附近。

（2）硬膜下血肿　多由桥静脉或静脉窦损伤出血所致，血液聚集于硬膜下隙，沿脑表面广泛分布。CT上，急性期见颅板下新月形或半月形高密度影，常伴有脑挫裂伤或脑内出，血，脑水肿和占位效应明显。亚急性或慢性血肿，呈稍高，等、低或混杂密度灶。CT上的等密度血肿，MRI上常呈高信号，显示清楚。

（3）脑内血肿　多发生于额、颞叶，位于受力点或对冲部位脑表面区，与高血压性脑出血好发于基底节和丘脑区不同。CT上呈边界清楚的类圆形高密度灶。

（4）蛛网膜下腔出血　儿童脑外伤常见，出血多位于大脑纵裂和脑底池。CT上大脑纵裂出血于中线区常见纵行窄带形高密度影。出血亦见于外侧裂、鞍上池、环池、小脑上池或脑室内（图4-9）。

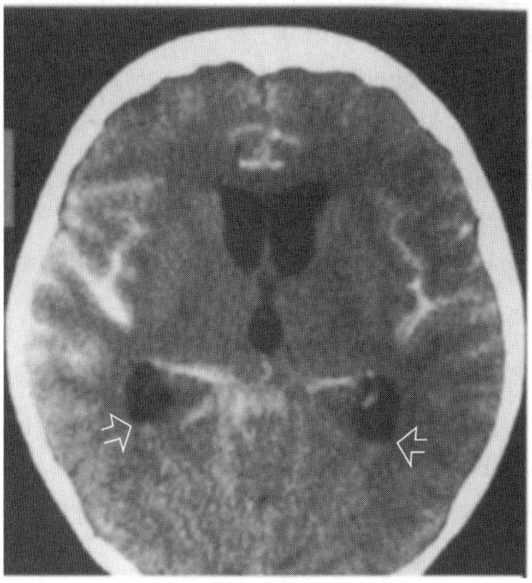

图 4-9　蛛网膜下腔出血

（三）脑血管病

脑血管病又称脑卒中，其中脑出血和脑梗死，CT 和 MRI 诊断价值大，动脉瘤和血管畸形则需配合 DSA、CT 血管造影或 MRI 血管造影诊断。

1. 脑出血　自发性脑内出血多发于高血压、动脉瘤、血管畸形、血液病和脑肿瘤等，以高血压性脑出血常见，多发生于中老年高血压和动脉硬化患者。出血好发于基底节、丘脑、脑桥和小脑，且易破入脑室。

CT 表现：急性期血肿呈边界清楚、密度均匀增高的肾形、类圆形或不规则形团块影，周围水肿带宽窄不一，局部脑室受压移位（图 4-10）。破入脑室可见脑室内积血。

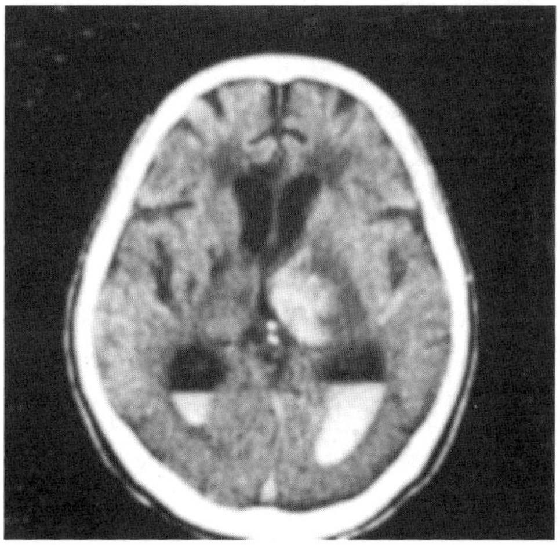

图 4-10　脑出血

MRI 表现：急性期血肿 T_1WI 呈等信号，T_2WI 呈稍低信号，显示不如 CT 清楚；亚急性期和慢性期血肿 T_1WI 和 T_2WI 均表现为高信号，周边可见含铁血黄素沉积所致的低信号，此期 MRI 探测比 CT 敏感。

2. 脑梗死　脑血管闭塞所致脑组织缺血性坏死。分为缺血性、出血性、腔隙性脑梗死。

(1)缺血性梗死　CT 上见低密度灶,其部位和范围与闭塞血管供血区一致,呈扇形,2～3 周时可出现“模糊效应”,病灶变为等密度而消失。

(2)出血性梗死　CT 上在低密度脑梗死灶内,出现不规则斑点、片状高密度出血灶、占位效应较明显。

(3)腔隙性梗死　系深部髓质小血管闭塞所致。低密度缺血灶 10～15 mm 大小,好发于基底节、丘脑、小脑和脑干,中老年人常见。

MRI 对脑梗死灶发现早、敏感性高。发病后 1 h 可见局部脑回肿胀,脑沟变窄;随后出现长 T_1 和长 T_2 信号异常。MRI 对基底节、丘脑、小脑和脑干的腔隙性梗死灶十分敏感。

(四)脊髓疾病

1. 椎管内肿瘤　髓内肿瘤,以室管膜瘤和星形细胞瘤常见;髓外硬膜内肿瘤,多为神经源性肿瘤和脊膜瘤;硬膜外肿瘤,常见为转移瘤。

2. 脊髓损伤　分为出血性和非出血性损伤,后者表现为脊髓水肿和肿胀,其预后较好。脊髓横断损伤可为部分性或完全性,伴有出血。损伤后期合并症包括脊髓软化、囊性变、蛛网膜粘连和脊髓萎缩等。

CT 平扫可见脊髓内出血或硬膜外血肿。MRI 上可直观地显示脊髓的损伤类型、部位、范围和程度。脊髓损伤出血 T_1WI 和 T_2WI 呈高信号灶;脊髓水肿 T_1WI 呈低或等信号,T_2WI 呈高信号。

3. 椎管内血管畸形　椎管内血管畸形是指脊髓血管先天发育异常而形成的一类病变。可发生于脊髓各个节段,脊髓内外可同时受累,颈胸段血管畸形以髓内病变为主,腰段者则多位于脊髓后方。可将其分为四类:①AVM;②海绵状血管瘤;③静脉畸形;④毛细血管扩张症,病理上以 AVM 最多见。

X 射线:平片多无阳性发现。

CT:平扫偶见病变脊髓局限增粗,有时在其表面可见到斑点状钙化灶。增强扫描在脊髓内或其表面可见到异常强化、扩张的血管,呈迂回或团块状分布,多位于脊髓背外侧。

MRI:硬膜内 AVM 可在脊髓实质内见到异常血管团,由于畸形血管内血流较快,无论 T_1WI 和 T_2WI 均呈无信号,尤其在 T_2WI 上流空血管在高信号脑脊液的衬托下显示更加清楚。病变部位脊髓局限膨大。Gd-DTPA 增强扫描畸形血管明显强化,有利于发现小的畸形血管团及其供血动脉和引流静脉。

(五)眼及眼眶

1. 眶内肿瘤　良性者有血管瘤、神经鞘瘤、脑膜瘤、泪腺混合瘤、皮样囊肿等;恶性有脑膜肉瘤、恶性混合瘤、转移瘤等。平片为筛选方法,CT 和 MRI 可确定眶内肿瘤及其部位、大小、范围和性质。

2. 眼眶外伤及眶内异物　眼眶外伤包括眶骨骨折、眶内损伤和异物。眶内异物表现为高密度者如金属、中等密度者如沙石和玻璃、低密度者如竹和木片等,位于眼球内或外。

平片可观察眶骨骨折和高密度异物,对中等和低密度异物的观察和定位困难。CT 易于在冠状面上观察眶壁骨折及骨折片移位,确定异物有无及其眼球内、外位置。MRI 适于观察 CT 显示的等密度的异物。眶内气肿 CT 和 MRI 上表现为低密度/低信号区。眶内血肿 CT 上急性期为高密度灶,随着时间推移血肿范围缩小,密度逐渐减低;MRI 上血肿信号依血肿期而异。视神经损伤显示视神经不规则增粗或中断。MRI 易于确定眼眶内容物向鼻窦内疝出。

(六)乳突炎、胆脂瘤

中耳乳突炎有急、慢性之分,多为化脓性感染者。慢性者多为急性中耳乳突炎治疗不彻底迁延所致,常合并胆脂瘤。

平片上,急性中耳乳突炎显示乳突小房密度增高,间隔模糊;乳突积脓并骨质破坏时,则出现大小不等的透亮区。慢性中耳乳突炎的小房发育不良，密度增高和黏膜增厚，呈板障型或硬化型；合并胆脂瘤可见边缘硬化的骨质缺损。CT 显示病变更清楚，并可直观胆脂瘤的部位、大小和范围，及小骨和半规管破坏情形。

（七）鼻窦及鼻旁窦

1. 鼻窦炎　按病因分为化脓性和变态反应性两种，常多个鼻窦受累。急性鼻窦炎以黏膜水肿和渗出为主要病理变化；慢性鼻窦炎窦腔黏膜增厚、息肉样变或伴有窦壁骨质增生硬化。

平片和 CT 上，急性鼻窦炎显示窦腔密度增高、混浊，腔内可见气-液平面。CT 还能发现骨髓炎、眶内和颅内的并发症。MRI 较少应用。慢性鼻窦炎在 X 射线平片和 CT 上，可见黏膜环形增厚，窦壁骨质增生硬化。息肉在 CT 上呈软组织结节，若充满整个窦腔则呈均匀性密度增高。

2. 鼻窦囊肿　多继发于慢性鼻窦炎。窦口阻塞可发生黏液囊肿，常见于额窦和筛窦；黏液腺口阻塞，则形成潴留囊肿，多见于上颌窦；黏膜下液体聚集则形成黏膜下囊肿，只发生于上颌窦。

平片上，黏液囊肿早期表现类似鼻窦炎，当囊肿增大时，压迫窦腔呈圆形膨大。CT 和 MRI 上呈含液囊肿表现。潴留囊肿和黏膜囊肿表现为上颌窦内半圆形肿块，类似上颌窦息肉，但无黏膜增厚。

3. 鼻窦肿瘤　良性肿瘤常见为骨瘤，好发于额窦、筛窦；恶性肿瘤以鳞癌多见，好发于上颌窦。平片和 CT 上，骨瘤呈突向窦腔内的骨性肿块，边缘光滑，大者可充满整个窦腔，诊断不难。上颌窦早期表现为窦腔内软组织肿块，缺少特征性；肿瘤进展破坏窦壁，并向窦外侵犯时，平片和 CT 上可见窦壁破坏，窦腔内外软组织。MRI 上，肿块在 T_1WI 和 T_2WI 呈低或中等不均匀信号；瘤内出血时呈高信号。

第二节　超声诊断

一、肌肉骨骼系统异常声像图

随着社会经济的不断发展，人体肌肉骨骼的损伤性疾病也越来越常见，传统影像学检查 X 射线，对软组织的分辨率低，限制了它的应用。CT 对肌肉软组织结构的分辨也欠佳。相比之下，MRI 适合于评价肌肉骨骼相关病变，但其往往不能实时地进行动态检查，另外价格的因素也限制了 MRI 在肌肉病变诊断中的应用。高频超声检查具有无射线损害、无创、价廉、短期内可重复检查、实时成像及软组织分辨率高等优势，被广泛应用。实践证明，高频超声能清晰地显示肌肉等软组织的层次关系及内部结构，识别肌肉、肌腱、韧带、神经等组织病变，还能从任意方向及角度观察病变与周围组织的关系，以获取病变的全方位信息。目前在肌肉损伤、外周神经损伤、病变及肿瘤、肌腱（跟腱）损伤及撕裂以及愈合过程的观察、免疫代谢疾病（如风湿性关节炎、类风湿关节炎、痛风、银屑病、系统性红斑狼疮）等方面，超声已经成为或者正在成为首选检查或金标准。

（一）周围神经疾病

1. 臂丛神经损伤　臂丛神经损伤在创伤中常见，而且致残率较高，是周围神经损伤中最严重的的损伤之一。对创伤性臂丛神经损伤而言，术前准确的定位及准确的影像学评估是治疗的基础。

超声检查臂丛神经：首先在颈部胸锁乳突肌横向斜切找到前斜角肌与中斜角肌的短轴切面，肌肉间可见四个圆形低回声即为臂丛神经发出的根部，然后于臂丛神经根长轴扫查，观察神经的形态有无撕脱，周围血肿粘连情况，并分别于锁骨上、下区连续动态扫查。可探及实性低回声，形态不规则、局部成角、边界不清晰，与臂丛神经与伴行血管关系密切，界限不清。CDFI：低回声结节其内探及点线状血流信号,并可记录到搏动性血流频谱。

2. 神经鞘瘤　较为常见的一种外周神经鞘膜肿瘤,多数为良性,以神经鞘细胞为主要成分,沿着臂丛神经根及肢体神经主干生长,以头颈部及四肢最为多见。临床上多无明显症状,常见单发结节生长缓慢,有时可有压痛或沿肢体放射样麻木感。

超声检查显示图形为椭圆形或梭形实性低回声肿物,边界清晰,有包膜,内部回声均匀,肿瘤内有少许血流信号,由于神经鞘瘤起源于外周神经鞘外膜,肿瘤沿神经偏心性生长。肿物与两端神经干相连续。

3. 四边孔综合征腋神经病变　主要病因包括:肩部撞伤,四边孔周围的骨质、肌肉受损组织充血水肿增生直接压迫腋神经;肩关节突然过分外展,四边孔相对缩小,腋神经受压等等。

超声检查可见肱二头肌长头腱腱鞘增厚,肌腱回声减弱,肩胛下肌肌腱肱骨附着部骨骼面粗糙,肌腱稍增厚,其内可探及斑片状高回声,后伴声影。CDFI:肌腱内可探及散在点线状血流信号。四边孔部软组织受挤压推移,其内可见腋神经走形,神经干增粗,回声减弱。

4. 坐骨神经及尺神经联合病变　坐骨神经是人体最粗大的神经,来自 $L_4 \sim L_5$ 神经、S_5 和 $S_1 \sim S_3$ 神经根,经梨状肌下孔出骨盆到臀部,在臀大肌深面向下行。

超声检查肌层内可探及梭形低回声结节,边界清,上下级与坐骨神经相延续,内部回声不均匀,可见多个小片状液性,CDFI:结节边缘部未探及少许血流信号。实时弹性成像:结节呈周边硬,内部软的表现,上下延续的神经呈较硬表现。

5. 神经卡压　神经卡压可发生在神经走行路径上任何部位,但更常见于骨或关节与肌腱韧带及肌肉间形成的纤维性或骨-纤维隧道处,常见的卡压综合征有腕管综合征、肘管综合征、腓管综合征、胸廓出口合征和梨状肌综合征等。

超声声像图特点:①神经卡压较明显时,神经局段变细处回声降低,近心端或两端神经增粗,回声降低;②瘢痕粘连时神经增粗,回声减低或外及束膜回声增强,束状结构模糊。另外,神经长期反复被卡压可以产生瘤样增生,是神经卡压病的另一种表现形式,如莫顿神经瘤。

(二)肌肉、肌腱疾病与损伤

1. 钙化性肩袖肌腱炎　长期的各种原因造成的肌腱磨损、退变及钙质代谢失常引起的一种病因不明的疾病-钙化性肌腱炎,主要表现为关节周围的羟基磷灰石晶体沉积。

超声影像学特征:超声诊断钙化性肌腱炎的依据是肌腱内部出现异常的强回声,据钙化性肌腱炎的病理过程,超声有不同的影像学表现。静止期钙化物表现强回声斑块,边界清晰,后方伴有明显声影。吸收期液状钙化物表现为片状强回声,较肌腱回声强,一般形状不规则,后方伴有弱声影或不伴有声影。钙化物可刺激肌腱组织引起炎症反应,因此肌腱可有肿胀增厚。钙化肌腱炎在症状时期检查可以发现受累肌腱内有大小不等的弧形或斑点状的回声增强点,后方有不同程度的声衰减,周围肌腱增厚,内部回声不均匀,说明肌腱在此时处于炎性期,符合吸收期的表现。

2. 肩袖损伤　由于肩袖受肩峰保护,直接暴力很少造成肩袖破裂,间接暴力多因肩袖随年龄增长发生退行性变后上肢外展,手掌扶地骤然内收而破裂,尤因冈上肌肌力薄弱,而承受牵拉力最大,故易破裂。

超声影像声像图表现比较复杂,有原有和继发征象两类,肩袖撕裂超声表现是肌腱内部出现低回声区。

3. 伸指肌腱损伤　伸指肌腱终腱属于伸指肌腱Ⅰ区,此处皮肤薄而连接紧密,可产生闭合和开放损伤,指甲手术可累及终腱。

超声图像显示肌腱止点处低回声区,原节指骨基底向掌侧移位,动态观察主动伸指远指间指骨无活动,合并撕脱骨块时,可显示骨块大小和骨块的位置。

4. 手指关节副韧带损伤　手指远端受侧方力或扭力时，由于近端指间关节比远侧指间关节力臂长，所受的外力更大，因而发生侧副韧带损伤的机会比远侧指间关节多。

超声影像学特征：手指侧副韧带损伤一般分部分损伤和完全损伤。部分损伤时表现为副韧带肿胀增厚，回声紊乱不均匀，内有低回声，无断端分离，手指活动时无关节不稳定。完全损伤时，可见关节间隙增大，副韧带止点处分离，侧方应力活动关节时分离加大，可见关节侧方脱位。

5. 梨状肌综合征　急性或慢性腰臀腿部损伤可使梨状肌拉长或过牵而受伤，从而出现相关症状及体征，病变严重者使坐骨神经受累而出现坐骨神经痛。

超声声像图表现患侧梨状肌较对侧增大、增厚，肿大的梨状肌内部呈低回声，或虽不肿大但包膜增厚不光滑，内部回声不均匀或呈弥散性稍强回声。部分患者因梨状肌肿大，梨状肌下孔相应变窄，坐骨神经受压呈弧状或坐骨神经走形较对侧明显变异。

（三）关节类病变

1. 化脓性关节炎　超声主要表现为：关节滑膜增厚、关节腔积液、关节周围组织肿胀增厚，当炎症处于急性期时，彩色多普勒超声检查可见滑膜内有血流信号，在炎症累及关节软骨时，超声可显示关节软骨面欠光滑、局部厚薄不均或局限性连续性中断，当病变进一步进展，则可显示骨皮质的破坏。

2. 骨关节炎　高频超声能发现骨关节炎患者最早期的软骨改变，通过高分辨力超声检查关节软骨厚度和完整性、软骨表面轮廓的光滑度以及软骨透声清晰度的变化。

3. 痛风性关节炎　超声表现有：关节软骨、“双边征”、滑膜增厚、骨侵蚀、关节积液、关节内点状强回声、关节内强回声团伴声影、关节液内“暴雪样”强回声、关节周围滑囊积液伴或不伴强回声、关节旁肌腱周围强回声。

（四）骨与软骨肿瘤

1. 骨软骨瘤　又称外生骨疣，是常见的良性骨肿瘤。超声可清楚显示肿瘤周边软组织情况，尤其是彩超对血管的显示较佳，同时超声可以穿透软骨组织，可以显示软骨帽，并评估软骨帽下钙化带的表面轮廓情况、肿瘤骨皮质与骨干的表面轮廓延续情况，多角度显示肿瘤轮廓可评估肿瘤的朝向。

2. 孤立性骨囊肿　其为病因未明的骨内良性、膨胀性病变。超声显示病变骨骨皮质膨胀变薄呈壳状强回声，表面光滑，髓腔内呈囊性无回声，如合并骨折，局部可见骨皮质凹凸不平，无骨膜反应及软组织肿块，CDFI 显示病变内无血流信号。

3. 成骨肉瘤　骨肉瘤也叫成骨肉瘤，起源于原始成骨性结缔组织，以肿瘤细胞能够直接产生肿瘤性骨样组织和不成熟的骨组织为特征，是最常见的原发恶性骨肿瘤。超声可显示骨肉瘤早期骨皮质微小破损，粗糙不光滑，继而可见骨膜线状增厚、抬高与骨皮质分离，形成三角形结构。CDFI 显示富含血供，可连接成片状，并可探及瘤体内沿针状瘤骨分布的丰富血流信号。

4. 内生软骨瘤　起病于靠近骺板的骨髓腔内，骨骺闭合后可向骨干方向迁移。超声声像图：内生软骨瘤在骨内呈膨胀性生长，表现为骨皮质变薄，肿瘤区边缘不规则但边界清楚，内部为较均匀的低回声，常伴有钙化，表现为肿瘤内部出现散在的强回声斑。当肿瘤黏液变性或出血时，可出现无回声暗区。发生病理性骨折时，可见骨皮质回声中断和移位。

二、心血管系统异常声像图

（一）风湿性心瓣膜病

1. 二尖瓣狭窄　二尖瓣狭窄后，舒张期左心房血液不能畅通进入左心室，淤积在左心房，使左心房容积增大,左心房与左心室之间的压差增大。失代偿时肺循环阻力增大,肺动脉高压,右心室负荷过重而增大。

(1)二维超声心动图　①二尖瓣增厚,回声增强,以瓣尖为主,有时可见赘生物形成的强光团。②二尖瓣活动僵硬,运动幅度减小。前叶舒张期呈圆拱样(气球样)向左心室流出道突出。③二尖瓣面积缩小。④腱索增粗缩短,乳头肌肥大。⑤左心房明显增大,肺动脉高压时则右心室增大,肺动脉增宽。

(2)M 型超声心动图　①二尖瓣曲线增粗,回声增强。②二尖瓣前叶曲线双峰消失,呈城墙样(平台样)改变,EF 斜率减低。③二尖瓣前、后叶呈同向运动,后叶曲线套入前叶。④左心房增大(图 4-11)。

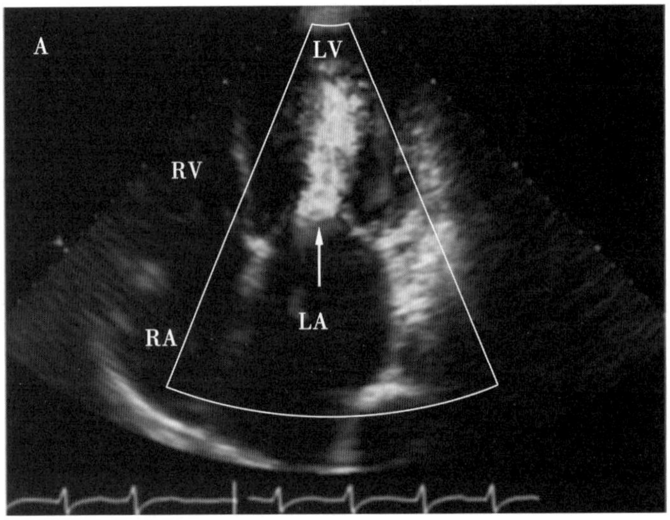

图 4-11　二尖瓣狭窄

(3)多普勒超声心动图　①CDFI:二尖瓣口见五彩镶嵌的湍流信号。②频谱多普勒:二尖瓣频谱呈单蜂宽带充填形,峰值血流速度大于 1.5 m/s,可达 6～8 m/s。

2. 二尖瓣关闭不全　二尖瓣关闭不全时,收缩期左心室一部分血液经关闭不全的瓣口反流回左心房,使左心房压增高,容积增大。舒张期左心室能顺利充盈,瓣口血流量增加。较晚出现肺动脉高压。

(1)二维超声心动图　①二尖瓣增厚,回声增强,以瓣尖为主。有时可见赘生物强光团。②二尖瓣活动僵硬,运动幅度减小。收缩期二尖瓣前后叶关闭错位或有空隙。③左心房大,左心室大,严重时出现肺动脉增宽、右心室大。

(2)M 型超声心动图　①二尖瓣曲线增粗,回声增强,后叶运动幅度明显减低。②收缩期前后叶关闭呈双线。③左心房大,左心室大。

(3)多普勒超声心动图 CDFI　左心房内见从二尖瓣口发出的收缩期反流信号。频谱多普勒:收缩期出现反流频谱,峰值速度一般大于 4 m/s。

如患者为二尖瓣狭窄合并关闭不全,则为以上声像图特点之和。主动脉瓣及其他瓣膜病变特征与二尖瓣相仿。50 岁以上的人群中越来越多见老年性退行性瓣膜病,以钙盐沉着在瓣环为特征。

(二)先天性心脏病

1. 房间隔缺损、室间隔缺损　均可在二维超声心动图上见到房间隔或室间隔有回声连续中断,断口处可见穿隔分流血流信号。可见全心动周期分流频谱。

2. 动脉导管未闭　二维超声心动图可见降主动脉与肺动脉间有相通的液性管道和分流信号。缺损或导管细小时,二维超声图像显示不清,主要用 CDFI 看分流的血流信号,频谱多普勒测其血流速度。

3. 法洛四联症　室间隔缺损、主动脉骑跨、右心室肥厚和肺动脉狭窄,均可在二维超声心动图和多普勒超声心动图上有特征性表现而确诊。

4. 其他先天性心病　心内膜垫缺损、单心房、单心室、三尖瓣下移等先天性心脏病在二维超声心动图上均一目了然。复杂先天性心病右心室双出口、大动脉转位等,多切面探查,配合 CDFI 也可明确诊断。

(三)心肌病

原发性心肌病指原因不明的心肌病变,分为扩张型、肥厚型、限制型。

1. 扩张型心肌病　又称充血性心肌病。二维超声心动图特征为:① 全心扩大呈球形,以左心为主。② 各瓣膜形态正常,开放幅度变小,二尖瓣口与左心室形成"小瓣口大心腔"的特征性表现。M 型超声心动图上二尖瓣曲线呈低矮菱形的"钻石样"改变,E 峰与室间隔距离(EPSS)增大,常大于 15 mm。室间隔与左心室后壁运动幅度明显减低。频谱多普勒超声:各瓣膜口血流峰值速度减低,可见反流信号。

2. 肥厚型心肌病　二维超声心动图特征:①心肌不对称性增厚,室间隔增厚更明显,厚度大于 15 mm。室间隔与左心室后壁之比大于 1.3。②梗阻性肥厚型心肌病,收缩期二尖瓣前叶前移,左心室流出道变窄,该处血流峰值速度明显增高。

3. 限制型心肌病　心内膜、心肌广泛纤维化,导致心室舒缩功能障碍。二维超声心动图表现为:①心内膜弥漫性均匀增厚,回声增强。②室壁运动幅度明显减弱。左心室收缩功能明显减低。③左心室内径明显缩小,左心房、右心房多增大。

(四)其他心脏病

超声心动图对冠心病、高血压性心脏病及肺源性心脏病等的诊断均要密切结合临床。

1. 冠心病　超声心动图是冠心病的辅助检查方去。只能间接看主动脉弹性、室壁节段搏动有无异常。经食道超声可排除肺气干扰。急性心肌梗死时,可看到有无腱索断裂、乳头肌功能不全、室壁瘤、血栓等并发症。血管内超声成像可了解冠状动脉斑块的形态、结构与管腔的关系,并直接测定冠状动脉血流,显示管腔和管壁的病变,还可分析粥样斑块的性质。

2. 高血压性心脏病　表现为左心室肥厚,主动脉增宽,主动脉弹性减低。

3. 慢性肺源性心脏病　右心室肥大,肺动脉增宽,这些特征均可在超声心动图上表现出来,但不是特征性改变。

三、肝、胆道、胰腺的异常声像图

超声检查对肝脏、胆道、胰腺和脾脏疾病的诊断效果最佳,是首选的影像学检查。胃和十二指肠病变阳性率不如胃镜,肠道疾病因胃肠道有粪便、气体而阳性率较低。

(一)原发肝细胞肝癌

1. 直接征象　肝内见一个或多个光团,回声可强可弱,光团边形态不规则,光团内光点分布不均匀,回声强弱不一,周边可见声晕或靶环征(为癌肿推开周围小血管,形成的血管围绕征)(图 4-12)。光团内可出现液化形成的无回声暗区。弥漫型肝癌多在肝硬化基础上形成,肝内见散在弥漫分布的粗强光斑、小光团。

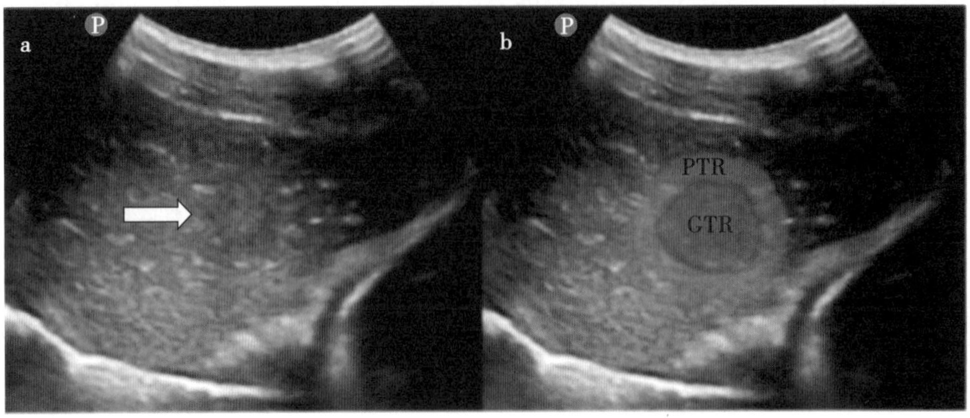

图 4-12 原发性肝癌

2. 间接征象 ①肝大，边缘形态失常，可见驼峰征（肿瘤向包膜外突起形成）、角征（癌肿使右下缘角或左下缘角变钝）。②压迫征象：门静脉、肝静脉受压变形，第一肝门处肝癌可压迫胆管造成肝内管扩张，产生阻塞性黄疸。③转移征象：门静脉、肝静脉、下腔静脉内癌栓；腹水；第一肝门旁、腹主动脉旁淋巴结转移。

3. 多普勒超声 CDFI 检查显示癌瘤光团周边和光团内见丰富的动脉血流信号。频谱多普勒示阻力指数（RI）大于 0.75 或小于 0.5。肝动脉血流信号明亮，峰值速度增高，RI 大于 0.75 或小于 0.5。

（二）肝囊肿、多囊肝

患者无自觉症状，常在体检时发现，可分为单发和多发。声像图上见肝内有一个或数个类圆形无回声暗区，壁纤细、光洁，暗区内清亮。

多囊肝则见肝内布满无数大小不等无回声区，正常肝组织被挤压变薄或显示不清，常合并多脏器多囊改变，如多囊脾、多囊胰、多囊肾。

（三）肝硬化

肝硬化肝脏呈结节样变，血管扭曲移位以及门静脉高压。

超声诊断要点：①肝体积缩小，逐步向右上移行。部分患者肝左叶早期可代偿性增大。②肝包膜回声增强，呈锯齿样改变。肝内光点增粗增强，分布紊乱。③脾大，脾实质回声增强，脾增大的程度与肝硬化严重程度一致。④胆囊壁增厚毛糙，有腹水时可呈双边。⑤可见腹水的无回声暗区。⑥门静脉内径增宽，可出现脐静脉重新开放。⑦癌变时在肝硬化基础上出现肝癌声像图特征，以弥漫型为多见。

（四）胆囊炎

1. 急性胆囊炎 单纯性胆囊炎声像图无特异性改变，形成化脓性胆囊炎后声像图特征较明显。胆囊肿大，壁增厚，呈双边征。胆囊无回声暗区出现细的低回声光点，分布稀疏或密集，后无声影，可伴有胆囊结石。

急性胆囊炎多伴有急性胆管炎，胆管壁增厚，回声增强，胆管内径可稍宽，胆总管内径在 0.8 ~ 1.2 cm 之间，内可见低回声细小光点。

2. 慢性胆囊炎 慢性胆囊炎是急性胆囊炎症反复发作迁延所致。胆囊壁因纤维增生而增厚、毛糙，胆囊大小正常或萎缩，囊内多伴有结石。胆囊收缩功能差。单纯胆囊壁增厚，原因有多种，不是胆囊炎所特有，要结合病史方能诊断。

（五）急性胰腺炎

声像图特征：①胰腺均匀弥散性轻度肿大，胰内光点增粗，回声减低，分布欠均。②有出血坏死时，胰内见局限性低回声或无回声区，胰周边可见局限性低回声或无回声区。③胰管可轻度扩张，内径3 mm左右。

（六）胰腺癌

1. 直接征象　胰内出现形态不规则的光团，可位于胰头、胰体或胰尾。光团边界不清，多为低回声。光团内光点分布不均，出现液化坏死时可见不规则无回声暗区。CDFI示周边和胰腺内血流信号较丰富。

2. 间接征象　①胰局限性肿大，边缘形态失常。②压迫征象：胰头癌可压迫胆总管的胰腺后段，造成肝内胆管扩张，胆囊肿大，胰管扩张，胰管汇入处以上的胆总管扩张。

3. 转移征象　腹主动脉旁淋巴结转移，肝转移。

四、泌尿系统异常声像图

泌尿系统超声检查的适应证：①泌尿系结石超声检查为首选，检出率：膀胱结石>肾结石>输尿管结石。②占位性病变超声是首选。包括液性占位性病变：肾囊肿、多囊肾。实质占位性病变：膀胱癌、肾错构瘤、肾癌。③先天畸形例如肾缺如、异位肾、马蹄肾、双肾盂、双输尿管、膀胱憩室。④移植肾观察有无术后并发症，如尿路阻塞（肾积水），肾周围积液，肾血管病变（肾动脉狭窄阻塞、肾静脉血栓），肾实质病变（急、慢性肾排异，急性肾小球坏死）等。⑤炎性病变超声图像有改变但无特异性，要结合临床表现。慢性肾功能不全者，超声可显示肾纤维化表现。

（一）肾积水

前列腺肥大、尿路结石或肿瘤、尿路外肿瘤压迫等引起的尿路梗阻均可导致肾积水。

1. 轻度肾积水　肾盂、肾盏分离，分离腔无回声区呈窄带状或花朵形，前后径在1.0～1.5 cm以上，肾形态无明显变化。

2. 中度肾积水　肾脏增大，肾窦分离，无回声区前后径>2.0 cm，可呈多个无回声区，形如手套状或烟斗状，积水的无回声区转动探头相互交通。当积水使输尿管扩张时，肾盂积水无回声区与输尿管积水无回声区相连续。

3. 重度肾积水　无回声暗区内见分隔光带、肾盏、肾盂重度扩张，呈相互通连的多房囊状结构，肾实质变薄。

（二）泌尿系结石

超声见强回声光团或光斑，后伴声影或彗星尾征。输尿管结石多位于输尿管狭窄处，膀胱结石可随体位依重力方向移动。可伴有肾积水。检查前嘱病人排空大便，充盈膀胱，可提高输尿管结石检出率。

（三）肾囊肿

发病机制不明，患者无症状，多在体检时发现。可单发也可多发，可一个肾有，也可双肾均有。发病率高，多见于55岁以上人群，预后好，无遗传倾向。

声像图特征：肾内见一个或多个类圆形无回声暗区，壁光洁，暗区内清亮，后方回声增强。无回声暗区可向包膜外突起，则肾形态失常。可向内压迫肾部，则肾窦部变形。囊肿多发时，多个暗区互不相通。输尿管一般不扩张。

（四）膀胱癌

膀胱癌是泌尿系最常见的恶性肿瘤。声像图特征：膀胱壁局限性略厚或隆起，呈乳头状、菜花状光团向膀胱内突起,可大可小,形态不规则。光团内光点分布不均匀,回声强弱不一。光团有的有蒂,蒂有长有短,有蒂肿瘤可随体位变化而有漂动感。光团内可见丰富血流信号。光团周边的膀胱壁可有不同程度浸润而增厚,可观察膀胱壁浸润的程度、范围及与周围脏器的粘连或转移,一般膀胱癌超声检出率高,可代替膀胱镜检查。

(五)前列腺增生

前列腺增生是中老年男性常见病。声像图特征:前列腺增大,以内腺增生为主,外腺萎缩变薄。前列腺内光点分布均匀。伴结节样增生时,前列腺内见等回声或稍强回声光团。无包膜,边界欠清。前列腺内和周边未见明显血流信号。伴前列腺炎时,前列腺内光点增粗,前列腺尿道壁增厚,回声增强。

(六)前列腺癌

前列腺癌以外腺好发。早期外腺区见低回声光团,多边界模糊不清,可向包膜外突起。

前列腺内光点分布不均,血流信号增加。中期前列腺不规则增大,内外腺边界不清,光团形态不规则,光团内回声强弱不一,血流信号增加。晚期可向精囊腺、膀胱、直肠浸润。前列腺结节样增生要与之鉴别。用经直肠探头探查可排除肠气干扰,提高对前列腺癌的检出率,并可经直肠超声引导自动活检术而确诊。

五、妇产科异常声像图

妇科超声检查适应证:①盆腔包块超声诊断是首选。包括:子宫病变,良性包块有肌瘤、腺肌瘤。恶性包块有子宫癌;卵巢病变,囊性占位性病变:卵巢囊(囊腺瘤)、皮样囊肿、卵巢内膜样肿瘤。囊实性占位病变有良性的畸胎瘤、恶性的卵巢癌。②炎性包块要结合临床,治疗前、后观察比较,输卵管积液可诊断。盆腔炎、子宫内膜炎,要密切结合临床才能诊断。③先天畸形超声诊断首选。无子宫、幼稚子宫、双子宫(双角子宫)、纵隔子宫、处女膜闭锁等。

(一)子宫肌瘤

子宫肌瘤是成年女性最常见的良性肿瘤。根据肌瘤所在部位分为浆膜下肌瘤、肌壁间肌瘤和黏膜下肌瘤。

1. 直接征象　子宫内见一个或数个圆形、椭圆形实质光团,边界尚清。光团内光点分布均匀,当伴有出血、坏死时可出现不规则低回声区或无回声暗区;当合并钙化时可见强光斑;合并肉瘤样变时可见光团周边模糊,光团内光点分布不均,回声强弱不一。

2. 间接征象　子宫增大,浆膜下肌瘤可向包膜外隆起,使子宫形态失常。

3. 压迫征象　肌壁间肌瘤可压迫子宫内膜,造成内膜线移位及变形。黏膜下肌瘤则宫腔内膜线消失,代之以回声增强的光团(肌瘤)。

CDFI:子宫肌瘤周边可见较丰富血流信号,阻力指数不变。

(二)卵巢肿瘤

声像图上可分为囊性、实性、囊实性 3 种。常见的有以下几种。

1. 卵巢囊肿　又称囊腺瘤,是卵巢最常见的液性占位性病变。可分为浆液性囊腺瘤和黏液性囊腺瘤。若无蒂扭转,则临床无症状。一侧多见,双侧少见。

(1)浆液性囊腺瘤　一侧或双侧附件区可见圆形或椭圆形的无回声区,壁薄,光滑,完整,边界清;囊肿后方回声增强。CDFI 显示囊壁无血流信号。

(2)黏液性囊腺瘤　呈均匀厚壁型(>5 mm),为多房结构,房腔大小不一,无回声区内可见散在的细小光点;囊腺瘤内径多>10 cm,甚至巨大占满全腹部;少数肿瘤有乳头状物生长时,囊壁上可见局限性光团，呈乳头状凸向囊内或壁外。CDFI 显示囊壁无血流信号。

2. 卵巢内膜样肿瘤（巧克力囊肿） 是子宫内膜异位在卵巢形成的囊肿，有痛经史。声像图上见子宫某一侧有一类圆形无回声暗区，壁厚，囊内见细小光点，动态观察月经期增大。

卵巢囊肿要与卵巢非赘生性囊肿相鉴别，最常见的是卵泡囊肿（卵泡明显增大而尚未排出）、黄体囊肿（如妊娠早期）。卵泡囊肿在月经期复查无回声暗区消失，而囊腺瘤仍在。

3. 畸胎瘤 是胚胎发育过程中多胚层组织进入卵巢中，在青春期逐步随卵巢发育而形成，以多胚层组织中外胚层组织为主，如皮肤、皮脂腺、毛发、牙齿、骨骼等，声像图上在子宫的某一侧见一个类圆形无回声暗区。

（1）脂液分层征 无回声暗区内有一分界，上层为均匀密集的细小光点，是脂质回声，下层为无回声暗区。

（2）面团征 无回声暗区内见一附壁强光团，是毛发、脂质等紧密相裹所致。

（3）瀑布征 无回声暗区内附壁强光团后方逐步衰减变暗，形如瀑布，是毛发与脂质相裹的松散结构。

（4）紊乱混合结构征 无回声暗区内可见强光团、光斑，扭曲乱绕的细光条、光点，后可伴声影，可有衰减，是毛发、骨骼、牙齿、脂质等结构散在的回声，又叫复杂型。

4. 卵巢实质占位病变比囊性占位病变少，以恶性为主，也有临界恶性。声像图特征：某侧卵巢区见一个实质性光团。CDFI 示光团内有丰富的血流信号。可合并腹水。

（三）病理产科

早期妊娠常见的有流产、异位妊娠和葡萄胎。

1. 流产 先兆流产时，孕妇出现阴道流血，超声见孕囊，胚芽组织和规律性原始心管搏动，声像图无明显异常。难免流产时，超声发现孕囊位置偏下，原始心管搏动无力、过快或不规律。过期流产时，胚胎停止发育，超声见孕囊变形，胚芽组织较小，未见原始心管搏动，甚至只见空囊，无明显胚芽组织。

2. 异位妊娠 指孕囊着床在子宫体腔以外的地方，按着床部位可分为输卵管妊娠、宫颈妊娠、宫角妊娠、卵巢妊娠、阔韧带妊娠及腹腔妊娠，95% 为输卵管妊娠。

声像图特征：①未破裂者，子宫无明显增大，宫内光点略紊乱，未见胚芽组织和原始心管搏动，而在子宫某一侧见孕囊、胚芽组织及原始心管搏动。此时超声可确诊为异位妊娠。②已破裂者，子宫某一侧见一个囊实性包块，形态不规则，边界不清，包块内光点分布不均。CDFI 在光团内和周边未见血流信号。子宫直肠窝见多少不一的无回声暗区，严重者腹腔内可见程度不同的无回声暗区，此时超声不能确诊，只能结合临床。有停经史，血、尿绒毛膜促性腺激素（HCG）阳性，方可考虑为异位妊娠可能。

3. 滋养细胞疾病 包括葡萄胎、恶性葡萄胎和线毛膜癌。葡萄胎是良性肿瘤，最常见。

声像图特征：①子宫明显增大，超过妊娠周数。②子宫内未见孕囊、胚芽组织和原始心管搏动。③子宫内出现许多大小不等的小无回声区，形似“蜂窝样”改变，或出现许多强光斑，形如降雪。④合并有出血时“蜂窝样”或“降雪样”回声内可见不规则无回声暗区。⑤一侧或两侧附件区可见类圆形无回声暗区，为黄素囊肿，暗区内可见光带分隔。

4. 前置胎盘 胎盘位置低下，下缘部分或全部遮盖子宫内口。胎盘剥离或破裂可造成胎儿宫内窒息死亡或孕妇大出血死亡。

5. 胎儿先天畸形 如无脑儿、脑积水、脑膨出、脊柱裂、脊膜膨出、内脏外翻、单脐动脉，先天胸水、腹水、阴囊鞘膜积液等先天畸形，均可在中期妊娠时超声检查发现特征性声像图表现。故在中期妊娠时常规检查超声，有助于优生。

第三节　心电图检查

心电图(electrocardiogram,ECG)是诊断心肌梗死的重要依据,是诊断心律失常的最重要的无创性检查。是临床诊断及健康体检时最常用的不可缺少的检查项目之一。

一、心电图基础

(一)心电图概念

心肌在机械性收缩时产生一系列电位变化过程,这些电位变化通过组织、体液传到体表,引起体表不同点的电位变化。将心电图机的探测电极置于体表,描记每个心动周期心肌电位变化的曲线,称为心电图。

(二)导联

将心电图机的探测电极安置于体表相隔一定距离的两点,此两点即构成一个导联,两点的连线代表导联轴、具有方向性,由于心肌产生肌电后传到体表的距离、方向不同,不同位置的心电变化均有差异,故不同导联的心电图振幅高低、方向均有差异。

心电图常用12导联。

- 肢体导联
  - 标准双极导联:Ⅰ Ⅱ Ⅲ
  - 加压肢体导联:aVR　aVL　aVF
- 胸导联:V1～V6

二、正常心电图

(一)心电图纸的构成

心电图纸是由纵横相交的直线所形成的小方格构成,每个小方格的边距是1 mm,常规心电图机走纸速度是每秒25个小方格,定标电压是每10个小格1 mV,故每个小方格代表的时间是0.04 s、纵向代表电压是0.1 mV。

(二)心电图各波段的组成和命名

心脏的特殊心肌细胞构成了心脏的传导系统,包括窦房结、结间束(分为前、中、后结间束)、房间束(又称Bachmann束,起自前结间束)、房室交界区(房室结、希氏束)、束支(分为左、右束支,左束支又分为前分支和后分支)以及浦肯野纤维(Pukinje fiber)。心脏的传导系统与每一心动周期顺序出现的心电变化密切相关。

正常心电活动始于窦房结,在兴奋心房的同时经结间束传导至房室结(激动在此延搁0.05～0.07 s),然后沿希氏束→左、右束支→浦肯野纤维顺序传导,直至兴奋心室肌。这种先后有序的电激动传导引起一系列电位变化,形成心电图上相应的波段(图4-13)。临床心电图赋予了这些波段统一的名称。

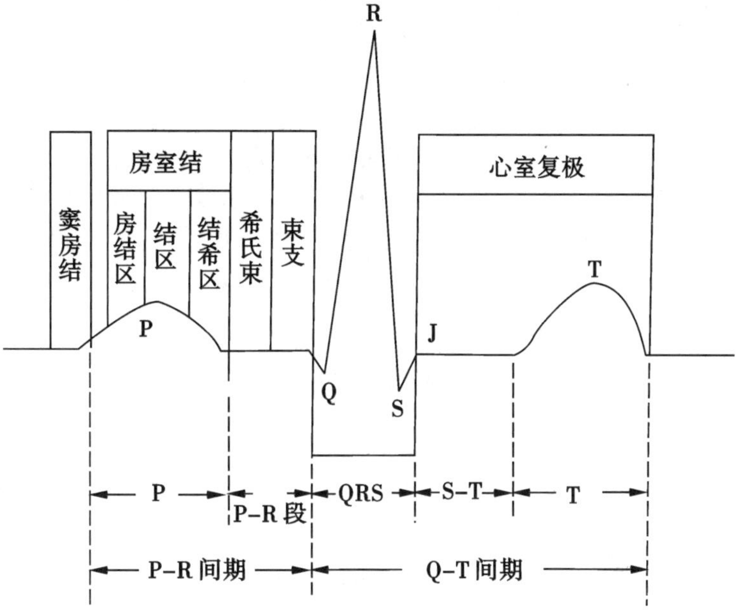

图 4-13　心脏各部位动作电位与心电图各波段的关系

(三)心电图的测量方法

1. 电压和时间的测量　见图 4-14。

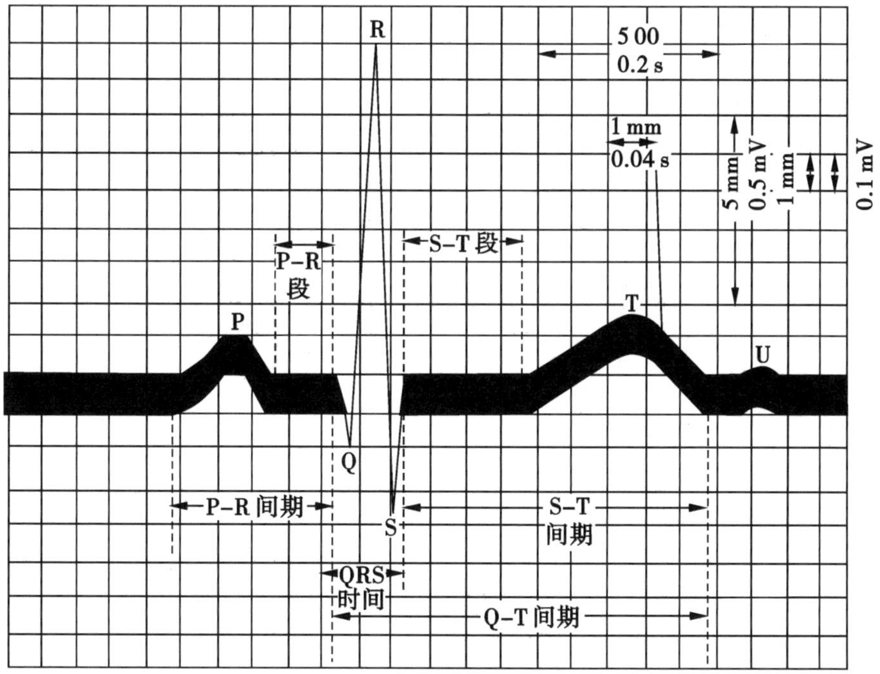

图 4-14　电压和时间的测量

(1)时间测量　直立的波从波起始基线下缘量至波终点基线下缘。倒置的波从波起始基线上缘量至波终点基线上缘，P-R 间期一般选择Ⅱ导联测量，从 P 波起点量至 QRS 波起点，Q-T 间期从 QRS 波起点量至 T 波终点。

(2)电压测量　直立的波测量基线上缘至波峰的垂直距离,倒置的波测量基线下缘至波底的垂直距离。

2.心率的测量　具体计算方法如下。

$$HR=\frac{60}{P-P\text{ 或 }R-R\text{ 间期}}$$

3.心电轴的测量　用目测法观察Ⅰ、Ⅲ导联 QRS 波群的主波方向来判断电轴是否偏移。Ⅰ、Ⅲ导联 QRS 波群的主波方向均为正向波,则心电轴正常无偏移(0°~90°)。若Ⅰ导联出现较深的负向波,则心电轴右偏。若Ⅲ导联出现较深的负向波,则心电轴左偏。

(四)心电图各波、段的正常数值

1.P 波　代表左右心房除极产生的电压和时间变化。

(1)形态　呈圆拱形,偶有小切迹使 P 波呈双峰,但峰距<0.04 s。

(2)方向　P 波在Ⅰ、Ⅱ、aVF、V4~V6 导联直立,在 aVR 导联倒置,其余导联不定。

(3)电压　肢导联<0.25 mV,胸导联<0.20 mV。

(4)时间　0.06~0.11 s。

2.P-R 间期　为 P 波起点至 QRS 波群起点的时距,代表心房开始除极至心室开始除极的时间。正常心率的成年人的 P-R 间期为 0.12~0.20 s。一般选择Ⅱ导联测量。

3.QRS 波群　代表心室除极产生的电压和时间变化。

(1)肢体导联　①方向:在Ⅰ、Ⅱ、aVF 导联主波向上,在 aVR 导联主波向下,其余导联不定。②电压:QRS 波群中正向波与负向波振幅相加的绝对值不应低于 0.5 mV。③时间:正常成年人为 0.06~0.10 s,最宽不超过 0.11 s。

(2)胸导联　①方向:从 V1 至 V6 的 R 波逐渐增大,S 波逐渐减小,在 V3 导联 R/S 多等于 1。②电压:RV1<1.0 mV;RV1+SV5<1.2 mV;RV5<2.5 mV;RV5+SV1<4.0 mV(男性);RV5+SV1<3.5 mV(女性)。③时间:正常成年人为 0.06~0.10 s,最宽不超过 0.11 s。④V1、V2 导联不应有 q 波,但可有 QS 波;V3 导联极少有 q 波,V4~V6 可有正常 q 波。

4.J 点　QRS 波群终末与 ST 段起始之交点。多数在等电位线上。

5.ST 段　指 QRS 波群终点至 T 波起点的线段,为心室除极结束后尚处在缓慢复极的一段时间。

(1)ST 段下移　在任何导联不应超过 0.05 mV。

(2)ST 段上移　在 V1、V2 导联不应超过 0.3 mV,V3 导联不应超过 0.5 mV,V4~V6 和肢导联均不应超过 0.1 mV。

6.T 波　代表心室快速复极的电位变化。

(1)形态　为两肢不对称、顶钝圆的波形。

(2)方向　常与 QRS 波主波方向一致,T 波在Ⅰ、Ⅱ、V4~V6 导联中直立;在 aVR 导联中总是倒置;T 波在 V1 导联中直立,则 V2~V6 导联的 T 波均不应倒置。

(3)电压　在以 R 波为主的导联中 T 波不低于同导联 R 波的 1/10。心肌梗死早期 T 波高耸,高血钾时 T 波高尖,低血钾时 T 波低平。

7.Q-T 间期　QRS 波起点至 T 波终点,代表心室除极与复极的全过程所需的时间。在心率为 60~100 次/min 时,Q-T 间期为 0.32~0.44 s。

8.U 波　紧跟 T 波后一较小的波,振幅很小,代表心肌激动的继后电位。

三、心房、心室肥大

(一)心房肥大

因长期心房负荷增加导致心房肌肥大,从而引起心房肌除极的时间与电压发生变化。心电图表现为 P 波改变。

1. 右心房肥大的心电图表现(图 4-15) ①P 波高尖、电压增大,肢导联电压≥0.25 mV,胸导联电压≥0.20 mV。此种改变在Ⅱ、Ⅲ、aVF 导联较明显。②P 波时间正常。

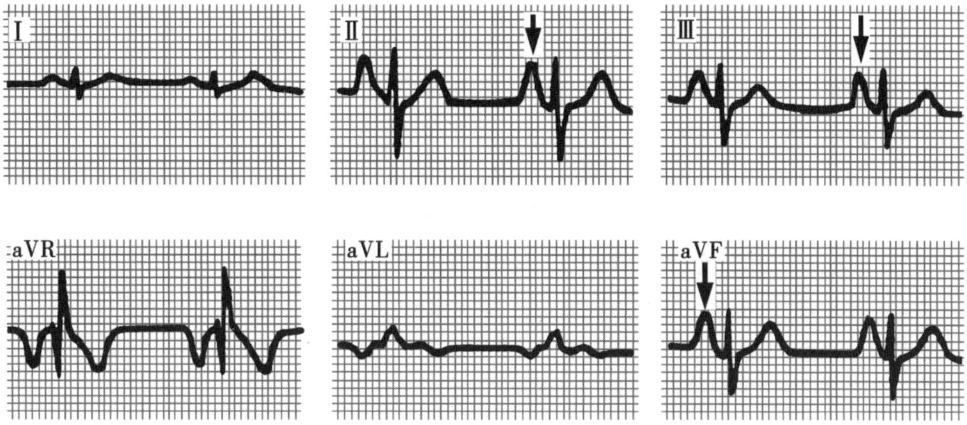

图 4-15 右心房肥大

2. 左心房肥大的心电图表现 ①P 波增宽,时间大于 0.11 s,P 波有切迹,峰距大于 0.04 s。此改变在Ⅰ、Ⅱ、aVL 导联更明显。②ptfV1<-0.04 mm/s。③P 波电压一般不超过 0.25 mV。

3. 心房肥大的临床意义 右心房肥大常见于肺源性心脏病,故又叫"肺型 P 波";左心房肥大常见二尖瓣狭窄,故又称为"二尖瓣型 P 波"。

(二)心室肥大

因长期心室负荷增加导致心室肌肥大,从而引起心室肌除极的时间与电压发生变化。心电图上 QRS 波改变。

1. 左心室肥大的心电图表现(图 4-16) ①左室高电压:RV5>2.5 mV、RV5+SV1>3.5 mV(女性),>4.0 mV(男性)。②QRS 时间延长,达 0.10~0.11 s。③心电轴左偏,一般不超过-30°。④ST-T 改变:在心电图上以 R 波为主的导联中,S-T 段降低 0.05 mV 以上。

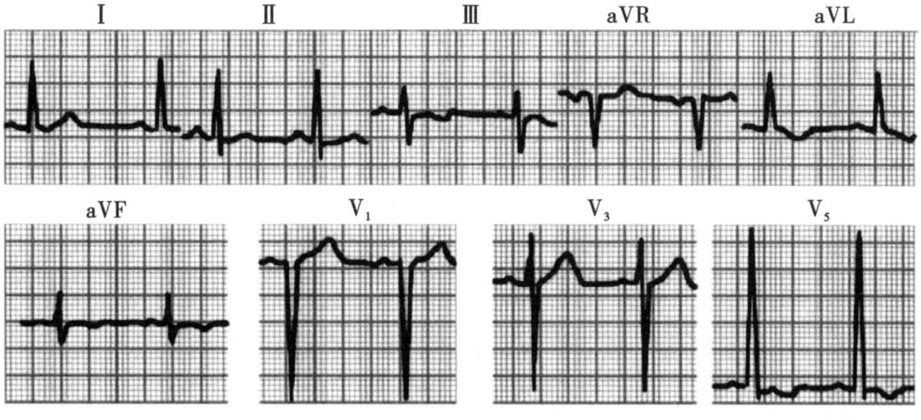

图 4-16 左心室肥大

2. 右心室肥大的心电图表现　①右室高电压：RV1 往往超过 1.0 mV，RV1+SV5>1.05 mV（重症者>1.2 mV）。②心电轴右偏，重症者可超过+110°。③ST-T 改变：V1 导联 ST 段降低>0.05 mV、T 波双向或倒置。

3. 心室肥大的临床意义　右心室肥大常见于肺源性心脏病，左心室肥大常见于高血压病。

四、常见异常心电图

（一）心律失常的概念

因心肌细胞的自律性、兴奋性、传导性异常，导致心脏的频率、节律、传导等出现异常，称之为心律失常。

（二）窦性心律失常

窦性心律失常指激动起源于窦房结，但窦房结自身异常。

1. 窦性心动过速　窦性心律频率超过正常值（成年人>100 次/min，1 岁以内>140 次/min，1 ~ 6 岁>120 次/min）。

（1）心电图表现　①窦性心律；②P-P 或 R-R 间期<0.60 s。

（2）临床意义　①正常人，如运动、激动。②病态：如高热、贫血、甲状腺功能亢进、心肌炎。③药物影响：阿托品、麻黄碱、异丙肾上腺素。

2. 窦性心动过缓　窦性心律频率低于 60 次/min。

（1）心电图表现　①窦性心律；②P-P 或 R-R 间期>1.0 s。

（2）临床意义　①正常人，如运动员、老年人。②病态：见于颅内高压、病窦综合征、甲状腺功能减退等。③药物影响：见于 β 受体阻滞剂，如心得安、美多心安、洋地黄、利血平等。

3. 窦性心律不齐　窦性心律的节律不整。

（1）心电图表现　①窦性心律；②同一导联的 P-P 间期差异>0.12 s。

（2）临床意义　如与呼吸周期有关称为呼吸性窦性心律不齐；吸气快、呼气慢，常见于青少年、自主神经不稳定者。往往与窦性心动过缓同时存在。

4. 窦性停搏　在规律的窦性心律中，窦房结因自身原因或迷走神经张力增大，在一段时间内停止发放冲动（图 4-17）。

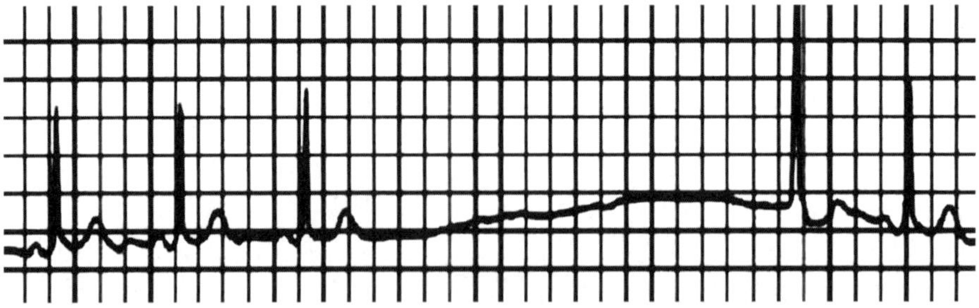

图 4-17　窦性停搏

（1）心电图表现　①某些 P-P 间期明显长于其他 P-P 间期，长 P-P 常>15 s，与正常 P-P 间期不呈倍数；②可有交界性逸搏。

（2）临床意义　可发生于迷走神经张力过高、颈动脉窦过敏、急性心肌梗死、窦房结病变、洋地黄和奎尼丁中毒等。

（三）期前收缩

期前收缩又叫早搏，是指窦房结以外的某一异位起搏点，不等窦房结激动到达，提前发出激动引起的心搏。根据异位起搏点部位不同，早搏可分为房性、交界性、室性。主要症状是心悸，可有心脏停搏感。早搏的心电图共有特点是提前出现的异位节律，其后常有代偿间隙。

1. 心电图表现

（1）室性期前收缩（室性早搏） 异位起搏点在心室。其心电图特点如下：①提前出现宽大畸形的 QRS 波群，时限>0.12 s。②QRS 波前无相关的 P 波。③T 波与 QRS 波群主波方向相反。④代偿间歇完全（室性期前收缩前后两个 P 波之间隔等于正常 P–P 间隔的 2 倍）。

（2）房性期前收缩（房性早搏） 异位起搏点在心房。其心电图特点如下：①提前出现的 P′波，P′波形态与窦性 P 波不同。②P′–R 间期>0.12 s。③提前的 P′波后多有一个正常的 QRS 波群。④代偿间歇不完全。

（3）房室交界性期前收缩（交界性早搏） 异位起搏点在房–结区、结–希区。其心电图特点如下：①提前出现的 QRS–T 波群形态一般正常。②逆行 P′波的表现有 3 种可能：出现在 QRS 波群之前，P′–R<0.12 s；出现在 QRS 波群之后，R–P′<0.20 s；也可无 P′波（如 P 隐没在 QRS 波群中）。③代偿间歇多为完全性。

2. 临床意义 期前收缩可见于：①正常人，如情绪激动、过劳、烟酒过量。②心外疾病，如发热、甲状腺功能亢进、水电解质紊乱等。③药物中毒，如洋地黄中毒。④心脏疾病，如心绞痛、心肌梗死、心肌炎等。

（四）异位性心动过速

异位起搏点兴奋性增强或折返激动连续出现 3 次或 3 次以上的异位心律。阵发性心动过速可看作早搏的连续出现，临床表现为明显心悸，其特点为突然发生、突然终止，心室率快速而整齐。根据异位起搏点部位不同，阵发性心动过速可分为房性、交界性、室性 3 种。由于房性和交界性心动过速在心率快时 P 波难以辨认，两者出现的 QRS 波形均为室上性，故统称阵发性室上性心动过速，此类型最为常见。

1. 心电图表现

（1）阵发性室上性心动过速 ①QRS 波快（频率 160～250 次/min）而整齐，形态一般正常。②P 波：有 P′波，P′–R>0.12 s 为房性；有逆行 P′波，P′–R<0.12 s 为交界性；无 P 波，统称室上性。

（2）阵发性室性心动过速 ①QRS 波快（频率 140～200 次/min）而稍有不齐，形态宽大畸形（QRS 波时间>12 s），有继发性 ST–T 改变。②P 波频率较 QRS 波低且与 QRS 波无关联。③偶有心室夺获或室性融合波。

2. 临床意义 阵发性室上性心动过速，多见于无器质性心脏病者。阵发性室性心动过速，多见于器质性心脏病者。

（五）扑动与颤动

在心房或心室发出频率比阵发性心动过速更高的主动性异位心律。房扑、房颤者当心室率不快时对血流影响较小，室扑、室颤对血流影响最大。

1. 心电图表现

（1）心房扑动 ①P 波消失，代之以形状大小一致、频率规则的锯齿状 F 波（扑动波）。频率为 250～350 次/min。②房室比例（2～4）：1 下传。③QRS 波群形态多正常。

（2）心房颤动 ①P 波消失，代之以大小形态不一的 f 波（颤动波）。频率为 350～600 次/min。V1 导联最明显。②心室率快慢不等，绝对不规则。③QRS 波多为室上性。

（3）心室扑动 P–QRS–T 消失，代之以连续快速而相对规则的振幅较大的室扑波。频率 200～

250 次/min。心脏失去排血功能。

(4)心室颤动　P-QRS-T 波群消失,代之以连续快速、大小不等、极不规则的室颤波,频率 200～500 次/min。

2. 临床意义　房扑多见于器质性心脏病,阵发性房颤可见于正常人,而持续性房颤常见于心血管疾病者,以风湿性二尖瓣狭窄最常见。室扑和室颤见于各种严重的器质性心脏病,如心肌梗死,也可见于电解质紊乱等,是最严重的致死性心律失常。

(六)房室传导阻滞

1. 一度房室传导阻滞　P-R 间期延长>0.20 s,或两次结果比较,同等心率情况下,P-R 间期延长>0.04 s。

2. 二度房室传导阻滞　①Ⅰ型又称文氏现象:P-R 间期逐渐延长以至其后的 QRS 波群的脱漏,周而复始出现。②Ⅱ型:P-R 间期恒定(正常或延长),有 QRS 波脱漏。

3. 三度房室传导阻滞　又称为完全性房室传导阻滞。P 与 QRS 波无关,各自保持自身的节律,且心房率>心室率。如果偶尔出现 P 波下传者,称为几乎完全性房室传导阻滞。

五、冠状动脉粥样硬化性心脏病

由于冠状动脉粥样硬化引起冠状动脉对心肌的供血作用下降,心肌发生缺血、缺氧,包括隐匿型、心绞痛型、心肌梗死型、缺血性心肌病型、猝死型。在此主要介绍心绞痛型、心肌梗死型。

(一)心绞痛

心绞痛指冠状动脉供血不足导致心肌急性暂时性缺血、缺氧引起以心前区疼痛为主要表现的临床综合征。

1. 心电图表现　典型心肌缺血的表现为 S-T 段下移,T 波低平、双向或倒置。

2. 临床意义　心绞痛是心肌的暂时性缺血、缺氧,大多数患者经休息、舌下含服硝酸甘油均能缓解。

(二)心肌梗死

心肌梗死指冠状动脉严重供血不足导致心肌发生急性持久而严重的缺血、缺氧引起心肌坏死的心脏病。

1. 心电图表现(图 4-18)　①缺血性改变:T 波高尖或对称性倒置。②损伤性改变:ST 段弓背向上抬高。③坏死性改变:病理性 Q 波。V1～V3 呈“QS”波;原来呈负向波 q 的导联,Q 波增宽>0.04 s、加深,R 波减小(Q/R>1/4)。

2. 临床意义　心肌梗死是严重的心脏疾病,经休息、舌下含服硝酸甘油不能缓解,若不能及时处理则发生心肌坏死。

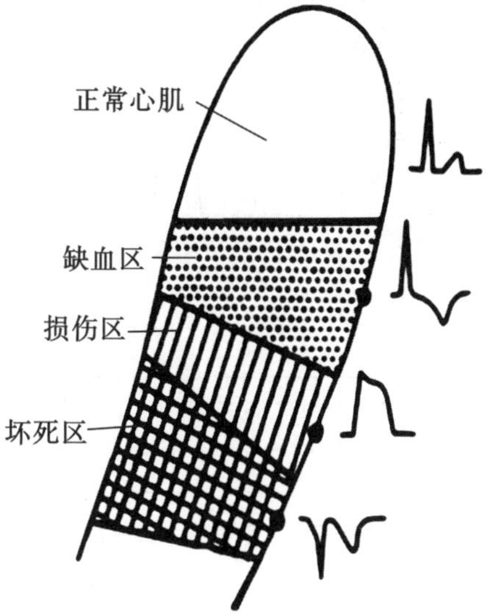

图 4-18　心肌梗死心电图示意图

第四节　肺功能检查

肺功能检查是对呼吸生理功能的基本状况的一种评价，肺功能检查可以明确肺功能障碍的程度和类型，对研究疾病的发病机制、病理生理有重要意义，能够对疾病的诊断、病情评估、疗效和疾病的康复作出判断。肺功能检查的内容包括肺容积、通气、换气、血流和呼吸动力等方面。下面对临床常用肺功能检查项目进行简述。

一、通气功能检查

肺通气功能检查是呼吸功能检查中最基本的检查项目。主要包括肺泡的含气量、气流在气道中的流速及其影响。

（一）肺容积及其组成

肺泡内含气量受肺与胸部扩张或回缩的影响发生相应改变形成 4 种基础肺容积（basal lung volume）和 4 种基础肺容量（basal lung capacity）。肺容积（lung volume）是指静息状态下，测定一次呼吸所出现的容积变化，不受时间限制，具有静态解剖学意义。①基础肺容积包括潮气容积、补吸气容积、补呼气容积和残气容积，它们之间彼此互不重叠；②基础肺容量，由两个或两个以上基础肺容积组成，包括深吸气量、肺活量、功能残气量和肺总量（图 4-19）。

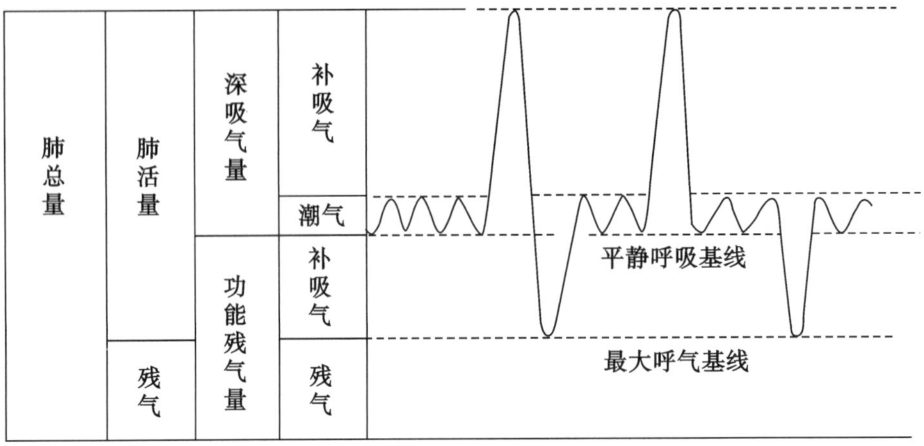

图4-19　肺容积及其组成

（二）正常参考值及临床意义

1. 潮气容积　潮气容积（tidal volume，VT）为平静呼吸时一次吸入或呼出的气量。正常成人约为500 mL。

2. 补呼气容积　补呼气容积（expiratory reserve volume，ERV）为平静呼气末再用最大力量呼气，所能呼出的气量。正常男性（1 609±492）mL，女性（1 126±338）mL。

3. 补吸气容积　补吸气容积（inspiratory reserve volume，IRV）为平静吸气末再用最大力量吸气，所能吸入的气量。正常男性约2 160 mL，女性约1 400 mL。

4. 深吸气量　深吸气量（Inspiratory capacity，IC）为平静呼气末用最大力量吸气，所能吸入的最大气量，IC＝VT+IRV。正常男性（2 617±548）mL，女性（1 970±381）mL。

5. 肺活量　肺活量（vital capacity，VC）为最大吸气后缓慢而又完全呼出的最大气量，VC＝IC+ERV或VC＝VT+IRV+ERV。右肺肺活量占全肺肺活量的55%。正常男性（4 217±690）mL，女性（3 105±452）mL。

肺活量是肺功能检测中简单易行而又最有价值的参数之一。肺活量减低提示有限制性通气功能障碍，亦可提示有严重的阻塞性通气功能障碍。

6. 残气量　残气量（residual capacity，RC）为最大呼气末残留在肺内的气量。这些气量足够继续进行气体交换（弥散呼吸）。正常成人参考值：男性约（1 615±397）mL、女性约（1 245±356）mL。

7. 功能残气量　功能残气量（functional residual capacity，FRC）为平静呼气末残留在肺内的气量FRC＝RV+ERV。即补呼气量加残气量（RV）。正常男性（3 112±611）mL，女性（2 348±479）mL。

8. 肺总量　肺总量（total lung capacity，TLC）指最大限度吸气后肺内所含气量，即肺活量加残气量。正常男性约5 020 mL，女性约3 460 mL。

二、通气功能的相关概念

通气功能又称动态肺容积，是指单位时间内，随呼吸运动进出肺的气量和流速。安静状态下每分钟进入呼吸性细支气管及肺泡参与气体交换的有效通气量，称为肺泡通气量（alveolar ventilation，VA）；部分残留于气道内，不参与气体交换，称为无效腔气即死腔气，正常约150 mL。

（一）每分钟静息通气量

每分钟静息通气量（minute ventilation，VE）系指静息状态下，每分钟吸入或呼出的气量，等于潮气容积与呼吸频率的乘积。

正常参考值及临床意义：正常男性约(6 663±200)mL，女性约(4 217±160)mL>10 L/min 示通气过度；<3 L/min 示通气不足。

(二)最大自主通气量

最大自主通气量(maximal voluntary ventilation，MVV)系指以最快呼吸频率和最大呼吸幅度，呼吸 1 min 所取得的通气量。

正常参考值及临床意义：男性约(104±2.71)L，女性约(82.5±2.17)L。通常根据实测值占预计值百分比进行判定，<80% 为异常。作为通气功能储备能力的考核指标，多以通气储备百分比表示，正常值>5%，<86% 提示通气功能储备不佳，<70% 为胸外科手术禁忌证。

(三)用力肺活量

用力肺活量(forced vital capacity，FVC)为深吸气至肺总量位后，以最大力量、最快速度所能呼出的最大气量。

正常参考值及临床意义：男性约(3 179±117)mL、女性约(2 314±48)mL；FEV_1/FVC% 均大于 80%。用力肺活量是测定呼吸道有无阻力的重要指标。

第五节　换气功能检查

换气也称为“内呼吸”，是指外呼吸进入肺泡的氧通过肺泡毛细血管进入血液循环，而血中的二氧化碳通过弥散排到肺泡的过程。肺有效的气体交换与通气量、血流量、吸入气体的分布和通气/血流比值以及气体的弥散有密切关系。下面介绍两种换气功能检查。

一、肺泡弥散功能

肺泡弥散是肺泡内气体分子通过肺泡膜(肺泡壁-毛细血管膜)进行气体交换的过程，以弥散量(diffusing capacity，DL)作为衡量指标。

1. 正常值参考值　DL 值与年龄、性别、体位、身材等相关，男性大于女性，青年人大于老年人。男性 18.23～38.4 mL/(mmHg · min)；女性 20.85～23.9 mL/(mmHg · min)。

2. 临床意义　弥散量如小于正常预计值的 80%，则提示有弥散功能障碍。弥散量增加可见于红细胞增多症、肺出血等；弥散量降低常见于肺气肿、肺淤血、肺水肿、肺结核、肺部感染、肺间质纤维化、石棉肺、气胸、贫血等。

二、通气/血流比值

进入肺泡的气体与流经肺泡毛细血管内的血液进行气体交换，不仅要求有足够的肺泡通气量、充分的血流量，而且要求通气与血流灌注(通气血流比例 ventilation perfusion ratio，V/Q)在数量上比例适当。静息状态下，健康成人肺泡通气量约 4 L/min，肺血流量约 5 L/min，V/Q 比值为 0.8，此时可保证最有效的气体交换。

V/Q 比值失调是肺部疾病产生缺氧的主要原因，见于肺实质、肺间质、肺血管及气道疾病，如肺炎、肺不张、肺水肿、肺纤维化、肺栓塞、阻塞性肺气肿及呼吸窘迫综合征等。①局部血流障碍时，进入肺泡的气体，由于没有充分的血流与之交换(比值>0.8)，故使无效腔气增加；②局部气道阻塞，肺泡通气量减少，部分血流因无通气与之交换(比值<0.8)，成为无效灌注，导致静-动脉分流效应。

第六节　血气分析

动脉血气分析(blood gas analysis)可以了解 O_2 的供应及酸碱平衡状况,不但对判断机体的酸碱平衡有重要价值,而且是抢救危重患者和手术中监护的重要指标之一,对判定预后、呼吸衰竭分型、指导氧疗和机械通气有重要的临床意义。

血气分析的指标包括动脉血氧分压、动脉血氧饱和度、动脉血二氧化碳分压、pH 值、碳酸氢盐及剩余碱。

一、动脉血氧分压

动脉血氧分压(PaO_2)是指动脉血中物理溶解的氧分子所产生的压力。正常值 95 ~ 100 mmHg,健康成人随年龄增长而降低。

1. PaO_2 是判断有无缺氧及其程度的重要指标　各种原因引起的低氧血症可分为轻中、重三型:轻度:80 ~ 60 mmHg;中度:0 ~ 40 mmHg;重度:<40 mmHg。

2. 判断有无呼吸衰竭的指标　在海平面附近、安静状态下呼吸空气时 PaO_2 测定值<60 mmHg,除外其他因素(如心脏内分流等)所致的低氧血症,即可诊断为呼吸衰竭。

二、动脉血氧饱和度

动脉血氧饱和度(SaO_2)是指动脉血中 O_2 与血红蛋白(Hb)结合的程度,是单位 Hb 含 O_2 的百分数,正常值为 95% ~98%。可作为判断机体是否缺氧的一个指标,但是反映缺氧并不敏感,而且有掩盖缺氧的潜在危险。

三、动脉血二氧化碳分压

动脉血二氧化碳分压($PaCO_2$)指动脉血中物理溶解的 CO_2 分子所产生的压力,正常值 35 ~ 45 mmHg。临床意义:①判断呼吸衰竭的类型;②判断呼吸性酸碱平衡失调的指标。

四、pH 值

pH 值是表示体液氢离子浓度的指标或酸碱度,正常值 7.35 ~7.45,平均 7.40。pH<7.35 为失代偿性酸中毒;pH>7.45 为失代偿性碱中毒;pH 在正常范围有 3 种可能:无酸碱失衡、代偿性酸碱失衡、混合性酸碱失衡。

五、碳酸氢盐

碳酸氢盐(bicarbonate,HCO_3^-)是反映机体酸碱代谢状况的指标。包括标准碳酸氢盐(standard bicarbonate,SB)和实际碳酸氢盐(actual bicarbonate,AB)。

1. SB 为血液碱储备,是指在 38 ℃、$PaCO_2$ 在 40 mHg、SaO_2 100% 的标准条件下,所测得的 HCO_3^- 含量,正常值 22 ~27 mmol/L,平均 24 mmol/L。

2. AB 是指在实际条件下测得的 HCO_3^- 含量,正常人 AB=SB。AB 同样反映酸碱平衡中的代谢性因素,但 AB 在一定程度上受呼吸因素的影响。AB 与 SB 的差数,反映呼吸因素对动脉血 HCO_3^-

影响的程度。

六、剩余碱

剩余碱(bases excess,BE)是指在38 ℃、$PaCO_2$ 在40 mmHg、SaO_2 100%的标准条件下,将血浆标本滴定至pH 7.40时所需酸或碱的量,表示全血或血浆中碱储备增加或减少的情况。正常值为(0±2.3)mol/L。BE不受呼吸因素影响,为判断代谢性酸碱失衡的重要标志之一。

本章小结

X射线具有穿透性、荧光效应、感光效应、电离效应四大特性。X射线检查分为普通检查、特殊检查、造影检查三类。普通检查临床最常用,透视和摄片检查应脱去厚层衣物及影响X射线穿透的物品,胸部摄影片时应屏气,腹部摄片前应清洁肠道,危重患者须有医护人员监护,造影检查主要用于支气管、心血管、肠道、胆管、尿道、子宫、输卵管等检查。碘剂造影应做过敏试验。肺部基本病变包括渗出、增殖、纤维化、钙化、肿块和空洞。骨骼的基本病变包括骨折、骨质疏松、骨质破坏、骨质坏死和骨质软化等。

超声成像具有分辨率高、操作简单、可多次重复、能及时获得结论、无特殊禁忌证及无放射性损伤等优点,分为A型、B型、M型、D型超声断法,临床上应用最广的是B型超声诊断法。腹腔脏器检查需空腹,盆腔脏器检查需充盈膀胱。

心电图机在人的体表将心脏活动时的电流电位变化记录下来,形成一条连续曲线,即为心电图检查。在人体不同部位放置电极,并通过导线与心电图机上的正负极连接,形成一完整电路,这种放置电极的方法及其与心电图机连接的线路称为心电图导联。心电图临床应用的价值很大,对各种心律失常,特别是对听诊不能确定的心律失常最有诊断价值;对心肌梗死的诊断,尤其是明确梗死的病期、部位、范围以及演变过程有较高的准确性。

肺功能检查包括肺容积、通气、换气、血流和呼吸动力等方面的内容。肺功能检查可以对疾病的诊断、病情评估、疗效和疾病的康复作出判断;能够用于评估外科手术,特别是胸腹部大手术的耐受性及劳动能力的鉴定。

思考题

一、单项选择题

1. 与X射线成像有关的X射线基本性质,下列哪项是正确的(　　)
   A. X射线的穿透性、荧光效应和生物效应
   B. X射线的穿透性、荧光效应和感光效应
   C. X射线的穿透性、感光效应和生物效应
   D. X射线的荧光效应、感光效应和生物效应
   E. 以上各项均是正确的
2. 与X射线成像有关的人体组织结构存在固有的差异,下列哪项是正确的(　　)
   A. 密度和含水量差异　　B. 厚度和含水量差异　　C. 密度和厚度差异
   D. 含水量和含气量差异　　E. 厚度和含气量差异
3. 关于X射线成像的优点,下列哪项是错误的(　　)
   A. 图像的密度分辨力高
   B. 图像的空间分辨力高

C. 能够整体显示大范围的组织结构
D. 检查的射线辐射量相对较低
E 检查费用较低廉

4. 关于 X 射线对比剂，以下哪项认识是错误的（　　）
A. X 射线检查常用对比剂为医用硫酸钡和水溶性有机碘对比剂
B. 水溶性有机碘对比剂可引起不良反应，其中非离子型对比剂易发生不良反应
C. 水溶性有机碘对比剂常用于血管造影，血管内介入治疗、尿路造影等
D. 医用硫酸钡仅用于食管和胃肠道造影检查
E. 肾功能严重受损、甲状腺功能亢进、过敏性体质者，应禁用或慎用水溶性有机碘对比剂

5. 有关 X 射线防护问题，以下哪项认识是错误的（　　）
A. X 射线具有穿透性，故可导致放射性损伤
B. 早孕妇女属于 X 射线检查禁忌证
C. X 射线辐射防护的三项基本原则：屏蔽防护、距离防护和时间防护
D. 含铅防护服属于屏蔽防护
E. 短期内应尽量减少 X 射线检查的照射次数

6. 对结核的影像学检查，在下列哪些方面 CT 明显优于 X 射线片（　　）
A. 椎间隙变窄　　B. 骨质破坏　　C. 骨质增生
D. 钙化　　E. 椎管内脓肿

7. 关于胸部影像学检查，下列哪项是错误的（　　）
A. 最常用的是 X 射线片和 CT 扫描
B. CT 检查优于 X 射线片
C. MRI 有助于了解纵隔与大血管关系
D. 超声简便易行，也是需用的检查方法
E. PET/CT 可用于肿瘤性病变检查

8. 胸部 X 射线摄片的最常用体位是（　　）
A. 后前位　　B. 侧位　　C. 前弓位
D. 斜位　　E. 前屈位

9. 十二指肠溃疡的影像学表现，哪项描述不正确（　　）
A. 十二指肠球部变形　　B. 十二指肠球部龛影　　C. 激惹征
D. 幽门松弛　　E. 球部固定压痛

10. 肝内肿块，螺旋 CT 多期扫描表现“快进快出”现象，最可能的疾病是（　　）
A. 肝细胞癌　　B. 肝海绵状血管瘤　　C. 肝囊肿
D. 肝脓肿　　E. 肝转移瘤

11. MRI 表现为“灯泡征”的疾病常见于（　　）
A. 肝癌　　B. 肝脏海绵状血管瘤　　C. 肝腺瘤
D. 肝脏炎性肌纤维母细胞瘤　　E. 肝硬化

12. 你认为胆管梗阻应该选择下列哪种检查方法最合适（　　）
A. PTC　　B. ERCP　　C. MRCP
D. CT　　E. MRI

13. 以下哪一种疾病可用腹部平片（KUB）诊断（　　）
A. 结核　　B. 尿路结石　　C. 肾盂癌
D. 肾囊肿　　E. 膀胱癌

14. 腹部 X 射线片上可能见到钙化的病变是(　　)
A. 异位肾　B. 肾盂、输尿管重复畸形　C. 肾血管平滑肌脂肪瘤
D. 肾结石　E. 肾囊肿

15. 胶质瘤的 CT 表现为(　　)
A. 可为不规则低密度　B. 可呈囊样低密度　C. 可强化
D. 可不强化　E. 以上均正确

16. 梗死后往往可以见到“模糊效应”常出现在(　　)
A. 第 1 周　B. 第 2 周　C. 第 2 ~3 周
D. 第 4 周　E. 第 3 ~4 周

17. 蛛网膜下腔出血的主要 CT 表现是(　　)
A. 侧脑室呈高密度影　B. 三脑室呈高密度影　C. 外侧裂池见高密度影
D. 基底节区见高密度影　E. 枕叶见高密度影

18. 与转移瘤常见 CT 表现不符的是(　　)
A. 多发散在的环形等密度影　B. 多发的结节影　C. 灶旁水肿明显
D. 位置较表浅　E. 无强化

19. 关于“脑梗死”,下列观点哪项不对(　　)
A. 发病 24 h 内 CT 可正常　B. 发病 24 h 内,MRI 可有阳性发现
C. 发病 24 h 强化最明显　D. 发病 24 h 后,出现边缘模糊低密度影
E 对小脑、脑干小病变,MR 优于 CT

20. 心室律绝对不规则的心电图是(　　)
A. 房性心动过速伴 2∶1 传导　B. 心房扑动伴 4∶1 传导
C. 室上性心动过速　D. 室性心动过速
E. 心房颤动

21. 右房肥大时心电图主要表现为(　　)
A. P 波高而宽　B. P 波增宽　C. P 波出现切迹
D. P 波尖锐高耸　E. P 波呈双峰状

22. 室性期前收缩心电图的特点是(　　)
A. 期前出现的宽大 QRS 波　B. QRS 波前有 P 波　C. 代偿间期不完全
D. T 波与 QRS 主波方向一致　E. QRS 波时间<0.12 s

23. 急性前间壁心肌梗死时出现梗死图形的导联是(　　)
A. Ⅱ、Ⅲ、aVF　B. Ⅰ、aVF　C. V1、V2、V3
D. V4、V5、V6　E. Ⅰ、aVL、V6

二、简答题

1. 比较中央型肺癌、周围型肺癌及肺转移癌的 X 射线表现。
2. 简述肺结核分型及主要的 X 射线表现。
3. 简述高血压性心脏病 X 射线表现。
4. 简述良、恶性溃疡的鉴别诊断。
5. 简述脑梗死的影像学表现。
6. 心房颤动的心电图特点是什么?
7. 室性期前收缩的心电图特点是什么?

(代　博　王献红)

第五章 常用实验室检查

★教学目标

1. 掌握:实验诊断中的基本概念;红细胞、白细胞检查及出凝血检查的正常参考值及其改变的临床意义;肾小球和肾小管功能检查实验项目选择及临床意义;急性肝损伤、慢性肝损伤实验项目选择及临床意义;血清电解质测定的临床意义,血糖、血脂检查的主要项目及临床意义。

2. 熟悉:各种标本采集方法和要求;临床检验各类实验项目的临床意义和应用;血细胞、尿沉渣有形成分的形态特征。

3. 了解:实验诊断学的影响因素和应用范围;实验诊断学的学习目标与学习方法。

4. 具有灵活运用基础医学知识和临床医学相关知识的能力,能结合患者的病情,科学地诠释检验结果,指导临床诊断、病情监测、疗效观察和预后评估。能与患者、家属和检验科医务人员对相关检验项目进行交流或沟通。

第一节 血液检查

实验诊断主要是运用物理学、化学、生物学、免疫学、遗传学等实验技术和方法,通过感官、试剂反应、仪器分析和动物实验等手段,对患者的血液、体液、分泌液、排泄物以及组织细胞等标本进行检验,以获得反映机体功能状态、病理变化和病因等的客观资料。实验诊断在预防、诊断、治疗疾病和预后评价等方面有其独特的作用。

一、血常规检查

血液一般检验包括血液细胞成分的常规检测(简称血液常规检测)、网织红细胞检测和红细胞沉降率检测。血液常规检测包括血红蛋白测定、红细胞计数、红细胞平均值测定和红细胞形态检测;白细胞计数及白细胞分类计数;血小板计数、血小板平均值测定和血小板形态检测。

(一)红细胞的检测和血红蛋白的测定

通过红细胞计数(RBC)和血红蛋白(Hb)测定,了解其变化而借以诊断有关疾病。

1. 参考值

成年男性:红细胞数(4.0~5.5)×10^{12}/L,血红蛋白120~160 g/L。

成年女性:红细胞数(3.5~5.0)×10^{12}/L,血红蛋白110~150 g/L。

新生儿:红细胞数(6.0~7.0)×10^{12}/L,血红蛋白170~200 g/L。

2. 临床意义

(1)红细胞及血红蛋白增多　红细胞及血红蛋白增多指单位容积血液中红细胞数及血红蛋白量高于参考值上限。可分为相对性增多和绝对性增多两类。

1)相对性增多:是因血浆容量减少,使红细胞容量相对增加。见于严重呕吐、腹泻、大量出汗、大面积烧伤、慢性肾上腺皮质功能减退症、尿崩症、甲状腺功能亢进危象、糖尿病酮症酸中毒。

2)绝对性增多:临床上称为红细胞增多症,按发病原因可分为继发性和原发性两类,后者称为真性红细胞增多症。

继发性红细胞增多症：是血中红细胞生成素增多所致。

真性红细胞增多症：是一种原因未明的红细胞增多为主的骨髓增殖性疾病，目前认为是多功能造血干细胞受累所致。

(2)红细胞及血红蛋白减少　单位容积血液中红细胞数、血红蛋白量及血细胞比容低于参考值低限，称为贫血。

1)生理性减少：婴幼儿及15岁以前的儿童，部分老年人，妊娠中、晚期均可使红细胞数及血红蛋白减少。

2)病理性减少：见于各种贫血。根据贫血产生的病因和发病机制不同，可将贫血分为3类。①红细胞生成减少，如再生障碍性贫血、缺铁性贫血、巨幼细胞贫血；②红细胞破坏增多，如各种溶血性贫血、脾功能亢进等；③红细胞丢失过多，如急、慢性失血性贫血。

3. 红细胞形态改变　正常红细胞呈双凹圆盘形，在血涂片中见到为圆形，大小较一致，直径6～9 μm，平均7.5 μm。红细胞的厚度边缘部约2 μm，中央约1 μm，染色后四周呈浅橘红色，而中央呈淡染区（又称中央苍白区），大小约相当于细胞直径的1/3～2/5。除再生障碍性贫血和急性失血性贫血形态正常外，大多数严重贫血可见红细胞大小不均匀或出现形态的异常，因此，对周围红细胞形态的观察，不仅可以对贫血的病因诊断起提示作用，而且也可以作为某些疾病的辅助诊断指标。

(二)白细胞的检测

1. 白细胞计数

(1)参考值　成人(4～10)×10^9/L；新生儿(15～20)×10^9/L；6个月2岁(11～12)×10^9/L。

(2)临床意义　白细胞总数高于10×10^9/L称白细胞增多，低于4×10^9/L称白细胞减少。白细胞总数的增多或减少主要受中性粒细胞数量的影响，淋巴细胞等数量上的改变也会引起白细胞总数的变化。

2. 白细胞的分类计数

(1)中性粒细胞(neutrophil, N)　在外周血中可分为中性杆状核粒细胞(neutrophilic stabgranulocyte, Ns)和中性分叶核粒细胞(neutrophilic segmented granulocyte, Nsg)两类。

1)参考值：见表5-1。

表5-1　各类白细胞正常百分数和绝对值

细胞分类	百分数	绝对值
中性粒细胞(N)		
杆状核	1%～5%	(0.04%～0.5%)×10^9/L
分叶核	50%～70%	(2～7)×10^9/L
嗜酸性粒细胞(E)	0.5%～5%	(0.02～0.5)×10^9/L
嗜碱性粒细胞(B)	0～1%	(0～0.1)×10^9/L
淋巴细胞(L)	20%～40%	(0.8～4)×10^9/L
单核细胞(M)	3%～8%	(0.12～0.8)×10^9/L

2)临床意义：分为中性粒细胞增多和减少两种情况。

●中性粒细胞增多。①急性感染：特别是化脓性球菌感染为最常见的原因。②急性大出血：在急性大出血后1～2 h内，白细胞数及中性粒细胞粒明显增多，特别是内出血时，白细胞可高达(20～

30) $\times 10^9$/L。③严重的组织损伤及大量血细胞破坏:严重外伤,较大手术后,大面积烧伤,急性心肌梗死及严重的血管内溶血后 12 ~36 h,白细胞总数及中性粒细胞可增多。④急性中毒:急性化学药物中毒,如急性铅、汞中毒及安眠药中毒等;生物性中毒如昆虫毒、蛇毒、毒蕈中毒等白细胞及中性粒细胞均可增多。⑤白血病、骨髓增殖性疾病及恶性肿瘤:大多数白血病患者外周血中白细胞数量呈不同程度的增多,可达数万甚至数十万。

●中性粒细胞减少。①感染:特别是革兰氏阴性杆菌感染,如伤寒、副伤寒杆菌感染时,白细胞总数与中性粒细胞均减少。某些病毒感染性疾病,如流感、病毒性肝炎、水痘、风疹、巨细胞病毒感染时,白细胞亦常减低。②血液系统疾病:再生障碍性贫血,非白血性白血病、恶性组织细胞病、巨幼细胞贫血、严重缺铁性贫血、阵发性睡眠性血红蛋白尿,以及骨髓转移癌等,白细胞减少同时常伴血小板及红细胞减少。③物理、化学因素损伤:X 射线、γ 射线、放射性核素等物理因素,化学物质如苯、铅、汞等,以及化学药物如氯霉素、磺胺类药、抗肿瘤药、抗糖尿病及抗甲状腺药物等均可引起白细胞及中性粒细胞减少。④单核吞噬细胞系统功能亢进:各种原因引起的脾大及其功能亢进,如门脉性肝硬化、淋巴瘤常见白细胞及中性粒细胞减少。⑤自身免疫性疾病:如系统性红斑狼疮等,产生自身抗体导致白细胞减少。

(2)嗜酸性粒细胞(eosinophil,E)　细胞呈圆形,直径为 13 ~15 μm。胞质内充满粗大、整齐、均匀、紧密排列的砖红色或鲜红色嗜酸性颗粒,折光性强。胞核多为两叶,呈眼镜状,深紫色。嗜酸性粒细胞容易破碎,颗粒可分散于细胞周围。

1)参考值:为 0.5% ~5%;绝对值为(0.05 ~0.5) $\times 10^9$/L。

2)临床意义:①嗜酸性粒细胞增多见于过敏性疾病、寄生虫病、皮肤病、血液病、某些恶性肿瘤、某些传染病。②嗜酸性粒细胞减少见于伤寒、副伤寒初期,大手术、烧伤等应激状态,或长期应用肾上腺皮质激素后,其临床意义甚小。

(3)嗜碱性粒细胞(basophil,B)　胞体呈圆形,直径为 10 ~12 μm。胞质紫红色内有少量粗大但大小不均、排列不规则的黑蓝色嗜碱性颗粒,常覆盖于核面上。胞核一般为 2 ~3 叶,因被颗粒遮盖,核着色较浅,而使分叶有模糊不清感。

1)参考值:为 0 ~1%;绝对值为(0 ~0.1) $\times 10^9$/L。

2)临床意义:①嗜碱性粒细胞增多见于过敏性疾病、血液病、恶性肿瘤、糖尿病、水痘、流感、天花、结核。②嗜碱性粒细胞减少无临床意义。

(4)淋巴细胞淋巴细胞(lymphocyte,L)

1)参考值:为 20% ~40%;绝对值为(0.8 ~4) $\times 10^9$/L。

2)临床意义:①淋巴细胞增多见于病毒感染、麻疹、风疹、水痘、流行性腮腺炎、传染性单核细胞增多症、传染性淋巴细胞增多症、病毒性肝炎、流行性出血热,以及柯萨奇病毒、腺病毒、巨细胞病毒感染,也可见于百日咳杆菌、结核分枝杆菌、布鲁菌、梅毒螺旋体、弓形虫感染、淋巴瘤、移植排斥反应等。②淋巴细胞减少见于应用肾上腺皮质激素、烷化剂、抗淋巴细胞球蛋白等的治疗以及放射线损伤、免疫缺陷性疾病、丙种球蛋白缺乏症等。

(5)单核细胞(monocyte,M)

1)参考值:为 3% ~8%;绝对值为(0.12 ~0.8) $\times 10^9$/L。

2)临床意义:①单核细胞增多见于感染性心内膜炎、疟疾、黑热病、急性感染的恢复期、活动性肺结核、单核细胞白血病、粒细胞缺乏症恢复期、多发性骨髓瘤、恶性组织细胞病、淋巴瘤、骨髓增生异常综合征等。②单核细胞减少无临床意义。

二、常用止血、凝血检查

（一）血小板计数

1. 参考值　$(100\sim300)\times10^9$/L。

2. 临床意义

（1）血小板减少　①血小板的生成障碍：见于再生障碍性贫血、放射性损伤、急性白血病、巨幼细胞贫血、骨髓纤维化晚期等；②血小板破坏或消耗增多：见于原发性血小板减少性紫癜（ITP）、SLE、恶性淋巴瘤、上呼吸道感染、风疹、新生儿血小板减少症、输血后血小板减少症、DIC、TTP、先天性血小板减少症；③血小板分布异常：如脾大（肝硬化、Bani 综合征）、血液被稀释（输入大量库存血或大量血浆）等。

（2）血小板增多　①原发性增多：见于骨髓增殖性疾病，如真性红细胞增多症和原发性血小板增多症、骨髓纤维化早期及慢性粒细胞白血病等；②反应性增多：见于急性感染、急性溶血、某些癌症患者，这种增多是轻度的，多在 500×10^9/L 以下。

（二）出血时间测定

出血时间（BT），是指皮肤微血管刺破后至出血自然停止所需的时间。目前常用 IVY 法和出血时间测定器法。

1. 正常参考值　IVY 法为 2～6 min，>7 min 为延长。TBT 法为（6.9±2.1）min，超过 9 min 为延长。

2. 临床意义　出血时间延长见于：①血小板数量和功能异常，如原发性或继发性血小板减少性紫癜、血小板无力症等；②毛细血管异常，如血管性假性血友病；③纤维蛋白极度减少，如严重肝肾疾病；④药物影响，如服用阿司匹林、潘生丁等。

（三）凝血时间测定

凝血时间（CT）是指血液离体后至凝固所需的时间，主要反映凝血第一阶段的内源性途径有无障碍。

1. 正常参考值　试管法：4～12 min；塑料管法：10～19 min；硅化管法：15～32 min。

2. 临床意义　凝血时间的长短主要与各种凝血因子的含量和功能有关。

（1）延长　①各种凝血因子减少，如甲、乙、丙型血友病；②严重的凝血酶原减少，如肝病、阻塞性黄疸；③纤维蛋白原极度减少，如先天性纤维蛋白原缺乏症等；④应用抗凝药物，如肝素、双香豆素、华法林等；⑤纤溶亢进时，如 DIC。

（2）缩短　见于 DIC 血液呈高凝状态时。

（四）网织红细胞的检测

网织红细胞（reticulocyte）是晚幼红细胞脱核后的细胞。它的增减能反映红细胞增生的情况，可间接了解骨髓的造血功能。

1. 参考值　百分数 0.005～0.015；绝对数 $(24\sim84)\times10^9$/L。

2. 临床意义

（1）网织红细胞增多　表示骨髓红细胞系增生旺盛，常见于溶血性贫血、急性失血、缺铁性贫血、巨幼细胞贫血及某些贫血患者治疗后，如补充铁或维生素 B_{12} 及叶酸后。

（2）网织红细胞减少　表示骨髓造血功能减低，常见于再生障碍性贫血，在骨髓病性贫血（如急性白血病等）时，骨髓中异常细胞大量浸润，使红细胞增生受到抑制，网织红细胞也减少。

(五)红细胞沉降率检测

红细胞沉降率(erythrocyte sedimentation rate,ESR 或血沉率)是指红细胞在一定条件下沉降的速率。

1. 参考值　男性 0 ~ 15 mm/h(魏氏法);女性 0 ~ 20 mm/h(魏氏法)。

2. 临床意义

(1)血沉增快　临床分为生理性增快和病理性增快。

(1)生理性增快　12 岁以下的儿童、60 岁以上的高龄者、妇女月经期、妊娠 3 个月以上血沉可加快,其增快可能与生理性贫血或纤维蛋白原含量增加有关。

(2)病理性增快　各种炎症活动期如风湿热、结核病时、组织损伤及坏死、恶性肿瘤、各种原因导致血浆球蛋白增高,如慢性肾炎、肝硬化、多发性骨髓瘤、巨球蛋白血症、淋巴瘤、系统性红斑狼疮、亚急性感染性心内膜炎、黑热病及动脉粥样硬化、糖尿病、肾病综合征、黏液水肿等。

(2)血沉减慢　一般临床意义较小。

三、常用肝功能检查

肝脏的功能检查主要包括蛋白质代谢功能检查、胆红素代谢试验、血清酶检查、肿瘤标志物及肝炎病毒抗原抗体的检查,一般通过检测血液中某些物质的含量或性质间接了解肝脏功能的变化。通过肝功能检查,可协助诊断肝脏疾病、推测肝脏损伤程度,以及判断疗效、病情和预后;帮助鉴别黄疸类型;了解全身疾病对肝脏的影响,但肝功能检查多缺乏特异性。肝脏具有很强的代偿功能,肝病早期肝功能亦可正常。因此,肝功能检查必须与其他资料综合分析后才能判断其临床意义。

(一)血清总蛋白和白蛋白/球蛋白比值测定

1. 参考值　正常人血清总蛋白为 60 ~ 80 g/L;白蛋白为 40 ~ 55 g/L;球蛋白为 20 ~ 30 g/L;白蛋白/球蛋白(A/G)为 1.5 : 1 ~ 2.5 : 1。

2. 临床意义

(1)总蛋白增高　血液浓缩、严重脱水、球蛋白增加等疾病。

(2)总蛋白降低　血液稀释、慢性肝病、营养不良等各种原因引起的血清蛋白丢失或摄入不足。

(3)A/G 倒置　提示肝功能严重损伤,见于慢性活动性肝炎、肝硬化等;病情好转时白蛋白回升,A/G 也趋向正常。

(二)血清氨基转移酶测定

1. 参考值　血清丙氨酸氨基转移酶(ALT)速率法<40 μ/L(37 ℃),血清门冬酸氨基转移酶(AST)速率法<40 μ/L(37 ℃)。

2. 临床意义

(1)ALT 增高　急性肝炎、肝癌、肝硬化等。

(2)AST 增高　急性肝炎、心肌梗死等;肝细胞严重坏死时 AST/ALT>1。

(三)血清 γ-谷氨酰转肽酶测定

血清 γ-谷氨酰转肽酶(GGT 或 γ-GT)广泛存在于肾、胰、肝、肠等组织,正常人血清内的 γ-GT 主要来自肝脏,经胆管排泄。

1. 参考值　硝基苯酚连续检测法:0 ~ 50 μ/L(37 ℃)。

2. 临床意义　主要用于诊断肝胆疾病,如原发性肝癌、阻塞性黄疸时该值明显增高。酒精性肝病、急性肝炎、中毒性肝炎、肝硬化等发生时该值也可增高。

(四)血清碱性磷酸酶测定

血清碱性磷酸酶(AKP 或 ALP)主要存在于骨骼、小肠、肝、肾、乳腺等组织,以骨骼为主,经胆管排泄。

1. 参考值　比色法:成人是 3 ~13 金氏单位,儿童是 5 ~28 金氏单位。

2. 临床意义　ALP 增高见于阻塞性黄疸、肝癌、肝外疾病如骨肿瘤、骨折愈合,有助于黄疸的鉴别。

(五)血清胆红素测定

血清胆红素分结合胆红素(又称直接胆红素或一分钟胆红素)和非结合胆红素(又称间接胆红素),两者合称为总胆红素。

1. 参考值　血清胆红素测定的正常参考值如下。

总胆红素(STB):1.7 ~17.1 μmol/L。

结合胆红素(CB):0 ~6.8 μmol/L。

非结合胆红素(UCB):1.7 ~10.2 μmol/L。

2. 临床意义

(1)判断黄疸及程度　总胆红素增高,皮肤黏膜未见黄染,称为隐性黄疸。总胆红素 > 34.2 μmol/L时,患者的巩膜、皮肤出现黄染,称为显性黄疸。

(2)判断黄疸类型　总胆红素和非结合胆红素增高为溶血性黄疸;总胆红素和结合胆红素增高为阻塞性黄疸;总胆红素、结合及非结合胆红素均增高为肝细胞性黄疸。

(六)乙型肝炎血清标志物检查

乙型肝炎病毒(HBV)有以下抗原-抗体系统:表面抗原、表面抗体、核心抗体、e 抗原和 e 抗体、核心 IgM 抗体、前 S_2 和抗-前 S_2 等。

血清乙型肝炎病毒检测的临床意义如下。

1. 乙型肝炎表面抗原(HBsAg)　阳性者表示:①HBV 感染的潜伏期;②乙型肝炎急性期;③慢性或迁延性乙型肝炎活动期;④肝炎后期肝硬化或原发性肝癌;⑤无症状 HBsAg 长期携带者。

2. 乙型肝炎表面抗体(抗-HBsAg)　阳性者表示:①受过 HBV 感染;②注射疫苗后如抗体滴度明显提高,表示疫苗效果好;③观察乙型肝炎病程,当抗 HBsAg 出现表示疾病处于恢复期,预后好。

3. 乙型肝炎核心总抗体(抗-HBc)　阳性表示:①乙型肝炎急性感染的早期、敏感标志;②有的患者此抗体在体内持续时间长、滴度高,为传染性标志;③可在 HBsAg 和抗-HBs 阴性患者血清中检出,低滴度抗-HBc 表示既往感染,表示 HBV 在体内持续复制;④HBsAg 阴转后抗-HBs 未出现前检出抗-HBc 为窗口指标。

4. 乙型肝炎 e 抗原(HBeAg)　阳性表示:①肝细胞有进行性损害和高度传染性;②急性感染的早期指标;③若同时有 HBsAg、HBeAg、抗-HBc 三项阳性称“三阳”,具有高度传染性,难以阴转;④HBeAg 如长期阳性,无抗体阳转表示慢性乙型肝炎活动期,而 HBeAg 转变成抗-HBe 阳性表示疾病在恢复。

5. 乙型肝炎 e 抗体(抗-HBe)　阳性表示:①若在 HBeAg 消失 1 周内出现,表示传染性弱,病情缓解;②HBeAg 阳性转变成抗-HBc 阳性为不好的预兆;③HBsAg、抗-HBs 阴性时如血清中检出抗-HBe 和抗 HBc 证实 HBV 近期感染。

6. 乙型肝炎核心 IgM 抗体(抗 HBc-IgM)　阳性表示:①用于病毒性肝炎分型;②诊断活动性 HBV 感染的有效标志;③作为治疗药物选择及考核疗效的指标。

7. 乙型肝炎前 S_2　阳性表示病毒在肝内复制,有传染性。

8. 乙型肝炎抗-前 S_2　是疾病恢复的早期指标,比抗-HBe 出现早。

四、常用肾功能检查

肾脏具有排泄代谢产物、调节水和电解质及酸碱平衡、制造某些生理活性物质等功能。肾功能检查是了解是否有较广泛肾损害的检查，对观察病情、制订治疗方案、估计预后有重要意义，但尚无早期诊断价值。

(一)肾小球功能试验

1. 内生肌酐清除率测定　肾脏于单位时间内把若干毫升血浆中的内生肌酐全部清除出去，称为内生肌酐清除率(Ccr)。这是目前临床上检测肾小球滤过功能的主要方法。

(1)参考值　内生肌酐清除率的正常参考值是 80～120 mL/min，老年人随年龄增长，有自然下降趋势，某些药物如西咪替丁或长期限制剧烈运动均可使 Ccr 下降。

(2)临床意义　测定内生肌酐清除率的临床意义如下：①为判断肾小球损害的敏感指标。②初步估计肾功能的损害程度；成人 Ccr<80 mL/min 应视为肾小球滤过功能下降。急性肾炎患者首先出现 Ccr 下降，并随病情好转而回升；慢性肾小球损害，Ccr 呈进行性下降。Ccr 51～70 mL/min，为轻度损害；Ccr 31～50 mL/min 为中度损害；Ccr<30 mL/min 为重度损害。③指导治疗。指导治疗包括：Ccr<30～40 mL/min 应限制蛋白质摄入；Ccr≤30 mL/min，噻嗪类利尿剂无效；Ccr≤10 mL/min，应进行人工透析治疗。④为肾移植术的疗效观察指标。若移植成功则 Ccr 逐渐回升；反之，提示有排异反应。

2. 血浆尿素氮测定　尿素氮(BUN)主要经肾小球滤过而随尿排出。因此，测定血浆尿素氮可了解肾小球滤过功能。

(1)参考值　血浆尿素氮的正常参考值成人为 3.2～7.1 mmol/L。

(2)临床意义　血浆尿素氮增高见于：①肾前性，如上消化道大出血、休克、严重脱水等。②肾性，如急慢性肾功能不全、慢性肾炎、慢性肾盂肾炎及肾动脉硬化症晚期等。③肾后性，如尿路梗阻。

3. 血肌酐测定　肌酐(Cr)是肌酸代谢产物，绝大部分由肾小球滤过，且不被肾小管重吸收。当肾小球滤过率降低时，血肌酐升高，它较 BUN 更能精确地反映肾功能。

(1)参考值　全血肌酐为 88.4～176.8 μmol/L，血浆肌酐男性为 53～106 μmol/L，女性为 44～97 μmol/L，老年人、肌肉消瘦者可能偏低。

(2)临床意义　肌酐增高见于各种原发性或继发性肾脏疾病引起的肾小球滤过功能减退。

(二)肾小管功能试验

1. 尿液浓缩-稀释试验　在日常或特定的饮食条件下，观察患者的尿量或尿相对密度的变化，借以判断肾浓缩与稀释功能的方法称为尿浓缩-稀释试验。

(1)参考值　尿量和相对密度的正常参考值：①尿量，日尿量>夜尿量(3～4)：1；12 h 夜尿量<750 mL。②相对密度，日尿量最高相对密度>1.020，最高相对密度与最低相对密度之差>0.009。

(2)临床意义　①肾功能不全的早期，夜尿量>750 mL，夜尿量>日尿量；②肾浓缩功能不全，最高尿相对密度<1.020，相对密度差<0.009；③肾浓缩功能完全丧失，尿相对密度固定在 1.010 左右，称等张尿；④稀释功能不全，日尿相对密度固定在 1.018 以上，常见于急性肾炎、出汗过多等。

2. 尿液及血浆渗量测定　渗量是指溶液中具有渗透活性的各种溶质微粒的总浓度，非电解质溶液的渗量与其质量摩尔浓度相同，电解质溶液溶质电离后微粒增加，其渗量大于该物质的质量摩尔浓度。

(1)参考值　尿渗量的正常值为：600～1 000 mosm/kgH_2O，24 h 内最大范围为 40～1 400 mosm/kgH_2O。血渗量：275～305 mosm/kgH_2O，平均 300 mosm/kgH_2O。尿渗量与血渗量之比

为(3～4.5)∶1。

(2)临床意义　慢性肾炎、肾盂肾炎、多囊肾、阻塞性肾病等均可出现肾间质损害，累及远端肾小管。浓缩功能障碍，尿渗量降低，尿渗量/血浆渗量比值显著降低。

五、生化检查

(一)血清阳离子检测

1. 血钾测定　血清钾的主要功能是维持体液的正常渗透压及酸碱平衡，参与糖及蛋白质的代谢，保证神经、肌肉、心肌功能的正常活动。

(1)参考值　3.5～5.5 mmol/L。

(2)临床意义　①血钾增高：血清钾超过5.5 mmol/L时称为高钾血症。见于摄入过多、排出减少、细胞内钾外移增多等。②血钾减低：血清钾低于3.5 mmol/L时称为低钾血症。见于摄入不足、丢失过多、细胞外钾进入细胞内等。

2. 血钠测定　钠是细胞外液的主要阳离子，血清钠多以氯化钠的形式存在，其主要功能在于保持细胞外液容量、维持渗透压及酸碱平衡，并具有维持肌肉、神经正常应激性的作用。

(1)参考值　135～145 mmol/L。

(2)临床意义　①血清钠超过145 mmol/L，并伴有血液渗透压过高者，称为高钠血症。见于水分摄入不足或丢失过多、内分泌病变、过多补钠。②血清钠低于135 mmol/L称为低钠血症。见于丢失过多、摄入不足。

3. 血钙测定　钙是人体含量最多的金属宏量元素。血液中的钙以蛋白结合钙、复合钙(与阴离子结合的钙)和游离钙(离子钙)的形式存在。

(1)参考值　①总钙：2.25～2.58 mmol/L。②离子钙：1.10～1.34 mmol/L。

(2)临床意义　①血清总钙超过2.58 mmol/L称为高钙血症。②血清总钙低于2.25 mmol/L称为低钙血症。

(二)血清阴离子检测

血氯测定：氯是细胞外液的主要阴离子，但在细胞内外均有分布。它与钠离子一起调节机体的酸碱平衡、渗透压及水电解质平衡。

参考值：95～105 mmol/L。

临床意义：①血氯增高，血清氯含量超过105 mmol/L称为高氯血症。见于肾排氯减少、摄入过多、过度换气所致的呼吸性碱中毒。②血氯减低，血清氯含量低于95 mmol/L称为低氯血症。见于丢失过多、摄入不足。

(三)其他血液生化检查

1. 空腹血糖测定　正常情况下，血糖浓度相对稳定。测定血糖对于糖代谢的情况及与代谢紊乱相关疾病的诊断有重要意义。

(1)参考值　邻甲苯胺法为3.9～6.4 mmol/L，葡萄糖氧化酶法为3.9～6.1 mmol/L。

(2)临床意义　血糖增高多见于生理性高血糖、糖尿病、甲状腺功能亢进、脑垂体前叶及肾上腺皮质功能亢进、颅脑损伤(如颅脑外伤、脑血管意外等)、重症胰腺炎等。降低多见于低血糖、胰岛β细胞增生或肿瘤、甲状腺功能减退、脑垂体前叶及促肾上腺皮质功能减退和严重肝病、胰岛素或口服降糖药过量等。

2. 血清淀粉酶测定　血清淀粉酶主要来自胰腺，其次是唾液腺，由肾排泄。

(1)参考值　Somogyi法为800～1 800 μ/L。

(2)临床意义　增高多见于急性胰腺炎、慢性胰腺炎、胰腺癌、溃疡病穿孔、肠梗阻、胆囊炎、胆石症、流行性腮腺炎等。

第二节　排泄物、分泌物及体液检查

一、尿液检查

尿液检查也称尿液分析,基本内容是化学分析和尿沉渣镜检。虽然现代检验诊断技术发展迅速,但尿液检查仍是价廉、简便、能反映许多疾病的重要参数,尤其是评估肾脏疾病最常用的、不可取代的首选检查。

(一)尿常规检查

1.一般性状检查

(1)尿量　正常成人为1~2 L/24 h,平均1.5 L/24 h。

1)多尿:成人尿量>2 500 mL/24 h,称为多尿。病理性多尿见于糖尿病、尿崩症、慢性肾炎、肾盂肾炎晚期等。

2)少尿或无尿:成人尿量<400 mL/24 h或<17 mL/h者,称为少尿;尿量<100 mL/24 h者,称为无尿或尿闭。常见于:①肾前性(肾血流量不足),如休克、脱水等;②肾性(肾实质损害),如急慢性肾炎、肾功能衰竭等;③肾后性,如各种原因所致的尿路梗阻。

(2)颜色　正常新鲜尿液为无色澄清至淡黄色或珀色,尿色改变可受食物、药物和尿量的影响。病理情况下出现胆红素尿见于阻塞性黄疸及肝细胞性黄疸;血尿见于肾结核、肾或泌尿道结石及肿瘤、急性肾炎、肾盂肾炎、膀胱炎、出血性疾病等。血红蛋白尿见于阵发性睡眠性血红蛋白尿、蚕豆病、血型不合的输血反应等。乳糜尿见于晚期血丝虫病、肾周围淋巴回流受阻等。菌尿或脓尿见于泌尿系统感染。

(3)相对密度　正常成人普通饮食情况下,尿相对密度为1.015~1.025,最大波动范围1.003~1.030。婴幼儿尿相对密度偏低。尿相对密度增高见于高热、脱水、心功能不全、急性肾炎尿量减少时等;相对密度降低见于慢性肾炎肾衰竭、尿崩症等。

2.化学检查

(1)酸碱反应　正常尿液呈弱酸性,pH值为6.5左右,有时亦可呈中性或弱碱性,如酸性尿见于食肉者或代谢性酸中毒、服用氯化铵等;碱性尿见于素食者或服碱性药物、泌尿系统感染、碱中毒等。

(2)蛋白质定性　正常尿蛋白质含量极微,24 h尿仅为20~80 mg,尿蛋白定性检查呈阴性反应。若定性检查呈阳性,则称蛋白尿。蛋白尿多是病理性的,最常见于肾实质病变(如急慢性肾炎、肾病综合征、肾盂肾炎、膀胱炎、尿道炎等),少数也可以是功能性、体位性、假性蛋白尿。

(3)尿糖定性　正常人尿内含微量葡萄糖,24 h内尿内含糖量为0.1~0.9 g,一般检查不能查出,故尿糖定性呈阴性。若尿内含糖量增多,定性试验阳性,则称糖尿。病理性糖尿见于糖尿病、库欣综合征、嗜铬细胞瘤、暂时性糖尿(如颅脑外伤、脑血管意外、急性心肌梗死等)、肾性糖尿等。

3.显微镜检查

(1)细胞

1)上皮细胞:正常尿中可见少量上皮细胞,如小圆上皮细胞、尾形上皮细胞、鳞状上皮细胞。少量出现无临床意义;若大量出现,呈片状脱落,伴较多白细胞,则提示泌尿系统感染。

2)红细胞:正常男性尿中见不到红细胞,女性少于 3 个/HP,尿沉渣镜检红细胞平均超过 3 个/HP,尿外观无血色者,称为镜下血尿,常见于急性肾炎、慢性肾炎、肾结核、泌尿系统结石、肿瘤、出血性疾病等。

3)白细胞:正常尿中可见少量白细胞,男性为 0 ~2 个/HP,女性为 0 ~4 个/HP。若白细胞超过 5 个/HP 即为增多,主要见于泌尿系统感染。

(2)管型　管型是蛋白质在肾小管内凝集而成的柱状体。正常尿中无管型或偶见少量透明管型。尿内出现多种管型时,表示肾实质有病变。①透明管型,见于急慢性肾炎、高热、肾淤血等;②颗粒管型,见于急慢性肾炎、肾盂肾炎、狼疮性肾炎等;③脂肪管型,见于类脂性肾病等;④蜡样管型,见于慢性肾炎晚期、慢性肾衰竭等,表示肾脏有长期而严重的病变;⑤红细胞管型,表示肾内出血,见于急性肾炎、慢性肾炎急性发作等;⑥白细胞管型,表示肾脏有感染,见于急慢性肾盂肾炎,有助于肾盂肾炎与下尿路感染的鉴别;⑦上皮细胞管型,表示肾小管有病变,见于肾炎、肾病综合征等;⑧肾衰竭管型,表示肾小管上皮细胞损坏碎裂,见于急、慢性肾功能不全的患者。

(二)尿液特殊检查

1. 尿酮体检查　酮体包括乙酰乙酸、β-羟丁酸和丙酮。正常人尿内含微量酮体,定性试验呈阴性。

2. 尿淀粉酶检查

(1)正常参考值　碘淀粉比色法为 100 ~1 200 U,血清为 800 ~1 800 U/L。

(2)临床意义　尿淀粉酶增高见于:①急性胰腺炎,在起病后 12 h 开始升高,但下降较慢,能维持 5 ~7 d,其值与病情轻重不一定呈正比;②慢性胰腺炎急性发作;③非胰腺疾患,如肝胆疾病、肠梗阻、胰腺癌等。

二、粪便检查

(一)一般性状检查

1. 量　正常成人大多每日排便一次,量为 100 ~300 g/24 h。胃肠、胰腺有炎症或功能紊乱及消化不良时,粪便量常增多。

2. 颜色及性状　正常成人粪便为棕黄色或黄褐色成形软便,多呈圆柱状。病理情况下,出现:①水样或糊状便,见于急性肠炎、肠结核等;②黏液、脓样或脓血便,见于痢疾、溃疡性结肠炎、直肠癌等;③米泔水样便,见于霍乱;④柏油样便,见于上消化道出血;⑤果酱样便,见于阿米巴痢疾;⑥鲜血便,见于肠道下段出血性病变,如痢疾、直肠癌、痔疮、肛裂、直肠息肉等;⑦白陶土样便,见于阻塞性黄疸。

3. 气味　正常粪便因含吲哚及粪臭素,故有臭味。直肠部继发感染时,常有恶臭味;消化不良时,常有酸臭味。

4. 寄生虫体　蛔虫、蛲虫、姜片虫及绦虫等较大虫体或其片段即可辨认。

(二)显微镜检查

正常粪便中无红细胞,不见或偶见白细胞。正常粪便中可见各种食物残渣,大量存在表示消化不良。肠道寄生虫病及原虫病的诊断主要靠镜检找虫卵、原虫滋养体及其包囊。

(三)粪便隐血试验

粪便中含有肉眼及显微镜均不能发现的血,称为隐血(潜血)。正常人隐血试验为阴性,消化性溃疡活动期呈阳性,静止期呈阴性,消化道肿瘤如胃癌则呈持续阳性。

三、痰液检查

痰液是肺泡、支气管、气管所产生的分泌物，正常人量少，且透明、水样，含黏液和少量白细胞、痰液检查主要用于呼吸道炎症、肺结核、肺部肿瘤等疾病的诊断。

（一）一般性状检查

1. 量　正常人无痰或仅咯少量泡沫痰或黏液痰。大量增加见于支气管扩张、肺脓肿、肺结核空洞等。

2. 性状　①黏液性痰见于支气管哮喘、支气管炎等。②浆液性痰见于肺水肿及肺淤血等。③脓性痰见于支气管扩张、肺脓肿、空洞性肺结核等；静置后可分为3层，上层为泡沫黏液，中层为浆液、下层为脓液或坏死性物质。④血性痰见于肺结核、肺癌、支气管扩张等。

3. 颜色　正常人咯出的痰呈白色或灰白色。此外，黄色痰见于呼吸道化脓性感染；铁锈色痰见于大叶性肺炎；粉红色泡沫痰见于急性肺水肿。

4. 气味　正常人痰液无特殊气味。肺脓肿、支气管扩张伴厌氧菌感染时可有恶臭味。

（二）显微镜检查

1. 不染色涂片　正常痰液内有少量白细胞、扁平上皮细胞及黏液丝。

2. 染色涂片　染色涂片主要用于检查癌细胞及病原菌。常用抗酸染色（用于抗酸杆菌检查）、革兰氏染色（用于一般细菌检查）、瑞氏染色（用于血细胞检查）等。

（三）细菌培养

细菌培养可协助判定肺部感染的病原菌，可作为选用抗生素的参考。

四、浆膜腔穿刺液检查

人体浆膜腔包括胸腔、腹腔、心包腔、关节腔等腔隙。正常情况下，浆膜腔内仅含少量液体起润滑作用，而在病理情况下浆膜腔内液体增多，称为浆膜腔积液。按积液性质不同可分为漏出液和渗出液，漏出液多由非炎症因素引起，渗出液多见于炎症、肿瘤、化学或物理性刺激导致。

五、脑脊液检查

脑脊液是血浆透过脑室内脉络丛后形成的澄清液体，循环于脑室和蛛网膜下隙。在病理情况下，脉络丛的通透性发生异常，血-脑屏障受到破坏，或病变组织产生病理产物进入脑液，均使脑脊液的成分和压力发生改变。因此，脑脊液检查对中枢神经系统疾病的诊断有极为重要的价值。

本章小结

实验室检查是对患者的血液、体液、分泌物和排泄物检查，以获得疾病的病原、病理变化和机体功能状态等，为临床的诊断、预防、观察疗效、推测预后提供依据。与临床护理工作密不可分，可指导护士观察判断病情、做出准确的护理诊断、制订正确的护理措施。

本章重点介绍了血液检查、尿液检查、粪便检查、常用肝功能检查、肾功能检查、血液生化检查及浆膜腔积液检查等。重点掌握各项目检查的标本采集及注意事项，熟悉正常参考值及临床意义。

思考题

一、单项选择题

1. 下列属小细胞低色素性贫血的是(　　)

A. 缺铁性贫血　　B. 溶血性贫血　　C. 急性失血性贫血

D. 巨幼细胞贫血　　E. 再生障碍性贫血

2. 中性粒细胞增多最常见的原因是(　　)

A. 急性溶血　　B. 急性中毒　　C. 急性感染

D. 大面积烧伤　　E. 恶性肿瘤

3. 关于网织红细胞的叙述下列最合适的是(　　)

A. 是幼稚的红细胞

B. 是晚幼红细胞脱核后的年轻红细胞

C. 是尚未完全成熟的细胞

D. 是介于中幼红细胞与晚幼红细胞之间的红细胞

E. 是晚幼红细胞到成熟红细胞之间未完全成熟的细胞

4. 通常作为判断贫血治疗效果和治疗性试验的指标是(　　)

A. RBC　　B. Hb　　C. Ret

D. HCT　　E. ESR

5. 关于白细胞核左移,下列叙述最确切的是(　　)

A. 杆状核粒细胞增多,甚至杆状核以上阶段的细胞增多称为核左移

B. 外周血涂片中出现幼稚细胞称为核左移

C. 未成熟的粒细胞出现在外周血中称为核左移

D. 分类中发现很多细胞核偏于左侧的粒细胞称为核左移

E. 外周血分类中五叶核增多称为核左移

6. 成人白细胞减少或粒细胞减少症,是指外周血白细胞计数或中性粒细胞绝对值持续低于下列中的(　　)

A. 白细胞总数 $<6\times10^9/L$,中性粒细胞绝对值 $<2\times10^9/L$

B. 白细胞总数 $<5\times10^9/L$,中性粒细胞绝对值 $<1.8\times10^9/L$

C. 白细胞总数 $<4\times10^9/1$,中性粒细胞绝对值 $<1.5\times10^9/L$

D. 白细胞总数 $<3\times10^9/L$,中性粒细胞绝对值 $<1.9\times10^9/L$

E. 白细胞总数 $<3\times10^9/L$,中性粒细胞绝对值 $<3.0\times10^9/L$

7. 下列情况红细胞沉降率不加快的是(　　)

A. 女性月经期　　B. 风湿热　　C. 严重贫血

D. 高胆固醇血症　　E. 真性红细胞增多症

8. 某患者血液检查结果为:MCV 76 fl,MCH 24 pg,MCHC 290 g/L,应属于(　　)

A. 大细胞性贫血　　B. 正常细胞性贫血　　C. 小细胞低色素性贫血

D. 单纯小细胞性贫血　　E. 正常人

9. 骨髓增生极度活跃最多见于(　　)

A. 急性白血病　　B. 失血性贫血　　C. 溶血性贫血

D. 缺铁性贫血　　E. 慢性粒细胞性白血病

10. 周围血涂片中出现幼红细胞最可能是(　　)

A. 脾功能亢进　　B. 溶血性贫血　　C. 再生障碍性贫血

D. 缺铁性贫血　　E. 淋巴瘤

11. 关于凝血酶时间(TT)的叙述,下列错误的是(　　)

A. 又称凝血酶凝固时间

B. 在被检血浆中加入标准凝血酶溶液,测定其凝固阶段有无异常

C. 正常人 TT 为 16～18 s

D. 患者较正常对照延长 3 s 以上有诊断意义

E. 主要反映凝血过程第一阶段有无异常

12. 血浆凝血酶原时间(PT)缩短见于(　　)

A. 甲、乙、丙型血友病　　B. 因子 V 或因子 VII 缺乏

C. 血小板减少症、血小板无力症　　D. 血液高凝状态及血栓性疾病

E. 血液循环中有抗凝物质

13. APTT 正常,PT 延长,提示(　　)

A. Ⅶ因子缺陷　　B. Ⅷ因子缺陷　　C. 严重的 vWF 缺少

D. X 因子缺陷　　E. Ⅺ因子缺陷

14. 下列反映肝损害最感的检查指标是(　　)

A. AFP　　B. ALT　　C. AST

D. GGT　　E. ALP

15. 当临床上怀疑急性肝炎时,应尽快做下列检查中的(　　)

A. 血清胆红素　　B. 转氨酶　　C. 碱性磷酸酶

D. 血清胆红素　　E. 血清胆固醇

二、简答题

1. 简述毛细血管采血的注意事项。
2. 简要说明凝血过程可分为几种途径。
3. 简述胆红素检测的临床意义。
4. 简述肝脏的重要代谢功能。
5. 肝硬化的实验室诊断指标有哪些?

(王献红)

第六章 外科基础

★教学目标

1. 掌握：消毒、灭菌及无菌术的概念；换药的基本操作技术。
2. 熟悉：常用消毒灭菌的方法及使用注意事项；手术中的无菌原则。
3. 了解：换药前准备内容，污物收集和处理的管理制度。
4. 具备外科手术基本操作的能力，在医疗操作中树立无菌观念的能力。
5. 能够运用无菌技术知识对患者及家属进行指导，帮助其做好与无菌术相关的配合工作。

第一节 无菌技术和无菌观念

一、树立无菌观念

无菌技术是临床医学的一个基本操作规范，对于外科工作非常重要。微生物普遍存在于人体和周围环境中，在手术、穿刺、插管、注射及换药等诊疗操作过程中，微生物能够通过直接或间接途径进入伤口或组织引起感染。

无菌技术：是指在医疗、护理操作过程中，防止一切微生物侵入人体和防止无菌物品、无菌区域被污染的操作技术。所有医务人员都应该自觉地严格遵守这个法则，即绝对无菌的物品只能接触绝对无菌的物品，相对无菌的物品只能接触相对无菌的物品；若无菌的物品与非无菌的物品接触，则变为有菌的，必须要重新灭菌后才能使用。

社会经济的变革及科学技术的发展推动医疗设备不断更新，无菌术的理念、内涵也在随之演变和拓展。层流手术室的建立、环氧乙烷和过氧化氢灭菌的广泛使用，以及一次性医疗材料的制备等先进措施提高了灭菌、消毒的效果，为临床外科工作发挥了有力的保障作用。

（一）无菌技术的操作原则

（1）无菌操作环境应清洁、宽敞，定期消毒；物品布局合理；无菌操作前30 min应停止清扫工作、减少走动，避免尘埃飞扬。

（2）无菌操作前，工作人员要戴好帽子和口罩，修剪指甲并洗手，必要时穿无菌衣、戴无菌手套。

（3）进行无菌操作时，应首先明确无菌区、非无菌区、无菌物品的概念。无菌区指经灭菌处理且未被污染的区域；非无菌区是指未经灭菌处理或虽经灭菌处理但又被污染的区域；无菌物品指通过物理或化学方法灭菌后保持无菌状态的物品。

（4）无菌物品必须与非无菌物品分开放置，并且有明显标志。无菌物品不可直接暴露于空气中，应存放于无菌包内或无菌容器中。无菌包外需标明物品名称、灭菌日期，并按失效期先后顺序摆放。无菌包的有效期一般为2周，过期或受潮应重新灭菌。

（5）进行无菌操作时，操作者身体与无菌区应保持一定距离。取放无菌物品时，应面向无菌区，取用无菌物品时应使用无菌持物钳；手臂应保持在腰部或治疗台面以上，不可跨越无菌区，同时没有戴无菌手套的手不可接触无菌物品。无菌物品一经取出，即使未使用，也不可放回无菌容器内。避免面对无菌区谈笑、咳嗽、打喷嚏。

(6)一套无菌物品只供一位患者使用。

(二)参加手术的人员术中必须认真执行的无菌原则

(1)有菌区域常定义为肩部以上、腰部水平以下、背部、手术台边缘以下。因此,术中不允许在手术人员的背后传递器械,器械落到手术台边缘以下时不可取回再用。

(2)衣袖被污染时需更换手术衣;术中手套破裂或被污染,应立即更换。

(3)术者出汗较多时,为避免汗液滴入术野,应将头偏向一侧,可由他人协助擦干。

(4)同侧手术人员在术中需要更换位置时,一人后退一步,转过身,背对背地交换。

(5)切开空腔脏器前,先用纱布垫保护周围组织,防止污染。

(6)关闭胸、腹腔前,认真核对器械和敷料,以防遗留在患者体内,造成严重后果。

(7)切开或缝合皮肤之前,均需要再一次消毒皮肤。

(三)消毒与灭菌

消毒(disinfection):又称抗菌法,是指杀灭或清除传播媒介上病原微生物或其他有害微生物,使其达到无害化的处理。常采用化学方法进行消毒,如手术器械的消毒、手术室空气消毒、患者手术区皮肤消毒和手术人员手臂的消毒等。

灭菌(sterilization):是指杀灭或清除传播媒介上一切微生物的处理。临床上灭菌主要采用物理方法或者灭菌剂,彻底消灭与手术区或伤口接触的物品上所附带的包括芽孢在内的一切活的微生物。

1. 临床常用的物理灭菌法

(1)压力蒸汽灭菌法　压力蒸汽灭菌适用于耐高温、耐高湿的医疗器械和物品的灭菌,不能用于凡士林等油类和粉剂的灭菌。根据排放冷空气的方式和程度不同,压力蒸汽灭菌器分为下排气式压力蒸汽灭菌器和预真空压力蒸汽灭菌器两大类。压力蒸汽灭菌器灭菌参数见表6-1。

表6-1　压力蒸汽灭菌器灭菌参数

设备类别	物品类别	温度/℃	所需最短时间/min	压力/kPa
下排气式	敷料	121	30	102.9
	器械	121	30	102.9
预真空式	器械、敷料	132~134	4	205.8

1)下排气式压力蒸汽灭菌器:分手提式和卧式两种,工作原理是利用重力置换的原理,使热蒸汽在灭菌器中从上而下,将冷空气由下排气孔排出,直至全部由饱和蒸汽取代,利用蒸汽释放的热力使物品达到灭菌效果。当蒸汽压力在104.0~137.3 kPa时,温度可达121~126 ℃,根据消毒物品性质及有关要求,维持该压力时间20~30 min,能杀灭包括细菌芽孢在内的一切微生物。需要干燥的物品,打开排气阀,慢慢放气,待压力恢复到零位后开盖取物;液体类物品,待压力恢复到零位,自然冷却到60 ℃以下,再开盖取物。

2)预真空式蒸汽灭菌器:灭菌原理是先利用机械抽吸灭菌器内的空气使其呈真空状态,使灭菌室内形成负压,由中心供气系统经管道将蒸汽直接输入灭菌室,蒸汽迅速穿透物品内部进行灭菌,时间可缩短。灭菌条件为蒸汽压力达205.8 kPa(2.1 kg/cm^2),温度达132 ℃或以上,4~6 min可达灭菌效果,抽真空使灭菌物品迅速干燥。预真空压力蒸汽灭菌整个过程约需25 min,真空压力蒸汽灭菌整个过程需29~36 min。

使用高压蒸汽灭菌器的注意事项：①灭菌物品不要包得过大过紧，体积的长、宽、高一般不超过40 cm、30 cm、30 cm；②灭菌包放置合理，各包裹之间要留有空隙。布类物品放于金属、搪瓷类物品之上；③监测灭菌效果，方法是在灭菌包内和包外分别贴一条灭菌指示纸带，如果压力达到灭菌标准条件并维持15 min，指示纸带上出现黑色条纹，表示已达到灭菌效果；④易燃易爆物品禁用高压蒸汽灭菌法；⑤盛装物品的容器要有孔，必要时将容器盖打开以利于蒸汽进入，用橡皮塞的瓶装液体要插入针头排气；⑥灭菌后的物品，应注明有效日期，并与未灭菌物品分开放置，一般可保留2周；⑦注意安全操作，应有专人负责。

(2)干热灭菌　干热灭菌适用于高温下不损坏、不变质、不蒸发物品的灭菌；用于不耐湿热的器械以及蒸汽或气体不能穿透物品的灭菌，如玻璃、油脂、粉剂和金属等制品的灭菌。

干热灭菌的物品灭菌前应洗净，防止造成灭菌失败或污物炭化；玻璃器皿灭菌前应洗净并干燥；灭菌时勿与烤箱底部及四壁接触，灭菌后要待温度降到40 ℃以下再开箱，以防止炸裂。物品间应留有充分的空间，油剂粉剂的厚度不得超过0.6 cm；凡士林纱布条厚度不得超过1.3 cm。温度高于170 ℃时，有机物会碳化。

2. 临床常用的化学灭菌法

(1)低温蒸汽甲醛气体灭菌　甲醛对所有的微生物都有杀灭作用，包括细菌繁殖体、芽孢、真菌和病毒。甲醛气体灭菌效果可靠，使用方便，对消毒、灭菌物品无损害。可用于对湿、热敏感，易腐蚀的医疗用品的灭菌。但因甲醛有致癌作用，不宜用于室内空气消毒；同时甲醛有强烈刺激作用，此法已逐渐被淘汰。

(2)环氧乙烷气体灭菌　环氧乙烷气体杀菌力强、杀菌谱广，可杀灭包括细菌芽孢的各种微生物。不损害灭菌的物品且穿透力很强，故多数不宜用一般方法灭菌的物品均可用环氧乙烷灭菌。例如电子仪器、光学仪器、医疗器械、书籍等。环氧乙烷是目前最主要的低温灭菌方法之一。环氧乙烷灭菌器必须安放在通风良好的地方，切勿接近火源。

(3)戊二醛灭菌　戊二醛具有广谱高效杀菌、对金属腐蚀性小、受有机物影响小等特点。适用于不耐热的医疗器械和精密仪器等消毒与灭菌。戊二醛对手术刀片等碳钢制品有腐蚀性，对皮肤黏膜有刺激性，接触戊二醛溶液时应戴橡胶手套，防止溅入眼内或吸入体内。

3. 临床常用的消毒方法

(1)紫外线消毒　紫外线消毒适用于室内空气、物体表面和水及其他液体的消毒。常用紫外线消毒灯和紫外线消毒器。紫外线消毒器采用低臭氧紫外线杀菌灯制造，可用于室内空气消毒。紫外线可以杀灭各种微生物，包括细菌繁殖体、芽孢、病毒真菌、立克次体和支原体等，紫外线辐照能量低，穿透力弱，仅能杀灭直接照射到的微生物，消毒时必须使消毒部位充分暴露于紫外线。不得使紫外线源照射到人，以免引起损伤。

(2)液体化学消毒剂使用

1)过氧乙酸：属灭菌剂，具有广谱、高效、低毒、对金属及织物有腐蚀性、受有机物影响大、稳定性差等特点。适用于耐腐蚀物品、环境及皮肤等的消毒与灭菌。过氧乙酸不稳定，应贮存于通风阴凉处。过氧乙酸对金属有腐蚀性，对织物有漂白作用。使用浓溶液时，谨防溅入眼内或皮肤黏膜上，一旦溅上，即刻用清水冲洗。

2)乙醇：属中效消毒剂，具有中效、无毒、作用快速、对皮肤黏膜有刺激性、对金属无腐蚀性、受有机物影响很大、易挥发、不稳定等特点。适用于皮肤、环境表面及医疗器械的消毒等。

常用乙醇消毒方法有浸泡法和擦拭法。①浸泡法：将待消毒的物品放入装有乙醇溶液的容器中，加盖。手术者手臂消毒，经肥皂水刷手及臂3遍后，可用75%的乙醇溶液浸泡手和手臂5 min。②擦拭法：对皮肤的消毒，用75%乙醇棉球擦拭。

3)碘伏：属中效消毒剂，具有中效、低毒、作用快速、稳定性好、对皮肤黏膜无刺激、无黄染、对二价金属有腐蚀性、受有机物影响很大等特点，适用于皮肤、黏膜等的消毒。碘伏常用消毒方法有浸泡、擦拭、冲洗等方法。

二、洗手与戴手套

（一）洗手

1. 洗手的概念

（1）洗手　传统的方法是指医务人员用肥皂液和流动水洗手，去除手部皮肤污垢、碎屑和部分致病菌的过程。为达到普通洗手卫生的最清洁度，洗手时间最好不要少于 15 s。

（2）手卫生　医务人员洗手、卫生手消毒和外科手消毒的总称。

2. 洗手的目的　监测的细菌菌落总数应≤10 cfu/cm^2。

3. 适用条件　①直接接触患者前后，接触不同患者之间，从同一患者身体的污染部位移动到清洁部位时，接触特殊易感患者前后；②接触患者黏膜、破损皮肤或者伤口前后，接触患者的血液、体液、分泌物、排泄物、伤口辅料之后；③穿脱隔离衣前后，摘手套后；④进行无菌操作前后，处理清洁、无菌物品之前，处理污染物品之后；⑤当医务人员的手有可见的污染物或者被患者的血液、体液污染后。

4. 洗手步骤　①掌心相对，手指并拢，相互揉搓；②手心对手背，沿指缝相互揉搓，交换进行；③掌心相对，双手手指交叉，沿指缝相互揉搓；④弯曲各手指关节，双手相扣进行旋转揉搓，交换进行；⑤一手握另一手大拇指旋转揉搓，交替进行；⑥一手指尖在另一手掌心旋转揉搓，交替进行；⑦从手腕处开始，向肘部旋转搓洗，交替进行。

（二）戴手套

操作过程中为了保护患者，防止手术者手臂上的微生物污染手术野；同时保护手术者，防止被患者血液、体液和组织中病原微生物污染。

1. 适用条件　各种类型手术前，手术人员准备；各种侵入性检查的操作者准备；有较严重感染的伤口换药前；进入无菌条件要求高的诊断和治疗环境，如某些隔离病房等。

2. 操作步骤　没有戴无菌手套的手，只允许接触手套内面部分，不应碰到手套的外面，从手套夹内将手套取出，用左手自手套夹内捏住手套翻折部，先用右手插入手套内，注意勿触手套外面，再用已戴好手套的右手指插入左手手套的翻折部，帮助左手插入手套内。已戴手套的右手不可触碰左手皮肤，将手套翻折部翻回盖住手术衣袖口，用生理盐水或无菌用水洗净手套外面的滑石粉。

三、无菌物品的使用

（一）无菌持物钳或镊的使用

1. 使用目的　用于取用和传递无菌物品。

2. 使用方法

（1）无菌持物钳或镊用于取用和传递无菌物品，检查无菌包有效日期，打开无菌容器盖。

（2）手持持物钳上端的两个圆环或镊子上 1/3 处。

（3）取、放时，钳端或无菌镊夹取端应闭合向下，不可触及容器口缘。使用时保持钳端或无菌镊夹取端应始终向下，不能水平，更不可倒转向上；使用无菌钳时不能低于腰部，也不可随意甩动。

（4）用后闭合钳端，立即垂直放回容器内，轴节松开。

（5）钳取较远处的无菌物品时，应将持物钳连同容器一起搬移，就地使用。

3. 注意事项

(1)被污染或疑有污染的无菌持物钳应重新灭菌;无菌持物钳不能触碰未经灭菌的物品;不可用于换药、消毒皮肤及夹取油纱布等。

(2)干燥的无菌持物钳及容器在集中治疗前开包使用,应4 h更换一次;干缸保存多用于手术室、注射室等使用频率较高的科室。

(3)湿缸多用于门诊换药室或使用较多的科室,应每天清洁消毒一次;保存时,无菌持物钳及浸泡容器应每周清洁灭菌2次,并更换消毒液及纱布。

(二)无菌包的使用

1. 使用目的　保持包内物品在一定时间内处于无菌状态,以供无菌操作时使用。

2. 操作方法

(1)取出无菌包,核对名称、灭菌日期、指示胶带颜色,检查有无潮湿或破损。

(2)将无菌包放在清洁、干燥、平坦的操作台上,解开系带卷放在包布下,按原折顺序(外角、左右两角和内角)逐层打开。若是双层包裹的无菌包,内层无菌巾须用无菌持物钳打开。

(3)用无菌持物钳夹取所需物品,放在准备好的无菌区内。

(4)如一次须将包内物品全部取出,可将包托在手中打开,解开系带卷起夹在托无菌包的手指缝中,另一手将包布四角打开并抓住,稳妥地将包内物品放在无菌容器或无菌区内。

(5)如包内有剩余物品,则按原折痕包好,系带"一"字形扎好,注明开包日期及时间。

3. 注意事项

(1)打开包布时,手仅能接触包布四角的外面,不可触及包布内面,不可跨越无菌区。

(2)无菌包不可放在潮湿处,如包内物品被污染或包布受潮,需重新灭菌。

(3)干燥环境中无菌包有效期为2周,一次性未用完的无菌包超过24 h即不可再用。

(三)无菌容器的使用

1. 使用目的　用于盛放无菌物品并保持无菌状态,方便随时取用。

2. 操作方法

(1)检查无菌容器名称、灭菌日期、灭菌效果等。

(2)打开无菌容器,盖内面向上置于稳妥处或拿在手中,用无菌持物钳夹取所需无菌物品。

(3)取物后,应及时将盖反转,使内面向下,移至容器口上,盖严。

(4)手持无菌容器时,应托住容器底部。

(5)注明开启的日期及时间。

3. 注意事项

(1)打开容器时,手不可触及容器的内面及边缘,避免手臂跨越容器上方,从容器内取物时,应将盖子完全打开,避免物品触碰边缘而污染。

(2)从容器内夹取无菌物品时,必须用无菌持物钳。

(3)无菌容器打开后,有效使用时间为24 h。

四、污物的收集与处理

1. 污物的分类　①一类为传染患者污染的废物垃圾;②二类为患者检查用过的标本或摘除的脏器、肢体及一般污染过的废物;③三类为一般垃圾废物。

2. 污物的收集、处理　医院污物必须实行分类收集、分类处理,收集器具必须符合规定要求,运出应严密而及时。①收集容器量:多为1～3 d贮存量;②收集容器结构:要牢固、封闭、有盖;③收集器易于洗刷保洁:内壁应光滑,便于移动清洗;④收集器的放置:位置要适当,便于运出又不影响周围的环境为宜;⑤污物运出要有专人负责,定时定点进行收集、清理打扫。

3. 污物的无害化处理　由于医院污物大多有严重污染,不同于一般的生活垃圾,因此必须针对污物的类别、性质而进行无害化处理,防止医院污物对医院环境污染;防止造成交叉感染;防止污物处理不当引起社会公害。①焚烧处理;②袋装处理;③平整处理;④深埋处理;⑤消毒(氯化消毒、堆集发酵、石灰消毒等)。

第二节　换药术

换药又称为更换敷料,包括检查伤口、清洁伤口、清除脓液、分泌物及坏死组织和覆盖敷料。对预防和控制伤口感染,促进伤口愈合起到重要的作用。

换药是外科的一项基本技术操作,合理的换药方法、伤口的用药、引流物的放置,适当的敷料,恰当的换药间隔时间是保证伤口愈合的重要条件,正确的换药是提高外科治疗效果的关键措施之一。

1. 换药的指征　①伤口愈合需拆线者。②需要观察局部伤口情况者。③需松动拔除或更换引流物者。④有异物或失去活力的组织需要清除者。⑤伤口敷料浸湿或松脱或被污染者。⑥疑有或已经出现伤口感染、出血、裂开者。

2. 换药的目的　①观察伤口情况;②清除异物及坏死组织;③清洁创面;④通畅引流;⑤促进组织生长。

一、换药的方法

(一)物品准备

治疗盘2个、换药碗2个、无菌镊子2个、无菌剪刀1把、常规消毒用品、无菌纱布数块、乳胶手套、胶布、绷带,根据伤口情况可备引流物、血管钳、探针和凡士林纱布等。

(二)操作步骤

1. 操作前准备

(1)了解患者的心情向患者讲解换药的目的和意义,消除患者的心理恐惧,患者应保持合适体位,使患者舒适,并有利于医生操作。

(2)医生的着装符合要求,修剪指甲、洗手,戴口罩和帽子。

2. 换药步骤

(1)外层绷带和敷料用手取下,紧贴创口的一层敷料用镊子揭去,去除敷料的方向与伤口纵轴平行,以减少疼痛;同时将污染敷料内面向上,放在弯盘内。

(2)一把镊子直接用于接触伤口,另一把镊子专门用于传递换药碗中的物品,两把镊子不能混用。清洁伤口由创缘向外擦拭,化脓创口由外向创缘擦拭。

(3)去除过度生长的肉芽组织、腐败组织或异物,观察伤口的深度及引流情况,再用碘伏棉球清除沾染在皮肤上的分泌物。

(4)必要时创口内用引流物,无菌敷料覆盖创面,包扎固定。

(三)无菌敷料的包扎固定

1. 固定胶布　不应引起皮肤张力或牵拉力,通常第一条胶布固定敷料的最上方,一半粘住敷料,另一半粘住两侧皮肤,粘贴时敷料的中间先固定,再分别粘住两边;第二条胶布固定敷料中间，第三条胶布固定最下方。胶布固定必须与躯体肌肉运动呈垂直的方向，如躯体关节位，不能顺躯体长轴固定，必须顺横轴固定。

2. 移去胶布　必须顺毛发方向，一只手轻拉，另一只手保护皮肤，轻柔地打开两侧胶布后再完整移除敷料。

（四）注意事项

（1）操作应当稳、准、轻，严格遵守无菌术。

（2）根据伤口情况准备换药敷料和用品，避免浪费。

（3）合理掌握换药的间隔时间，间隔时间过长不利伤口愈合，间隔时间过短因反复刺激伤口也会影响伤口愈合，增加患者痛苦。

（4）术后无菌伤口，3～5 d 后第一次换药；感染伤口，分泌物较多，需每天换药；新鲜肉芽创面，隔 1～2 d 换药；严重感染或置引流的伤口及粪瘘等，应根据引流量的多少决定换药的次数。

（5）每次换药完毕，须将一切物品放回指定的位置，认真洗净双手后方可给另一个患者换药。

二、包扎

绷带包扎用于保护伤口，固定敷料，加压止血等，绷带的种类有卷轴带、多头带等。

（一）卷轴带包扎方法

1. 卷轴带的种类和规格

（1）卷轴带的种类　有以下 3 种。①纱布卷轴带：透气轻软，适用于固定敷料，加压止血、悬吊肢体及固定关节等，临床上使用最多；②弹性卷轴带：适用于四肢包扎，可防肿胀，或用于胸部伤口包扎；③石膏卷轴带：适用于固定骨折或矫正畸形。

（2）卷轴带的规格　①3 cm 宽的用于手指（趾）；②5 cm 宽的用于头、手、足、前臂；③7 cm 宽的用于上臂、肩、腿；④10～15 cm 宽的用于胸，腹，乳房、腹股沟等部位。

2. 包扎注意事项

（1）患者取舒适坐位或卧位，扶托肢体，保持功能位置。

（2）肢体骨隆起处或凹陷处，如内、外踝及腹股沟等处，应垫好衬垫再行包扎。

（3）选择宽度合适的绷带卷，潮湿或污染的绷带均不宜使用。

（4）包扎四肢纱布卷轴带应自远心端开始，指（趾）尽量外露，以便观察血液循环及神经功能。

（5）包扎时应用力均匀，松紧适度，动作轻快。要求牢固、舒适、整齐、美观。

（6）每包扎 1 周应压住前周的 1/3～1/2，包扎开始与终了时均需环绕 2 周，须增加绷带时，可将两端重叠 6 cm 左右。包扎完毕用胶布粘贴固定，或撕开末端打结在肢体外侧。

3. 基本包扎法

（1）环形包扎法　只在包扎原处环形重叠缠绕，后 1 周完全盖住前 1 周。第 1 周可以侧斜缠绕，第 2、3 周做环形缠绕，并将第 1 周斜出圈外的绷带角折回圈内，当绕第 2 周时将其压住，然后再重复缠绕，可防止绷带松动滑脱。多用于包扎开始及结束时（图 6-1）。

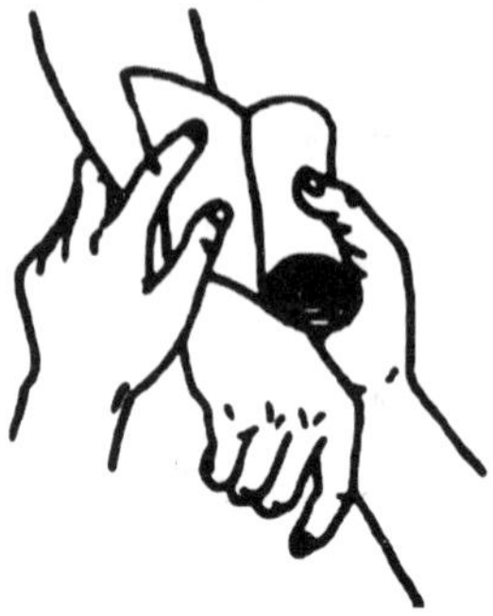

图 6–1　环形包扎法

(2)蛇形包扎法　斜行环绕包扎,每周互不遮盖,用于临时简单固定敷料或夹板(图 6–2)。

(3)螺旋形包扎法　螺旋状缠绕,后周遮盖前周的 1/3 ~ 1/2,用于上臂、大腿,躯干、手指等径围相近的部位,多用于躯干和四肢(图 6–3)。

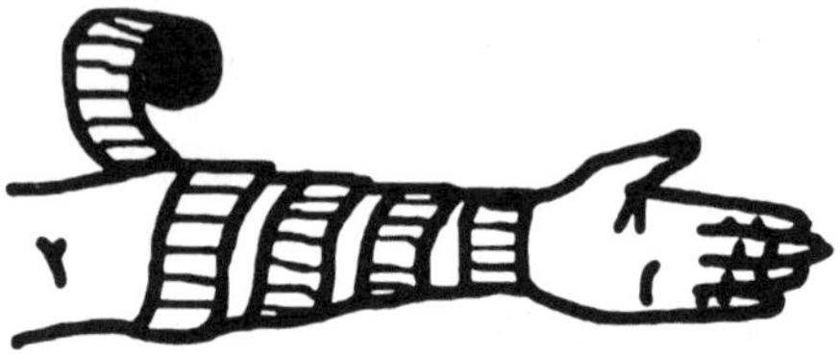

图 6–2　蛇形包扎法

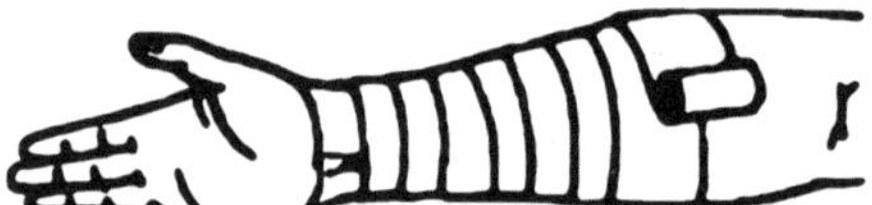

图 6–3　螺旋形包扎法

(4)螺旋反折形包扎法　在螺旋形的基础上每圈反折成等腰三角形,每次的反折处需对齐以保持美观。用于包扎径围不一致的小腿和前臂。

(5)回返形包扎法　自头顶正中开始,来回向两侧回返,直至包埋头顶。用于包扎头顶和残肢端(图 6–4)。

(6)“8”字形包扎　按“8”字的书写径路包扎,交叉缠绕。用于包扎肘、膝关节,以及腹股沟、肩、足跟、足背、手掌手指等处(图 6–5)。

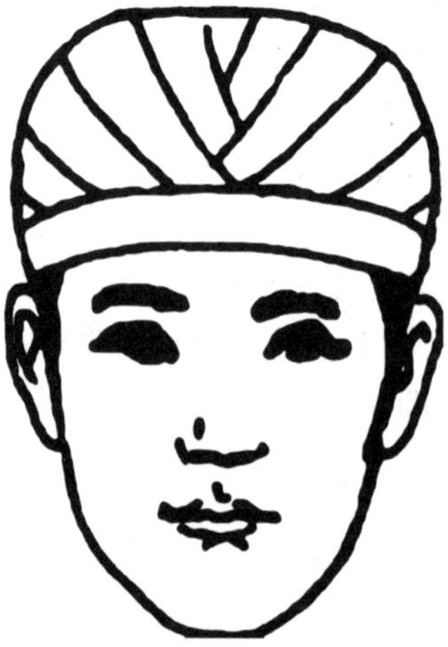

图 6–4　回返形包扎法

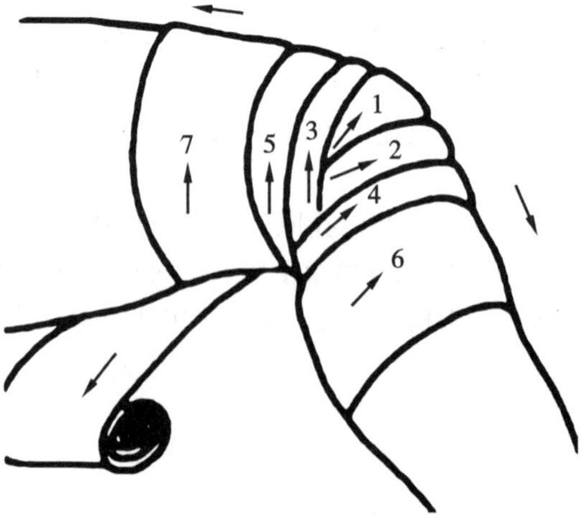

图 6–5　“8”字形包扎法

（二）多头带包扎方法

多头带有腹带、胸带、四头带、丁字带等。

1. 腹带　其结构中间为包腹布，两侧各有5条带脚相互重叠。常用于腹部手术后包扎。切口在上腹部时应由上向下包扎，切口在下腹部时应由下向上包扎。

2. 胸带　比腹带多两根竖带，常用于胸部手术后包扎。

3. 四头带　将卷轴带的两头剪开即成四头，常用于包扎下颌、枕、额等处。

4. 丁字带　如“T”形，常用于包扎会阴或肛门部位。

另外，在战地救护中，经常用到三角巾包扎法。三角巾可用于全身各个部位，方便迅速。

本章小结

无菌技术：指在医疗、护理操作中，防止一切微生物侵入人体和防止无菌物品、无菌区域被污染的操作技术。无菌技术是临床医学一个基本操作规范。

消毒（disinfection）：又称抗菌法，是指杀灭或清除传播媒介上病原微生物或其他有害微生物，使其达到无害化的处理。常采用化学方法进行消毒，如手术器械的消毒、手术室空气消毒、患者手术区皮肤消毒和手术人员手臂的消毒等。

灭菌（sterilization）：是指杀灭或清除传播媒介上一切微生物的处理。临床上灭菌主要采用物理方法或者灭菌剂，彻底消灭与手术区或伤口接触的物品上所附带的包括芽孢在内的一切活的微生物。

换药又称为更换敷料，包括检查伤口、清洁伤口、清除脓液、分泌物及坏死组织和覆盖敷料。对预防和控制伤口感染，促进伤口愈合起到重要的作用。

思考题

一、单项选择题

1. 关于穿手术衣、戴无菌手套，下列说法正确的是（　　）

A. 手术时穿手术衣、戴手套可以防止手术部位的血液、脓液等污染手术人员

B. 手术人员只要严格完成外科洗手及消毒，就可以直接接触手术部位

C. 穿手术衣与戴手套前，手术人员必须完成七步法洗手并用消毒液刷手

D. 严格按照七步法洗手及消毒液刷手，才能完全消灭手部皮肤的细菌

E. 任何外科操作时都应该穿无菌手术衣、戴无菌手套

2. 戴好手套后双手位置姿势正确的是（　　）

A. 双手互握置于胸前

B. 双手自然下垂

C. 双手交叉放于腋下

D. 双手可高举过肩

E. 双手交叉自然下垂

3. 下列关于戴手套的描述错误的是（　　）

A. 进行侵入性操作或手术时，应当戴无菌手套

B. 进行非无菌操作时，可以戴普通手套

C. 戴手套前应当洗手

D. 若不是无菌操作，不同患者之间可以不换手套

E. 脱手套后应当洗手

4. 戴无菌手套时,已消毒但未戴手套的手只允许接触手套的哪一面(　　)

A. 手套的背面

B. 手套的掌面

C. 套口翻转部的内面

D. 套口翻转部的外面

E. 以上都正确

5. 在进行阑尾手术时,示指手套不小心被缝针刺破,这时应该(　　)

A. 重新洗手

B. 以碘酊、酒精消毒

C. 终止手术

D. 另换无菌手套

E. 再加戴一双手套

6. 关于无接触戴手套法,下列说法错误的是(　　)

A. 仅适用于穿好无菌手术衣后进行

B. 穿好手术衣后戴手套前,双手不伸出衣袖口

C. 如双手已伸出衣袖口,将双手缩回衣袖内再开始戴手套

D. 取手套置于手掌时,手套的手指指向自己,各手指相对

E. 无接触戴手套可以完全避免手接触手套外面

7. 穿无菌手术衣及戴手套时,下列哪项是错误的(　　)

A. 任何时候,手部皮肤都不能触碰手套的外面

B. 先穿无菌手术衣,后戴干手套

C. 先戴湿手套,后穿无菌手术衣

D. 连台手术应先脱手套后脱手术衣,浸泡消毒先穿手术衣后戴手套

E. 紧急抢救手术,来不及按常规洗手,用碘酊和酒精消毒双手和前臂应先戴手套后穿手术衣,再戴一副手套

8. 下列换药操作中错误的是(　　)

A. 用手揭去外层敷料

B. 玷污敷料内面向上放在弯盘内

C. 两把镊子分别用于接触伤口与敷料

D. 酒精棉球清洁伤口周围皮肤应由外向内

E. 胶布粘贴方向应与肢体或躯体长轴垂直

9. 应由专人负责换药并处理污物、敷料的伤口是(　　)

A. 气性坏疽术后伤口

B. 乳腺癌改良根治术伤口

C. 急性蜂窝织炎伤口

D. 压疮创面

E. 急性化脓性阑尾炎手术伤口

10. 以下哪种情况应当拆线(　　)

A. 肘部手术后 10 d,线头处不适

B. 胃大部切除术后 5 d,伤口疼痛

C. 头皮缝合后 3 d,局部有疼痛

D. 阑尾炎手术后 3 d，切口红、肿，有渗出

E. 腹壁疝修补术后 3 d，局部隐痛

二、简答题

1. 如何在医疗操作中树立无菌观念？

2. 换药操作的步骤有哪些？

3. 换药时发现伤口局部红肿范围大，并触到硬结，甚至有波动感，应如何处理？

（何佩娜）

第七章 常用外科治疗技术

★教学目标

1. 掌握:肠外营养和肠内营养的适应证、方法及并发症的防治;疖、痈、急性蜂窝织炎、丹毒、全身化脓性感染和破伤风的临床表现及治疗措施;创伤的概念;创伤的处理原则;烧伤的面积、程度估算;补液的方法;清创的基本步骤;疼痛的概念及其对人体的影响。

2. 熟悉:外科患者营养状况的评估;一般化脓性感染的病因和分类、防治原则;破伤风的预防;气性坏疽的临床表现、防治原则;创伤的分类、检查和诊断;电烧伤、化学烧伤的特点、急救原则;疼痛分类方法和疼痛治疗方法。

3. 了解:外科患者对营养物质的需求;全身化脓性感染和破伤风的发病机制;创伤的并发症;疼痛测量和评估方法及其应用。

4. 具备合理评估患者营养状况并为康复患者提供合理营养补充的能力;对外科感染患者给予正确处理的能力;对烧伤患者病情判断及急救的能力;对疼痛评估能力;独立完成清除术操作的能力。

5. 能够运用常用外科诊疗技术为患者制定合理的治疗方案,具有理解、关心、体贴患者的意识,并能与患者进行充分沟通,取得患者的理解与配合。

第一节 外科营养支持

临床营养包括肠外营养(PN)与肠内营养(EN),是指由肠外或肠内补充患者需要的营养,包括氨基酸、脂肪、糖类、平衡的多种维生素、平衡的多种微量元素等,均由中小分子营养素组成,与普通的食物有根本的区别。当经口服普通饮食的途径不能满足营养需要的患者,均需用肠外或者肠内营养支持提供维持生命所需要的营养物质。

一、营养代谢与营养需求

(一)人体的基本营养代谢

1. 正常情况下的物质代谢 食物中的碳水化合物、蛋白质、脂肪等营养物质进入人体后,通过合成代谢使人体组织器官得以生长、发育、修复及再生,并为机体生命活动提供必不可少的能源。

(1)碳水化合物 主要功能是供能,同时也是细胞结构的重要成分。正常情况下,碳水化合物提供55%~65%的机体所需能量。大脑神经组织、肾上腺及血细胞等则完全依赖葡萄糖氧化供能。

(2)蛋白质 是构成生物体的重要组成成分,其主要功能是参与构成各种细胞组织,维持细胞组织的生长、更新和修复,参与多种重要生理功能和氧化供能。

(3)脂肪 主要功能是提供能量、构成身体组织、供给必需脂肪酸并携带脂溶性维生素。

2. 机体能量消耗 机体每天的能量消耗包括基础能量消耗(BEE)、食物的生热效应、兼性生热作用、活动的生热效应几个部分。其中,基础能量消耗在每天总能量消耗中所占比例最大(60%~70%),是机体维持正常生理功能和内环境稳定所消耗的能量,可按 Harris-Benedict 公式计算基础能量消耗。Harris–Benedict 公式是健康机体基础能量消耗的估算公式。

3. 机体能量需要量的确定　临床上多采用经验公式来估算患者的能量需求。

（二）创伤与感染的代谢变化与营养需求

创伤、感染等应激状态下，机体代谢变化的特征为静息能量消耗增高、高血糖及蛋白质分解增强。

1. 碳水化合物的代谢变化　应激状态下，内源性葡萄糖异生明显增强，机体对糖的利用率下降，组织器官葡萄糖的氧化作用下降，外周组织对胰岛素抵抗，从而造成高血糖、糖尿。

2. 蛋白质的代谢变化　创伤后蛋白质分解增加，尿氮排出增加，出现负氮平衡，其程度和持续时间与创伤应激程度、创伤前营养状况、患者年龄、应激后营养摄入有关。

3. 脂肪的代谢变化　脂肪是应激患者的重要能源，创伤应激时机体脂肪分解增强，其分解产物可作为糖异生的前体物质，从而减少蛋白质分解，保存机体蛋白质。

二、肠内营养

（一）肠内营养

通过鼻胃管、鼻肠管或空肠造瘘管滴注营养液，保证不能经口进食的患者营养和水分供给及提供治疗途径，是营养支持的首选途径。

肠内营养的优点营养物质是经肠道和门静脉所吸收，能很好地被机体利用；可以维持肠黏膜细胞的正常结构、细胞间连接和绒毛高度，保持黏膜的机械屏障；保持肠道固有菌群的正常生长，维护黏膜的生物屏障；有助于肠道细胞正常分泌 IgA，保持黏膜的免疫屏障；刺激胃酸及胃蛋白酶分泌，保持黏膜的化学屏障。肠内营养对技术和设备的要求较低，临床易于管理，费用低廉。

（二）肠内营养制剂

分为非要素型、要素型、组件型及特殊治疗用制剂 4 类，有粉剂和溶液 2 种，临床上根据制剂的特点、患者的情况进行选择，以达到最佳的营养效果。

1. 非要素型制剂　以整蛋白或蛋白质游离物为氮源，渗透压接近等渗，又称为整蛋白制剂，使用方便，可口服，可鼻饲，是应用最广泛的 EN 制剂。适用于胃肠道功能较好的患者。

2. 要素型制剂　氨基酸或多肽类、葡萄糖、脂肪、矿物质和维生素的混合物，具有成分明确、营养全面、不需消化即可吸收、含残渣少、不含乳糖等特点，但其口感差，适用于胃肠道消化吸收功能部分受损的患者，如胰腺炎、短肠综合征等。

3. 组件型制剂　仅以某种或某类营养素为主的肠内营养制剂，是对肠内营养制剂的补充或强化，以适合患者的特殊需求。主要有蛋白质组件、脂肪组件、糖类组件、维生素组件、矿物质组件等。

4. 特殊治疗用制剂　依据不同疾病特征设计的针对特殊患者的专用制剂，主要有糖尿病专用制剂、肝病专用制剂、肾病专用制剂、肿瘤专用制剂、肺病专用制剂、婴幼儿专用制剂、创伤专用制剂等。

（三）肠内营养物质的选择

肠内营养物质的选择应考虑的因素包括以下几点。

1. 评定患者的营养状况　确定营养需要量，高代谢状态的患者应选择高能量类型的配方。

2. 根据患者消化吸收能力，确定配方中营养物质的形式　消化功能受损或吸收功能障碍的患者，可能需要简单、易吸收的配方；如消化道功能完好，可以选择含完整蛋白质、多聚糖或较多脂肪的肠内营养配方。

3. 应考虑肠内营养喂养途径　直接输入小肠的营养液应尽可能选用等渗的配方。

4. 考虑患者对某些营养物质过敏或不能耐受　若患者出现恶心、呕吐、肠痉挛腹胀等，又不能停止营养补充，则宜改用肠外营养。

（四）肠内营养输入途径

肠内营养的途径有口服、鼻胃/十二指肠置管、鼻空肠置管、胃造口、空肠造口等，具体输入途径的选择取决于患者的情况、喂养时间、胃肠道功能等。

1. 鼻胃/十二指肠置管、鼻空肠置管　临床上使用最多的方法，简单易行。鼻胃管营养的优点在于胃容量大，对营养液的渗透浓度不敏感，适合于各种肠内营养液的输入，但有反流及吸入气管的风险，适用于需短时间（<2 周）营养支持的患者，对容易产生这种情况的病例，宜用鼻肠管喂养。长期置管可引起咽部红肿不适，呼吸系统并发症增加。

2. 胃造口、空肠造口　常用于需要较长时间进行肠内营养的患者，可采用手术或经皮内镜造口。空肠造口有两种手术方法，即空肠穿刺插管造口与空肠切开插管造口，可在原发疾病手术的同时附加完成，亦可单独施行。

其优点主要为：①较少发生液体饮食反流而引起的呕吐和误吸；②EN 支持与胃十二指肠减压可同时进行，对胃十二指肠外瘘及胰腺疾病等尤为适宜；③喂养管可长期放置，适用于需长期营养支持的患者；④患者能同时经口摄食；⑤患者无明显不适，机体和心理负担小，活动方便。

三、肠外营养

是否选择肠外营养的依据：①患者的病情是否允许经胃肠道进食，当有胃肠道穿孔、肠道炎性疾病、胆道感染时，为了使消化道休息，禁食本身也是治疗方法之一；②胃肠道的供给量是否可以满足患者的需要；③患者的胃肠功能是否紊乱，腹腔内疾患常影响胃肠道功能而不能进食，但腹腔外疾患（如感染）也常致胃肠道功能紊乱，患者不能经胃肠道进食或进食量很少；④患者有无肠外营养支持的禁忌，如心衰、肾功能障碍等。

肠外营养是指通过静脉途径提供营养支持的方式，是营养治疗的一种方法，特别是肠功能衰竭患者必不可少的治疗措施。

（一）肠外营养制剂

肠外营养制剂是由碳水化合物、脂肪乳剂、氨基酸、水、维生素、电解质和微量元素等基本营养素组成，以提供患者每天所需的能量及各种营养物质，维持机体正常代谢。

1. 碳水化合物制剂　葡萄糖是肠外营养的主要能源物质，其来源丰富，价格低廉，无配伍禁忌，符合生理需求。

2. 氨基酸制剂　氨基酸是肠外营养的氮源物质，是机体合成蛋白质所需要的底物。因各种蛋白质是由特定的氨基酸组成，氨基酸液中各种氨基酸的配比合理，才能提高氨基酸的利用率，有利于蛋白质的合成。理想的氨基酸制剂是含氨基酸种类较齐全的平衡型氨基酸溶液，包括所有必需氨基酸。

3. 脂肪乳剂　是肠外营养中较理想的能源物质，可提供能量、生物合成碳原子及必需脂肪酸，脂肪乳剂与葡萄糖相比，其理化性能稳定，脂肪微粒直径与机体乳糜相同；不从尿中排泄、富含必需脂肪酸；溶液接近等渗，对静脉壁无刺激，可经周围静脉输入；脂肪能量密度大，供热充足，尤其适合于糖代谢受限制、脂肪氧化代谢加快的创伤、感染患者。

4. 电解质制剂　肠外营养时应注意同时补充的电解质主要是钾、钠、氯、钙、镁和磷 6 种。

5. 维生素及微量元素制剂　较长期使用肠外营养的患者，可能有维生素及微量元素缺乏。但其缺乏症的表现往往没有特异性，不易被察觉。临床上则以预防性使用为原则。

6. 肠外营养液的成分及供给量　见表 7-1。

表 7-1 肠外营养液成分及供给量

成分	内容	供给量
能量供给	(1)葡萄糖(5%、10%、50%葡萄糖) (2)脂肪乳剂(10%、20%、30%脂乳)	(1)每天总能量 25 kcaL/kg (2)按糖脂比=1∶1 计算(应激状态下 1∶2)
氮源	氨基酸	每天供氮 14 g(相当于 7%氨基酸 1 500 mL)
电解质	钾钠钙镁氯磷(10% KCl、10T% NaCl、10%葡萄糖酸钙、25% $MgSO_4$ 等)	酌量(根据每天急查电解质结果而定)
维生素	水溶性和脂溶性维生素	水溶性和脂溶性维生素复方制剂各 1 支
微量元素	锌、铜、锰、铁、铬、碘等	复方注射剂 1 支

(二)肠外营养的途径

肠外营养液可经中心静脉或周围静脉途径输注。中心静脉途径可经锁骨下静脉或颈内静脉或贵要静脉插入中心静脉导管并留置。

四、营养支持的并发症及防治

(一)肠内营养支持的并发症及防治

1. 机械性并发症 主要有鼻、咽及食管损伤,喂养管堵塞及拔出困难,造口并发症等。

2. 胃肠道并发症 恶心、呕吐、腹痛、腹泻、腹胀等,多数可以通过合理的操作来预防和及时纠正、处理。其中腹泻为肠内营养支持中最常见并发症,少数患者因腹泻而被迫停用肠内营养。腹泻的原因有:①肠腔内渗透负荷过重;②小肠对脂肪不耐受;③饮食通过肠腔时间缩短,胆盐不能再吸收;④饮食中葡萄糖被肠内细菌转变为乳酸;⑤饮食被细菌或真菌污染致细菌性或真菌性肠炎;⑥营养液温度太低;⑦低白蛋白血症。腹泻通常发生于肠内营养开始及使用高渗饮食时,临床上应对腹泻的原因进行全面评估,以避免遗留潜在的胃肠道疾患。处理无效的严重腹泻患者应停止肠内营养。

3. 代谢性并发症 主要有水、电解质和酸碱代谢异常,糖代谢异常,微量元素、维生素及脂肪酸的缺乏等。脱水、高钠、高氯和氮质血症发生的原因主要是水的供应不足,也可能因为摄入高钠饮食而肾的排钠功能不全所引起。低血糖多发生于长期应用要素饮食而突然停止者。此类患者肠道已经适应吸收大量高浓度的糖,突然停止后,再加上其他形式的补充糖不够充分时,容易发生低血糖。缓慢停止要素饮食,或停用后以其他形式补充适量的糖,就可避免低血糖。高血糖症主要发生于老年或胰腺疾病患者的使用过程中,偶尔可发生高渗性非酮性昏迷。对不能耐受高糖的患者,应改用低糖饮食或给予胰岛素或口服降糖药物加以控制,并加强监测。

4. 感染性并发症 肠内感染主要与营养液的污染有关。吸入性肺炎是肠内营养最严重的并发症,常见于幼儿、老年患者及意识障碍患者。防止胃内容物潴留及反流是预防吸入性肺炎的重要措施。一旦发现误吸应积极处理:呕吐导致的误吸常见于虚弱、昏迷的患者。

(二)肠外营养支持的并发症及防治

对肠外营养的并发症及时预防和处理,将直接影响肠外营养的疗效。

1. 静脉导管相关并发症 分非感染性并发症和感染性并发症。

(1)非感染性并发症多发生于中心静脉导管的置管过程中,如气胸、血胸、液胸、空气栓塞、血管神经损伤等,少数发生于长期置管、护理不当或拔管操作时,如导管脱出、折断、堵塞等。

(2)感染性并发症　主要指与中心静脉导管相关的感染,如导管性脓毒症是肠外营养的最常见、最严重的并发症。若采用周围静脉输注,可发生血栓性静脉炎。

引起感染性并发症原因有:①置管时没有严格遵循无菌技术要求;②营养液是细菌繁殖的良好培养基,一旦导管护理不当,极易成为感染源;③导管成为血管内异物;④营养液配制过程或输注过程中受细菌污染;⑤患者本身存在感染灶。

2. 代谢性并发症　有高渗性非酮性昏迷、高血糖或低血糖、电解质紊乱以及微量元素缺乏。其中最严重的是高渗性非酮性昏迷,主要由于在单位时间内输入大量高浓度葡萄糖,而内生胰岛素一时不能相应增加,此时糖代谢的平衡难以调节;同时,血液内高浓度的葡萄糖可引起渗透性利尿,造成脱水、电解质紊乱和中枢神经功能失调,患者出现昏迷,但尿内无酮体。

预防代谢性并发症,应随时注意观察患者的神志改变,有无水、钠潴留或脱水,有无低钾、低钙的表现,有无发热。准确记录 24 h 出入液量。控制输液速度,力求均匀输入营养液,以防高血糖的发生。一旦发生高渗性非酮性昏迷,应立即停输含有高渗葡萄糖的营养液。对需限制入水量者宜用输液泵,便于调节速度。当需要停止含高渗葡萄糖的营养液时,应缓慢减速或输入等渗葡萄糖作为过渡,以防止发生延迟性低血糖。

3. 脏器功能损害　长期肠外营养可引起肝脏损害,其原因与长期禁食导致肠内缺乏食物刺激、肠道激素的分泌受抑制、过高的能量供给或不当的营养物质摄入等有关,主要的病理改变是肝脏脂肪浸润和胆汁淤积。此外,长期禁食可致肠黏膜上皮通透性增加、肠道免疫功能障碍,易致肠源性感染。

(三)肠外营养与肠内营养的比较

见表 7-2。

表 7-2　肠外营养与肠内营养的比较

项目	肠外营养(PN)	肠内营养(EN)
适应证	①1 周以上不能进食或因胃肠道功能障碍或不能耐受肠内喂养者;②通过肠内营养无法达到机体需要的目标量时应补充肠外营养	①胃肠道具有吸收功能,且能耐受肠内营养制剂,因原发疾病或因治疗需要而不能或不愿经口摄食;②摄食量不足以满足机体需要
输注途径	①中央静脉(输液时间>2 周);②周围静脉(输液时间<2 周)	①鼻胃管(最常用)、鼻十二指肠管;②鼻空肠置管、胃造口、空肠造口
营养液	全营养混合液	各种商品制剂(能全素、百普素等),流质饮食
并发症	①静脉导管相关并发症、代谢性并发症;②脏器功能损害、代谢性骨病	①机械性并发症、胃肠道并发症;②代谢性并发症、感染性并发症

第二节　外科感染

一、外科感染概述

感染是指病原体入侵、繁殖所导致的局部和全身炎症反应。引起感染的常见病原体包括细菌、真菌、病毒等。

外科感染是指需要外科治疗的感染，包括创伤、烧伤、手术、器械检查等并发的感染。外科感染常在正常皮肤、黏膜屏障受到破坏时发生，感染常为多种病原体所导致。感染的发生与致病微生物的数量与毒力有关。所谓毒力是指病原体入侵宿主，穿透、繁殖和生成毒素或胞外酶的能力。通常情况下机体的上皮、黏膜屏障与免疫功能能够阻挡病原体入侵。皮肤、黏膜上皮的缺损，手术操作、静脉插管的污染等为病菌入侵打开了通道；局部组织缺血、坏死；管腔阻塞使分泌物淤积均有利于病菌的繁殖与入侵。全身抵抗力下降也是引发感染的条件。

外科感染的特点：①常为多种细菌尤其是需氧菌与厌氧菌引起的混合感染；②患者多有明显而突出的红、肿、热、痛等局部表现，可引起组织坏死及化脓；③常需手术切开、切除病灶和进一步换药处理；④愈合后可留有瘢痕，严重瘢痕会影响功能。

（一）分类

1. 按致病菌种类和病变性质分类

（1）非特异性感染　又称化脓性感染，由化脓性致病菌引起，外科感染大多数属于此类。其特征是同一种致病菌可引起几种不同的感染性疾病，不同致病菌也可引起同一种感染性疾病。病变通常先有急性炎症反应，继而形成局部化脓、坏死。感染的病理变化相同，临床表现、治疗原则相似。

（2）特异性感染　是指由特异的致病菌如破伤风梭菌、结核杆菌、产气荚膜梭菌、炭疽杆菌等引起的感染。其特征是一种致病菌只能引起一种特定的感染性疾病，其发病过程、临床表现、治疗原则各不相同。

2. 按感染病程分类

（1）急性感染　病程在 3 周内者，称为急性感染。

（2）慢性感染　病程超过 2 个月者为慢性感染。

（3）亚急性感染　病程在 3 周至 2 个月之间者为亚急性感染。

3. 按感染发生条件分类

（1）机会感染　在人体局部或全身抵抗力下降时，由非致病菌或致病力弱的病原菌所引起的感染，称为机会感染，又称为条件性感染。

（2）二重感染　在一种感染的过程中又发生另一种微生物感染。通常由于应用抗菌药物使体内致病菌群发生了改变，某些耐药菌或原本对身体无害的寄生菌可大量繁殖而引起感染，称为二重感染，也称菌群失调症。

（3）院内感染　患者在医院内因致病微生物侵入机体而引起的感染，称为院内感染，又称医源性感染。

（4）原发性感染　由伤口污染直接造成的感染称为原发性感染。

（5）继发性感染　在伤口愈合过程中发生的感染称为继发性感染。

（6）外源性感染　由外环境侵入的病原体造成的感染称为外源性感染。

（7）内源性感染　由原存于体内如肠道、呼吸道等处的病原体造成的感染称为内源性感染。

（二）病因及发病机制

外科感染多由外界致病微生物入侵人体所致。但原居于人体内的一些非致病菌或致病力较弱的细菌，在人体抵抗力降低的情况下，如手术、创伤、器械检查等，应用抗肿瘤药物或免疫抑制剂等，亦可引起感染。故外科感染的发生、发展与致病菌的数量、毒力及机体的抵抗力等有关。

感染的转归取决于病原微生物毒力、机体抵抗力、感染部位以及治疗措施是否得当等因素。其结局有 3 种：①当机体抵抗力强、而病原微生物的数量少、毒力和侵袭力弱时，感染可吸收消散或局限化形成脓肿，经手术切开引流脓液后局部形成瘢痕而痊愈。②当病原微生物数量多、毒力强，机体抵抗力低下时，感染迅速扩散，病原微生物可侵入血液中，出现严重的脓毒症、感染性休克，引起器官功能障碍甚至死亡。③当机体抵抗力与病原微生物毒力处于相持阶段时，感染转变成慢性，形成溃疡、窦道等。一旦机体抵抗力降低时，病原体再次生长繁殖，感染可急性反复发作。

1. 致病菌的侵入及其致病因素

(1)致病菌的黏附因子　荚膜、微荚膜致病菌可产生黏附因子，其有利于病菌黏附和侵入人体组织细胞。有些病菌具有荚膜或微荚膜，能抗拒吞噬细胞的吞噬或杀菌作用而在组织内生存繁殖，并导致组织细胞损伤。

(2)致病菌毒素　病菌可释放多种胞外酶、外毒素和内毒素，统称病菌毒素。这些毒素可破坏组织结构，造成细胞损害，导致感染扩散，是引起临床症状和体征的重要因素。

(3)致病菌的数量与增殖速度　侵入人体组织的病菌数量越多，导致感染的概率越高。

2. 机体的抗感染防御机制　正常情况下，人体存在天然的和获得的抗感染防御机制，当某些局部或全身因素导致这些防御机制受损时，则可能发生感染。

(1)局部因素　导致感染的局部因素有：①皮肤或黏膜破损；②体内管腔阻塞；③血管或体腔内留置导管；④局部积液或血供障碍；⑤局部异物残留。以上情况可为致病菌入侵提供条件，或为致病菌的生长繁殖创造了条件。

(2)全身因素　有利于感染发生和发展的全身因素有：①严重创伤或休克、糖尿病、尿毒症、肝功能障碍等；②长期使用肾上腺皮质激素、抗肿瘤的化学药物和放射治疗；③严重营养不良、低蛋白血症、白血病或白细胞过少等；④先天性或获得性免疫缺陷综合征。以上情况使机体对感染免疫应答不当，使局部感染极易发生，一旦局部感染发生，易造成感染发展和扩散。

(三)临床表现

1. 非特异性感染

(1)局部症状　急性感染者局部呈现红、肿、热、痛和功能障碍等典型表现。浅部脓肿形成时，局部可触及波动感；深部脓肿穿刺可抽出脓液。慢性感染可表现为肿胀或硬结，红、热较轻。

(2)全身症状　轻者无全身症状；重者可出现畏寒、发热、头痛、全身不适、乏力、食欲减退、脉快等表现。病程较长时，可出现水、电解质平衡失调、消瘦、贫血、低蛋白血症，严重者可发生感染性休克和多器官功能障碍综合征。

(3)辅助检查

1)血常规检查：白细胞计数和中性粒细胞的比例增高，可有核左移或出现中毒颗粒，严重感染时可有白细胞计数减少，表示机体功能衰竭，病情严重。

2)细菌学检查：取伤口脓液、渗出液或穿刺抽取脓液，做涂片染色镜检或送细菌培养及药敏试验，可明确致病菌种类及指导用药。

3)影像学检查：B 超检查可用于探测肝、胆、胰、肾等器官的感染病灶及腹腔、胸腔、关节腔等部位有无积液；X 射线摄片、CT、MRI 等也有助于胸部、腹部、骨关节等处感染的诊断。

2. 特异性感染　特异性感染的患者可因致病菌不同而出现各自特殊的症状和体征，如破伤风患者可表现为肌肉强直性收缩和阵发性痉挛；气性坏疽和其他产气菌引起的蜂窝织炎可出现皮下捻发音等。

(四)诊断

根据病史、临床检查、实验室和影像学检查结果，不难诊断。

(五)治疗

1. 局部治疗　早期可采取患部制动、抬高患肢、外敷消炎类药物、热敷或其他物理疗法，以促进炎症消散。若局部形成脓肿应行脓肿切开引流或切除感染器官，即使没形成脓肿若局部感染严重已引起全身性感染或可能导致神经、肌腱、骨组织等破坏时，也应切开减压引流。

2. 全身治疗　治疗原则：消除感染病因和毒性物质，制止病菌生长，增强人体抗感染能力，促进组织修复。

(1)应用抗菌药物　严重感染者应分次静脉给药；早期可根据感染部位、临床表现及脓液性状等估计病原菌的种类，选用适当的抗菌药物。当获得细菌培养和药物敏感试验结果后，应根据检查结果选用有效抗菌药物。

(2)支持疗法　提供高营养饮食，不能进食者行肠内或肠外营养。输液维持水、电解质和酸碱平衡，严重感染者可输注血浆、人体白蛋白、丙种球蛋白或多次少量输注新鲜全血等。

(3)中医中药　感染急性期过后，可采用中医中药疗法，促进机体康复。

(4)对症处理　①高热者给予物理或药物降温；②体温过低者注意保暖；③疼痛剧烈者给予止痛药物；④抽搐者给予镇静解痉药物等。

(六)预防

防止病原微生物侵入，增强机体的抗感染能力，切断病原菌的传播环节。

二、临床常见外科感染及处理方法

(一)常见软组织急性化脓性感染

1. 疖　疖是单个毛囊及其所属皮脂腺的急性化脓性感染。致病菌多为金黄色葡萄球菌。疖常发生于毛囊和皮脂腺分布丰富的部位，如头、面、颈、腋部、胸骨前、肩胛间、背部、臀部等，与皮肤不洁、擦伤、环境温度较高或机体抗感染能力降低有关。

(1)病因和病理　引起疖的病原体以金黄色葡萄球菌为主；因金黄色葡萄球菌多能产生血浆凝固酶，可使感染部位的纤维蛋白原转变为纤维蛋白，从而限制了细菌的扩散，感染的特征为局限性而有脓栓形成。

(2)临床表现　初起为红、肿、热、痛的小硬结，逐渐增大呈现锥形隆起。数天后，硬结中央组织坏死变软、液化，顶部出现黄白色小脓栓。脓栓破溃后，脓液流出，炎症逐渐消退而痊愈。发生于鼻、上唇及周围即所谓面部“危险三角区”的疖，如受挤压或处理不当，细菌可沿内眦静脉和眼静脉进入颅内海绵状静脉窦，引起颅内化脓性海绵状静脉窦炎，甚至可发展为脑膜炎、脑脓肿；表现为眼部及周围组织红肿、疼痛及寒战、高热，并有剧烈头痛、喷射性呕吐等颅内压增高症状，严重时可出现昏迷和休克而危及生命。

(3)治疗　早期可外涂碘伏、外敷鱼石脂软膏或中草药，或热敷、红外线、超短波等物理治疗，促进炎症消退。出现脓头时，可用针尖将脓栓表皮挑破或用硝酸银烧灼使脓栓表皮破溃，以促进脓液的排出。有波动感时，应及时切开引流。感染严重者，注意对症治疗，给予足量的抗生素并加强全身支持疗法。

(4)预防　保持皮肤清洁，勤洗澡，及时更换衣物；婴幼儿应注意保护皮肤，避免表皮受伤。

2. 痈　痈为多个相邻的毛囊及其所属皮脂腺的急性化脓性感染，也可由多个疖融合而成。

(1)病因和病理　致病菌主要为金黄色葡萄球菌，痈多见于成年人，尤其发生于糖尿病及免疫力低下的患者。好发于颈部、背部等皮肤韧厚的部位。感染常从一个毛囊底部开始，沿皮下深筋膜向四周扩散，再向上侵及周围的毛囊群，形成多个“脓头”。

(2)临床表现　局部呈紫红色炎性浸润，肿胀隆起，质硬、界限不清，疼痛和压痛明显，在中央部有多个脓栓，破溃后呈蜂窝状。痈易向四周和深部蔓延发展，附近淋巴结常发生肿大、寒战、高热、厌食等全身症状也较重，严重者可发展为脓毒症或感染性休克。

血常规检查常见白细胞计数和中性粒细胞比例升高。脓液细菌培养和药物敏感试验，可明确致病菌和敏感的抗菌药物。

(3)治疗　局部早期治疗与疖相同。若已形成脓肿或红肿范围大,中央部坏死组织多或全身症状严重,需手术治疗;手术一般采用"+"或"++"字形切口,但是唇痈禁忌切开。

全身治疗宜选用足量、有效的抗生素并加强全身营养支持疗法。合并糖尿病者应使用降糖药物控制血糖。

(4)预防　及时治疗疖病,防止感染扩散;注意个人卫生,保持皮肤清洁。

3. 急性蜂窝织炎　急性蜂窝织炎是皮下、筋膜下、肌间隙或深部疏松结缔组织的急性化脓性感染。

(1)病因和病理　致病菌主要为溶血性链球菌,其次为金黄色葡萄球菌。由于受侵组织质地较为疏松,溶血性链球菌可产生并释放溶血素、链激酶、透明质酸酶等,可使病变扩展较快。

(2)临床表现　急性蜂窝织炎因病菌种类、感染的部位和患者状况的不同,临床上可有以下4种类型。

1)一般性皮下蜂窝织炎:病变表浅者,局部红、肿、热、痛,红肿以中央明显,边缘稍淡,与正常组织皮肤界限不清。病变较深者,局部红肿多不明显,但有疼痛和深压痛,全身症状明显。

2)产气性皮下蜂窝织炎:由厌氧菌引起,常发生在易被大、小便污染的会阴部或下腹部伤口。早期表现类似于一般性皮下蜂窝织炎,病情加重时,可有进行性皮肤、皮下组织及深筋膜坏死,脓液恶臭,局部有捻发音,全身症状严重且迅速恶化。

3)颌下急性蜂窝织炎:可发生喉头水肿并压迫气管,引起呼吸困难,甚至窒息。

4)新生儿急性蜂窝织炎:又称新生儿皮下坏疽,多发生于背部、臀部等受压部位。表现为发热、拒奶、精神萎靡。病变初始局部皮肤发红、稍肿、界限不清,数小时后病变迅速扩展,皮肤变软,并出现漂浮感。皮肤和皮下组织坏死,容易引起脓毒症。

(3)辅助检查　血常规检查常见白细胞计数和中性粒细比例升高。脓液细菌培养和药物敏感试验,可明确致病菌和敏感的抗菌药物。B超检查可发现炎性肿块或有脓肿影像。

(4)治疗　早期抬高患处,局部制动、理疗及外敷药物,已形成脓肿者应切开引流。但颌下蜂窝织炎,若非手术治疗无效应尽早切开减压。若是厌氧菌引起的蜂窝织炎,应尽早广泛多处切开,清除坏死组织,并用过氧化氢冲洗和湿敷。新生儿皮下坏疽,也应做广泛多处切开引流,加强局部换药,若皮肤坏死面积较大,可待创面肉芽生长良好后行植皮术。全身应用抗生素和支持疗法。

(5)预防　注意做好皮肤日常卫生清洁,防止损伤,受伤后要及早医治;婴儿和老年人的抗感染能力较正常成人弱,应需着重护理。

4. 丹毒　丹毒是皮肤或黏膜的网状淋巴管的急性非化脓性感染,好发于下肢及面部。

(1)病因和病理　主要致病菌为乙型溶血性链球菌。患者常先有皮肤或黏膜的某种病损,如皮肤损伤、足癣、口腔溃疡、鼻窦炎等,发病后淋巴管网分布区域的皮肤出现炎症反应,常累及引流区淋巴结,病变蔓延较快,常有全身反应,但很少有组织坏死或化脓。治愈后容易复发。

(2)临床表现　局部有烧灼样痛,皮肤鲜红,压之褪色,边缘稍隆起,界限清楚,中央色淡,周围深,并有脱屑,局部也可出现水疱,附近淋巴结可肿大,丹毒不化脓,易传染,起病急,扩散快,有寒战、发热、头痛等全身症状;面部丹毒常因鼻内小损伤引起,丹毒外观呈蝴蝶样红斑,可引起颅内海绵状静脉窦炎。下肢丹毒常与足癣有关,反复发作,可造成淋巴管阻塞和淋巴液淤滞,导致皮肤增厚和肢体肿胀,俗称"象皮肿"。血常规检查,白细胞计数和中性粒细胞比例升高。

(3)治疗　充分休息,抬高患肢,局部用50%硫酸镁湿热敷,也可外用消炎药物或理疗。全身应用抗生素及支持疗法。

(4)预防　本病有接触性传染,在接触丹毒患者或换药前后,应洗手消毒,防止医源性传染;注意皮肤清洁,及时处理小创伤。

5. 急性淋巴管炎和淋巴结炎　细菌自原发感染病灶或皮肤破损处侵入淋巴管引起急性淋巴管炎，再扩散到淋巴结，引起急性淋巴结炎。致病菌主要为金黄色葡萄球菌、溶血性链球菌。

(1)临床表现

1)急性淋巴管炎：可发生在浅部或深部淋巴管，以四肢多见，浅部急性淋巴管炎，常在原发病灶附近出现一条或多条“红线”，由局部感染病灶指向所属的区域淋巴结，“红线”及附近硬且有压痛；深层淋巴管炎无“红线”，但有患肢肿胀，沿淋巴管行程有压痛。常有畏寒、发热等全身症状。

2)急性淋巴结炎：轻者表面皮肤正常，局部淋巴结肿大，压痛并与周围组织界限清楚，重者局部表面皮肤出现红、肿、热、痛，甚至形成脓肿或引起淋巴结周围蜂窝织炎，全身症状多较明显。

血常规检查白细胞计数和中性粒细胞比例升高。急性淋巴结炎时，B 超检查可发现淋巴结呈炎性肿大或有脓肿影像。

(2)治疗　首先按原发病灶性质采取适当措施治疗原发病灶，适当休息，抬高患肢，局部制动，热敷、理疗、50%硫酸镁湿敷。急性淋巴结炎形成脓肿时，应切开引流。必要时全身应用抗生素及支持疗法。

(3)预防　保持口腔、会阴、足部等皮肤和黏膜的清洁，及时发现和积极治疗各种感染性疾病。

6. 脓肿　急性化脓性感染后，病变组织坏死、液化，在皮下、器官或体腔内形成局限性脓液积聚，周围有一完整脓腔壁者即称为脓肿。致病菌主要为金黄色葡萄球菌。

(1)临床表现　浅表脓肿，局部有红、肿、热、痛，与正常组织界限清楚。有压痛，波动试验阳性。深部脓肿，局部红肿多不明显，波动感不易查到，但有局部疼痛和深压痛，在压痛最明显处用粗针头穿刺可抽出脓液。小而浅的脓肿，多无明显全身症状。大而深的脓肿，常有明显的全身中毒症状。血常规检查，白细胞计数和中性粒细胞比例升高。脓液细菌培养和药物敏感试验，可明确致病菌和敏感的抗菌药物。B 超检查可发现脓肿的阴影影像。

(2)治疗　一旦确诊及时切开引流，术后加强换药。合理使用抗生素，同时加强支持疗法。

(二)手部急性化脓性感染

手部急性化脓性感染比较常见，有甲沟炎、脓性指头炎和急性化脓性腱鞘炎、滑囊炎、掌深间隙感染等。主要由外伤(如刺伤、擦伤、割伤等)引起，致病菌以金黄色葡萄球菌为主。

1. 甲沟炎和脓性指头炎　甲沟炎是甲沟或其周围组织的化脓性感染，主要由甲沟周围皮肤损伤引起。脓性指头炎是手指末节掌面皮下组织的急性化脓性感染，常因刺伤引起。两者的致病菌多为金黄色葡萄球菌。

(1)临床表现

1)甲沟炎：甲沟的一侧皮肤出现红、肿、热、痛，可蔓延至甲根或对侧，并可向甲下蔓延形成甲下脓肿。

2)脓性指头炎：早期患指有针刺样疼痛，继之肿胀，因末节手指软组织被连接皮肤和指骨的纵形纤维束分隔为许多密闭的腔隙，感染时局部内压可迅速增高导致剧烈胀痛；当指动脉受压时，出现搏动性跳痛，若不及时处理，可发生末节指骨坏死和骨髓炎。

血常规检查：白细胞计数和中性粒细胞比例升高。脓液细菌培养和药物敏感试验，可明确致病菌种类和敏感的抗菌药物。X 射线摄片检查，可明确有无指骨指坏死和骨髓炎。

(2)治疗　感染严重时，应全身应用抗生素；疼痛严重者，给予止痛药物；高热者给予物理降温。

1)甲沟炎：早期热敷、理疗、外用药物，脓肿形成后应切开引流。若甲下脓肿，应拔甲。

2)脓性指头炎：早期抬高患指，理疗或热敷。如上述治疗后无明显好转，应在搏动性疼痛发生时于末节患指侧面切开引流和减压，不可待波动感出现后才手术，以免发生末节指骨缺血坏死或指骨骨髓炎。

2. 急性化脓性腱鞘炎和滑囊炎　急性化脓性腱鞘炎是手指屈肌腱鞘的急性化脓性感染，常因直接刺伤所致。致病菌多为金黄色葡萄球菌。

(1)临床表现

1)急性腱鞘炎：病情发展快，典型表现为患指呈半屈曲状；明显肿胀，皮肤极度紧张；伸展时疼痛加剧；沿整个腱鞘有明显压痛。

2)急性滑囊炎：由于拇指与小指腱鞘分别与桡、尺侧滑液囊相通，故此两处化脓性腱鞘炎可发展为桡、尺侧化脓性滑囊炎，再向上蔓延可引起前臂肌间隙感染。

血常规检查：白细胞计数和中性粒细胞比例升高。

(2)治疗　全身应用抗菌药物，并加强支持疗法，注意对症处理。

1)急性化脓性腱鞘炎：早期可试行非手术治疗，若短时间内无效，应及时切开引流。以免发生肌腱缺血坏死。

2)急性滑囊炎：一旦确诊，即应切开引流。切口应选择在手指、手掌侧边或指间皱褶处，避免在功能区切开。

3. 手掌深部间隙感染　手掌深部间隙分为尺侧的掌中间隙和桡侧的鱼际间隙，均在屈肌腱的深面。两个间隙均可因手掌深部刺伤或手指屈肌腱鞘炎、滑囊炎蔓延而引起感染。致病菌多为金黄色葡萄球菌。

(1)临床表现　患者多有较严重的发热、头痛、乏力、食欲不振等全身症状。

掌中间隙感染表现为掌心凹陷消失，局部肿胀隆起，皮肤紧张，压痛明显，手背组织疏松故肿胀更为明显。中指、无名指、小指呈半屈状，被动伸直时疼痛加剧。

鱼际间隙感染表现为患处剧痛，大鱼际和拇指指蹼处明显肿胀和压痛，拇指外展并略屈，示指半屈，拇指不能对掌，掌心凹陷存在。

血常规检查血白细胞计数和中性粒细胞比例升高。

(2)治疗　早期制动、理疗，短期无好转应及早切开引流。全身应用抗生素，加强支持疗法及对症处理。

(三)全身化脓性感染

全身化脓性感染是指致病菌侵入血液循环，并在血循环内生长繁殖、产生毒素引起严重的感染中毒症状。通常有脓毒症和菌血症两种。

脓毒症是对伴有严重的全身性炎症反应，如体温、呼吸、循环等明显改变，但血培养未检出病原菌的外科感染统称。在脓毒症的基础上，血培养检出致病菌者，称为菌血症。

1. 病因　常继发于严重的化脓性感染后，如大面积烧伤创面感染、开放性骨折合并感染、急性弥漫性腹膜炎、急性梗阻性化脓性胆管炎、绞窄性肠梗阻等。此外，各种导管检查、静脉置管等均可引起全身化脓性感染。人体抵抗力弱，如体质虚弱、营养不良、长期或大量应用皮质激素、抗癌药及糖尿病、尿毒症、艾滋病等患者，患局部化脓性感染后较易发展为全身化脓性感染。常见病菌种类及特点见表7-3。

表7-3　常见病菌种类及特点

	革兰氏阴性杆菌	革兰氏阳性球菌	厌氧菌	真菌
病菌种类	大肠杆菌、绿脓杆菌 变形杆菌、克雷伯菌	金黄色葡萄球菌、肠球菌、表皮葡萄球菌	拟杆菌、厌氧葡萄球菌 梭状杆菌、厌氧链球菌	白念珠菌、曲霉菌 毛霉菌、新型隐球菌
原发病灶	腹膜炎，腹腔感染 大面积烧伤感染	严重的痈、蜂窝织炎、骨关节化脓性感染	脓肿、会阴部感染、口腔颌面部坏死性感染	长期使用广谱抗生素或免疫抑制剂、长期留置导管

续表 7-3

	革兰氏阴性杆菌	革兰氏阳性球菌	厌氧菌	真菌
特点	主要毒性为内毒素，所致脓毒症较严重，可出现“三低（低温、低白细胞、低血压）”现象，发生脓毒症休克多见	多为金黄色葡萄球菌转移性脓肿多见，常伴高热、皮疹	常与需氧菌形成混合感染，感染灶组织坏死明显，有特殊腐臭味	属于条件性感染，可有结膜瘀斑、视网膜灶性絮样斑等栓塞表现

2. 临床表现

（1）症状和体征

1）症状：突发寒战、高热（体温 40 ~ 41 ℃）或体温不升，伴有头痛、头晕、恶心、呕吐、腹胀、腹泻、面色苍白或潮红、出冷汗等严重中毒症状。

2）体征：意识淡漠或烦躁不安、谵妄，甚至昏迷；心率加快、脉搏细速；呼吸急促或呼吸困难；严重者可有肝脾肿大、黄疸、皮下出血或瘀斑等。

3）并发症：可并发感染性休克和多器官功能障碍综合征。

4）原发感染灶：患者尚有原发感染病灶的症状和体征。

（2）辅助检查

1）血常规检查：可见白细胞计数明显增高或降低，中性粒细胞比例增高及核左移、出现中毒颗粒等。

2）血生化检查：可发现肝肾功能损害、代谢性酸中毒、电解质紊乱等。

3）尿液检查：可有蛋白管型、红细胞和酮体等，提示肾功能被破坏。

4）病原学检查：血细菌或真菌培养可发现致病菌。

3. 诊断　根据原发感染灶的性质及脓液性状，结合一些特征性的临床表现和实验室检查结果综合分析，可大致区分致病菌为革兰氏染色阳性或阴性细菌。但对原发感染病灶比较隐蔽或者临床表现不典型的患者，有时诊断困难。另外，对临床表现如寒战、发热、脉搏细速、低血压、腹胀、黏膜皮肤瘀斑或神志改变，不能用原发感染疾病来解释时，也应提高警惕。对这类患者应密切观察和进一步检查，以免误诊和漏诊。

确定致病菌应做体液和分泌物的细菌培养，但由于在发生脓毒症前多数患者已经应用抗菌药物治疗，以致血液培养常得不到阳性结果，故应多次，最好在发生高热、寒战时抽血作细菌培养，可提高阳性率。对多次血液细菌培养阴性者，应考虑厌氧菌或真菌性脓毒症，可抽血作厌氧菌培养，或作尿液和血液真菌检查和培养。

4. 治疗

（1）处理原发感染灶　及时寻找和处理原发性感染灶，包括清除坏死组织和异物、消灭无效腔（死腔），充分引流脓肿，拔除静脉留置导管等。如果一时找不到原发灶，应进行全面的检查，特别应注意一些潜在的感染源和感染途径，并予以解决。如静脉导管感染时，首要措施是拔除导管。危重患者疑为肠源性感染时，应及时纠正休克，尽快恢复肠黏膜的血流灌注；通过早期肠道营养促使肠黏膜的尽快修复；口服肠道生态制剂以维持肠道正常菌群等。

（2）应用抗菌药物　早期可根据感染部位，临床表现及脓液性状等估计病原菌的种类，选用适当的抗菌药物。当获得细菌培养和药物敏感试验结果后，应根据检查结果选用有效的抗菌药物。应选用分次静脉给药的方法，注意早期、足量和联合用药以尽快控制病情。但对真菌感染引起的脓毒症，应停用广谱抗生素，改用针对性强的窄谱抗生素，并全身应用抗真菌药物。

(3)加强支持疗法　可输注血浆、人体白蛋白,丙种球蛋白或多次少量输注新鲜全血等。提供高营养饮食,不能进食者行肠内或肠外营养;输液维持水、电解质和酸碱平衡。

(4)对症处理　高热者给予物理或药物降温;体温过低者给予保暖;疼痛剧烈者给予止痛药物;抽搐者给予镇静解痉药物等。

(四)有芽孢厌氧菌感染

1.破伤风　破伤风是由破伤风芽孢梭菌侵入人体伤口,在伤口内生长繁殖、产生毒素,毒素入血后作用于神经组织所引起的一种以肌肉紧张性收缩和阵发性痉挛为特征的急性特异性感染。

(1)病因　破伤风芽孢梭菌是一种革兰氏阳性厌氧芽孢梭菌,它广泛存在于泥土和人畜粪便中。破伤风菌体易杀灭,但芽孢生存力强,煮沸 1 h 以上或高压灭菌 30 min 才能杀死。破伤风的发病需具备 3 个条件:①破伤风芽孢梭菌污染开放性伤口;②伤口内具有缺氧的环境,如伤口深而窄、局部缺血、坏死组织多、填塞过紧、引流不畅或混有其他需氧化脓菌感染;③机体特异性抵抗力低下。

(2)病理生理　若破伤风芽孢梭菌侵入伤口,在局部具备繁殖条件时,即可大量繁殖,产生两种外毒素,即痉挛毒素和溶血毒素,其致病主要是通过痉挛毒素。痉挛毒素从局部经血液和淋巴循环到达并作用于脊髓前角灰质或肌肉的运动神经核,使运动神经元的抑制性神经递质释放受阻,肌肉失去正常的抑制作用而兴奋性增强,引起全身横纹肌的紧张性收缩和阵发性痉挛。还能影响交感神经,出现大汗、血压不稳和心率增快等症状。溶血毒素可引起局部组织坏死,局部组织坏死又为破伤风芽孢梭菌的繁殖提供了机会,入血后还可作用于心肌引起心肌损害。

(3)临床表现

1)潜伏期:通常为 1 周,短者可在 24 h 发病,长者潜伏期可达数月或更久。约 90% 的患者在受伤后 2 周内发病,一般潜伏期越短,症状越严重,预后越差。新生儿破伤风一般在断脐带后 7 d 左右发病,故俗称“七日风”。

2)前驱期:一般持续 12 ~ 24 h,症状不典型,似普通感冒,无特异表现;表现为乏力、头晕、头痛、烦躁不安、咀嚼肌酸胀、张口不便等。

3)发作期:在肌肉紧张性收缩的基础上出现阵发性的强直性痉挛。一般最先受累的是咀嚼肌,以后依次为面肌、颈项肌、背腹肌、四肢肌、膈肌、肋间肌。咀嚼肌收缩出现咀嚼不便、张口困难,甚至牙关紧闭。面部肌群收缩,出现蹙眉、口角下牵、咧嘴,呈“苦笑面容”。颈项肌收缩时,因项部肌群力量较强,故出现颈项强直、头向后仰。背腹肌收缩,因背肌力量比腹肌强,出现腰部前凸,头后仰、足跖屈,形如背弓称为角弓反张。四肢肌痉挛出现握拳、屈肘、屈膝姿态。膈肌及肋间肌痉挛时可出现呼吸困难,甚至窒息。在肌肉持续性收缩的基础上,任何轻微的刺激,如声音、光线、气流,疼痛等均可诱发强烈的阵发性痉挛,发作时大汗淋漓、口唇发绀、呼吸急促、口吐白沫、流涎、磨牙、头频频后仰,手足抽搐不止。发作时患者意识清楚,十分痛苦(表 7-4)。

表 7-4　破伤风肌肉抽搐的顺序与临床表现的对应关系

抽搐肌肉顺序	抽搐肌肉名称	临床表现
1	咀嚼肌	张口困难(牙关紧闭)
2	面部表情肌	苦笑面容
4	颈项肌	颈项强直
5	背腹肌	角弓反张
6	四肢肌	屈膝半握拳
7	膈肌	呼吸停止

(4)诊断与鉴别诊断　依据受伤史、典型的临床表现以及无破伤风预防免疫注射史,破伤风一般均可及时做出诊断。临床上尚无直接测定破伤风毒素的方法,采用被动血凝分析可测定血清中破伤风抗毒素抗体水平。

破伤风需与下列疾病相鉴别。①狂犬病:有犬、猫咬伤史,以吞咽肌痉挛为主。患者闻水声或看见水,即出现咽肌痉挛,饮水无法下咽,大量流涎,牙关紧闭者很少见。②脑膜炎:有颈项强直甚至"角弓反张"等症状,但无阵发性肌肉痉挛。有发热、头痛、神志改变、喷射样呕吐,白细胞计数增高、脑脊液检查压力增高。③士的宁中毒:由马钱子中提取的一种生物碱,有中枢神经兴奋作用,用药过量中毒症状与破伤风相似,但抽搐间歇期肌肉松弛。④其他:如颞颌关节炎、癔症、子痫、低钙性抽搐等。

(5)预防　破伤风是可以预防的,措施包括正确处理伤口,注射破伤风类毒素主动免疫,以及在伤后采用被动免疫预防发病。

1)主动免疫:注射破伤风类毒素抗原,使人体产生抗体以达到免疫目的。采用类毒素基础免疫通常需注射3次。首次皮下注射0.5 mL,间隔4～6周再注射0.5 mL,第2针后6～12个月再注射0.5 mL,此3次注射称为基础注射。以后每隔5～7年皮下注射类毒素0.5 mL,作为强化注射。免疫力在首次注射后10 d内产生,30 d后能达到有效保护的抗体浓度。接受全程主动免疫者,伤后仅需肌内注射0.5 mL类毒素,即可在3～7 d内形成有效的免疫抗体,不需注射破伤风抗毒素。

2)被动免疫:适用于未接受或未完成全程主动免疫注射,而伤口为咬伤或污染、清创不当以及严重的开放性损伤患者。破伤风抗毒血清(TAT)是常用的被动免疫制剂。TAT是血清制品,注射前必须做过敏试验,皮内试验过敏者,可采用脱敏注射法。每次注射后注意观察,如有面色苍白、皮疹、皮肤瘙痒、打喷嚏、关节疼痛、血压下降者,立即停止注射,并皮下注射肾上腺素1 mg或麻黄碱50 mg(成人剂量)。

人体破伤风免疫球蛋白(TIG)是人体血浆免疫球蛋白中提纯或用基因重组技术制备,一次注射后在人体内可存留4～5周,免疫效能10倍于TAT。预防剂量为250～500 IU,肌内注射。

(6)治疗　破伤风是一种极为严重的疾病,死亡率高,一经确诊,应送入监护病房。应采取综合治疗措施,包括确保呼吸道通畅、消除毒素来源、中和游离毒素、控制和解除痉挛、防治并发症等。

1)消除毒素来源:有伤口的患者,应在良好麻醉和充分镇静的情况下实施清创术,彻底清除伤口的异物和坏死组织,完全敞开伤口,用3%过氧化氢溶液或1∶5 000高锰酸钾溶液冲洗和湿敷伤口。对伤口已经闭合者,应仔细检查痂下有无窦道或无效腔,必要时扩创引流。

2)中和游离毒素:破伤风毒素一旦与神经组织结合,药物无法使其分开,故应早期应用TAT或TIG,中和伤口内未入血的毒素和血液中尚未与神经组织结合的毒素。

3)控制和解除痉挛:是治疗破伤风的中心环节。患者应住隔离病室,避免声、光等刺激,治疗和检查尽量集中进行,避免过多骚扰患者;轻症患者可使用镇静剂,较重患者可使用冬眠药物。

4)防治并发症:是降低破伤风患者死亡率的重要措施。主要并发症在呼吸道,故对频繁抽搐且药物不能控制或呼吸道分泌物过多且不能有效排出者,应尽早行气管切开、吸痰、必要时行人工辅助呼吸,以保持呼吸道通畅,预防窒息、肺不张和肺炎。

5)维持体液平衡:由于患者不断阵发痉挛,出大汗等,故每天热量消耗和水分丢失较多。因此补充水、电解质,必要时给予碱性液,防治水、电解质及酸碱平衡失调。

6)应用抗菌药物:青霉素和甲硝唑对抑制破伤风梭菌有效。存在其他混合感染时,应有针对性地选用其他抗菌药物。

(7)预后　破伤风患者的转归与支持治疗的质量有关。死亡原因多半与呼吸道有关,如喉痉挛时处理不当等,严重的心律失常及心脏停搏也是致死原因。

2.气性坏疽　气性坏疽是由气性坏疽芽孢梭菌引起的一种以肌肉组织广泛坏死和肌炎为特征

的严重的急性特异性感染。

(1)病因 气性坏疽为厌氧菌感染,病菌为革兰氏阳性梭状芽孢杆菌,常为多种致病菌的混合感染。

(2)病理 这类梭状芽孢杆菌的致病因素主要为多种外毒素和酶,可引起溶血并损害心、肝、肾等器官。组织蛋白分解可产生恶性水肿和硫化氢气体,引起组织严重水肿、气肿和广泛性坏死,伤口恶臭。坏死组织产物和毒素吸收后,可引起全身严重中毒反应,甚至发展为感染性休克和多器官功能障碍综合征。

(3)临床表现 潜伏期可短至 8 ~ 10 h,长至 5 ~ 6 d,一般为 1 ~ 4 d,多在伤后 1 ~ 4 d 内发病。

1)局部表现:呈持续加重的患处胀裂样剧痛,常为最早出现的症状,因组织内积气、水肿、压力增高所致,一般镇痛药不能缓解;患处明显肿胀,且进行性加剧,压痛剧烈;伤口局部及周围张力升高,皮肤水肿、苍白、紧张、发亮,随后转为紫红、紫黑,并出现大小不等的水疱;按压伤口周围可有捻发感,伤口内可流出带有恶臭的夹杂气泡的浆液性或血性液体;伤口内肌肉坏死,呈暗红色或土灰色,失去弹性,切割时不收缩也不出血。

2)全身表现:有头晕、高热、脉速、烦躁不安或表情淡漠、呼吸急促、皮肤苍白、出冷汗、贫血等中毒症状,甚至出现感染性休克的症状和体征。

(4)诊断与鉴别诊断 早期诊断,及时治疗对挽救生命、保存伤肢有重要意义。诊断气性坏疽的 3 个主要依据是:①伤口周围皮肤有捻发音;②X 射线平片、CT、MRI 影像检查显示伤部肌群中有气体存在;③伤口分泌物涂片检查少见白细胞而有大量革兰氏阳性粗短杆菌。

实验室检查血红蛋白显著下降。白细胞计数通常不超过 $12 \sim 15 \times 10^9$/L。伤口渗液厌氧菌培养,可发现革兰氏阳性梭状杆菌。组织学检查炎症反应轻,以肌肉广泛坏死为特征性改变。血中磷酸肌酐激酶(CPK)水平升高,部分患者可出现肌红蛋白尿。如 CPK 测定正常,可以排除肌坏死。

气性坏疽需与下列疾病相鉴别:①梭状芽胞杆菌性蜂窝织炎;②厌氧性链球菌性蜂窝织炎;③食管气管因损伤、手术或病变导致破裂滥气。

(5)治疗 早期认识和紧急手术是关键。一旦诊断明确,应立即采取措施,以挽救患者生命,减少组织坏死,降低截肢率。

1)及早清创:在积极抗休克和防治严重并发症的同时行清创术。

2)应用抗菌药物:首选大剂量青霉素;大环内酰类和尼立达唑类抗菌药物也有一定疗效。

3)高压氧治疗:可提高组织和血液含氧量,破坏致病菌生长繁殖的环境,提高治愈率,降低伤残率。

4)全身支持疗法包括输液,少量多次输注新鲜全血、血浆和人体白蛋白、肠内或肠外营养支持等。

5)对症处理:如镇静、退热、镇痛等措施。

(五)人类免疫缺陷病毒感染

获得性人类免疫缺陷综合征(AIDS)即艾滋病,是由人类免疫缺陷病毒(HIV)引起的以细胞免疫缺陷为主的临床综合征,常并发条件感染及继发性恶性肿瘤,预后差,死亡率高。

HIV 是一种逆转录病毒,病毒核心含 RNA 逆转录酶及核蛋白,病毒外壳上的糖蛋白能与 T 淋巴细胞 CD_4 受体结合,通过内噬作用进入细胞,引发感染。HIV 存在于组织与体液中,以血液、精液、阴道分泌物中含量高,最具传染性。无症状的 HIV 感染者及 AIDS 患者是 HIV 感染的主要传染源。HIV 传播的主要途径是:①同性或异性之间性接触;②输注 HIV 污染的全血或血液制品;③母婴间传播;④静脉注射成瘾药物者共用注射器传播。

1. 临床表现 HIV 病毒进入血液后,先有短暂的血清转化病变,表现为流感样症状以及淋巴结肿大，随后是潜伏期。感染 HIV 后，80% 的人无临床症状出现，但 CD_4^+ 淋巴细胞计数逐渐下降；自 HIV 感染至 AIDS 死亡，长者达 20 年，短者仅 1 ~2 年。

AIDS 患者免疫缺陷较重，可继发病毒真菌结核菌、卡氏肺囊虫等引起的感染，或发生淋巴瘤、卡波西肉瘤等恶性肿瘤。

2. 诊断与治疗　免疫功能测定主要有 CD_4^+ 淋巴细胞计数、T 辅助细胞/T 抑制细胞（CD_4^+/CD_8^+）比值降低。HIV 抗体阳性，合并 CD_4^+T 淋巴细胞计数<200 个/μl 即可诊断为 AIDS。

艾滋病的治疗包括病因治疗及对症处理。针对艾滋病的治疗主要采用高活性抗逆转承病毒治疗法，通过药物抑制 HIV 复制过程中关键酶逆转录酶与蛋白酶的合成。

三、抗菌药物的合理应用

抗菌药物在预防、控制与治疗外科感染中发挥重要作用，显著改善了感染疾病的预后。严格的无菌术、彻底的清创、脓肿引流及感染灶的清除，以及增加机体抵抗力都是抗感染的必要措施。外科干预控制感染源与合理的抗菌药物使用是治疗外科感染的两个关键措施。

目前临床常用抗菌药物达数百种，不合理使用抗菌药物，增加了致病菌的耐药性，可导致二重感染；还会产生毒副作用与过敏反应。熟悉抗菌药物的药理性能、适应证、选药与给药的合理方案，才能发挥抗感染的良好作用，预防不良反应。

（一）抗菌药物的作用

抗菌药物的作用与药物的药代动力学与药效学密切相关。

抗菌药物对细菌的作用有 4 种方式：①阻碍细菌细胞壁的合成；②阻碍细菌内蛋白质合成；③损伤细菌细胞膜功能；④改变核酸代谢，阻碍遗传信号的传递。通过上述途径发挥抑菌或杀菌的作用。

全身用药治疗外科局限化的感染，需确保抗菌药物在感染部位组织浓度超过最低抑菌浓度。抗生素的穿透力，一是与抗生素蛋白结合率有关，未与蛋白结合的抗菌药物可穿透毛细血管壁发挥抗菌作用；二是脂溶性的抗生素可经由非离子通道弥散作用穿过膜而到达创口、骨、脑脊液以及脓肿等处。

（二）围手术期预防用药

围手术期使用抗生素目的是预防与减少和手术相关的外科感染。术前预防使用抗生素有助于减少术后发生在切口或是手术深部或腔隙的外科手术部位感染，以及可能发生的全身感染。

外科手术根据手术野是否存在污染以及污染程度分为清洁、清洁-污染与污染手术。预防使用抗生素指征主要是清洁-污染手术与污染手术。清洁-污染手术指胃肠道、呼吸道、泌尿道、女性生殖道手术，或经以上器官的手术，由于手术部位存在大量寄生菌群，可以污染手术野，造成感染。污染手术指由于胃肠道、尿道、胆道体液大量溢出造成严重污染的手术。开放性创伤与骨折、烧伤、火器伤、胸腹部穿通伤，以及有严重污染及软组织破坏的损伤，需预防应用抗菌药物。

清洁手术由于手术野无污染，通常不需预防用抗菌药物，但在下列情况时可考虑预防用药。①手术时间长、范围大：重要脏器如颅脑、心脏手术、器官移植等手术，一旦发生感染后果严重；涉及骨骼需要打开颅骨、劈开胸骨等手术。②有人造物留置的手术：如人工关节、大血管、心脏瓣膜置换等。③患者有感染的高危因素：如高龄、糖尿病、营养不良疾患，或接受放化疗免疫抑制剂，免疫功能低下的高危人群。

预防性抗菌药物应选择抗菌谱主要针对可能造成感染的病原菌、杀菌力强且副作用小的抗生素。

(三)抗菌药物治疗外科感染的原则与选择

明确诊断是细菌感染,或高度怀疑者,才是使用抗菌药物的指征;尽早查明致病菌,根据致病菌种类及细菌药物敏感试验结果合理选用抗菌药物。抗菌药物的治疗方案应结合抗菌药物抗菌谱、药代动力学特点,病情严重程度以及患者情况制定。

可根据感染部位推断致病菌的种类,并根据感染的临床表现、脓液性状与致病菌引起感染的一般规律估计致病菌种,再根据预判选择针对此类细菌有效的抗菌药物,同时应考虑抗菌药物的药理与药代动力学特点。

(四)抗菌药物的给药方法

1. 给药途径　感染局限或较轻可接受口服给药者,应选用口服吸收完全的抗菌药物,对严重感染患者,抗菌药物可通过静脉途径,静脉分次注射与静脉滴注相比,前者产生的血清与组织液内药物浓度较高,并可减少高浓度药物长时间刺激引起的静脉炎以及避免抗生素失活。

2. 常用剂量　按各种抗菌药物的治疗剂量范围给药。氨基糖苷类、喹诺酮、氯霉素等剂量依赖型,其杀菌效应与药物浓度升高有关。给药剂量宜偏向高限,剂量不足影响疗效,易使细菌耐药。时间依赖效应药物,只要感染部位浓度高于最小抑菌浓度即可发挥杀菌效应。维持血药浓度在超过最小抑菌浓度的水平即可,剂量选择偏向低限,以减少毒性。

3. 剂量间隔　根据药代动力学和药效学的原则确定给药次数。给药间隔一般选择 3 ~4 倍的药物半衰期。

4. 疗程　抗菌药物一般在体温正常、白细胞计数正常、症状消退、全身及局部病灶情况好转后及时停药。严重感染如脓毒症,疗程可适当延长。

5. 联合使用抗菌药物　目的是产生协同作用以提高抗菌效能,降低个别药物剂量、减少毒性反应,防止及延迟细菌耐药性。

联合用药最好依据联合药敏试验,应当选择协同或累加作用的组合,避免产生拮抗作用的联合用药。β-内酰胺类药与四环素类、大环内酯类常产生拮抗作用,应避免两者的联合使用。

(五)抗菌药物的不良反应与细菌耐药性

1. 毒性反应　是抗菌药物最常见的不良反应,常与剂量有关,主要表现在肾、肝、胃肠道、造血、神经系统方面。如氨基糖苷类、万古霉素对听神经有毒性;肾脏损害多见于多黏菌素、两性霉素 B 及氨基糖苷类等。喹诺酮、磺胺类等偶可引起粒细胞减少或血小板减少。发生毒性反应要立即停药,改用毒性低的其他药物。

2. 变态反应　与用药剂量、疗程无关。药疹多见于应用青霉素、磺胺药、万古霉素、头孢菌素等之后出现。用药前询问有无变态反应疾病及药物过敏史,使用青霉素前先做皮肤过敏试验。用药过程中发现皮疹、发热等,立即停用致敏药物,并作积极处理。过敏性休克大多发生在注射青霉素后,一旦发生,应立即抢救。

3. 二重感染　又称菌群交替症,是在抗菌药物治疗原发感染时发生的新感染。在感染采用广谱或联合抗菌药物治疗过程中,原有的致病菌被制止,但耐药的真菌、肠球菌等大量繁殖,加之患者抵抗力下降,导致条件致病菌引发新的感染。

4. 细菌耐药性　耐药性出现的主要原因是细菌对药物的适应,少数是基因突变的结果。细菌自身耐药性的产生主要通过质粒介导转座子或整合子转移。为控制和减少耐药菌株的发生与传播,严格掌握抗菌药物的适应证,尽量选用窄谱抗菌药、减少局部用药,根据药敏来调整用药。采用抗菌药物策略性替换方法,筛选敏感的抗生素,作为临床经验性治疗时选药的参考。使用抗生素前尽量获得血液细菌培养与药敏试验结果,争取做到针对性用药,减少并延缓细菌耐药性的产生。

第三节　外科创伤

一、外科创伤概述

创伤是指机械性致伤因素作用于人体所造成的组织结构完整性的破坏或功能障碍。随着社会进步和科学技术的不断发展，不少疾病已逐步得到有效控制，但创伤却有增无减，而且已成为继心脏疾病、恶性肿瘤和脑血管疾病之后的第四位死亡原因。

（一）创伤的分类

只有准确地对创伤进行分类，才能确定创伤的性质和程度，以便使伤员得到及时有效的救治。常用的有以下几种。

1. 按致伤因素分类　可分为烧伤、冷伤、挤压伤、刃器伤、火器伤、冲击伤、毒剂伤、核放射伤及多种因素所致的复合伤等。

2. 按受伤部位分类　一般分为颅脑伤、颌面部伤、颈部伤、胸（背）部伤、腹部伤、骨盆伤、脊柱脊髓伤、四肢伤和多发伤等。

3. 按伤后皮肤完整性分类　皮肤保持完整无开放性伤口者称闭合伤，如挫伤、挤压伤、扭伤、震荡伤、关节脱位和半脱位、闭合性骨折和闭合性内脏伤等。有皮肤破损者称开放伤，如擦伤、撕裂伤、切割伤、砍伤和刺伤等。

4. 按伤情轻重分类　一般分为轻、中、重伤。轻伤主要是局部软组织伤，暂时失去作业能力，但仍可坚持工作，无生命危险，或只需小手术者；中等伤主要是广泛软组织伤、上下肢开放骨折、肢体挤压伤、机械性呼吸道阻塞、创伤性截肢及一般的腹腔脏器伤等，丧失作业能力和生活能力，需手术，但一般无生命危险；重伤指危及生命或治愈后有严重残疾者。

（二）影响创伤愈合的因素

1. 局部因素　①伤口感染是最常见的原因；②损伤范围大、坏死组织多、异物存留；③局部血液循环障碍；④局部制动不足包扎或缝合过紧造成继发性损伤等，均不利于伤口愈合。

2. 全身因素　主要有营养不良、大量使用细胞增生抑制剂、免疫功能低下、全身性严重感染。

（三）创伤的病理生理

在致伤因素的作用下，机体迅速产生各种局部和全身性防御性反应。

1. 局部反应　创伤和战伤的局部反应是由于组织结构破坏，或细胞变性坏死、微循环障碍，或病原微生物入侵及异物存留等所致。局部反应的轻重与致伤因素的种类、作用时间、组织损害程度和性质，以及污染轻重和是否有异物存留等有关。

2. 全身反应　是指致伤因素作用于人体后引起的一系列神经内分泌活动增强，并由此而引发的各种功能和代谢改变的过程。

3. 组织修复和创伤愈合　机体遭受创伤后所造成组织的损伤或缺损，常形成伤口或创面，如不愈合，不仅影响功能，还将成为重要的感染途径。因此，组织修复在创伤中具有非常重要的意义，组织修复的基本方式是由伤后增生的细胞和细胞间质再生增殖、充填、连接或替代损伤后的缺损组织。

（1）组织修复的基本过程　大致可分为 3 个阶段。

1）局部炎症反应阶段：在创伤后立即发生，主要是血管和细胞反应、免疫应答、血液凝固和纤维蛋白的溶解目的在于清除损伤和坏死组织,为组织再生和修复奠定基础。

2)细胞增殖分化和肉芽组织生成阶段:局部炎症开始不久即可有新生细胞出现,成纤维细胞、内皮细胞等增生、分化、迁移,分别合成、分泌组织基质(主要为胶原)和形成新生毛细血管并共同构成肉芽组织。

3)组织塑形阶段:通过细胞增殖和基质沉积,伤后组织可达到初步的修复,但新生组织如纤维组织,在数量和质量方面并不定达到结构和功能的要求,故需进一步改构和重建。

(2)创伤愈合的类型　可分为以下两种。

1)一期愈合:组织修复以原来的细胞为主,仅含少量的纤维组织,局部无感染、血肿或坏死组织,再生修复过程迅速,结构和功能修复良好。多见于损伤程度轻、范围小、无感染的伤口或创面。

2)二期愈合:以纤维组织修复为主,不同程度地影响结构和功能恢复,多见于损伤程度重、范围大、坏死组织多,且常伴有感染而未经合理外科处理的伤口。

(3)影响创伤愈合的因素　主要有局部和全身两个方面。局部因素中伤口感染是最常见的原因。局部血液循环障碍使组织缺血缺氧,或由于采取的措施不当(如局部制动不足,包扎或缝合过紧等)造成组织继发性损伤也不利于愈合。全身因素主要有营养不良、大量使用细胞增生抑制剂(如皮质激素等)、免疫功能低下及全身性严重并发症等。

(四)创伤的并发症

严重创伤后,由于组织和器官损伤,易发生较多的并发症。

常见的并发症有以下几种。

1. 感染　开放性创伤一般都有污染,如果污染严重,处理不及时,加之免疫功能降低,很容易发生感染。

2. 休克　早期常为失血性休克,晚期由于感染发生可导致脓毒症,甚至感染性休克。

3. 脂肪栓塞综合征　常见于多发性骨折,主要病变部位是肺,可造成肺通气功能障碍甚至呼吸功能不全。

4. 应激性溃疡　发生率较高,可为多发性,且可深至浆膜层,可发生大出血或穿孔。

5. 凝血功能障碍　主要是由于凝血物质消耗、缺乏,抗凝系统活跃,易造成出血倾向。

6. 器官功能障碍　创伤时多伴有组织的严重损伤,存在大量的坏死组织,可造成机体严重而持久的炎症反应,加之休克、应激、免疫功能紊乱及全身因素的作用,容易并发急性肾功能衰竭、急性呼吸窘迫综合征等严重内脏并发症。。

(五)创伤的诊断

诊断创伤主要是明确损伤的部位、性质、程度、全身性变化及并发症,特别是原发损伤部位相邻或远处内脏器官是否损伤及其程度。因此,需要详细地了解受伤史,仔细地全身检查,并借助辅助诊断措施等才能得出全面、正确的诊断。

1. 受伤史　首先是了解致伤原因,可明确创伤类型、性质和程度,了解受伤的时间、地点和体位等对判断伤情具有重要的参考意义。还应了解伤后表现及其演变过程和处理情况,包括现场急救、所用药物及采取的措施等。

2. 创伤检查　首先应从整体上观察伤员状态,判断伤员的一般情况,区分伤情轻重,伤情较重者,可先着手急救,在抢救中逐步检查。

(1)全身检查　注意患者的生命体征,检查受伤部位和其他方面的改变。病情严重时,常需边检查边治疗。

(2)辅助检查　有一定的意义,应根据伤员的全身情况选择必需的项目。

1)实验室检查:血常规和血细胞比容可判断失血或感染情况,尿常规可提示泌尿系统有无损伤,电解质检查可分析水、电解质和酸碱平衡紊乱的情况,疑有胰腺损伤时,应作血或尿淀粉酶测定等。

2)穿刺和导管检查:诊断性穿刺是种简单、安全的辅助方法,可在急诊室内进行。

3)影像学检查:X 射线平片检查对骨折伤员可明确骨折类型和损伤情况;怀疑胸部和腹腔脏器损伤者,可明确是否有气胸、血气胸、肺病变或腹腔积气等;还可确定伤处某些异物的大小、形状和位置等。CT 可以诊断颅脑损伤和某些腹部实质器官及腹膜后的损伤。超声检查可发现胸、腹腔的积血和肝、脾的包膜内破裂等。

手术探查仍是诊断闭合性创伤的重要方法之一,不仅是为了明确诊断,更重要的是为了抢救和进一步治疗,但必须严格掌握手术探查指征。

(六)创伤的处理

创伤病情一般都比较危重,其处理是否及时和正确直接关系到伤员的生命安全和功能恢复。因此,必须十分重视创伤的处理,特别是早期急救处理。

1. 急救　急救的目的是挽救生命,在处理复杂伤情时,应优先解除危及伤员生命的情况。必须优先抢救的急症主要包括心跳呼吸骤停、窒息、大出血、张力性气胸和休克等。常用的急救技术主要有复苏、通气、止血、包扎、固定和转运等。常用止血方法、操作要领及适应证见表 7-5。

表 7-5　止血方法、操作要领及适应证

方法	操作要点	适应证
指压法	①头颈部大出血压迫颈总动脉 ②上臂出血压迫腋动脉或肱动脉,下肢出血压迫股动脉	大动脉出血
加压包扎法	用灭菌纱布、敷料填塞伤口,加压包扎	小动脉、静脉损伤出血
填塞法	先用无菌纱布铺盖伤口,再以纱布填充,加压包扎	肌肉、骨端渗血
止血带法	使用止血带止血	四肢伤大出血且加压包扎无法出血者

2. 一般处理　①体位和局部制动:较重的创伤后伤员卧床休息,所取的体位应利于呼吸运动和保持伤处静脉血回流(减轻水肿),受伤的局部应适当制动,可减缓疼痛,且利于组织修复。②预防和治疗感染:凡开放性创伤均须重视感染的防治。③维持体液平衡和营养代谢。④镇静镇痛和心理治疗。

3. 闭合性创伤的治疗　①浅部软组织挫伤扭伤常用物理疗法,伤后初期局部冷敷,12 h 后热敷等。②闭合性骨折和脱位应先复位,然后根据情况选用各种外固定或内固定。③头、颈胸腹部闭合伤可造成深部组织器官的损伤,甚至危及生命,应高度重视。

4. 开放性创伤的处理

(1)开放性伤口　常有污染,应行清创术。伤后 6 ~ 8 h 内进行清创,一般可达到一期愈合。清创术的目的是将污染伤口变成清洁伤口,为组织愈合创造良好条件。

(2)感染伤口的处理　用等渗盐水纱布条敷在伤口内,引流脓液,促使肉芽组织生长。

5. 伤口处理

(1)清洁伤口　通常是指"无菌手术"(如甲状腺切除术、腹股沟疝修补术等)的切口,缝合后一般都达到一期愈合。

(2)污染伤口　指伤口有细菌,但尚未发展成感染的伤口。一般认为伤后 6 ~ 8 h 以内的伤口属于此类。

(3)感染伤口　伤口已经感染,甚至化脓;包括延迟处理的开放性创伤、脓肿切开、手术切口感染等。感染伤口的一般处理是用等渗盐水或呋喃西林等药液纱布条敷在伤口内,引流脓液促使肉芽组织生长。伤口须经过换药达到二期愈合。

二、清创术

清创术是对污染伤口进行外科处理,清洗去污、切除失去生机的组织,使之转变成清洁伤口的方法。

8 h 以内的开放性伤口应行清创术;8 h 以上而无明显感染的伤口,如伤员一般情况良好,亦应行清创术。头面部伤口局部血运良好,伤后 12 h 仍可按污染伤口行清创术。

(一)术前准备

1. 全面查体　清创前须对伤员进行全面检查,如有休克,应先抢救,待休克好转后争取时间进行清创。

2. 创伤判断　如颅脑、胸、腹部有严重损伤,应先予处理。如四肢有开放性损伤,应注意是否同时合并骨折,拍摄 X 射线片协助诊断。

3. 预防性应用抗生素　如伤口较大,污染严重,应预防性应用抗生素,在术前 1 h,术中、术毕分别用一定量的抗生素。

4. 麻醉方式　上肢清创可用臂丛神经或腕部神经阻滞麻醉;下肢可用硬膜外麻醉。较小较浅的伤口可使用局麻;较大复杂严重的则可选用全麻。

(二)清创步骤

1. 清洗去污　分清洗皮肤和清洗伤口两步。

(1)清洗皮肤　术者按常规方法洗手、戴手套,更换覆盖伤口的纱布,用软毛刷蘸消毒皂水刷洗皮肤,并用生理盐水冲净。

(2)清洗伤口　去掉覆盖伤口的纱布,以生理盐水冲洗伤口,用消毒镊子或小纱布球轻轻除去伤口内的污物、血凝块和异物。

2. 清理伤口　施行麻醉,擦干皮肤,用消毒液消毒伤口皮肤,伤口铺盖无菌手术巾。对浅层伤口,可将伤口周围不整皮肤缘切除 0.2 ~ 0.5 cm,切面止血,消除血凝块和异物,切除失活组织和明显挫伤的创缘组织。对深层伤口,应彻底切除失活的筋膜和肌肉(肌肉切面不出血,或用镊子夹镊不收缩者,表示已坏死)。

如同时有粉碎性骨折,应尽量保留骨折片;已与骨膜游离的小骨片则应予清除。伤口如有活动性出血,在清创前可先用止血钳钳夹,或临时结扎止血。待清理伤口时重新结扎,除去污染线头。渗血可用温盐水纱布压迫止血,或用凝血酶等局部止血剂止血。

3. 修复伤口　清创后再次用生理盐水清洗伤口。再根据污染程度、伤口大小和深度等具体情况,决定伤口是开放还是缝合,是一期还是延期缝合。大而深的伤口,在一期缝合时应放置引流条;污染重的或特殊部位不能彻底清创的伤口,应延期缝合,即在清创后先于伤口内放置凡士林纱布条引流,待 4 ~ 7 d 后,如伤口组织红润,无感染或水肿时,再作缝合。缝合伤口时,不应留有无效腔,张力不能太大。对重要的血管损伤应修补或吻合;对断裂的肌腱和神经干应修整缝合。

4. 术后处理　①根据全身情况输液或输血;②合理应用抗生素,防止伤口感染,促使炎症消退;③注射破伤风抗毒素,如伤口深、污染重,应同时肌内注射气性坏疽抗毒血清;④抬高伤肢,促使血液回流;⑤注意伤肢血运,伤口有无出血、伤口包扎松紧是否合适等;⑥伤口引流条,一般应根据引流物及量的情况,在术后 24 ~ 48 h 内拔除;⑦伤口出血较多或发生感染时,应即拆除缝线,检查原因,及时处理。

三、临床常见外科创伤及处理方法

(一)软组织扭、挫伤

1. 病因和病理 扭伤和挫伤是一种常见的软组织闭合性损伤。扭伤是指外力作用于关节时,使其过度扭转,可引起关节囊韧带、肌腱损伤,严重者甚至断裂。挫伤是当钝性暴力作用于体表较大面积时,其强度虽未足以造成皮肤破裂,但能使皮下组织、肌肉和小血管损伤。

病理变化最初是真皮与深筋膜之间或浅层肌的部分组织受损,微血管破裂出血,继而局部出现炎症反应。

2. 临床表现 受伤处皮肤无裂口,局部肿胀疼痛、青紫和皮下淤血,压痛明显。严重者可以发生肌纤维撕裂、深部血肿、神经血管损伤及关节活动障碍。

3. 治疗原则 伤后 24 h 内局部不宜使用活血化瘀类药物。如无出血,冷敷有效;若出现血肿可加压包扎,较大者可先行穿刺抽血再加压包扎,以减少组织内出血和淤血。24 h 后可作热敷和理疗,促进局部血液循环与炎症水肿的消退。四肢关节扭伤需固定制动伤肢关节 2 周;伴有重要肌腱、神经、血管损伤者,需及时手术修复。

(二)软组织切割伤

1. 病因和病理 软组织切割伤是刀刃、玻璃等锐器切开体表所致的软组织损伤。伤口往往为线性或唇状,边缘较整齐,深浅不一,易伤及神经、血管和肌腱等重要组织,出血较多,局部炎症反应明显,严重时甚至可出现全身性反应。

2. 临床表现 伤口疼痛,伴活动性出血。伤及大血管时因大出血可有面色苍白、脉搏细弱等休克症状。四肢受伤如伴有重要神经损伤,则出现相应的运动及感觉功能丧失。肌腱断裂时,可出现相应运动障碍。如伤及尿道,可出现排尿异常。

3. 治疗原则 现场急救时应首先压迫包扎止血。一般的损伤,及时清创一期缝合。合并重要血管、神经或肌腱的损伤,在彻底清创后行血管、神经或肌腱吻合术。术后需将伤肢固定于适当的位置以利愈合。如无特殊情况,可于术后两周逐渐练习活动。应常规应用抗生素及破伤风抗毒素。

(三)软组织刺伤

1. 病因和病理 刺伤是指由针、刀、剪、钉子、玻璃及木刺等锐性物刺入软组织所致的损伤。其特点为皮肤伤口较小,但常有深部组织损伤,可伤及重要血管、神经、肌腱等组织。伤道易被血凝块堵塞可致引流不畅产生化脓性感染或破伤风。

2. 临床表现 因锐器不同,伤口大小形状各异,局部产生红肿热痛等炎症反应。伤口特点多较小而深,有时会伤及内脏及邻近组织,重者伤及胸、腹腔或伴有骨质的损伤。出血常不严重,伤道内可有血肿形成。

3. 治疗原则 仔细检查或用探针探查伤口的方向和深度。小的伤口出血,可直接压迫止血,然后消毒包扎。伤口较浅者清创后可全层缝合;伤口过小且深者,疑有较大血管或重要组织损伤时,应特别仔细探查伤口,清除存留的异物、组织碎块,修补或结扎损伤的血管,彻底冲洗后逐层缝合。对污染严重的伤口,为安全起见,清创后可不必立即缝合,保持开放引流 24 ~ 72 h,覆盖无菌敷料,引流渗出物,确认无明显感染后,再给予延期缝合,可达到一期缝合效果。常规应用抗生素和破伤风抗毒素。

(四)热力烧伤

烧伤是由热力、电能、化学物质、激光、放射线等所引起的组织损害。其中以热力烧伤最为常见,即由高温的液体、气体、火焰、热金属等引起的组织损害。

1. 伤情判断　根据烧伤史、烧伤面积和深度，局部和全身情况，对烧伤的面积和深度估计情况予以综合的判断。

(1)烧伤面积的估计　指皮肤烧伤区域占全身体表面积的百分数。国内常用中国新九分法和手掌法。

1)中国新九分法：是根据我国人体体表面积而获得的估计方法，将全身体表面积划分为11个9%的等分，另加1%构成100%的体表面积。成人头颈部占体表面积9%；双上肢各占9%；躯干前后(各占13%)及会阴部(占1%)占3×9%(27%)；臀部及双下肢占5×9%+1%(46%)。

儿童头大下肢小，随着年龄的增长，各部位的体表面积所占比例也不同，可按下列简易公式计算：头颈部面积=[9+(12-年龄)]%；双下肢面积=[46-(12年龄)]%。

2)手掌法：即无论成人或小孩五指并拢，一掌面积等于体表面积的1%。此法用于小片烧伤的估计或辅助九分法的不足。

(2)烧伤深度的识别　我国普遍采用三度四分法，即根据皮肤烧伤的深浅分为浅Ⅰ度、浅Ⅱ度、深Ⅱ度、Ⅲ度。深达肌肉、骨质者仍按Ⅲ度计算。临床上为表达方便，将Ⅰ度和浅Ⅱ度称为浅度烧伤，将深Ⅱ度和Ⅲ度称为深度烧伤(表7-6)。

表7-6　烧伤深度的识别

项目	Ⅰ度烧伤	浅Ⅱ度	深Ⅱ度	Ⅲ度烧伤
损伤深度	(1)达表皮浅层 (2)生发层健在	表皮的生发层、真皮乳头层(真皮浅层)	(1)皮肤的真皮深层 (2)残留皮肤附件	皮肤全层，甚至达到皮下、肌或骨骼
水疱	无	大小不一的水疱形成	可有，小水疱	无
创面	(1)红斑状、干燥 (2)轻度红肿、无感染	(1)创面红润、潮湿 (2)红肿明显	(1)创面微湿，红白相间 (2)水肿明显	(1)焦黄、炭化焦痂 (2)树枝状栓塞的血管
感觉	烧灼感	疼痛明显，感觉过敏	痛觉较迟钝	痛觉消失
拔毛试验	剧痛	痛	微痛	不痛，且易拔除
局部温度	微增	增高	略低	发凉
愈合时间	3～7 d	1～2周	3～4周	>4周
愈合方式	脱屑愈合，无瘢痕	无瘢痕，有色素沉着	瘢痕愈合	无上皮再生，需植皮

1)Ⅰ度烧伤：仅伤及表皮浅层，生发层健在。局部红肿，故又称红斑性烧伤。有疼痛和烧灼感，皮温稍增高，3～5 d后局部由红转淡褐色，表皮皱缩脱落愈合。可有短时间色素沉着，不留瘢痕。

2)Ⅱ度烧伤：局部出现水疱，故又称水疱性烧伤。根据损伤的深浅分为浅Ⅱ度和深Ⅱ度。

浅Ⅱ度：伤及表皮的生发层和真皮乳头层。局部红肿，有大小不一水疱，疱壁较薄，内含黄色或淡红色血浆样液体。去除水疱皮后，创面潮红、湿润，质地较软，痛觉敏感。若无感染等并发症，1～2周可愈。愈后短期内可有色素改变，不留瘢痕，皮肤功能良好。

深Ⅱ度：伤及真皮乳头层以下，但仍残留部分网状层。局部肿胀，有较小水疱，疱壁较厚，内含较稠厚液体或蛋白凝固的胶冻物。去除表皮后，创面微湿、微红或红白相间，可有栓塞的网状小血管，感觉迟钝，拔毛试验疼痛。由于残存毛囊、汗腺等皮肤附件，仍可再生，如无感染，一般3～4周可自行愈合。

但可有瘢痕和瘢痕收缩引起的局部功能障碍。愈合后的上皮缺乏韧性和弹性，摩擦后易出现水疱而破损。

3)Ⅲ度烧伤:全层皮肤烧伤,可深达肌肉甚至骨骼、内脏器官等。皮肤坏死、脱水后形成焦痂,故又称为焦痂型烧伤。创面蜡白或焦黄,甚至炭化。硬如皮革,干燥,痛觉丧失,针刺和拔毛无痛感。可见真皮下粗大栓塞的树枝状血管网,以四肢内侧皮肤薄处较为典型。由于皮肤及其附件全部被毁,3~4周后焦痂脱落,创面修复有赖于手术植皮或焦痂脱落后上皮由周围健康皮肤长入。愈合后形成瘢痕,正常皮肤功能丧失,常造成畸形。

(3)烧伤严重性分度 我国常用下列分度法估计烧伤严重程度(表7-7)。

表7-7 烧伤严重程度评估

严重程度	轻度烧伤	中度烧伤	重度烧伤	特重烧伤
(Ⅱ度)烧伤面积	<10%	11%~30%	31%~50%	>50%
或Ⅲ度烧伤面积	0	<10%	11%~20%	>20%
或总烧伤面积			31%~50%	>50%

1)轻度烧伤:总面积10%以下的Ⅱ度烧伤。

2)中度烧伤:Ⅱ度烧伤面积11%~30%或Ⅲ度烧伤面积10%以下。

3)重度烧伤:烧伤总面积31%~50%;或Ⅲ度烧伤面积11%~20%;或总面积虽达不到上述百分比,但全身情况较重或已有休克、复合伤、中重度吸入性损伤等。

4)特重烧伤:烧伤总面积50%以上;或Ⅲ度20%以上。

(4)吸入性损伤 烧伤时因气体吸入呼吸道引起的损伤称"吸入性损伤"。其致伤因素不仅是热力,燃烧时的烟雾含有大量的化学物质,吸入后可深达肺泡,产生局部损伤和全身中毒。在火灾中死于吸入性窒息者甚至多于烧伤。合并吸入性损伤者,从急救开始就应密切关注呼吸道是否通畅,并给予吸氧。

吸入性损伤的诊断:①燃烧现场相对密闭;②呼吸道刺激,咳出炭末痰,呼吸困难,肺可能有哮鸣音;③面、颈、口鼻周常有深度烧伤,鼻毛烧伤;④声音嘶哑。

2.烧伤的病理生理和临床分期 根据烧伤病理生理特点,一般将烧伤临床发展过程分为4期,各期之间相互交错,烧伤越重,其关系越密切。

(1)体液渗出期 伤后迅速发生的变化为体液渗出。体液渗出的速度,一般以伤后6~12 h内最快,持续24~36 h,严重烧伤可延至48 h以上。

在较小面积的浅度烧伤,体液渗出主要表现为局部的组织水肿,一般对有效循环血量无明显影响。当烧伤面积较大(一般指Ⅱ度、Ⅲ度烧伤面积成人在15%,小儿在5%以上者),尤其是抢救不及时或不当,人体不足以代偿迅速发生的体液丧失时,则循环血量明显下降,导致血流动力与流变学改变,进而发生休克。因此在较大面积烧伤,此期又称为休克期。在较大面积烧伤,防治休克是此期的关键。

(2)急性感染期 继休克后或休克的同时,感染是对烧伤患者的另一严重威胁。严重烧伤易发生全身性感染的原因主要有:①皮肤、黏膜屏障功能受损;②机体免疫功能受抑制;③机体抵抗力降低;④易感性增加。防治感染是此期的关键。

(3)创面修复期 创面修复过程在伤后不久即开始。创面修复所需时间与烧伤深度等多种因素有关,无严重感染的浅Ⅱ度和部分深Ⅱ度烧伤,可自愈。但Ⅲ度和发生严重感染的深Ⅱ度烧伤,由于无残存上皮或上皮被毁,创面只能由创缘的上皮扩展覆盖。此期的关键是加强营养,扶持机体修复功能和抵抗力,积极消灭创面和防治感染。

（4）康复期　深度创面愈合后形成的瘢痕，严重者影响外观和功能，需要锻炼、工疗、体疗和整形以期恢复；深Ⅱ度和深Ⅲ度创面愈合后，常有瘙痒或疼痛、反复出现水疱，甚至破溃，并发感染，形成“残余创面”，这种现象的终止往往需要较长时间；严重大面积深度烧伤愈合后，由于大部分汗腺被毁，机体散热调节体温能力下降，在盛暑季节，这类伤员多感全身不适，常需 2 ~ 3 年调整适应过程。

3. 烧伤的治疗

（1）治疗原则　①保护烧伤区域，防止和清除外源性污染；②防治低血容量性休克；③预防局部和全身性感染；④用非手术和手术方法促使创面早日愈合，减少瘢痕增生所造成的功能障碍和畸形；⑤防治器官的并发症。

（2）现场急救　现场抢救的目标是尽快消除致伤原因，脱离现场和进行危及生命的救治措施。

1）迅速脱离热源：采用可行方法灭火，尽快冷水冲淋灼热的衣裤后，剪开取下，避免强力剥脱，撕破水疱皮。小面积烧伤用清水连续冲洗或浸泡，带走余热，减轻疼痛。

2）保护受伤部位：现场就近取材，用干净敷料简单包扎，使创面不再污染、损伤。

3）维护呼吸道通畅：火焰烧伤常伴呼吸道损伤，合并有 CO 中毒、昏迷者更应注意保持呼吸道通畅，必要时行气管切开、给氧。

4）注意有无复合伤：对大出血、开放性气胸、骨折等应先施行相应的急救处理。

5）镇痛：疼痛剧烈可酌情使用地西泮、哌替啶（杜冷丁）等。

（3）院内一般处理　①简要了解受伤史、迅速判断伤情的同时，记录血压、脉搏、呼吸，注意有无合并伤，严重呼吸道烧伤需及早行气管切开。②有并发休克危险者立即抗休克治疗。建立静脉输液通道，并留置导尿管，观察每小时尿量、比重、pH，并注意有无血红蛋白尿。③创面保持清洁，清创后按烧伤面积、深度的不同，进行相应创面处理。为缓解疼痛，清创前可适当给予镇痛镇静剂。休克患者创面可先作简单清洁处理，待休克好转后再行清创。④注射破伤风抗毒血清，大面积严重烧伤应预防性使用抗生素。

（4）烧伤休克　大面积深度烧伤，休克发生早且重。休克直接危及生命，导致组织缺血缺氧，损害内脏器官，从而影响整个病程。休克期的平稳渡过对烧伤的治疗与转归，至关重要。液体疗法是防治烧伤休克的主要措施。

1）确定补液总量：包括创面丢失量和生理需要量。伤后第一个 24 h，创面丢失量成人按每 1% 烧伤面积、每公斤体重补充电解质溶液和胶体溶液共 1.5 mL（儿童 1.8 mL、幼儿 2.0 mL）计算；生理需要量成人按每天 2 000 mL（小儿按千克体重计算：第一个 10 kg 为每公斤体重每天补 100 mL；第二个 10 kg 为每公斤体重每天补 50 mL；余下的体重部分为每公斤体重每天补 20 mL）。第二个 24 h，创面丢失量为第一个 24 h 的 1/2，生理需要量不变。第三个 24 h，创面丢失量根据情况而定，生理需要量不变（表 7-8）。

表 7-8　早期补液方案

早期补液方案	第 1 个 24 h 补液量	第 2 个 24 h 补液量
每 1% Ⅱ、Ⅲ度烧伤面积 每千克体重补液量	成人 1.5 mL 小儿 2.0 mL	第 1 个 24 h 的 1/2
基础需要量（5% 葡萄糖）	成人 2 000 mL，儿童 60 ~ 80 m/kg	成人 2 000 mL，儿童 60 ~ 80 m/kg
胶体：晶体	中重度烧伤 1 : 2，广泛深度烧伤 1 : 1	中重度烧伤 1 : 2，广泛深度烧伤 1 : 1

2）确定液体种类：创面丢失量部分补充电解质溶液和胶体溶液的比例，一般为2∶1，重度烧伤为1∶1，电解质溶液首选平衡盐溶液、林格液，并适当补充碳酸氢钠溶液。胶体溶液首选血浆，也可使用血浆代用品，但总量不可超过1 000 mL，Ⅲ度烧伤应输注全血，成人生理需要量选用电解质溶液500 mL，5%或10%葡萄糖溶液1 500 mL。

3）补液速度：根据烧伤体液渗出的规律安排补液速度。第一个24 h的创面丢失总量，按3个时段输注，第一个8 h输入创面丢失量的1/2，余下的1/2在后两个8 h内平均输入；生理需要量3个8 h平均输入。伤后第二个24 h和第三个24 h的液体总量，全天平均输入即可。

4）补液注意事项：①开放静脉通路：迅速建立2～3条静脉通路，有条件时可做深静脉穿刺置管，以保证快速输液的顺利进行；②合理安排输液速度和顺序：按照先快后慢，先盐后糖、先晶后胶、交替输入等原则合理安排输液的速度和顺序；③观察补液效果：观察意识状态、血压、脉率、尿量、中心静脉压等变化，以判断补液效果。

若达到以下指标说明补液合理：①休克好转，意识清醒，患者安静，口渴症状消失，脉率在90～100次/min；②收缩压不低于90～100 mmHg，中心静脉压维持在6～12 cmH_2O，尿量维持在成人30～50 mL/h（儿童20 mL/h，婴儿每小时1 mL/kg）。

（4）烧伤创面处理　处理创面目的是清洁、保护创面，减轻疼痛，预防感染，封闭创面和促进愈合。

1）初期清创：Ⅰ度烧伤创面主要是清洁与保护创面；Ⅱ度以上创面都应在适当麻醉下清创。清创后，根据局部情况包扎或暴露治疗。

2）包扎疗法：适用于四肢烧伤，有保护创面、防止创面干燥，减轻疼痛、减少污染和及时引流创面渗液的作用。深度烧伤一般应在2 d左右更换敷料，若敷料外层已被污染或被渗出液浸湿，创面有异味、疼痛，患者有发热等表现，应及时换药，以防感染。

3）暴露疗法：适用于头面部、会阴部烧伤，以及大面积、深度烧伤。将创面暴露于空气中，保持创面干燥，便于观察创面变化，及时引流，促进创面愈合。

4）去痂、植皮：深度烧伤的创面自然愈合的过程缓慢、甚或不能自愈。这类创面自然愈合后形成瘢痕，可造成畸形和功能障碍。因此，对于深度烧伤创面，应积极行切（削）痂植皮。早期没有行切（削）痂植皮的深度烧伤面，2～3周以后焦痂开始自然分离，此时应剪去痂壳，用药液湿敷、浸洗等方法，控制感染和使肉芽良好生长，如创面肉芽新鲜，无脓性分泌物，即可植皮。

（五）电烧伤

电烧伤主要包括电弧烧伤和电接触烧伤，为电能转化为热能引起组织损伤。电弧烧伤的临床特点及救治与火焰烧伤基本相同。电接触烧伤为电流进入机体后转化为热能造成深部组织损伤。

1. 临床表现

（1）全身损伤　轻者仅有恶心、心悸、头晕或短暂的意识障碍，恢复后多不遗留症状。严重者可立即发生神志丧失、心室纤颤和呼吸、心搏骤停，如及时抢救多可恢复。

（2）局部损伤　电流通过人体有“入口”和“出口”。入口较出口损伤重，皮肤烧伤面积多不大，呈椭圆形，中心炭化。电烧伤破坏严重，可深达肌肉、骨骼或内脏，肌肉坏死的范围与平面不均，由于电流沿电阻小的血液运行，易损伤血管引起内膜损害、血栓形成，故电烧伤后常发生供血组织的进行性坏死，伤后一周坏死范围明显增大，成群肌肉、骨骼甚至肢体坏死，并可继发性大出血。由于坏死组织多，易发生严重感染，有的并发气性坏疽，加以筋膜内水肿严重，压力增高，形成筋膜腔综合征更加剧坏死过程。

2. 治疗

(1)急救　应立即用不导电的物体,如干木棒等将电源拨开,或关闭电闸等,使患者脱离电源。对心跳和(或)呼吸停止者立即进行心肺复苏术。

(2)液体治疗　电烧伤除损伤皮肤外,深层组织损伤十分严重,加之广泛肌肉与红细胞破坏,释放大量血(肌)红蛋白,产生严重的血(肌)红蛋白尿,在酸血症的情况,易沉积于肾小管,可发生急性肾功能衰竭。因此补液量要高于依据体表烧伤面积的计算量,并且要适当增加碱性溶液以碱化尿液,应用甘露醇利尿,以保护肾功能。

(3)外科治疗　极早行筋膜和焦痂切开减压术,有助于减轻电烧伤时筋膜下水肿,改善压力增高所致的血液循环障碍,减少组织坏死。

(4)清创　应在伤后10 d内尽早清创彻底切除失活组织。电烧伤坏死皮肤切除后,应立即移植游离皮片,平时床旁应备止血带,以备大出血时紧急止血应用。紧急出血时应结扎破裂血管近心端的血管健康部位。

(5)抗感染　电烧伤为开放性损伤,且伴有深层组织广泛坏死,为防治感染,应常规注射破伤风抗毒素和有效抗生素。

(六)化学烧伤

化学烧伤程度取决于化学物质的性质、剂量、浓度和接触时间的长短。

化学烧伤急救时应立即解脱被污染和浸渍的衣服,迅速消除残余化学物质,用大量清水冲洗,冲洗时间1～2 h以上。若已明确化学毒物,应选相应的解毒剂或对抗治疗。

1. 酸烧伤　硫酸、盐酸、硝酸等无机酸造成的烧伤较常见。高浓度酸可使组织蛋白凝固坏死、组织脱水,伤后迅速成痂,因而限制继续向深部侵蚀,一般不起水疱。急救时可用大量清水冲洗伤处,其他处理同热力烧伤。

2. 碱烧伤　氢氧化钠(钾)、氨水等强碱作用于组织使组织脱水,与组织蛋白形成碱性蛋白复合物。但与组织蛋白结合成复合物后,能皂化脂肪组织,同时产热,继续造成损伤。强碱烧伤创面呈黏滑或皂状焦痂,色潮红,有小水疱,一般均较深;焦痂或坏死组织脱落后,创面凹陷,边缘潜行,往往经久不愈。碱烧伤后应用清水长时间冲洗创面,一般不用中和剂。伤处的生石灰和电石颗粒或粉末先去除后冲洗,以免加水后产热。深度碱烧伤适合早期切痂植皮。

3. 磷烧伤　磷吸收后能引起肝、肾、心肺等脏器损害。急救时应将伤处浸入水中,隔绝氧气,以免继续燃烧。在水下移除磷粒后,用1%硫酸铜涂抹,可形成无毒性的磷化铜,便于识别和移除。忌用油质敷料,因磷易溶于油脂,而更易吸收。深度创面尽早切除与植皮。还应特别注意全身中毒的问题。

第四节　疼痛治疗

一、疼痛的分类和评估

疼痛是人类大脑对机体一定部位组织损伤或可能导致组织损伤的刺激作用产生的一种不愉快的主观感觉。疼痛不仅给患者带来极大痛苦,而且对中枢神经、呼吸、循环、消化、内分泌和自主神经等系统造成不良影响。许多长期受慢性疼痛困扰的病人不能正常生活和工作,疼痛本身也是康复治疗过程中常常伴随的症状之一。2001年世界卫生组织将疼痛列为继体温、脉搏、呼吸和血压之后的第五个生命体征,疼痛诊疗学已成为现代医学的一个重要组成部分。

（一）疼痛的分类

1. 按疼痛的持续时间分类　①急性疼痛：疼痛持续时间一般不超过3个月；②慢性疼痛：疼痛复发超过1个月或疼痛持续时间超过3个月。

2. 按疼痛发生的系统和器官分类　①躯体痛：疼痛部位在躯体浅表部。多为局部性，疼痛剧烈，定位清楚。如牙痛、肩周炎、关节炎等。②内脏痛：疼痛位于深部，一般定位不准确，可呈隐痛、胀痛、牵拉痛或绞痛。如胆结石的胆绞痛、肾输尿管结石的肾绞痛、胃痛等。③中枢痛：中枢痛主要指脊髓、脑干、丘脑和大脑皮质等中枢神经疾病所致疼痛，如脑出血、脑肿瘤、脊髓空洞症等引起的疼痛。

3. 按疼痛的原因分类　①创伤性疼痛；②炎性疼痛；③神经病理性疼痛；④癌痛；⑤精神（心理）性疼痛。

4. 按疼痛的部位分类　可分为头痛、颌面部痛、颈肩痛、胸痛、腹痛、腰背痛、四肢痛、骶部痛、盆部痛、肛门及会阴痛等，每个部位又包含各种疼痛性疾病或综合征。

5. 按疼痛的性质分类　①刺痛又称第一疼痛、锐痛。疼痛特点是定位明确，痛觉产生迅速，消失也快。②灼痛又称第二疼痛、钝痛。疼痛特点是定位不明确，往往难以忍受。痛觉形成慢，消失也慢。③酸痛，又称第三疼痛。疼痛特点是痛觉难以描述，感觉定位差，很难确定痛源部位。

6. 多尺度分类　即国际疼痛研究学会（IASP）1994年公布的以专家认可为基础的慢性疼痛的五轴分类法（第2版）。①躯体部位（轴Ⅰ）；②可能因功能异常引起疼痛的躯体系统（轴Ⅱ）；③疼痛的时间特征和发生方式（轴Ⅲ）；④患者自述的疼痛强度和自疼痛发作后的时间（轴Ⅳ）；⑤可能的病因（轴Ⅴ）。

（二）疼痛的测量

疼痛是一种个人的主观体验，受情绪、心理等因素影响较大，现在尚无客观的方法测试患者疼痛的程度。因此，只有采取信任患者主诉的态度来进行疼痛的测量。目前，临床上常采用强度量表和问卷表对疼痛进行评估。

视觉模拟量表（visual analogue scale，VAS）　通常是在一张白纸上画长为10 cm的一条直线，两端分别标明有“0”和“10”的字样。“0”端代表无痛，“10”端代表最剧烈的疼痛。4以下为轻度疼痛，4～6为中度疼痛，7以上为重度疼痛。让患者根据自己所感受到的疼痛程度，在直线上标出相应的位置，然后用尺量出起点至记号点的距离长度（以cm表示），即为评分值。目前常用一种改进的VAS尺，正面（患者可看到没有数字的那一面）有从0～10之间可移动的标尺，背面（检查者可看到）有0～10的数字，让患者根据自己的感受移动标尺确定疼痛强度，检查者即可从尺的背面看到具体数字。此法是目前临床疼痛评估最常用的疼痛定量方法，也是较敏感和可靠的指标。

语言评价量表（verbal rating scale，VRS）　让患者描述自身感受到的疼痛程度。

一般将疼痛分为五级：①无痛；②轻微疼痛；③中度疼痛；④重度疼痛；⑤剧烈疼痛。也有去掉重度疼痛，将疼痛分为四级。此法简单实用，但不够精确。

数字评价量表（numerical rating scale，NRS）　是用0～10这11个数字表示疼痛程度。0表示无痛，10表示剧痛。让患者根据个人感受选择一个数字表示疼痛程度。

简明McGill疼痛问卷　简明McGill疼痛问卷是Melzack于1985年提出的内容简洁、敏感可靠、费时较少的评价工具。由15个词组成，其中11个为感觉类，4个为情感类，每个词都让患者进行疼痛强度等级的排序：0，无；1，轻度；2，中度；3，重度。由此分类计算出疼痛评级指数（pain rating index，PRI）及总和。此问卷适用于检测时间有限而又需要得到较多信息的情况（表7-9）。

表 7-9 简明 McGill 疼痛问卷

疼痛描述词	无痛	轻度痛	中度痛	重度痛
跳痛	0	1	2	3
反射痛	0	1	2	3
刺痛	0	1	2	3
锐痛	0	1	2	3
夹痛	0	1	2	3
咬痛	0	1	2	3
烧灼痛	0	1	2	3
创伤痛	0	1	2	3
剧烈痛	0	1	2	3
触痛	0	1	2	3
割裂痛	0	1	2	3
疲劳	0	1	2	3
不适感	0	1	2	3
恐惧感	0	1	2	3
折磨感	0	1	2	3
PRI	0 无痛	1 轻度痛	2 中度痛	3 重度痛

(一)疼痛的心理学评估

慢性疼痛患者由于长时间的痛苦折磨,常伴有焦虑和抑郁情绪,继而可加重疼痛。因此,对慢性疼痛患者不能只治疗躯体疾病。鉴于人体对疼痛的感受是由生理、感觉、行为和认知等多因素构成,故应从多方面对其进行认识和评估。这将有助于对那些合并严重心理障碍的患者进行有效治疗。

1. 焦虑　是指没有明确客观对象和具体观念内容的提心吊胆和恐惧不安的心情,多伴有显著的自主神经症状和肌肉紧张,以及运动性不安。疼痛引起恐惧导致焦虑的具体发生机制目前尚不清楚,但研究发现当疼痛持续或短期内得不到缓解时,焦虑加重。常用的评估工具为焦虑自评量表(self-rating anxiety scale,SAS)SAS 由 Zung 于 1971 年编制,含有 20 个项目,4 级评分的自评量表(表 7-10)。其 20 个项目中有 15 项是正向评分项:①焦虑;②害怕;③惊恐;④发疯感;⑥手足颤动;⑦躯体疼痛;⑧乏力;⑩心悸;⑪头晕;⑫晕厥感;⑭手足刺痛;⑮胃痛、消化不良;⑯尿频;⑱面部潮红;⑳噩梦。5 项是反向评分项:⑤不幸预感;⑨静坐不能;⑬呼吸困难;⑰多汗;⑲睡眠障碍。

SAS 采用 4 级评分,由评定对象自行填写,按最近 1 周项目所列症状出现的频度以 1 ~4 分进行评分。

1 分(反向评分为 4 分)——很少有该项症状。

2 分(反向评分为 3 分)——有时有该项症状。

3 分(反向评分为 2 分)——大部分时间有该项症状。

4 分(反向评分为 1 分)——绝大部分或全部时间有该项症状。

结果分析:将所有评分相加,即得到总分。总分超过 40 分可考虑筛查阳性,即可能有焦虑症状,需进一步检查。分数越高,反映焦虑程度越重。适用于有焦虑症状的成年人,也可用于流行病学调查。

表 7-10　Zung 自评量表(SAS)的具体内容

1. 我感到比往常更加过敏和焦虑	11. 我因阵阵的眩晕而不舒服
2. 我无缘无故感到担心	12. 我有阵阵要昏倒的感觉
3. 我容易心烦意乱或感到恐慌	13. 我呼吸时进气和出气都不费力
4. 我感到我的身体好像被分成几块,支离破碎	14. 我的手指和脚趾感到麻木和刺痛
5. 我感到事事顺利,不会有倒霉的事情发生	15. 我因胃痛和消化不良而苦恼
6. 我的四肢抖动和震颤	16. 我必须时常排尿
7. 我因头痛、颈痛和背痛而烦恼	17. 我的手总是温暖而干燥
8. 我感到无力且容易疲劳	18. 我觉得脸发烧发红
9. 我感到很平衡,能安静坐下来	19. 我容易入睡,晚上休息很好
10. 我感到我的心跳很快	20. 我做噩梦

2. 抑郁　常见症状为抑郁心境。90% 以上的患者表现为抑郁;快感缺乏;疲劳感;说话、思维和运动迟滞;食欲改变;睡眠障碍;躯体不适;性欲低下;日常工作及娱乐活动兴趣降低;思维和注意力降低;无价值感;有自责感、罪恶感和羞耻感,这些是抑郁症的核心症状。常用的评估工具为抑郁自评量表(self-rating depression scale,SDS)。

SDS 由 Zung 于 1965 年编制,量表包含 20 个项目,采用 4 级评分(表 7-11)。20 个项目中有 10 项是正向评分项:①忧郁;③易哭;④睡眠障碍;⑦体重减轻;⑧便秘;⑨心悸;⑩易倦;⑬不安;⑮易激惹;⑲无价值感。10 项是反向评分:②晨重晚轻;⑤食欲减退;⑥性兴趣减退;⑪思考困难;⑫能力减退;⑭绝望;⑯决断困难;⑰无用感;不幸预感;⑱生活空虚感;⑳兴趣丧失。

SDS 采用 4 级评分,也是由评定对象自行填写,按最近 1 周项目所列症状出现的频度以 1 ~4 分进行评分。

1 分(反向评分为 4 分)——很少有该项症状。

2 分(反向评分为 3 分)——有时有该项症状。

3 分(反向评分为 2 分)——大部分时间有该项症状。

4 分(反向评分为 1 分)——绝大部分或全部时间有该项症状。

结果分析:将所有得分项目相加即得到总分,若总分超过 41 分,可考虑筛查阳性,即可能有抑郁存在,需进一步检查。抑郁严重指数:按总分/80 计算。指数范围为 0.25 ~1.0,指数越高,反映抑郁程度越重。性别和年龄因素对 SDS 影响不大。

抑郁自评量表使用简便,能相当直观地反映患者抑郁的主观感受及严重程度。使用者也不需经过特殊训练。目前多用于门诊病人的初筛、情绪状态评定以及调查、科研等,特别适合精神药理研究中评定治疗前后的变化,以及在综合医院中早期发现抑郁患者。

表 7-11　Zung 自评量表(SDS)的具体内容

1. 我觉得闷闷不乐,情绪低沉	11. 我的头脑与平时一样清楚
2. 我觉得一天之中早晨最好	12. 我觉得经常做的事情并没有困难
3. 我一阵阵哭出来或觉得想哭	13. 我觉得不安而平静不下来
4. 我晚上睡眠不好	14. 我对将来抱有希望
5. 我吃得跟平常一样多	15. 我比平常容易生气激动
6. 我与异性接触时和以往一样感到愉快	16. 我觉得做出决定是容易的
7. 我发觉我的体重在下降	17. 我觉得自己是一个有用的人,有人需要我
8. 我有便秘的苦恼	18. 我的生活过得很有意思
9. 我心跳比平时快	19. 我认为我死了别人会生活得好些
10. 我无缘无故地感到疲乏	20. 平常感兴趣的事我仍然照样感兴趣

二、疼痛对心理和生理的影响

(一)精神情绪

短期急性疼痛可引起患者精神兴奋、使其产生焦虑情绪,表现为烦躁不安。而长期慢性疼痛可使患者表情淡漠、反应迟钝,表现为精神抑郁甚至绝望。并与疼痛程度呈明显的正相关。

(二)内分泌系统

疼痛可引起机体应激反应,促使体内释放多种激素,如儿茶酚胺、皮质激素、血管紧张素Ⅱ、抗利尿激素、促肾上腺皮质激素、醛固酮、生长激素和甲状腺素等。由于儿茶酚胺可抑制胰岛素的分泌和促进胰高血糖素分泌增加,后者又促进糖原异生和肝糖原分解,甚至可诱发血糖升高和负氮平衡。

(三)循环系统

疼痛可兴奋交感神经系统,使患者血压升高、心率加快,甚至心律失常,增加心肌耗氧量。这些变化对伴有高血压、冠状动脉供血不足的患者极为不利。而醛固酮、皮质激素和抗利尿激素的分泌增加,又可引起患者体内水钠潴留,进一步加重心脏负荷。剧烈的深部疼痛有时可引起交感神经和副交感神经功能紊乱,使血压下降,心率减慢,甚至出现虚脱、休克。

(四)呼吸系统

胸部或腹部手术后的急性疼痛对呼吸功能影响较大。因疼痛引起肌张力增加及膈肌功能降低,使胸廓顺应性下降;患者呼吸浅快,肺活量、潮气量和功能残气量均降低,肺泡通气/血流比值下降,易导致低氧血症。同时患者可因疼痛不敢深呼吸和用力咳嗽,积聚于肺泡和支气管内的分泌物不易排出,易诱发肺炎或肺不张,多见于老年人。故术后疼痛是术后肺部并发症的重要诱因之一。

(五)消化系统

急慢性疼痛常引起食欲减退、消化功能障碍甚至出现恶心、呕吐。

(六)泌尿系统

疼痛本身可引起膀胱或尿道排尿无力,同时由于肾血管反射性收缩,垂体抗利尿激素分泌增加,导致尿量减少。

（七）骨骼、肌肉系统

疼痛可诱发肌肉痉挛进一步加重。同时，由于疼痛时交感神经活性增加，可进一步增加末梢伤害感受器的敏感性，形成痛觉过敏或诱发触痛。

（八）免疫系统

疼痛可引起免疫功能下降，对防治感染和控制肿瘤扩散产生不利影响。

（九）凝血系统

疼痛对凝血系统的影响包括使血小板黏附功能增强，纤溶功能减弱，血液处于高凝状态，易导致血栓形成。甚至可酿成致命的并发症。

（十）有益之处

疼痛可以诱发机体产生保护性反射，从而避开伤害性刺激源。痛觉相关的神经反射活动和部分神经递质、介质对机体器官具有保护作用。疼痛本身也有一定的警示作用，可以提示病变部位，根据疼痛性质和变化规律，医生可以推断病变的性质，有助于疾病的诊断。

三、疼痛的治疗方法

（一）疼痛的一般治疗方法

疼痛的治疗指对临床各种原因所致的疼痛以及某些神经血管功能性障碍疾病或体征，采用药物、神经阻滞、微创、介入等各种综合治疗方法，以达到治愈的目的。疼痛治疗不仅是对症治疗，还应有对病因治疗的措施。疼痛治疗的原则是：明确诊断，综合治疗，安全有效。

1. 药物治疗　是疼痛治疗最基本、最常用的方法。常用的疼痛治疗药物种类主要包括以下几种。

（1）麻醉性镇痛药　仅用于急性剧痛如外伤、手术诱发的剧烈疼痛和晚期癌症疼痛。常用的有吗啡、芬太尼、羟考酮、布托啡诺等，使用该类药物要注意药物的成瘾性。

（2）解热镇痛抗炎药　称为非甾体抗炎药，常用药有阿司匹林、吲哚美辛、布洛芬、双氯芬酸、氟比洛芬酯，COX-2 抑制剂如塞来昔布、帕瑞昔布等。该类药物对头痛、牙痛、神经痛、肌肉痛或关节痛的效果较好，对创伤性剧痛和内脏痛有一定效果。

（3）抗癫痫药　卡马西平、奥卡西平常用于治疗三叉神经痛和舌咽神经痛。加巴喷丁、普瑞巴林主要用于神经病理性疼痛的治疗，包括糖尿病性周围性神经痛、带状疱疹后神经痛、幻肢痛和外伤后神经痛等。

（4）抗抑郁药　对长期疼痛伴有精神抑郁，情绪低落，言语减少，行动迟缓等症状者，需合用抗抑郁药。常用的有阿米替林、多虑平和氟西汀等。

（5）糖皮质激素类药物　常用的包括地塞米松、泼尼松龙、甲泼尼松龙、利美达松、曲安奈德等。主要用于治疗炎症及创伤后疼痛、肌肉韧带劳损、神经根病变引起的疼痛、软组织或骨关节无菌性炎性疼痛、风湿性疼痛、癌痛及复杂性区域疼痛综合征。

2. 椎管内药物治疗

（1）蛛网膜下腔注药　使用鞘内药物输注系统将吗啡注入，或注入 5% ~10% 酚甘油以治疗晚期癌痛。

（2）硬脊膜外腔注药　是将糖皮质激素、阿片类药物和局部麻醉药注入硬脊膜外腔用以治疗颈椎病、腰椎间盘突出症和癌症疼痛。

3. 神经阻滞治疗　是治疗慢性疼痛的主要手段之一，一般在神经干、神经丛、脑脊神经根或交感神经节等神经组织内或附近，通过注射短效或长效局部麻醉药和（或）皮质类固醇制剂，或采用物理方法如射频热凝或冷冻等，以达到长期止痛目的。许多疾病的疼痛与交感神经有关，可通过交感神经阻滞进行治疗，例如用交感神经阻滞治疗急性期带状疱疹，不但可解除疼痛，使皮疹迅速消退，而且还可降低后遗神经痛的发生率。常用的交感神经阻滞法有星状神经节阻滞和腰交感阻滞。

4. 痛点注射　在慢性疼痛的明显压痛点注射1%利多卡因或0.25%布比卡因1～4 mL，加用泼尼松龙0.5 mL(12.5 mg)，每周1～2次，3～5次为一疗程。主要用于腱鞘炎、肩周炎、肱骨外上髁炎、紧张性头痛及腰肌劳损等，效果良好。

5. 中医、针灸治疗　我国中医学对疼痛及痛症的认识和诊疗有着悠久的的历史，积累了丰富的临床经验，“不通则痛论”广为流传。实践证明，在疼痛治疗中，如果用中医治疗，辨证施治，合理使用中药，不仅疗效好，而且不良反应少。针灸疗法在我国同样历史悠久，其中针刺疗法止痛确切，对急慢性疼痛均有很好的治疗作用，较灸法常用。根据刺激方法不同，针刺又分手法和电针疗法。根据取穴部位不同，又分体针和耳针疗法，以前者常用。

6. 按摩疗法　又称推拿疗法，是祖国医学的重要组成部分。按摩(推拿)时，医生不用针药，而是在患者身体的一定部位或穴位，沿经络运行路线或气血运行方向，施以各种按摩推拿手法用来矫正骨关节异常的解剖位置，可以改善神经肌肉功能，调整脏器功能状态。能够治疗多种疾病，如颈椎病、肩周炎、肱骨外上髁炎和腰椎间盘突出症等。

7. 物理治疗　应用物理因素治疗疾病的方法称为物理治疗。物理因子主要有电、光、声、磁、水、温热、冷等。物理因子作用于人体后，按照物理因子的不同性质和与机体的作用规律，物理能即被人体吸收，并发生能量转换，引起一系列的生物效应，产生局部或全身的生理生化作用或生物化学反应，而产生治疗作用。一般是应用各种物理治疗机(仪)进行治疗，是疼痛治疗较常用的方法之一。但不宜用于治疗癌痛。

8. 针刀疗法　是根据生物力学观点将中医传统针刺疗法与现代手术疗法相结合的治疗方法。该方法具有见效快、损伤小、操作简单等优点，是疼痛临床常用的治疗方法之一。

9. 介入治疗　包括射频消融等微创介入治疗。是在影像学设备的引导下，将穿刺针、导管引入人体，治疗慢性疼痛。主要包括椎间盘溶盘、脊髓电刺激疗法、鞘内给药系统疗法和硬脊膜外腔内镜等方法。具有创伤小，治疗效果较好等特点，近年来临床应用逐渐增多。

10. 神经外科手术治疗　研究表明对一些慢性和顽固性疼痛，在用其他方法治疗无效时可考虑神经外科手术治疗。尤其是功能神经外科应用立体定向技术治疗慢性疼痛显示了独特的作用。例如，用神经损毁术中断疼痛传导通路、用吗啡脑室灌注等方法调整痛觉通路传导、在体内置入电极进行各种电刺激缓解疼痛等。

11. 心理治疗　是运用心理学的原则和方法，通过语言、表情、姿势、行为以及周围环境来影响及改变患者原来不健康的认识、情绪及行为，采用解释、鼓励、安慰等手段，帮助患者消除紧张、焦虑、忧郁和恐惧等不良心理因素，从而达到治疗疼痛的目的。在疼痛治疗中具有十分重要的作用，特别是慢性疼痛的治疗。此外，还有催眠与暗示疗法、认知疗法和生物反馈疗法等。

(二)癌痛治疗

约70%的晚期癌症患者有剧烈疼痛，其中一些患者甚至由于疼痛难忍而绝望轻生，对患者的家庭和社会都会带来不良影响。因此，缓解这些患者的疼痛，提高其生存质量，是实施临终关怀的重要内容。癌痛的治疗包括病因治疗和对症治疗。

1. 病因治疗　即通过手术治疗、放射治疗、化学治疗，使肿瘤缩小或消失，同时也可以止痛。

2. 对症治疗

(1)药物治疗　应遵循世界卫生组织(WHO)推荐的“三阶梯疗法”的五个基本原则：①阶梯给药；②口服给药；③按时给药；④用药个体化；⑤及时治疗不良反应。经典的三阶梯用药方案如下。

1)第一阶梯:轻度癌痛,第一线镇痛药,非阿片类药。如阿司匹林等,也可选用胃肠道反应较轻的布洛芬和对乙酰氨基酚等。必要时加用镇痛辅助药。

2)第二阶梯:中度癌痛及第一阶梯治疗不理想时,可选用弱阿片类药。如可待因,曲马朵和羟考酮的复方制剂等。也可并用第一阶梯的镇痛药或辅助药。

3)第三阶梯:对第二阶梯治疗效果不佳的重度癌痛,选用强阿片类。如吗啡、芬太尼、羟考酮和氢吗啡酮等。多采用口服缓释或控释剂型。也可辅助第一、第二阶梯的用药。

4)辅助用药:在癌痛治疗中,常采用联合用药的方法,即加用一些辅助药以减少主药的用量和副作用。常用的辅助药有:①弱安定药,如地西泮等;②强安定药,如氯丙嗪和氟哌利多等;③抗抑郁药,如氟西汀等。

(2)神经阻滞疗法　当采用"三阶梯"止痛药方案仍不能达到有效止痛时,可采用神经阻滞疗法。其止痛效果显著,可采用周围神经阻滞、硬膜外腔阻滞、蛛网膜下腔阻滞、交感神经阻滞以及神经破坏术等。

(3)手术方法　可采用选择性神经切断术、经皮脊髓神经阻断术及神经血管减压术等。这类手术方法与其他神经损伤性镇痛方法一样,虽然在短时间内能达到良好的镇痛效果,但对患者生理功能和生活质量造成的不利影响不容忽视。故而,除非患者的存活期已经很短,否则不推荐采取这种镇痛方法。

(4)患者自控镇痛　患者自控镇痛(patient controlled analgesia,PCA)可经静脉给药,即患者自控静脉镇痛(PCIA);也可通过硬膜外腔给药,即患者自控硬膜外镇痛(PCEA)。PCIA 主要以麻醉性镇痛药物为主,常用药物为吗啡。而 PCEA 常以局麻药和麻醉性镇痛药复合应用。

(5)放疗、化疗和激素疗法　均为治疗癌症的方法,也可以用做晚期癌症止痛。放疗或化疗用于对其敏感的癌瘤时,可使肿块缩小,减轻由于肿块压迫和侵犯神经组织引起的疼痛。对一些激素依赖性肿瘤,可使用激素疗法,例如雄激素和孕激素用于晚期乳癌,雌激素用于前列腺癌,都能起到止痛作用。

(6)其他疗法　心理治疗、物理治疗、中医中药及生物免疫治疗等均有一定的止痛效果。

本章小结

1. 肠内营养是营养支持的首选途径。有口服、鼻胃/十二指肠置管、鼻空肠置管、胃造口、空肠造口等,具体输入途径的选择取决于患者的情况、喂养时间、胃肠道功能等。

2. 肠外营养是指通过静脉途径提供营养支持的方式,是营养治疗的一种方法,特别是肠功能衰竭患者必不可少的治疗措施。

3. 感染的转归取决于病原微生物毒力、机体抵抗力、感染部位以及治疗措施是否得当等因素。

4. 破伤风的治疗措施包括确保呼吸道通畅、消除毒素来源、中和游离毒素、控制和解除痉挛、防治并发症等。

5. 抗菌药物的治疗方案应结合抗菌药物抗菌谱、药代动力学特点,病情严重程度以及病人情况制定。

6. 对疼痛患者进行镇痛治疗是医务工作者的一项重要任务,应根据引起疼痛的病因、疼痛的特点,决定治疗方法。对慢性疼痛目前主张采取综合治疗原则。对内、外科及其他专科疾病引起的疼痛症状,主要的治疗方法是去除病因,但同时也应治疗疼痛症状。

思考题

一、单项选择题

1. 疑诊中心静脉导管感染时的首要处理措施是(　　)
   A. 应用抗真菌药物　　B. 预防感染性休克　　C. 应用广谱抗生素
   D. 控制高热　　E. 拔除导管,同时导管尖端送细菌培养
2. 长期肠外营养引起肝脂肪变性的主要原因是(　　)
   A. 过高的能量供给　　B. 输注白蛋白过量　　C. 胆汁淤积
   D. 糖氨基酸配比不合理　　E. 维生素配比不合理
3. 男,56 岁。全胃切除术后 3 d 行肠内营养,第 4 天出现腹泻。分析原因不包括(　　)
   A. 营养液温度过低　　B. 营养液污染　　C. 小肠对脂肪耐受改变
   D. 肠腔内渗透压过高　　E. 营养液输注速度过慢
4. 鼻饲肠内营养时,最易发生的并发症是(　　)
   A. 急性胰腺炎　　B. 肠易激综合征　　C. 急性胆管炎
   D. 吸入性肺炎　　E. 急性胃肠炎
5. 外科病人鼻饲输注营养液时,为预防吸入性肺炎最主要的措施是(　　)
   A. 尽量减少液体总量　　B. 降低输液速度
   C. 输注营养液时采取半卧位　　D. 同时给予促胃动力药
   E. 控制营养液输注速度
6. 需要接受肠内营养的是(　　)
   A. 短肠综合征　　B. 冠状动脉搭桥手术后
   C. 肺癌根治手术后　　D. 长期昏迷患者
   E. 直肠癌 Miles 术后
7. 二重感染的原因是(　　)
   A. 全身免疫力低下　　B. 使用多种抗菌药物　　C. 使用免疫抑制剂
   D. 细菌种类多　　E. 正常菌群寄生部位改变
8. 男,28 岁。右大腿清创缝合术后 6 d,发热,局部伤口红肿,范围较大,疼痛明显。伤口局部见稀薄脓液,淡红色,量多,无异味。最可能感染的致病菌是(　　)
   A. 大肠埃希菌　　B. 铜绿假单胞菌　　C. 溶血性链球菌
   D. 金黄色葡萄球菌　　E. 无芽孢厌氧菌
9. 男,60 岁。唇部疖肿 3 d,如脓头被挤破,最可能发生的危险是(　　)
   A. 化脓性海绵状静脉窦炎　　B. 脑内脓肿　　C. 面颈部蜂窝织炎
   D. 上颌骨骨髓炎　　E. 眼球化脓性感染
10. 男,30 岁。喉结下肿痛 1 周。肿胀渐至颈中部,能讲话。查体:T 38.7 ℃,BP 100/60 mmHg,右颈部明显肿胀、压痛、皮肤不红,无波动。WBC 15×10^9/L,血培养阴性。该患者最可能的诊断是(　　)
    A. 急性颌下腺炎　　B. 急性淋巴管炎　　C. 颈部蜂窝织炎
    D. 急性咽喉炎　　E. 急性腮腺炎
11. 男,39 岁。3 d 前突然发热、畏寒,左下肢片状红疹,微隆起,色鲜红,中间稍淡,边界清楚,伴有烧灼样疼痛。有足癣史 10 余年。其最可能感染的病原体是(　　)
    A. 真菌　　B. 腐生葡萄球菌　　C. 表皮葡萄球菌
    D. 乙型溶血性链球菌　　E. 金黄色葡萄球菌

12. 男,25 岁,左手示指指甲旁红肿、疼痛 1 d。3 d 前该处曾被木刺刺伤。实验室检查:血 WBC 15.0×10^9/L,N 0.79。引起该患者感染的常见细菌是( )
A. 金黄色葡萄球菌 B. 草绿色链球菌 C. 大肠埃希菌
D. 破伤风梭菌 E. 铜绿假单胞菌
13. 全身感染时,可导致低体温、低白细胞、低血压的致病菌是( )
A. 肺炎链球菌 B. 金黄色葡萄球菌 C. 变形杆菌
D. 溶血性链球菌 E. 破伤风梭菌
14. 严重胸腹联合损伤后,必须首先处理的是( )
A. 轻度血压下降 B. 急性弥漫性腹膜炎 C. 胸椎粉碎性骨折
D. 张力性气胸 E. 腰椎粉碎性骨折
15. 软组织挫伤早期正确的处理是( )
A. 理疗 B. 应用镇痛药 C. 冷敷
D. 热敷 E. 局部使用抗生素
16. 男,36 岁。不慎跌入热水池中烫伤臀部及双下肢。按新九分法,其烧伤面积是( )
A. 27% B. 36% C. 46%
D. 54% E. 68%
E. 如不感染,1 ~2 周内愈合
17. 男,20 岁。右大腿前皮肤烧伤 3 h,面积约为 8%,布满数个大水疱,创面湿润,痛觉明显。其创面处理应是( )
A. 新洁尔灭消毒烧伤处,包扎
B. 烧伤处涂碘酒,覆盖敷料
C. 将水疱消毒后穿刺抽液,定时换药
D. 消毒后将水疱全部剪除,包扎
E. 暴露伤口,观察
18. 男,8 岁。右手烧伤,有水疱、剧痛,在现场急救中,为减轻疼痛,最正确的方法是( )
A. 安慰和鼓励伤者 B. 肌内注射地西泮
C. 肌内注射哌替啶 D. 抽吸水疱
E. 将手浸入冷水中
19. 疼痛最基本、最常用的治疗方法是( )
A. 药物治疗 B. 心理治疗 C. 手术治疗
D. 物理治疗 E. 神经阻滞治疗
20. 以下疼痛本身就是一种疾病的是( )
A. 脑肿瘤头痛 B. 冠心病心绞痛 C. 胆结石胆绞痛
D. 肾结石肾绞痛 E. 带状疱疹神经痛

二、简答题

1. 肠外营养适用于哪些情况?
2. 实施肠内营养应注意什么?
3. 肠外营养常用的制剂有哪些? 可出现哪些并发症?
4. 全身性感染的发生与哪些因素有关? 如何预防?
5. 简述丹毒的临床特点及处理。
6. 简述破伤风、气性坏疽的病因、临床表现和治疗原则。
7. 简述中国九分法的具体内容。

8. 烧伤时如何进行现场急救？

9. 评估疼痛的主要依据是什么？

10. 目前临床疼痛评估最常用的是哪种方法？

（何佩娜　汪　洋）

第八章 药理学概论

★教学目标

1. 掌握：药效学的基本原理，药物量效关系和不良反应；影响药物作用的因素。
2. 熟悉：药物的吸收，分布、代谢、排泄等体内基本过程。
3. 了解：受体学说的基本概念，基本参数的意义以及受体作用的机制。
4. 具有掌握药效学的相关概念的能力。

药物是指作用于机体用以预防、治疗、诊断疾病的化学物质。毒物是指在较小剂量即对机体产生毒害作用，任何药物剂量过大都可产生毒性反应。

药理学是研究药物与机体（含病原体）相互作用及其机制的科学，它既研究药物对机体的作用及作用机制，即药物效应动力学，又称药效学；也研究药物在机体的影响下所发生的变化及规律，即药物代谢动力学。又称药动学。

药理学是医学与药学，基础医学和临床医学的双重桥梁学科，是联系疾病学与药物治疗学的纽带，是以基础医学中的生理、生化、病理学，微生物免疫、分子生物学为基础，为防治疾病，合理用药提供基本理论、基本知识和科学的思维方法。

药物的历史可追溯到五六千年以前。中国、古埃及、古希腊、古印度等记载流传下来的有些治疗方法和药物至今仍是有用的，我国早在公元1世纪前后就著有《神农本草经》，是我国最早的一部药物学专著，其中不少药物仍沿用至今，提出药物作用的君、臣、佐、使及四气五味等理论，明朝李时珍的《本草纲目》是我国传统医药学的又一部伟大的经典著作，被译为英、日、朝、德、俄、法、拉丁7种文字。药理学的建立和发展与现代科学技术的发展紧密相关。19世纪初，建立了实验药理学整体动物水平的研究方法。19世纪20年代开始了器官药理学研究，进入20世纪后，药学工作者利用人工合成的化合物及已由过去的只与生理学有联系的单一学科发展成为生物物理学，生物化学以及分子生物学等多学科密切联系的一门综合学科，因而促使药理学出现了许多新的分支，如生化药理学、分子药理学、免疫药理学、遗传药理学、临床药理学等，从原来的系统、器官水平进入到分子水平，加深了我们对改造天然有效成分的分子结构作为新的药物来源，以发展新的、更有效的药物。20世纪30年代到50年代是新药发展的黄金时代。新药是指未曾在中国境内上市销售的药品。已生产的药品改变剂型、改变给药途径、增加新的适应证或制成新的复方制剂，也按新药管理。

随着现代科学技术，如自然科学技术及生理学、生物化学、细胞生物学、分子生物学等学科，特别是单克隆技术、基因重组技术以及基因敲除技术的发展，生命本质的认识及药物分子与生物大分子之间相互作用规律的认识，推动了药理学及其他生命科学的发展。

药理学知识点分散，不易记忆，但在临床工作中意义重大，也是执业考试的必考内容，所以建议学习药理学时要掌握本章节总体的药理机制，特别是各章节典型药物的药理作用及特征性的不良反应以及解毒作用，学会归纳总结。

第一节　药效学与药物代谢动力学

一、药效学相关概念

（一）受体学说的基本概念和基本原理

绝大多数药物需要与位于细胞膜上或者细胞内部的特定分子结合才能发挥特定的作用这是现代药理学的基本原理之一。

1. 受体　受体是存在于细胞膜或细胞内，能识别、结合特异性配体（如药物、激素、神经递质等），并产生特定生物效应的大分子物质。

2. 受体的基本特性　①饱和性（saturability）；②特异性（specificity）；③可逆性（reversibility）。

3. 药物和受体相互作用　必须具备两个条件：一是药物与受体相结合的能力，即亲和力；二是药物与受体结合后，激活受体产生效应的能力，即内在活性。

4. 受体的分类　①胞内受体：甾体激素受体。②膜受体：受体门控离子通道、G 蛋白偶联受体等。

（二）药物量效关系

1. 量效曲线

（1）药物强度　药物强度（dose respone curve）是药物达到某一效应时所需的剂量。达到同样的效应时，所需剂量越小的药物强度越大。

（2）半效剂量　半效剂量（median effective dose，ED50）是达到最大效应一半时所需的药物剂量。

（3）半效浓度　半效浓度（median effective concentration EC50）是达到最大效应一半时的药物浓度。在数值上等于 KD。

（4）最大效能　最大效能（maximal efficacy）量效曲线达到平台时所能产生的药物效应。

2. 积累量效曲线　在大量动物或人群中测定达到一定效应的药物剂量，以反应阳性的动物或人的百分比为纵坐标，以药物剂量（对数剂量）为横坐标所作的曲线。

（1）半数有效量（ED50）　质反应中，能够引起 50% 的实验动物出现阳性反应时的药物剂量，称为半数有效量。

（2）半数致死量　质反应中，能够引起 50% 的实验动物死亡的药物剂量，称为半数致死量（median lethal dose，LD 50），TI 越大，药物安全性越高。

（3）治疗指数（therapeutic index，TI）　LD50/ED50，用于表示药物的安全性，TI 越大，药物安全性越高，但并不可靠。

（4）安全范围　累积量效曲线上 ED95 和 LD5 之间的距离，也是衡量药物安全性的指标，尤其适用于效应曲线和致死效应曲线不平行的药物。

（三）影响药物效应的因素

1. 药物本身以及给药过程

（1）药物的剂量　效应直接和剂量相关，因此药物必须严格控制剂量，以达到治疗效果又避免过多不良反应。

（2）药物的剂型和给药方式　注射比口服吸收快，而静脉滴注可以平稳地维持血药浓度，随着制药工业的进步和人民需求的提高，新的剂型如缓释剂、皮下埋植、透皮吸收等受到欢迎。

(3)药物的纯度　影响药物的吸收和效应。

(4)药物相互作用　临床经常联合用药或者使用复方药剂，药物的相互作用不容忽视，另外，乙醇能够影响多种药物的作用。女性避孕药物在正常人群中普遍使用，临床上要注意其与治疗药物的相互作用。

2. 机体的个体差异性

(1)普遍性差异

1)年龄：老年人由于器官功能衰竭，对药物的代谢能力差，半衰期长，剂量应该酌减，新生儿由于代谢酶系统尚未完善，身体的结构功能与成人也有所不同，药物剂量要有所调整。

2)性别：女性在妊娠期和哺乳期等特殊的生理变化时期更要求特殊用药。要充分考虑药物能否通过胎盘屏障及是否有致畸作用等。药物的使用要注意对生育功能的影响。

3)种族：不同种族基因有差别，对药物的反应自然有所差异。

(2)特异性差异

1)个人身体状况：个人的营养状况与药物的分布相关，因为药物分布和脂肪含量，血浆蛋白含量有关。

2)个体药物敏感性：不同个体内药物受体的数目，分布以及药物的敏感性都有差异，这也是临床药物使得个体化的最根本原因。

3)基础疾病：基础疾病尤其是全身性慢性病，如糖尿病，高血压、自身免疫病以及肝肾疾病是临床用药必须关注的焦点。比如肾病综合征引起的血浆蛋白比例失常；有些疾病会在某些药物的使用下恶化加重。

(四)药物的不良反应

1. 定义　药物不良反应(adverse drug reactions，ADR)系指正常剂量的药物作用在预防、诊断、治疗疾病的过程中出现和与用药目的无关的反应，叫作不良反应。在一般情况下是可以预知的，但不一定可以避免。少数不良反应较难以恢复，如链霉素引起肾毒性。

2. 分类

(1)A 型反应　又称剂量依赖性不良反应，其严重程度与药物的剂量直接相关。常见的 A 型反应有副作用、毒性反应、过度效应等。

(2)B 型反应　又称剂量无关性不良反应，少见，难以发现，难以预防。常见的 B 型反应有异质反应、过敏反应等。

副作用、毒性反应与不良反应的区别如下。

副反应(side effect)：药物在治疗剂量时和治疗作用同时出现的、与治疗目的无关的作用，又称副作用。一般说来，副作用比较轻微，多为可逆性，停药后通常很快消退。

毒性反应(toxic effect)是指药量过大或用药时间过长，药物在体内蓄积过多时发生对机体的危害性反应。

二、药物代谢动力学

药物代谢动力学主要是研究机体处理药物过程的科学，和药效学一起构成了药理学研究的两个主要方面，主要涉及药物的吸收、分布、代谢或生物转化以及排泄等 4 个环节。

(一)相关概念

1. 药物的体内过程

(1)药物在体内通过生物膜的方式　概括如图 8-1。

- 转运方式
  - 不耗能
    - 自由扩散
      - 膜孔过滤
      - 被动扩散
    - 易化扩散
      - 离子通道
      - 载体
  - 耗能
    - 主动运输
    - 胞饮或胞吞

图 8-1 药物转运方式

(2)给药方式和吸收

1)给药方式:常见给药方式汇总见表 8-1。

表 8-1 常见给药方式

分类	给药方式	举例
消化道给药	舌下含服	硝酸甘油
	口服	大多数药物
	直肠吸收	吲哚美辛;少数治疗泌尿系、生殖系统疾病的药物
注射给药	静脉注射	大多数治疗药物
	动脉注射	局部化疗药物
	皮下注射	胰岛素
	肌内注射	多数治疗药物
	鞘内/脑室内注射	部分 CNS 疾病的治疗,如结核性脑膜炎
其他途径	吸收	哮喘治疗
	经皮透入	缓释避孕药
	鼻黏膜吸收	部分镇痛药
	局部外用	治疗皮肤病的药物

2)药物的吸收:药物自用药部位进入血液循环的过程,称为吸收。

首关效应(first pass effect):口服是最常见的给药途径。药物经胃肠道吸收入门静脉系统的药物在到达全身血液循环前必须通过肝脏,在肝脏内代谢后发生浓度和活性的改变,称为首关效应。如果肝脏对其代谢能力很强,或由于胆汁的排泄量很大,则使人全身血液循环内的有效药物量明显减少,这种作用称为首关消除,也称首关代谢或首关效应。所有有首关效应的药物不建议口服,建议舌下含化或者静脉注射。

肝肠循环(liver-intestine circulation):药物在肝脏代谢后经过胆管排入肠腔,又被肠壁吸收,重新入血,这个过程称肝肠循环。这对于药物的毒性和长期作用有重要意义。

影响消化道吸收的因素:①药物的解离程度,中性药物易吸收,酸性药物易在胃内吸收,碱性药物易在肠内吸收;吸收部分性质:小肠的血供和吸收面积都比胃大,是主要吸收场所。②药物停留时间,胃排空加快能够加速药物进入小肠,加速吸收,腹泻时药物吸收时间太短而减少吸收。③食物的影响,食物可以吸附药物,降低药物的吸收速度。

3)药物的分布:药物从血液循环到达机体各个组织器官的过程称为药物的分布。

4)药物的代谢:药物在体内发生的化学结构和药理活性的变化称为药物代谢。大多数药物主要在肝脏。

(二)药代动力学基本概念和基本原理

1. 生物利用度　是指非血管给药时,药物制剂实际吸收进入血液循环的药量占所给总药量的百分率。

生物利用度=A/D×100%(注:A 为体内药物总量、D 为用药总量),在某些程度上生物利用度越高越好。

2. 半衰期(half life):血浆药物浓度下降一般所需要的时间。根据半衰期可决定给药时间或次数。

3. 达峰时间(time to peak)　给药后血药浓度出现的最高值为峰浓度 Cmax,达到峰浓度的时间就是达峰时间 Tpeak。

4. 典型的药代动力学过程　见表 8-2。

表 8-2　动力学过程比较

项目	一级消除动力学	零级消除动力学
概念特点	转运速率与浓度成正比	转运速度恒定
转运性质	被动扩散	主动运输
特点	单位时间内转运的药物百分比恒定(但单位时间内实际消除的药量随时间递减)	单位时间转运的药物量恒定
半衰期	恒定(与剂量或药物浓度无关)	随剂量增加而增加
应用	多见	少见
药-时曲线	在常规坐标图上呈曲线,在半对数坐标图上呈直线	在常规坐标图上呈直线,在半对数坐标图上下降部分呈曲线
	绝大多数药物的消除方式	少数

5. 稳态和稳态浓度　稳态(homeostasis):是药物的摄入和排出相等,每隔一个 $t_{1/2}$ 给药一次,则体内药量可逐渐累积,经过 5 个 $t_{1/2}$ 后,消除的速度和给药浓度相等,达到稳态。最典型的是静脉滴注给药。

(三)临床用药的基本原则

(1)首先明确诊断。

(2)严格掌握药物的药理学性质。

(3)个体化治疗原则。

(4)最佳药物原则。

(5)明确不良反应及处理方案。

(6)联合用药。

第二节　中枢神经系统药理学

一、麻醉药

（一）相关概念

1. 全身麻醉　使用麻醉药抑制中枢神经系统，呈现可逆的知觉和神志消失状态，也可有反射抑制和肌肉松弛。临床上常用吸入麻醉、静脉麻醉和复合麻醉。

2. 局部麻醉　利用阻滞神经传导的药物，使麻醉作用局限于躯体某一局部。

3. 复合麻醉　目前任何一种全麻药单独使用都无法达到理想麻醉药的要求，因此临床工作中常合并使用若干全麻药和其他相关药物，以求取得最好的麻醉效果，减少不良反应。

（二）常见麻醉药类型

1. 吸入性气体全麻药

（1）代表药物　乙醚。

（2）临床应用　与其他吸入性麻药联合应用，可加快诱导，降低合成药的 MAC。

2. 静脉麻醉药

（1）代表药物　咪唑安定。

（2）临床应用　镇静催眠，术前用药，麻醉诱导。

3. 局部麻醉药　代表药物可卡因、普鲁卡因。

二、镇痛药

1. 阿片类药物分类及代表

（1）激动药　吗啡、哌替啶、美沙酮。

（2）拮抗药　纳洛酮、纳曲酮。

（3）部分激动药　镇痛新、烯丙吗啡。

2. 药理作用　①作用于中枢神经系统：镇痛、欣快感、镇咳、抑制咳嗽中枢、抑制呼吸、缩瞳、恶心呕吐。②作用于消化系统：止泻。③作用于心血管系统：直立性低血压。

3. 临床应用　小剂量常间隔给药产生耐受的速度比较慢。其耐受是全面的，而且存在交叉耐药。

戒断症状是指终止或减少某物质的摄入量后出现的该物质特有的症状群。如阿片类药物戒断后会产生兴奋、失眠、流泪、出汗、震颤、呕吐、腹泻、虚脱、意识丧失等症状。给药后上述症状立即消失。

4. 药物举例——吗啡

（1）药理作用

1）中枢神经系统：①镇痛；②镇静、欣快感；③抑制脑桥呼吸调节中枢，呼吸频率减慢，呼吸抑制使吗啡急性中毒致死的主要原因；④镇咳（直接抑制延髓咳嗽中枢）；⑤缩瞳（针尖样瞳孔是其特征性表现）；⑥其他作用：体温下降、恶心、呕吐，降低 ACTH、LH、FSH 浓度。

2）平滑肌：见表 8-3。

表 8-3　吗啡平滑肌药理作用

胃肠道	提高胃窦部和十二指肠上部的张力，减慢胃蠕动，导致胃排空延迟；提高小肠和部分大肠平滑肌张力，延缓肠道内容物通过，抑制消化酶分泌；提高肛门括约肌张力，引起便秘。
膀胱	提高膀胱外括约肌张力和膀胱容积，导致尿潴留
胆道	引起胆道平滑肌、胆道括约肌痉挛，出现腹痛
子宫	因子宫平滑肌降低张力，收缩频率和收缩幅度，导致产程延长
支气管平滑肌	支气管平滑肌痉挛，诱发及加重哮喘

3）心血管系统：见表 8-4。

表 8-4　吗啡心血管系统药理作用

扩张血管	降低外周血管阻力，引起直立性低血压
心脏	减小心肌梗死病灶，减少心肌细胞死亡
脑血管	抑制呼吸、导致体内 CO_2 潴留，脑血管扩张和阻力降低，脑血流增加和颅内压增高

4）免疫系统：抑制免疫，所以吗啡成瘾者容易患艾滋病。

（2）临床应用　①镇痛：具有成瘾性，所以短期术后 1 ~ 2 d 内应用，1 ~ 2 次，除外癌症剧痛外。②可引起内脏平滑肌痉挛导致腹痛，与阿托品合用。③心肌梗死引起的剧烈疼痛，可用缓解疼痛，扩张血管，减轻心脏负担。④心源性哮喘：扩张外周血管，减轻心脏前后负荷，利于消除肺水肿；镇静；呼吸抑制，减慢急促的呼吸。

（3）不良反应　①眩晕、恶心、呕吐，便秘、呼吸抑制、排尿困难，胆绞痛、直立性低血压和免疫抑制等。②依赖性及成瘾性：长期用药后敏感性降低，需要增加剂量才能达到药效，停药后出现戒断症状，易成瘾。③急性中毒、昏迷。致死的主要原因是呼吸抑制。

三、抗焦虑药

焦虑症即焦虑性神经官能症，指持续性精神紧张或发作性惊恐状态，并伴有自主神经功能障碍和运动性不安。苯二氮䓬类（benzodiazepine，BDZ）类药物一直是抗焦虑的主要药物。

1. 临床应用　广泛应用于焦虑症，失眠症，其他包括惊厥、癫痫、乙醇戒断症的治疗和麻醉前用药等。

2. 不良反应

（1）治疗量　嗜睡，头晕乏力。

（2）大剂量　共济失调。

（3）过量　中毒、昏迷、呼吸抑制甚至死亡。

（4）长期使用　产生耐受性和依赖性，增强中枢抑制药物（如乙醇）作用，致畸等。

四、抗抑郁药

抑郁主要表现在持续性的悲观、伤感、无欲、情绪易激惹、自责、无用和无助感，严重者产生自杀观念和行为，也常有焦虑不安表现和自主神经即躯体症状。在情感性精神障碍中，抑郁最多见，全球抑郁症的患病率为 3% ~5%，成人人口中大约 10% 在一生中都有抑郁体验并需要治疗。

1. 临床应用　①各类抑郁症，也用于治疗惊恐症，强迫症，儿童多动症和遗尿症，经前紧张症，伴有冲动和攻击行为的人格紊乱等。②一般需要服药 2～3 周后方起效。

2. 不良反应　不同抗抑郁药不良反应不同，三环类抗抑郁药主要有中枢镇静作用、抗胆碱能作用、直立性低血压、心脏毒性、致惊厥作用和体重增加等，非选择性单胺氧化酶抑制药主要增强酪胺的升血压作用，选择性 5-HT 重吸收抑制药主要是胃肠道反应、头痛、不安等。

3. 药物举例

(1) 丙米嗪　临床应用：主要用于抑郁症、强迫症；遗尿症、焦虑和恐惧症。

(2) 碳酸锂　临床应用：主要用于躁狂症。

(3) 奥氮平　临床应用：广泛用于失眠、抑郁、癫痫，对阴性、阳性症状都有效果，治疗多种类型的精神分裂症。

五、抗癫痫药

癫痫(epilepsy)是一种慢性发作性神经症状，表现为突发性发作，短暂运动、反复发作的运动、感觉、意识、精神等脑功能紊乱，具有突发性，短暂性和反复性 3 个特点。

1. 主要类型

(1) 大发作　突然意识丧失，倒地、抽搐、面色发绀，口吐白沫，一次性发作持续几分钟。

(2) 小发作　短暂意识丧失，不抽搐，每天十几次至百次，每次持续十几秒。

(3) 精神运动性发作　阵发性精神失常，伴无意识动作，不抽搐，持续数分钟或数日。

(4) 局限性发作　一侧面部或止吐感觉或抽搐。

(5) 代表药物　①乙内酰脲类：苯妥英钠。②巴比妥类：苯巴比妥。③琥珀酰亚胺类：乙琥胺。④苯二氮䓬类：地西泮、硝西泮。⑤其他类：丙戊酸钠、卡马西平。

2. 临床用药原则　①首选单药。②小剂量，逐渐加量。③停药：症状完全控制至少 2～3 年，逐渐停，至少 1 年后完全停药。④剂量个体化，监测血药浓度，定期评价疗效，安全性。⑤发作每年 1～2 次，不需用药。⑥促使病人配合治疗，坚持正确服药，做好病情和用药记录。

3. 药物选择

(1) 大发作　首选苯妥英钠或苯巴比妥，持续状态选安定。

(2) 小发作　首选乙琥胺，也可选氯硝西泮。

(3) 精神运动性　苯妥英钠或加用去氧巴比妥或卡马西平。

(4) 癫痫持续状态　首选安定。

4. 不良反应　胃肠反应(恶心，呕吐)，牙龈增生，神经系统(嗜睡，眩晕)，血液系统(粒细胞减少，血小板减少，再生障碍性贫血)，骨骼系统，过敏反应，其他(皮疹、肝损伤)。

第三节　抗菌药物

一、抗菌药物相关定义及作用机制

1. 相关定义

(1) 抗菌药物　包括传统意义上的抗生素和人工合成或半合成的抗生素。

(2) 抗菌活性　抗菌药物抑制或杀灭细菌的能力。

1) 杀菌：不仅有抑制细胞生长的作用而且还对细菌有致死效应。可用最低杀菌浓度(minimal

bactericidal concentration，MBC）来评价某种杀菌抗生素的杀菌能力。

2）抑菌：不能杀灭细菌，但是可以暂时性抑制微生物生长，撤药后微生物可以恢复生长。

2. 抗菌药物作用机制　①抑制细胞壁形成。②改变了细胞膜通透性。③抑制蛋白质合成。④影响核酸的合成。⑤干扰叶酸的代谢。

二、β-内酰胺类抗生素

1. β-内酰胺类抗生素定义　指化学结构中具有 β 内酰胺环的一大类抗生素。

2. 分类　①青霉素类；②头孢菌素类；③其他的 β-内酰胺类抗生素；④β 内酰胺酶抑制剂。

三、青霉素类抗生素

1. 天然青霉素

（1）由青霉素培养液提取获得，含有 5 种 X、F、G、K、双氢 F，以青霉素 G 性质稳定，作用最强。

（2）侧链中含有苄基，故又称为苄青霉素。

（3）性质不稳定，不耐酸，不耐酶，不能口服。

（4）主要抗菌谱为 G^+菌，G^-球菌，不产生 β 内酰胺酶的厌氧菌、梅毒螺旋体等。

（5）不良反应：过敏反应，最严重的是过敏性休克。

2. 半合成青霉素　天然青霉素抗菌谱窄、不耐酸、不耐酶，故通过改变天然青霉素 G 的侧链可以获得耐酸、耐酶、广谱、抗铜绿假单胞菌及主要作用于 G-菌等半合成青霉素类，但其抗菌活性不如天然青霉素 G。举例：青霉素 V、苯唑西林、氨苄西林、阿莫西林、哌拉西林等。

（1）临床应用　治疗敏感性 G+球菌和杆菌，G-球菌及螺旋体的首选药。

（2）不良反应　变态反应最常见，皮肤过敏较常见，最严重的是过敏性休克。

四、头孢菌素类抗生素

头孢菌素类是一种广谱半合成抗生素。

1. 头孢菌素分类　见表 8-5。

表 8-5　四代头孢菌素药物举例以及性质比较

分类	药物名称	临床应用
第Ⅰ代头孢菌素	头孢唑啉 头孢氨苄	主要用于耐药金葡球菌及敏感菌所致的轻中度感染，如呼吸道、尿道感染，皮肤、软组织感染
第Ⅱ代头孢菌素	头孢呋辛 头孢孟多	G-菌感染的首选药物；敏感菌所致的呼吸道、胆道、骨关节感染及皮肤软组织感染、泌尿道感染、妇产科感染及耐青霉素淋球菌感染等
第Ⅲ代头孢菌素	头孢曲松钠 头孢拉定 头孢哌酮	用于危及生命的败血症、脑膜炎、肺炎、骨髓炎及尿路严重感染的治疗，能够有效控制严重的铜绿假单胞菌感染
第Ⅳ代头孢菌素	头孢匹罗 头孢吡肟	主要用于重症 G-菌感染，特别是威胁生命的严重感染，用于其他抗生素无效的其他感染

2. 其他 β-内酰胺类抗生素　其他 β-内酰胺类抗生素主要包括头孢霉素类、碳青霉烯类、氧头孢烯类、单环 β-内酰胺类抗生素 4 种。

五、氨基糖苷类抗生素

1. 氨基糖苷类的基本概念　主要抑制细菌蛋白质合成；破坏细菌胞浆膜的完整性，导致细菌死亡。

2. 不良反应　①耳毒性：能影响子宫内胎儿。②肾毒性。③神经肌肉麻痹。④过敏反应：皮疹、发热、血管神经性水肿、新霉素最常见的不良反应是接触性皮炎，链霉素最常见的不良反应是过敏性休克，发生率仅次于青霉素。

六、喹诺酮类药

1. 定义　喹诺酮类药物时人工合成以4-喹诺酮为基本结构的抗菌药物，抗菌的主要机制是在DNA复制过程中抑制DNA螺旋酶，从而抑制细菌和繁殖。

2. 喹诺酮类药物的共同特点　①抗菌作用强、耐药少，作用时间长；②抗菌谱广，临床应用广泛，消化和泌尿生殖系统首选药物；③耐药少；对淋球菌、衣原体、支原体敏感性好；④作用时间长；⑤口服、注射均可；⑥生物利用度高；⑦毒性低，不良反应少；⑧可作为结核的二线用药。

3. 不良反应　①胃肠道反应；②中枢神经系统兴奋症状；③过敏反应；④孕妇禁用。

七、抗结核病药

1. 抗结核药物分类　抗结核药可分为一线和二线用药。

(1)一线用药　疗效高，毒性小：异烟肼、利福平、乙胺丁醇、链霉素、吡嗪酰胺。

(2)二线用药　抗菌作用弱，毒性大，常用于耐药菌以及一线抗结核药治疗失败的患者：卡那霉素、阿米卡星、环丙沙星、氧氟沙星、氨硫脲，环丝氨酸等。

2. 抗结核药的用药原则　①早期用药。②联合用药。③足量、规律和全疗程用药：长疗程18个月；短疗程6个月。④适量用药：病人并且选择合适的抗结核药物和抗结核时间。监测不良反应，注意病情进展。

第四节　心血管系统药理学

一、抗慢性充血性心力衰竭药

1. RAAS抑制药及ARB类

(1)肾素-血管紧张素-醛固酮系统(RAAS)抑制药　血管紧张素转化酶(ACE)抑制药代表药物：普利类，如卡托普利、依那普利。

(2)血管紧张素Ⅱ受体(AT1)阻断药　代表药物：沙坦类，如缬沙坦、氯沙坦。

(3)醛固酮拮抗药　代表药物：螺内酯。

2. 利尿剂　代表药物：噻嗪类，呋塞米、螺内酯。

3. β-受体阻滞药　代表药物：普萘洛尔、美托洛尔、比索洛尔、拉贝洛尔、卡维地洛。

4. 强心苷类　代表药物：地高辛、毛花苷C、毒毛花苷K。

5. 血管扩张药　代表药物：硝酸甘油、硝酸异山梨酯、硝普钠。

6. 非甙类正性肌力药　代表药物：多巴胺，多巴酚丁胺、米力农、维司力农。

7. 钙通道阻滞药　代表药物：氨氯地平、非洛地平。

二、抗高血压药

1. 定义　抗高血压药物又称降压药，主要用于降低动脉血压，预防和减少并发症。

2. 动脉高血压的分类

(1)按照血压受影响的情况分类　①单纯收缩期高血压；②收缩和舒张期高血压。

2. 按照病因分类　①原发性高血压；②继发性高血压。

3. 高血压分级　根据1999年世界卫生组织/国际高血压联盟(WHO/ISH)关于高血压治疗指南，高血压分类见表8-6(18岁以上人群)。

表8-6　高血压分类

类别	收缩压/mmHg	舒张压/mmHg
理想血压	<120	<80
正常血压	<130	<85
正常高值	130～139	85～89
Ⅰ级高血压(轻度)	140～159	90～99
Ⅱ级高血压	160～179	100～109
Ⅲ级高血压	≥180	≥110

4. 抗高血压药物的分类

(1)利尿剂　高血压病人的首选，用于轻中度高血压，慎用糖尿病、血脂代谢紊乱者，禁用痛风患者。常见药物如二氢氯噻嗪、吲达帕胺、体舒通、氨苯蝶啶、阿米洛利、呋塞米。

(2)钙拮抗药(CCB)　尤其对外周血管阻力升高明显的高血压，降压效果明显，能够治疗各种类型高血压，特别对外周血管阻力升高明显的高血压。适用于老年高血压合并心绞痛时，对人体水、糖、脂代谢影响小，优先选用长效制剂。常见药物如氨氯地平、硝苯地平、非洛地平、尼莫地平、地尔硫䓬等。

(3)β受体阻滞药　适用于年轻、心率快、高肾素型和血管紧张素Ⅱ缩血管反应强的高血压患者以及高血压伴心绞痛、高血压伴心肌梗死、高血压伴心律失常和高血压伴心力衰竭的患者，对心脏传导阻滞、严重心动过缓、哮喘、慢性阻塞性肺气肿与周围血管病患者禁用。胰岛素依赖性糖尿病和高脂血症患者慎用。常见如盐酸普萘洛尔，又叫心得安、阿替洛尔、美托洛尔。

(4)α受体阻滞药　对于利尿药和β受体阻滞药不能满意控制血压的患者，选择性α_1受体阻滞药有效。适用于糖尿病，周围血管病，哮喘病及高脂血症的高血压患者。常见如酚苄明和酚妥拉明，哌唑嗪。

(5)血管紧张素转化酶抑制药(ACEI)　伴有糖尿病、左心室肥厚、左心功能障碍及急性心肌梗死的高血压的首先适应证。

妊娠和肾动脉狭窄，肾功能衰竭(血肌酐大于265 μmol/L或3 mg/dL)患者禁用。常见如卡托普利、依那普利、雷米普利、贝那普利、福辛普利。

(6)血管紧张素Ⅱ受体拮抗药(ARB)　同ACEI，主要适用于ACEI不能耐受的患者。常见如氯沙坦(商品名索亚)、依普罗沙。

三、抗心绞痛药

1. 硝酸酯类　主要用于心绞痛的预防，急性发作，也可用作诊断性治疗，为稳定性心绞痛首选药物。其代表药物是硝酸甘油、硝酸异山梨酯。

2. β 受体阻断药　稳定型心绞痛适用；不稳定型心绞痛，对伴有心律失常极高血压患者尤为适用。不稳定型心绞痛和变异型心绞痛不宜应用。代表药物是普萘洛尔、美托洛尔、阿替洛尔。

3. 钙通道阻滞药　适用于冠状动脉痉挛所致变异性心绞痛，因对支气管平滑肌具有一定的扩张作用，较 β 受体阻滞药更适用于哮喘及阻塞性肺疾病的患者。代表药物是硝苯地平、维拉帕米、地尔硫卓、氨氯地平。

第五节　呼吸系统药理学

一、抗哮喘药

哮喘是一种以气道反复性、可逆性梗阻为特点的呼吸道疾病。根据病因的不同可以分为过敏性（外源性）和非过敏性（内源性）。哮喘的基本病理生理改变是气道平滑肌的痉挛，黏膜炎症水肿和黏液的过度分泌，临床表现为发作性的呼吸困难和哮鸣音以及一系列缺氧症状。

1. 作用机制　①减轻过敏反应和炎症，减少致敏介质的释放。②减轻气道痉挛、扩张气道。

2. 茶碱类　茶碱类又称磷酸二酯酶抑制药，甲基黄嘌呤类，包括茶碱、氨茶碱、二羟丙茶碱、胆茶碱等。

3. 肾上腺素受体激动药　肾上腺素 β 受体兴奋可以导致平滑肌舒张，缓解哮喘。随着高选择性 β_2 受体激动药的出现，这类药物成为哮喘治疗的首选。包括肾上腺素、异丙肾上腺素、麻黄碱、沙丁胺醇。

4. 肾上腺皮质激素类　肾上腺皮质激素类药物包括泼尼松、地塞米松、倍氯米松、布德松、氟替卡松等，一般药物难以控制的哮喘持续状态，缓解哮喘紧急状态等。

5. 肥大细胞稳膜剂　肥大细胞稳膜剂又称为过敏介质释放阻断药，包括色甘酸钠、尼多酸钠、曲尼司特、甲哌噻庚酮（酮替芬）等，是预防哮喘发作的常用药物。

6. M-胆碱能受体拮抗药　迷走神经兴奋可以导致平滑肌收缩，引起哮喘。哮喘患者多有胆碱能神经亢进现象，因此使用 M-胆碱能受体拮抗药有助于平喘。该类药物包括异丙阿托品、异丙东莨菪碱等。

7. 白三烯受体拮抗药　白三烯受体拮抗药是一类比较新的抗哮喘药物，但其强大的药理作用在抗哮喘联合用药中的地位越来越受到重视。该类药物包括孟鲁司特钠等。

二、镇咳祛痰药

咳嗽咳痰是呼吸系统最常见的症状，也是呼吸系统疾病最严重影响生活质量的重要原因。同时咳嗽咳痰和哮喘关系密切，相互影响。因此，镇咳祛痰药是呼吸系统药物的重要组成部分。

（一）止咳药

1. 中枢性镇咳药　中枢性镇咳药直接作用于延髓呼吸中枢，阻断咳嗽反射，最常见的中枢性止咳药是阿片类药物，常用的有可待因、福尔可定等。喷托维林是常用的非阿片类中枢镇咳药。

2. 外周性镇咳药　外周血镇咳药作用于呼吸道黏膜刺激感受器，降低其敏感性，抑制咳嗽反射。常用的外周性镇咳药有薄荷醇、那可丁，局部麻醉药如苯佐卡因、苯左那酯等。

（二）祛痰药

祛痰药（expectorants）基本作用原理是促进呼吸道黏膜分泌，稀释痰液易于咳出或直接裂解痰液中的黏性成分，使痰液液化易于咳出，另外祛痰药能够加速呼吸道黏膜纤毛运动，促进痰液的转运功能改善。例如氯化铵（ammonium chloride）、羧甲司坦（carbocisteine）（强利痰灵）。

第六节　消化系统药理学

一、抗消化性溃疡药

消化道溃疡（peptic ulcer）是最常见的消化系统疾病，主要是指胃溃疡和十二指肠溃疡，表现为消化道黏膜的炎症、坏死、出血甚至穿孔，造成严重的并发症，甚至危及生命。消化性溃疡是一种长期慢性疾病，容易反复发作，受多种因素影响，不易治疗。如胃酸、消化酶、幽门螺杆菌等的增强是导致溃疡的主要原因。

因此，抗消化道溃疡药物可分为两类：一是胃黏膜保护剂，如铋剂、前列腺素类药等；另一类是减少破坏因子的药，如组胺受体拮抗药、质子泵抑制药、抗幽门螺杆菌药等。

（一）抗酸药

抗酸药（antacids）为碱性药物，直接中和胃酸，减少胃酸对黏膜的腐蚀，是最简单的药物，但是作用弱，一般只用于辅助治疗。常用的药物包括氢氧化镁、氢氧化铝、碳酸钙、三硅酸镁等，碳酸氢钠已经基本退出临床应用。

（二）H_2 受体拮抗药

组胺通过位于胃壁细胞上的 H_2 受体促进胃酸分泌，因此 H_2 受体拮抗药竞争性的结合受体，阻断这条通路，达到治疗溃疡的目的。H_2 受体拮抗药（H2-DA）的出现是溃疡内科治疗史上的里程碑，也是临床一线用药。代表药物包括西咪替丁、雷尼替丁、尼扎替丁、法莫替丁等。

（三）质子泵抑制药

质子泵抑制药（proton pump inhibitors，PPI）是目前效果最好的抗溃疡药，与胃酸分泌的最终环节-质子泵不可逆结合，抑制胃酸分泌，因此作用强度大。常见的药物包括奥美拉唑、兰索拉唑、泮托拉唑等。

（四）M-胆碱能受体拮抗药

乙酰胆碱作用于受体可以通过多种途径促进胃酸分泌：直接促进壁细胞分泌 H^+，促进组胺分泌；促进胃泌素分泌。因此 M-胆碱能受体拮抗药可以阻断上述作用，达到抑酸的目的。常用的药物有哌仑西平。

（五）胃泌素受体阻断药

胃泌素（gastrin）时胃窦和十二指肠黏膜 G 细胞分泌的肽类激素，可以有效地促进胃酸分泌和胃蛋白酶原分泌。胃泌素受体阻断药是有效的抗溃疡药，常用的药物为丙谷胺。

（六）胃黏膜保护药

该类药物可以通过不同的机制增强胃黏膜的屏障功能，达到抵御胃酸、胃蛋白酶等侵袭机制的攻击，起到防治溃疡的作用。常用的本类药物有前列素类药、铋剂、硫糖铝、甘珀酸钠等。

（七）幽门螺杆菌的治疗

幽门螺杆菌（helicobacter pylori，Hp）是导致慢性胃炎、消化性溃疡甚至胃癌的重要原因，根治Hp是治疗溃疡的重要组成部分。目前治疗Hp最有效的药物是“三联疗法”，疗程均为1～2周。

“新三联”=质子泵抑制药+甲硝唑+克拉霉素或阿莫西林

“四联疗法”=质子泵抑制药+枸橼酸铋钾+甲硝唑+克拉霉素或阿莫西林（三联疗法失败后的二线方案）

三联疗法最严重的不良反应是长期应用导致肠道菌群失调，严重者可能死亡，但临床十分少见。

二、胃肠动力调节药

1. H_1受体拮抗药　H_1受体拮抗药阻断了对呕吐中枢的刺激，常用于耳源性呕吐和晕动症。常用药物包括苯海拉明、苯甲嗪、茶苯海明、晕海宁等。

2. 多巴胺受体拮抗剂　多巴胺拮抗剂作用于CTZ的多巴胺受体，阻断了CTZ相关的呕吐反射，同时，该类药物还能加快胃排空，促进肠蠕动，从而加强了止吐效果，

3. 5-HT_3受体拮抗药　竞争性的拮抗位于CTZ的5-HT_3受体，阻断药物尤其是化疗药物（如顺铂）引起的呕吐，例如昂丹司琼（ondansetron）枢复宁。

4. M-胆碱能受体拮抗药　抗胆碱药阻断呕吐反射的传递过程，有较强的中枢抑制功能，是防治车船晕动症最有效的药物之一，最常用的是氢溴酸东莨菪碱。

5. 吩噻嗪类　吩噻嗪类是抗精神病药物之一，也是能够通过抑制呕吐中枢，阻断CTZ通路或者抑制迷走交感神经痛通路而止吐。常用药物是氯丙嗪、异丙嗪、丙氯拉嗪等。

三、其他消化系统用药

如乳酶生，西沙必利（cispride），硫酸镁，乳果糖。

本章小结

药物效应动力学是研究药物对机体作用规律及其机制的科学。药物可产生对机体有利的防治作用，也可产生对机体无利甚至有害的不良反应，在用药时要避免发生药物的消除方式有恒比消除和恒量消除两种。

药动学是研究机体对药物的处置过程及血药浓度随时间而变化的规律的科学。机体对药物的处置过程包括机体对药物的吸收、分布、转化和排泄等，也称为药物的体内过程。解热镇痛药具有解热、镇痛、抗炎抗风湿三大基本作用。β-内酰胺类抗生素通过抑制细菌细胞壁合成，产生杀菌作用，属繁殖期杀菌剂。主要包括青霉素类、头孢菌素类及其他β-内酰胺类抗生素。

青霉素G具有疗效高、毒性低、价格低廉等优点，可用于G^+球菌和杆菌、G^-球菌、螺旋体、放线菌引起的感染。头孢菌素类抗生素与青霉素相比具有抗菌谱广、杀菌力强、对β-内酰胺酶稳定、过敏反应发生率低等优点。硝酸酯类能扩张容量血管和阻力血管，临床上主要用于中止或预防各种类型心绞痛发作。平喘、镇咳、祛痰是呼吸系统疾病对症治疗措施，分别使用平喘药、镇咳药、祛痰药。抗消化性溃疡药有中和胃酸药、胃酸分泌抑制药、胃黏膜保护药、抗幽门螺杆菌药。帕金森病又称震颤麻痹，是以肌肉静止震颤、强直、运动迟缓为特征的疾病。抗精神失常药根据临床用途分为抗精神病药、抗躁狂症、抗抑郁药及抗焦虑药。

药物效应动力学是研究药物对机体作用规律及其机制的科学。药物可产生对机体有利的防治作用,也可产生对机体无利甚至有害的不良反应,在用药时要避免发生。根据剂量与效应的关系,剂量可分为无效剂量、最小有效量、有效量、极量、最小中毒量和中毒量、最小致死量和致死量。根据药物与受体亲和力与内在活性的大小,将药物分为受体激动药、受体阻断药和部分受体激动药。药动学是研究机体对药物的处置过程及血药浓度随时间而变化的规律的科学。机体对药物的处置过程包括机体对药物的吸收、分布、生物转化和排泄等过程,也称为药物的体内过程。

药物的消除方式有恒比消除和恒量消除两种。药动学的一些基本参数如半衰期、稳态血药浓度、生物利用度、表观分布容积及清除率等具有重要的临床意义。

思考题

一、单项选择题

1. 停药后血药浓度降至有效浓度以下,仍残存生物效应,称为(　　)

A. 过敏反应　　B. 后遗效应　　C. 变态反应
D. 毒性反应　　E. 副作用

2. 体液的 pH 影响药物的转运及分布是由于(　　)

A. 水溶性　　B. 脂溶性　　C. 解离度
D. 溶解度　　E. 酸碱度

3. 药物吸收到达血浆稳态浓度时意味着(　　)

A. 药物作用最强
B. 药物的吸收过程已经完成
C. 药物的消除过程正在开始
D. 药物的吸收速度和消除速度达到平衡
E. 药物作用最弱

4. A 药的 LD50 值比 B 药大,说明(　　)

A. 毒性较 B 大　　B. 副作用多　　C. 强烈的过敏反应
D. 容易成瘾　　E. 毒性较 B 小

5. 受体拮抗药的特点是(　　)

A. 无亲和力,无内在活性
B. 有亲和力,有内在活性
C. 有亲和力,有较弱的内在活性
D. 无亲和力,有内在活性
E. 无亲和力,有较强的内在活性

6. 引起药物首过消除最主要的器官是(　　)

A. 肾脏　　B. 肠黏膜　　C. 肝脏
D. 门静脉　　E. 肾小球

7. 一级消除动力学的特点是(　　)

A. 恒速消除
B. 少数药物的消除方式
C. 单位时间内实际消除的药量随时间递减
D. 半衰期不是恒定的
E. 零速消除

8. 治疗指数(　　)

A. 比值越大越安全　B. FD50/LE50　C. 比值越大,药物毒性越大

D. LD50/ED50　E. 比值越小,药物毒性越大

9. 在碱性尿液中弱碱性药物(　　)

A. 解离多,重吸收少、排泄快　B. 解离少、重吸收多、排泄快

C. 解离多、重吸收多、排泄快　D. 解离多、重吸收多、排泄慢

E. 解离少、重吸收多、排泄慢

10. 治疗反流性食管炎效果最好的是(　　)

A. 雷尼替　B. 异丙嗪　C. 奥美拉唑

D. 多潘立酮　E. 氢氧化钠

11. 非甾体抗炎药引起急性胃炎的主要机制是(　　)

A. 激活磷脂酶 A　B. 抑制弹性蛋白酶　C. 抑制前列腺素合成

D. 促进胃液合成　E. 促进前列腺素合成

12. 下列哪项药物治疗指征是不正确的(　　)

A. 乙琥胺:癫痫大发作

B. 丙戊酸钠:癫痫大发作、小发作、精神运动性发作

C. 地西泮:癫痫持续状态

D. 苯妥英钠:癫痫大发作

E. 乙琥胺:癫痫小发作

13. 抗精神病的治疗作用机制是(　　)

A. 黑质-纹状体通路　B. 中脑-边缘系统　C. 小脑大脑皮质通路

D. 结节漏斗系统通路　E. 脑干-小脑系统

14. 对各型癫痫都有一定疗效的药物是(　　)

A. 苯妥英钠　B. 丙戊酸钠　C. 苯巴比妥

D. 卡马西平　E. 乙琥胺

15. 肾上腺素和局部麻醉药合用的主要原因是(　　)

A. 心脏兴奋作用　B. 升压作用

C. 延缓局部麻醉药的吸收、延长麻醉时间

D. 防止心搏骤停　E. 防止呼吸骤停

16. 选择性地作用于 β_1 受体的药物是(　　)

A. 多巴胺　B. 多巴酚丁胺　C. 去甲肾上腺素

D. 麻黄碱　E. 肾上腺素

17. 吗啡镇痛的作用机制是(　　)

A. 激动脑室、导水管周围灰质的阿片受体

B. 阻断脑室、导水管周围灰质的阿片受体

C. 阻断大脑边缘系统的阿片受体

D. 激动中脑盖前核的阿片受体

E. 抑制脑干网状上行激活系统

18. 左旋多巴治疗帕金森病初期常见的不良反应是(　　)

A. 躁狂、妄想、幻觉　B. 心血管反应　C. 胃肠道反应

D. 不随意运动　E. 慌张步态

19. 吗啡不用于慢性钝痛是因为(　　)

A. 治疗量就能抑制呼吸　B. 容易引起直立性低血压　C. 连续多次应用易成瘾
D. 引起便秘和尿潴留　E. 致死率高

20. 强心苷治疗心力衰竭的最佳适应证是(　　)
A. 肺源性心脏病引起的心衰　B. 严重的二尖瓣病引起的心衰
C. 伴有房颤的心衰　D. 严重贫血引起的心衰
E. 肝病引起的心衰

21. 吗啡中毒致死的主要原因是(　　)
A. 心搏骤停　B. 震颤　C. 血压下降
D. 过敏　E. 呼吸抑制

22. 苯二氮䓬类的催眠机制是(　　)
A. 增强 GABA 的功能　B. 促进 GABA 的释放　C. 减弱增强 GABA 的功能
D. 减慢 GABA 的降解　D. 抑制 GABA 合成

23. 吗啡不宜用于(　　)
A. 分娩止痛　B. 手术后剧痛　C. 肿瘤晚期疼痛
D. 外伤后剧痛　D. 急性心衰

24. 局麻药物中加入肾上腺素禁用于(　　)
A. 指、趾末节手术　B. 腹部手术　C. 头部手术
D. 面部手术　E. 胸部手术

25. 治疗癫痫大发作或局限性发展最有效的药物是(　　)
A. 氯丙嗪　B. 地西泮　C. 乙琥胺
D. 苯妥英钠　E. 奋乃静

26. 治疗三叉神经痛可选用(　　)
A. 苯巴比妥　B. 地西泮　C. 苯妥英钠
D. 乙琥胺　D. 氯丙嗪

27. 胃壁细胞 H^+ 泵抑制药有(　　)
A. 哌仑西平　B. 西咪替丁　C. 奥美拉唑
D. 雷尼替丁　E. 法莫替丁

28. 氨茶碱的主要平喘机制是(　　)
A. 抑制磷酸二酯酶　B. 直接舒张支气管黏膜　C. 激活鸟苷酸环化酶
D. 抑制腺苷酸环化酶　E. 激活环丙氨酸酶

29. 丙咪嗪对心血管系统的作用是由于(　　)
A. 抑制心肌中 ACh 的灭活　B. 抑制心肌中 Ach 的释放
C. 抑制心肌中 NA 再摄取　D. 增加心肌中 NA 再摄取
E. 增加心肌中 DA 的释放

30. 长期应用氯丙嗪治疗精神病最常见的不良反应是(　　)
A. 锥体外系反应　B. 过敏反应　C. 直立性低血压
D. 内分泌障碍　E. 消化道症状

31. 碳酸锂主要用于(　　)
A. 焦虑症　B. 躁狂症　C. 抑郁症
D. 精神分裂症　E. 心境障碍

32. 对青霉素最敏感的病原体是(　　)
A. 立克次体　B. 衣原体　C. 钩端螺旋体

D. 支原体　　E. 病毒

33. 氨基糖苷类抗生素的抗菌机制是(　　)

A. 抑制细菌蛋白质合成
B. 抑制细菌细胞壁合成
C. 抑制细菌 DNA 的合成
D. 抑制细菌 RNA 合成
E. 抑制细菌细胞核形成

34. 化学治疗是(　　)

A. 用化学的方法合成的药物治疗
B. 仅指对恶性肿瘤的药物治疗
C. 内科基本的药物治疗
D. 细菌和其他微生物、寄生虫及肿瘤细胞所致基本的药物治疗
E. 天然形成的药物治疗

35. 急性心肌梗死引发的室性心动过速首选(　　)

A. 奎尼丁　　B. 维拉帕米　　C. 普罗帕酮
D. 利多卡因　　E. 胺碘酮

36. 下列药物属于喹诺酮类药物的是(　　)

A. 头孢拉定　　B. 环丙沙星　　C. 哌拉西坦
D. 阿奇霉素　　E. 红霉素

37. 磺胺嘧啶对下列细菌感染疗效较好的是(　　)

A. 细菌性痢疾　　B. 伤寒　　C. 膀胱炎
D. 流行性脑脊髓膜炎　　E. 病毒性脑炎

38. 呋喃唑酮适用于(　　)

A. 大叶性肺炎　　B. 化脓性骨髓炎　　C. 细菌性肠炎
D. 肾盂肾炎　　E. 肠炎

39. 治疗立克次体感染的首选药是(　　)

A. 头孢拉定　　B. 土霉素　　C. 庆大霉素
D. 多西环素　　E. 青霉素

40. 支气管哮喘应禁用(　　)

A. 肾上腺素　　B. 麻黄碱　　C. 普萘洛尔
D. 肾上腺素激素　　E. 沙丁胺醇

41. 抗结核药物的应用原则不包括(　　)

A. 早期　　B. 联合　　C. 足量
D. 规律　　E. 全疗程

42. 伴有糖尿病肾病的高血压患者首选的降压药物是(　　)

A. 利尿剂　　B. 钙拮抗剂　　C. 血管紧张素转化酶抑制剂
D. 神经节阻断药　　E. DA 激动剂

43. 选择性扩张脑血管的药物是(　　)

A. 尼莫地平　　B. 硝苯地平　　C. 地尔硫䓬
D. 氨氯地平　　E. 卡托普利

44. 强心苷心脏毒性的发生机制是(　　)

A. 激活心脏细胞膜 Na^+,K^+-ATP 酶
B. 抑制心脏细胞膜 Na^+,K^+-ATP 酶
C. 增加心肌细胞中的 K^+

D. 增加心肌细胞中的 Ca^{2+}

E. 抑制心肌细胞中的 NA^{+}

45. 对红霉素的主要不良反应不正确的是(　　)

A. 过敏反应　　B. 肾脏损害　　C. 假膜性肠炎

D. 肝损害　　E. 胃肠道反应

46. 氨基糖苷类抗生素的不良反应不包括(　　)

A. 耳毒性　　B. 肾毒性　　C. 过敏反应

D. 骨髓抑制　　E. 神经肌肉麻痹

47. 治疗支原体肺炎首选药是(　　)

A. 链霉素　　B. 青霉素　　C. 四环素

D. 多黏菌素　　E. 头孢

48. 治疗立克次体感染的首选药是(　　)

A. 头孢拉定　　B. 土霉素　　C. 庆大霉素

D. 多西环素　　E. 青霉素

49. 下列不是一线抗结核药物的是(　　)

A. 利福平　　B. 乙胺丁醇　　C. 链霉素

D. 利福定　　E. 吡嗪酰胺

50. 溃疡应用某些抗菌药的目的是(　　)

A. 清除肠道寄生菌　　B. 抗幽门螺杆菌　　C. 抑制胃酸分泌

D. 减轻溃疡病的症状　　E. 病情进展时应用

二、简答题

1. 副作用和毒性反应的区别是什么？
2. 药物的不良反应有哪些？
3. 试比较药物一级动力学和零级动力学的特点。
4. 简述影响药物作用的因素。
5. 简述阿司匹林的作用机制、临床应用和不良反应。
6. 简述非甾体抗炎药的分类。
7. 抗结核药物的治疗原则是什么？举例说明一线代表药物。
8. 试述头孢类药物发展的基本规律及代表药物。
9. 试述抗癫痫药物的用药原则。
10. 简述降压药的种类。

（郭　媚）

第九章 其他医学治疗方法

★教学目标

1. 掌握:以功能为导向的手术治疗选择方法与注意事项。相关康复治疗技术的基本操作方法与注意事项。

2. 熟悉:传统治疗技术及新技术在康复治疗领域中的应用和拓展。

3. 了解:相关手术及具体治疗技术的适应证与禁忌证。

4. 具备根据患者具体功能障碍选择适宜治疗方法的能力。

5. 能与患者及患者家属进行交流、沟通,取得患者及患者家属理解和配合。

第一节 手术治疗

一、肌腱粘连松解术

1. 定义 肌腱缝合或移植手术后因肌腱粘连而形成关节活动度受限,可于术后 3~6 个月内实行粘连松解术。

2. 作用 可以松解因局部肌腱粘连,引起的肢体关节活动不利,改善关节活动度,提高患者功能及自理状态。

3. 适应证及注意事项 ①术后 24 h 内可进行肌肉的等长收缩训练及小范围关节活动。②坚持康复功能锻炼,预防粘连的二次发生。

4. 肌腱粘连松解术操作步骤

(1)评估术区情况,检查关节活动度、粘连层次及深度。

(2)术前做好术区备皮,做好清洁消毒。

(3)进行局部麻醉全身麻醉,保证充分的时间和范围。

(4)呈"Z"字形或锯齿形切开术区,充分暴露整段粘连肌腱。

(5)对肌腱的粘连部分进行手术松解。检查松解后关节活动情况。

(6)清理术区,缝合并加压包扎。

二、瘢痕松解术

1. 定义 由各类瘢痕增生挛缩所造成的关节挛缩畸形和功能障碍,用手术的方式将挛缩的瘢痕切除,并植以弹性较好的皮肤组织,以改善因瘢痕引起的关节活动受限情况。

2. 作用 改善因瘢痕增生挛缩而引起的关节活动受限功能障碍等情况。

3. 适应证 ①关节周围挛缩瘢痕且对功能及外观有较大影响。②瘢痕过度增生并伴发溃疡。

4. 禁忌证 ①预手术部位有皮肤炎性病灶。②严重肝、肾、心脏疾病及严重血液疾病患者。

5. 注意事项 ①瘢痕松解区域:前期为保证植皮或皮瓣成活,需进行两周左右的加压包扎,以确定成活此阶段,以减少局部活动,保证植皮成活。②局部植皮成活后,应在进行康复训练的同时进行相应的抗瘢痕治疗,防止瘢痕增生。

6.操作步骤

(1)术前准备　①全面询问病史和做全身检查,了解病人的健康状况,如有其他急性疾病,必须在治愈后才能手术。如有慢性疾病,要全面衡量利害关系,慎重决定。②检查所设计瘢痕切除松解后创面的大小,以便准备充足的皮片,可用超声辅助检查确定瘢痕的深度,以利选择最佳修复的方案。③关节部位长期的瘢痕挛缩,可造成僵直或血管、神经短缩。术前可先进行康复治疗矫正部分畸形,减少手术的复杂性。④手术区和供皮区的污物,要注意清除确保无菌操作进行。

(2)手术设计

1)轻型瘢痕挛缩:瘢痕深度较浅,未侵及深层肌腱、神经、骨骼和关节囊等组织。轻型瘢痕又可分为条索状、蹼状及片状瘢痕3种。

2)重型瘢痕挛缩:瘢痕组织波及深层的肌腱等组织,严重的烧伤甚至可造成指(趾)、肢体部分或全部缺损。此种类型可以发生各种畸形改变,如爪形手就是最常见的一种典型畸形。修复时,必须根据不同的部位和范围,选用扁平皮瓣或管状皮瓣(皮管)修复。

(3)术后处理　做好术区止血,清理术区,针对手术具体部位及手术方式选用合适的缝合包扎方法。术后做好肢体功能位置的摆放和维持,适时进行功能康复锻炼。

三、肌腱移植术

肌腱移植主要用于修补肌腱的断裂缺损与短缩,多采用游离移植的方式来进行。

人体内存在滑液内肌与滑液外肌腱两种肌腱。滑液内肌是指与滑液囊包绕的肌腱;滑液外肌腱是指滑液囊与指(趾)腱鞘外的肌,其表面为腱旁疏松组织所包绕。这两种肌在生化组成、形态结构、营养与创伤愈合机制上均不相同。除血管滋养外,滑液内肌腱还可通过其表面存在的滑液推进系统,通过滑液而获得营养,但仅靠滑液营养,肌腱愈合是不完全的。两种肌的愈合过程,都通过细胞反应、纤维蛋白沉积与细胞迁移再塑形3个阶段完成。

肌腱移植后是否发生粘连,在滑液内肌腱,主要与滑膜层存在有关,滑膜层由于其形态结构及生化组成的特性,对保持肌腱表面的水化状态、防止肌腱与周围粘连等方面起着重要作用。因此,进行肌腱移植手术时,应连同滑膜一起切取移植,避免损伤。滑液外肌腱的移植,由于没有滑膜层的保护,易与移植受床产生粘连但术后可随着肌肉收缩、牵拉,以及酶的降解作用粘连组织可逐渐松解伸长,使肌腱可在一定范围内滑动,不论何种肌腱移植,精细、无创的手术操作均是关键,这些操作要求应包括肌腱吻合处的平整、滑膜的完整以及对移植床尽量少的损伤等。此外,防止粘连的另一个主要措施是术后早期活动,根据修复肌腱的位置和缝合方式,在控制下进行主动或被动活动,同时,早期活动还可通过压力的舒张,以促进滑液内肌腱的代谢和生长。

自体肌腱是最好的移植材料,虽然多年来也有人对应用异体肌或动物肌腱移植的问题进行过研究,但目前还未能做出定论。组织工程人造肌腱研究是当今的研究热点,期望在21世纪初被用于临床。

(一)注意事项

肌腱移植或修复后发生粘连是肌腱功能恢复不佳的主要原因,在发生粘连的诸多因素中,对肌腱血供的干扰是重要因素之一,为了减少粘连,必须尽可能保存肌的血液供应,在临床工作中可以采取以下措施:①带血管的肌移植术;②保存腱系膜和腱纽的完整;③选择血供好的腱段做游离移植;④采用两期肌腱修复手术。

与手术有关的预防措施:①皮肤切口应垂直或斜形跨越肌腱,使之与肌腱接触面减少;②肌腱吻合点应放在血供良好的软组织处,避开腱鞘、韧带、关节囊、骨性沟管或裸露骨质不能避开时,可将其部分切除以开阔通路;③肌腱吻合点要光滑,避免血肿形成;④行无创操作,避免移植腱干燥。

用药物预防腱粘连的研究包括:①用氨抑制赖氨酰基化酶,从而抑制胶原纤维和弹力纤维的交链;②局部注射或口服异苯丙酸溶剂,可减少肌腱滑动所需之力;③行氦光照射,减少炎性渗出,促进水肿吸收,促进滑液分泌;④肌表面和内涂以几丁糖胶溶,抑制成纤维细胞活动,形成生物屏障。

预防肌腱粘连的方法虽多,但术后早期活动仍是最重要的手段之一,根据国外有关机构研究总结提出:术后应该使用弹性支具进行早期活动,术后 24 h 即可开始,一般使用 3 周,应在康复师的指导下根据不同部位的具体情况,选用或设计合理的支具进行早期的干预并及时进行关节的主被动活动,以降低肌腱粘连发生的概率。

(二)适应证与禁忌证

1. 适应证　①肌腱缺损;②肌腱断裂后早期未做修复,因弹力减退而断端不能拉拢缝合机严重损伤,广泛粘连,无法做肌腱松解术者。

2. 禁忌证　①手指关节硬或强直;②手指掌侧瘢痕组织较多;③受区有感染存在。

(三)肌腱移植术操作步骤

(1)检查手术部位肌腱情况,确定手术方案。

(2)选取合适的肌腱供区,麻醉后进行肌腱切取。

(3)切取下的肌腱及腱系膜和腱旁膜用生理盐水纱布包裹,尽快进行手术部位的切开及移植肌腱的固定。

(4)处理好术区后进行缝合、包扎。

(5)做好术后管理,确保功能得到最佳恢复状态。

四、皮片移植术

皮片移植(free skin transplantation)的应用始于 19 世纪后叶,当初仅限于刃厚皮(Vollier-Thiersch 氏皮片)及全厚皮(Wolf 氏皮片)的采取和移植。自 1939 年 Padgett-hood 发明鼓式取皮机后,外科医师可精确切取各种厚度的断层皮片,使取皮、植皮术在临床上的应用更为普遍。

(一)皮肤缺损的影响

当外伤或手术因素造成皮肤连续性被破坏和缺损时,必须及时予以闭合,否则可能产生常见的创面急性或慢性感染,如有重要血管、神经、肌腱失去皮肤软组织的保护,则可致创伤加深、重较大面积皮肤缺损时,可导致水、电解质、蛋白质的过量丢失经久可致机体营养不良。创面瘢痕愈合影响美观或合并功能障碍时,日后需行整形治疗。

(二)皮片移植的临床应用

皮片移植主要用来修复体表浅层软组织缺损,可用来修复损伤后难以愈合的创面、外伤后瘢痕增生引起的外观及瘢痕挛缩引起的关节功能障碍。亦可作为医学美容的重要手段以修复各种表皮及黏膜缺损。

皮片移植术包括取皮与植皮两部分。

1. 术前准备　取皮、植皮术的操作虽然不复杂,但它的成败关系到治疗效果,对皮源紧张者,这一点显得更为突出。整形外科医师应作好术前准备、术中规范操作及术后谨慎管理几个环节,争取供区和受区一期愈合。除急诊外,取皮、植皮术通常是择期手术,和其他外科手术一样,要求患者一般健康状况良好,无贫血,无低蛋白血症,无水、电解质、酸碱平衡紊乱及重要脏器功能障碍。

(1)供区选择　身体各部位皮肤的颜色、纹理、厚度、血液供应和毛发生长是不相同的,通常供区与受区越接近,皮肤性质越相匹配。耳后和乳突区域的全厚皮肤常用于眼睑部的移植,该区域肤色、皮纹与眼睑部几乎无异；尚可用带有耳软骨的全厚皮修复鼻翼缺损。

(2)受区准备　对无创口的受区应清洁洗涤 3 d，尤其是将行瘢痕切除的受区，还要用汽油或松节油清除凹凸不平瘢痕的污垢。对开放性创面的受区，术前处理十分重要，要掌握皮肤移植的“黄金时间”——即创面上正常人皮肤表面的细菌数从 $10^3/g$ 增至 $10^5/g$ 所需的时间，一般是 6～8 h。经过初别处理或血供丰富的头面部可延至 12 h，此时间内经清创术后即可进行皮肤移植。

2. 取皮术

(1)徒手取皮　徒手取皮适用于断层皮片的采取。断层皮片的采取，必须要有薄刃口的刀片。一般可用剃须刀片，用持针器或止血钳夹住刀片，刀片与皮肤面呈 20～30°角，作拉锯式切削供区即可取得。徒手取断层皮，较难取得较宽、较均匀的皮片，且边缘不整齐，其厚度同刀刃与肤面的夹角(角度愈大愈厚)及施加的压力(压力愈大愈厚)有关，操作中不易掌握。

(2)器械取皮

1)滚轴式取皮刀：目前国内已设计出长短不一的滚轴式取皮刀，供头皮、四肢、躯干的皮片切取，方便简单，可取刃厚和中厚皮片。

2)电动或气动取皮机：很像理发电剪。电动取皮机用微型电动机带动刀片；气动取皮机是用高压氮气带动刀片切取皮片。目前产品的宽度是 7.8～10.0 cm，切取长度可随意，其厚度是可调节的，操作方便，容易掌握。

3. 植皮术　植皮技术的具体操作，有 3 个步骤。

(1)创面止血　在植皮前清除受区创面的血凝块后，对活动性出血点应尽可能仔细止血，用电凝止血、结扎止血，或用温盐水布压迫血创面 5～10 min，均有良好的止血效果。四肢受区先用止血带的，需将其放松，待充血反应过后再进行一次彻底止血。

对渗液较多的创面如肉芽创而象皮肿切除后的创面等，采用筛状皮片，或通过特制网皮切割机制成的网状皮覆盖，这样，通过皮片上的孔引流渗出液，可防止皮下积液而提高皮片存活率。

(2)皮片固定　皮片固定的目的是使大张皮片紧贴于受区创面且不易移动。

1)缝合：是最常用的方法，有间断和连续两种。

2)外科无菌胶带：放射形粘贴于皮片和受区皮肤之间，也可固定皮片，但要求创面肤面干燥无渗出液，这样才能起到良好的胶粘固定作用。

3)不锈钢皮钉：是目前固定皮片的简便方法，不但可以节省手术时间，而且能使皮片缘与创缘外翻对合良好。

4)模固定法：常用于眼窝、阴道、鼻腔、外耳道等处的皮片移植，模可用硅胶、丙烯醇、牙印胶等制成，在手术中要加以修整，使模外皮片紧贴于受区创面，线后要更换一个更耐用的模(或假体)，移植于植皮区的皮片常易收缩，即使是很短的一段时间也极易收缩，不能让皮片空置，因此，模或假体至少要保留 3～6 个月。

(3)包扎和制动　打包包扎法是最可靠的方法，适用于新鲜创面整张皮片移植的受区。间断缝合，留长线或在每个皮钉上穿长线分成数组，供打包用用棉花或质软的细纱布，逐层在移植的皮片上，达适当厚度后进行交叉打包扎。

第二节　针灸按摩

一、针灸

针灸疗法为针刺与艾灸的合称，即利用针刺与艾灸进行治疗，起源于新石器时代。“针”即针刺，以针刺入人体穴位治病。它依据的是“虚则补之，实则泻之”的辨证原则，进针后通过补、泻、平补平泻等手法的配合运用，以取得人体本身的调节反应；“灸”即艾灸，以火点燃艾炷或艾条，烧灼穴位，将热力透入肌肤，以温通气血。针灸就是以这种方式刺激体表穴位，并通过全身经络的传导，来调整气血和脏腑的功能，从而达到“扶正祛邪”“治病保健”的目的。

针灸是中华民族的一项重大发明，同时也是对人类的一项重要贡献。自古以来，我国劳动人民和医学家在长期与各种疾病做斗争的过程中，创立和发展了针灸治病的理论与操作方法，总结了针灸治疗各种疾病的经验，从此便形成了当今举世闻名的针灸学。然而，针灸术的起源以及形成并不是顺利的，而是经历了一个漫长的历史时期，早在新石器时代，我们的祖先在生产生活中发现身体的某些部位被石块碰伤后，体内的疼痛和疾病便会减轻或消失，于是开始利用锐利的石片刺激身体的某些特定部位或者利用石片刺破脓肿使脓液排出来，以解除病痛。那时还没有专用的针刺工具，用做生产的刮削器、尖状器等便被用来治病。后来，由于石器制作技术的进步，有了特定形状的医用砭石。

（一）针具

毫针、三棱针、皮肤针、火针、梅花针、耳针等。

（二）进针方法

1. 单手　指切进针，以左手拇指或示指指甲切压在穴位上，右手持针，紧靠指甲缘将针刺入皮肤。适用于较短毫针刺入肌肉丰厚部的穴位。

2. 双手

（1）夹持进针　夹持进针法：即用左手拇、示二指持捏消毒干棉球，夹住针身下端，将针尖固定在所刺腧穴的皮肤表面位置，右手捻动针柄，将针刺入腧穴。临床上也有采用插刺进针的，即单用右手拇、示二指夹持消毒干棉球，夹住针身下端，使针尖露出 2～3 分，对准腧穴位置，将针迅速刺入腧穴，然后将针捻转刺入一定深度，并根据需要选用适当押手配合行针。此法适用于长针的进针。

（2）提捏进针　用左手拇、示二指将针刺腧穴部位的皮肤捏起，右手持针，从捏起皮肤的上端将针刺入。此法用于皮肉浅薄部位的腧穴进针，如印堂穴等。

（3）舒张进针　用左手拇、示二指将所刺腧穴部位的皮肤向两侧撑开，使皮肤绷紧，右手持针，使针从左手拇、示二指的中间刺入。此法主要用于皮肤松弛部位的腧穴。

（三）行针与得气

1. 行针　指进针达到一定深度后，所进行的各种手法操作，目的在于使患者产生针感即酸麻重胀等感觉，或使已有的针感进一步加强或向远处传导，从而产生疗效。

2. 得气　指针刺入穴位后所产生的特殊感觉和反应，如受术者的酸麻胀痛等感觉，术者持针手下的沉紧涩跳动的等感应，得气关系到疗效，一般来讲，得气较不得气效果好，得气快，效果快；得气慢，效果慢。

（四）适应证

1. 呼吸系统疾病　如鼻炎、感冒、气管炎、支气管哮喘等。

2. 眼科疾病　急性结膜炎、中心性视网膜炎、近视眼、白内障等。

3. 口腔科疾病　牙痛、牙周炎、牙龈炎等。

4. 胃肠系统疾病　食管、贲门失弛缓症、呃逆、胃下垂、急性胃炎、慢性胃炎、胃酸增多症等。

5. 神经、肌肉、骨骼疾病　头痛、偏头痛、三叉神经痛、面神经麻痹、中风后的轻度瘫痪、周围性神经疾患、小儿脊髓灰质炎后遗症、美尼尔氏综合征、神经性膀胱功能失调、遗尿、肋间神经痛、颈臂综合征等。

（五）针刺意外情况、处理和预防

1. 晕针　在针刺过程中，患者突然出现胸闷、心慌、出冷汗、面色苍白、四肢发凉、眼前发黑、甚至昏厥的情况，即为晕针。

处理：立即拔针，令患者平卧，一般很快就会恢复，重者可针人中、内关，艾灸百会、关元、涌泉等。

预防：初次针灸，特别怕痛、畏针的患者，刺激量要轻一些，采用卧姿。此外空腹、饱餐、大汗、重体力活动后勿立即针刺。

2. 气胸　在针刺胸背、锁骨上窝等处的穴位，不能过深，否则会刺破胸壁造成气胸。患者会出现胸痛、憋气、咳嗽等症状。体检或胸透可确诊。

处理：轻者经休息、抗感染治疗可愈，重者需进行穿刺抽气。

预防：针刺背部、胸部、锁骨上窝等处的穴位，要严格掌握深度，并注意留针期间针体不能滑动。

3. 滞针　针身被肌纤维缠绕而使针体不能拔出。

处理：相反方向捻转针体，顺势拔出，若仍不行，可在其近处再刺一针，前一针即可拔出。

预防：捻转针体时注意要适度，特别是朝一个方向转时，不能太过。

4. 断针　针体断留于体内。

处理：若断针位于躯干近重要脏器如心脏等，须尽早手术将断针取出，若留于肢体肌肉组织，一般没有太大危险，可待肌纤维将针体包裹固定后再予以手术取出。

预防：注意用针前检查针具，留针期间嘱患者勿随便活动肢体，起针时要核对针数，勿遗留针。

二、按摩

按摩疗法又称推拿疗法，是以中医的脏腑、经络学说为理论基础，并结合西医的解剖和病理诊断，而用手法作用于人体体表的特定部位以调节机体生理、病理状况，达到理疗目的的方法，从性质上来说，它是一种物理的治疗方法。

中医按摩疗法历史源远流长，早在新石器时代晚期，生活在黄河流域的中华祖先就在与野兽搏斗中或劳动中，应用一些能够祛病的抚摸手法，使推拿这一起源于人类自卫防御本能的自发医疗行为逐渐发展成为人类早期的医学手段。《史书》记载，黄帝时期的名医俞跗就将“案抚”这一古代推拿技术应用于临床。我国最早的医书《黄帝内经》对推拿也有所记载，那时称为按跷，这说明当时我国已有推拿按摩疗法。

（一）按摩治疗原则

①辨病辨证，谨守病机；②治病求本，缓急兼顾；③扶正祛邪，防治并重；④以动为主，调整阴阳；⑤整体观念，三因制宜（因人制宜、因时制宜、因地制宜）。

因地、因时、因人制宜是指治疗疾病要根据季节、地区及人的体质、年龄等不同而制定相应的治疗方法。全面考虑，综合分析，区别对待，酌情施术。

（二）按摩治疗的作用

1. 调整脏腑，平衡阴阳　脏腑是化生气血、贮藏精气、传化水谷和维持机体活动的重要器官，脏腑功能与人体正气的盛衰有密切的关系。脏腑功能失调，人体气血精微化源不足，正气虚弱，抗病能力低下，就会出现病损、伤残、功能障碍，并通过经络反映在体表。推拿手法作用于体表相应的经络腧穴，刺激穴位、痛点，通过经络的传导作用，改善和调整脏腑功能，使脏腑阴阳得到平衡，从而达到治疗病损、伤残、功能障碍和预防疾病的目的。

2. 调和气血，行滞化瘀　经络是人体运行气血、联系脏腑肢节、沟通上下内外的通路，经络瘀阻不通是导致病残和功能障碍的重要因素。一方面通过推拿能激发和调整经气，并通过经络影响所连属的脏腑、组织的功能活动，以调节机体的生理、病理状况；另一方面，气血是构成和维持人体功能活动的基本物质，气血循环不息地运行于身体各部，维持正常的生理功能。经络通畅，气血充盈，正气强盛，则机体健康。

3. 疏通经络，温经散寒　经络不通，气血运行不畅，则出现气血的失调，从而导致病残和功能障碍的产生。推拿手法对人体体表的直接刺激和做功，既可促进气血运行，又产生热效应，使气机通畅、寒气疏散，机体阴阳寒热调和，最终达到防治病残和功能障碍康复的目的。

4. 理筋整复，滑利关节　各种损伤可使人体筋、骨关节原有的形态及解剖位置发生改变，失去正常生理功能。根据不同情况，采用相应的推拿手法，使错位或移位得以还原，使筋络通顺，气血运行通畅，以利于局部组织的修复和功能的重建。此外，各种损伤常累及气血，致脉络受损，气滞血瘀或复加风寒湿邪侵袭，导致筋脉拘急，关节僵硬，屈伸不利。适当的推拿手法能舒筋活络、软坚散结、松解粘连、活血化瘀、消肿止痛，使痉挛拘急得以缓解，关节活动得以恢复。

（三）按摩基本治法

按摩是医者在医学理论指导下，以手或身体的其他部位，在患者的某些体表部位施行特定的按压动作，以调整人体生理、病理状况而达到防病治病，保健养生，强身健体目的的治疗方法，属中医外治法的范畴。

按摩手法的治疗作用，决定于两个要素，一是手法作用的性质和量，二是被刺激部位或穴位的特异性。手法的性质，指不同的手法性质不同，有温热性质的手法，有寒凉性质的手法。如小儿手法的推三关，性属热；退六腑，性属寒等。手法的作用量包括作用力的大小、作用部位的深浅、作用时间的长短、手法频率的快慢等。

1. 八法　根据手法的性质和作用量，结合治疗部位和穴位，推拿治疗有温、通、补、泻、汗、和、散、清八法。

2. 扶正祛邪　疾病的过程，在一定意义上可以说是正气与邪气矛盾双方相互斗争的过程。邪胜于正则病进，正胜于邪则病退。因此治疗疾病就是要扶助正气，祛除邪气，改变邪正双方的力量对比，使之向有利于健康的方向转化，所以扶正法邪也是推拿治疗的基本原则。

临床当中，要认真细致地观察、分析正邪双方相互消长盛衰的情况，根据正邪在矛盾斗争中所占的地位，决定扶正和祛邪的主次先后，或以扶正为主，或以祛邪为主，或并用时，应采取扶正而不留邪，祛邪而不扶正的原则。

3. 治病求本　“治病必求其本”是中医推拿辨证施治的基本原则之一。求本，是指治病要了解并正确辨别疾病的本质、主要矛盾，针对其最根本的病因病理进行治疗。任何疾病的发生发展，总是通过若干症状显现出来的，但这些症状只是疾病的现象，并不都是反映疾病的本质，有的甚至是假象，只有在充分了解疾病的各个方面，包括症状表现在内的全部情况的前提下，通过综合分析，才能透过现象看到本质，找出病之所在，确定相应的治疗方法。如腰腿痛，可由椎骨错缝、腰腿风湿及腰椎间盘突出等原因引起，治疗时就不能简单地采取对症止痛的方法，而应通过病史、症状，体征、综合检查结果，全面分析，找出最基本的病理变化。分别采用不同手法进行治疗如法纠正错缝用疏经通络的手法。

【知识链接】 腕管综合征按摩治疗方法

1. 揉拨按压腧穴法 病人取仰卧位，术者立或坐于伤侧，用中指拨极泉，拇指按揉曲池、阳溪穴，拇、示指捏拿合谷，拇中指相对用力压内关、外关，拇指按揉腕部痛点，臂中，大陵。

2. 推抚揉滚腕臂法 病人取仰卧位，直臂仰掌，术者坐于伤侧，用两手掌自腕部向上推抚前臂三阴经至肘窝步数十次，而后用拇指揉前臂手太阴经，厥阴经路线，小鱼际掌指关节滚腕部掌面数十次。

3. 揉擦腕横韧带法 病人仰卧或坐位，术者用双拇指；或单掌大鱼际揉腕关节掌面数分钟（双拇指循纤维方向由腕横韧带中点同时向尺、桡侧揉动）继之一手托握腕关节背侧面，将腕关节背伸，另手大鱼际横擦腕横韧带，也可揉搓交替。

4. 动腕分掌牵指法 病人仰卧位或坐位，术者双手握拿伤肢腕部及大小鱼际，掌屈、背伸、尺偏、桡偏及顺时针、逆时针旋转活动腕关节各数次；继而，向两侧分、向中间挤腕掌部3～5次，揉、牵拉五指各一次。

（四）适应证

1. 骨科 软组织损伤、四肢骨折后关节功能障碍、截肢、断肢再植术后、颈肩腰腿痛椎间盘突出、颈椎病、肩周炎等。

2. 外科 烧伤后瘢痕、手术后肠粘连、肢体循环障碍、急性乳腺炎（脓肿未形成前）、血闭塞性脉管炎等。

3. 神经科 神经衰弱、脑血管意外、外伤性截瘫周围神经损伤、脊髓炎、多发性神经根炎等。

4. 内科 高血压病、胃肠功能紊乱、胃十二指肠溃疡、风湿及类风湿关节炎等。

5. 儿科 脑瘫、消化不良、婴儿腹泻、小儿麻痹症、支气管炎、肺炎、新生儿肌性斜颈等。

（五）禁忌证

局部病变如皮肤、软组织或关节有感染，开放性伤口，烧伤，神经嵌顿，深静脉血栓或栓塞，骨折。全身性疾病如急性传染病、严重感染、恶性肿瘤、血液病或正在接受抗凝治疗的患者。此外，妇女怀孕及月经期，其腹部、腰骶部不宜实施推拿。

（六）注意事项

1. 操作顺序 如果是推拿肢体，一般由远端开始，逐渐向近端移动；如果是推拿躯干部位，由症状部位的外周开始，逐渐移向患处。

2. 推拿强度 根据患者的症状、体征、治疗部位以及耐受能力，选择适宜的推拿手法和强度，才能使推拿的力量渗透到需要治疗的部位。通常，推拿开始时的手法轻而柔和，逐渐增强到一定的强度，并维持一段时间后，再逐渐减轻强度。

3. 推拿时间 应根据病情及治疗部位而定。急性期患者每次的治疗时间应短，慢性期时间可以稍长。局部或单一关节的治疗，每次1～15 min；较大面积或多部位的治疗，每次20～30 min。住院患者可以每天治疗1～2次，门诊患者每天治疗1次，或每周治疗2～3次

4. 因人而异 推拿过程中如果出现不适反应，及时调整治疗体位或改变推拿手法，若仍不见好转则应终止治疗，并及时处理。

第三节　封闭治疗

封闭疗法是将特定的药物直接注射于腱鞘、穴位、压痛点、关节囊、关节腔、肌筋膜、滑囊、病灶周围、神经干等病变局部，通过消炎、止痛、解痉、活血等作用，在病变局部发挥治疗作用，以消除局部炎性水肿，促进炎症吸收并缓解肌肉痉挛以达到止痛效果的一种治疗方法。

封闭疗法并不是一种新疗法，它在临床使用已有很长时间，近年来由于大医院外科方面医生多注重手术治疗，使封闭疗法的应用趋于冷淡，而部分乡村医生却经常使用该方法，但由于缺乏封闭疗法方面系统的知识，故在使用时常常没有按照要求去做，结果使感染、局部组织坏死的情况不时发生。

一、封闭治疗的作用机制

在封闭治疗中不同的药物有不同的治疗作用，疼痛剧烈的急性病症，可以给予泼尼松、普鲁卡因（或利多卡因）等消炎止痛药，对有粘连的慢性病灶选用活血化瘀、理气止痛之药，以消除粘连，软坚散结，去瘀生新，改善组织代谢和缓解疼痛作用，达到止痛的目的。普鲁卡因属于麻醉药品，具有阻断或减缓各种不良刺激向中枢神经系统的传导从而保护大脑皮层，使其恢复对组织器官的正常调节功能的作用。泼尼松属于激素类药品，具有很强消除炎症（无菌性炎症）的作用。

封闭不仅能消除疼痛而且可以缓解血管痉挛，这样就能使局部血液循环得以改善，减少或制止炎性渗出与浸润，促进炎性产物的吸收，加速炎性净化，恢复神经营养，提高新陈代谢，加速组织的修复。有人担心封闭所用的激素药物会对人体造成副作用，其实由于封闭治疗用药量较小，不会对人体带来什么影响。因此封闭疗法有给药直接、疗效迅速的优点，部分疾病经封闭治疗可以得到痊愈。

二、适应证与禁忌证

适应证：封闭治疗的应用范围很广，无论是对急性、慢性、无菌性还是感染性炎症均有一定疗效，是骨科常用的治疗方法。肩周炎、网球肘、腱鞘炎、腰肌劳损、腰椎棘上韧带损伤、棘间韧带损伤、第3腰椎横突综合征、腰椎间盘突出症以及各种滑囊炎等，通过封闭治疗均能取得满意的疗效。封闭疗法用的药物是作用在局部，不是让药物注射后吸收到全身发挥作用。所以封闭疗法用药量小，安全性大，很少发生副作用和毒性反应，是一种治疗腰腿痛安全有效的方法之一。

禁忌证：严重的全身感染性疾病、机体重要器官已经发生坏死性病变、化脓坏死性静脉炎，以及可疑骨裂时，急、慢性细菌性感染、恶性肿瘤、良性肿瘤、急性病毒性感染等都不能使用。

三、常用封闭方法

封闭治疗应注意无菌操作，注射部位准确，用药选择恰当等问题。一旦选用封闭疗法还应坚持治疗，完成治疗疗程，以免中途停止，达不到应有的疗效。封闭最常用的药物是泼尼松加盐酸普鲁卡因或盐酸利多卡因，小范围封闭用泼尼松25～50 mg（常见包装为125 mg、5 mL/支）加等体积的1%～2%盐酸普鲁卡因或2%盐酸利多卡因，每周2次。大范围如肩周炎的封闭治疗泼尼松每次可用125 mg、1%～2%盐酸普鲁卡因或2%盐酸利多卡因用10～20 mL，每周一次。关节腔内可直接注射泼尼松而不加麻醉药品，而关节腔以外绝对不能单独注射泼尼松，因为可以引起局部组织坏死。

不同部位所使用的封闭治疗方法不同，分述如下。

1. 病灶周围封闭法　将0.25%～0.5%的盐酸普鲁卡因液，注射到病灶周围的健康组织内。根据病灶大小，可分成数点进行皮下、肌肉和病灶基底部注射，力求将病灶完全包围封闭。

2. 四肢环状封闭法　将0.25%～0.5%的盐酸普鲁卡因液注射到四肢病变部上方达到止痛治疗的目的。

3. 静脉内封闭法　将0.25%～0.5%的盐酸普鲁卡因液注射到学管内常用于治疗血管痉挛。

4. 穴位封闭法　将普鲁卡因液注射到一定的穴位或阿氏穴(即压痛点)内，每日或隔日一次，3～5次为一疗程。

5. 腱鞘痛点封闭　常用于肱二头肌腱腱鞘炎、桡骨茎突狭窄性腱鞘炎、腓骨肌腱腱鞘炎、胫骨肌腱腱鞘炎、屈指肌腱腱鞘炎等。

6. 滑囊封闭　适用于肩峰下滑囊炎、鹰嘴滑囊炎、肱桡关节滑囊炎、髌前滑囊炎等。四肢部的滑囊炎封闭后用绷带加压包扎效果会更好。

7. 肌筋膜炎封闭　适用于肩周炎冈上肌和冈下肌筋膜炎、臀肌筋膜炎等。肩周炎在封闭治疗麻醉药品发挥作用后，向各个不同的方向被动活动肩关节将会得到更好的治疗效果。

8. 关节腔内封闭　是把较大容量的普鲁卡因和泼尼松，加压推注入关节腔内，以达到分离组织粘连和治疗无菌性炎症为目的的方法。多用于肩关节和膝关节腔粘连性功能障碍。在许多情况下，一次封闭并不能解决问题，须经重复注射。一般用做封闭的激素药物吸收较慢，但作用时间较长久，往往3 d内达到最佳效果，有的可维持3周或更长，因此若需再次使用封闭治疗，一般最少在7～10 d以后。封闭注射一般可连续注射3次为1个疗程，如需要再次注射，间隔时间宜更长些。

常用的关节腔封闭有：①髋关节封闭疗法。②髋关节腔封闭疗法。③膝关节腔封闭疗法。④髌骨内缘封闭疗法。⑤髌股关节间隙封闭疗法。⑥踝关节封闭疗法。

【知识链接】　　膝关节封闭疗法

选择膝关节穿刺点，在髌骨内下外下约1 cm处(即内外膝眼处)。

穿刺方向：经穿刺点向内下方刺入关节腔内，也可经髌韧带两侧贴髌骨下方向后进针。

穿刺准备：封闭药物(0.25%利多卡因10 mL、曲安奈德5 mg)、18～20号穿刺针及注射器。

穿刺方法：患者取坐位，屈膝90°，膝关节放松、小腿下垂。用2.5%碘酒消毒并75%乙醇脱碘，铺无菌布，选取穿刺点，用5 mL注射器刺入关节腔，缓慢注入药物。可在膝周痛点多处注射，每处约3 mL。观察患者有无不适。

9. 其他封闭方法　①压痛点封闭疗法治疗颈肩腰背痛。②颈椎病封闭疗法的作用和禁忌证。③骶管封闭疗法治疗腰椎间盘突出症。④局部封闭疗法治疗梨状肌综合征。⑤痛点封闭疗法治疗跟痛症。⑥坐骨神经痛封闭疗法。⑦带状疱疹治疗法。⑧神经封闭疗法。⑨局部封闭疗法治疗头面部神经痛。

四、正确认识封闭疗法

封闭疗法对于急慢性疼痛的效果显著，如果应用得当，可以收到立竿见影的效果，因而在临床上应用较广，例如常见的骨科慢性损伤“网球肘”及很多由运动不当引起的运动损伤。但许多患者对于封闭疗法了解不多，往往谈“封闭”色变，当医生建议应用封闭疗法时，连连摇头摆手，认为封闭注射的药物中含有激素，对人体不利，从而拒绝治疗。其实，对于封闭疗法，远不必如此紧张。如果我们了解了封闭疗法的作用、适应证和禁忌证后，就会明白和接受了。对于封闭疗法要达到治疗的预期效果，必须通过3个重要环节，即正确的诊断、有效的药物组成、精湛的注射技巧。

封闭疗法是疼痛门诊中治疗以上诸类疾病非常常用和有效的方法，有的患者由于对此种治疗方法不甚了解，认为它是一种“应付疗法”，只能暂时起到止痛的作用，或者担心因此而导致其他并发症，从而产生畏惧心理。

因此我们有必要对此做一介绍。

慢性疼痛最常见的病因是各种损伤，其次是风寒湿和肌肉痉挛。其后果是导致在身体劳累、天气变化等外因作用下，局部疼痛的反复发作。封闭疗法是将一定的药物注射于痛点、关节囊、神经干等病变部位，在局部发挥最大的治疗作用，达到消除炎性水肿，促进炎症渗出吸收，缓解肌肉痉挛、改善病变组织的代谢，从而达到治疗的效果。封闭疗法的药物成分一般是主要作用于局部的激素类药、局部麻醉药、营养神经药等。很多患者担心所选用激素药物会对人体造成副作用，比如骨质疏松、股骨头坏死、血糖升高、月经紊乱等，这种看法有失偏颇。这些的确是激素药物存在的并发症，但往往只在长期、反复地使用激素的情况下才容易出现。由于封闭治疗用药量较小，且用药次数少（通常在2~4次左右），一般不会对人体带来什么影响。

有些慢性疼痛经封闭治疗是可以获得痊愈的，而非人们所说的“应付”而已。一些患者治疗了一次后感到症状缓解便不再治疗，到下次再次发作又去打一次，这样的结果是往往导致病情的迁延而得不到彻底的痊愈，因此，一旦选用封闭疗法还应坚持治疗，完成治疗疗程，以免中途停止后达不到应有的疗效。

五、封闭治疗的注意事项

（1）诊断必须明确。

（2）封闭部位应准确。

（3）注意严格的无菌操作。

（4）合理用药。

（5）观察反应。

六、封闭治疗患者的护理

封闭疗法是在损伤或病损的部位注射局部麻醉药或加适当药物治疗的一种方法。多适用于肌肉、韧带、筋膜、腱鞘、滑囊、骨纤维管道的外伤和劳损，以及退行性骨关节病。常用药物有普鲁卡因、利多卡因、泼尼松、地塞米松、当归注射液、复方丹参注射液等。

施行封闭疗法后往往出现一些并发症，如疼痛、感染、出血等，但通过正确的护理常能取得良好疗效。

1. 一般封闭后疼痛反应　在2~4 h内达到高峰，以后逐渐减轻，2~3 d后疼痛消失。这种情况属于正常反应，不必特殊处理。

2. 局部感染　多是由于无菌操作不严格或注射量过大和次数过多而引起。因此，治疗过程中要严格掌握无菌技术，注射的量和次数要适中。若封闭后局部疼痛肿胀持续加重，伴有发热、白细胞和中性粒细胞增高时应考虑感染发生，应及时采取局部制动，使用抗生素和局部外敷消炎止痛措施，如已化脓应切开引流。

3. 局部血肿　应该压迫止血，防止血肿扩大，压迫正常组织或导致感染。颈、腰椎硬膜外封闭后，应注意观察下肢疼痛、感觉、运动的变化，如出现硬膜外血肿压迫脊髓和神经根时，应立即报告医生，尽快手术治疗。

第四节 新技术拓展

一、手法淋巴引流

淋巴系统(lymphatic system)是脉管系的一个组成部分,由淋巴细胞、淋巴管、淋巴结及一些非淋巴结的淋巴组织或器官(如扁桃腺、脾脏及胸腺)所构成。淋巴结的主要功能是过滤并对抗外来入侵的病毒及细菌,另外也制造淋巴球。淋巴球属于白细胞的一种,它负责身体的免疫功能,人受伤以后组织会肿胀,要靠淋巴系统来排除积聚的液体,恢复正常的液体循环。

手法淋巴引流作为临床物理治疗的一种方法,是近些年来国内康复理疗界治疗组织水肿的有效措施之一。其绿色无痛无侵入的治疗方法正被越来越多的人接受。自16世纪西方国家首次出现对淋巴系统的描述以来,手法淋巴引流逐步发展成为物理治疗的常规项目。

这种与医学领域关系非常深远的手法,其要领必须正确地找到淋巴管和淋巴结的所在、液体的流向等,施术时要求肌肤和肌肤的接触、在接触时要配合身体运动节奏采取一致的契合。

淋巴引流手法的排除意义就是将淋巴液排出。淋巴引流法是由许多专家进行研究的一种预防疾病法。其理由为,以淋巴液回流的机能,排泄组织间的废物,有助于净化到达皮肤的深层部,得以明显地再生体组织。随着康复专业的发展与细化,术后康复及肿瘤康复逐渐从大康复中分化而出,手法淋巴引流作为一种确实有效的治疗手段也得到了长足的发展。新的设备和治疗方法正在不断被研发出来。

操作时,因为触感很轻微,所以在开始的时候,患者会感到不怎么满意,但最后舒适程度会使身心非常轻松,并在改善身体机能方面有很深的关联性。

淋巴引流为自然机能之一,也是人体生理上及自律性的一种作用。这些机能和作用如果发生各种异常情况时,就会对人体的机能或美容上引起一系列的障碍。如易引起浮肿、浸润、肿胀、肌肤干燥等现象。这些症状会伴随出现皱纹、下眼皮松垂、皮肤线状、各式各样的皮肤疾病、脂肪肿、蜂巢织炎、脱毛、下肢肥大、外伤及手术手浮肿、上肢或下肢浮肿等。

1. 手法淋巴引流的作用　①促进组织间液的吸收。②增加淋巴管的动力、加速淋巴系统循环。③促进建立侧支循环。④激活附近的淋巴管。⑤增加静脉回流、打开毛细血管。⑥加速疼痛物质的排出。

2. 人体的八大淋巴结　①腘淋巴结;②腹股沟淋巴结;③锁骨淋巴结——锁骨下方;④上滑连淋巴结;⑤腋下淋巴结;⑥深及浅颈淋巴结——颈;⑦下颚下淋巴结——下颌骨的下延;⑧耳前耳后淋巴结。

3. 淋巴引流手法　有以下几项基本技能,须按照顺序进行施术。

(1)淋巴结抽压排液法　施术时要先从畅通淋巴结淋巴液开始。按照施术部位使用不同的手技,就是以抽压(如压再吸上)淋巴结,使淋巴结畅通的方法。其原理同抽水机抽出井水一样。最后再从最靠近排泄道(左右静脉角)的最后一个外淋巴结开始,压的时间约为2 s重复一次。抽压的次数依淋巴结的位置而不一样。

(2)排液法(向往和方向推压)　从靠近淋巴结的部分,向淋巴结方向加压轻轻推的方法。基本原则为重复做3次排液法,但症状明显时,要增加操作次数。

二、肌内效贴扎技术

肌内效贴扎技术是一种将肌内效胶布贴于体表以达到增进或保护肌肉骨骼系统、促进运动功能的非侵入性治疗技术。常用于各类运动损伤的处理，并广泛延伸到神经康复、美容等领域。通过粘贴时的胶布的密度差牵动皮肤的走向，增加皮肤与肌肉之间的间隙，进而影响皮下筋膜组织的流向，让筋膜系统能够有足够的通透性与流通，促进淋巴及血液循环。

（一）作用

1. 缓解疼痛　根据闸门控制理论，由于触觉传入神经（Aβ 纤维）的直径大于痛觉传入神经（Aδ 和 C 纤维），在传导速度上也较快，因此增加触觉传入神经的感觉输入，能够抑制痛觉输入，从而减轻或消除疼痛。

2. 改善循环　当贴布与皮肤密合时会自然产生皱褶，这些皱褶具有方向性，可改变筋膜及组织液的流向趋势，有效改善局部血液循环。

3. 减轻水肿　借由散状型贴布产生的池穴效应，以及贴布皱褶产生的方向性将组织间液引导向最近的淋巴结，从而减轻水肿。

4. 支持软组织　当贴布的自然回缩方向与被贴扎的肌肉收缩方向同向时，也就是说贴布的锚位于肌肉的起点，其余贴布朝肌肉走向贴至肌肉终点位置，此时贴布协助肌肉收缩。

5. 放松软组织　当贴布的自然回缩方向与被贴扎的肌肉收缩方向相反时，也就是说贴布的锚位于肌肉的止点，其余贴布朝肌肉走向贴至肌肉起点位置，此时贴布能减缓肌肉紧绷或痉挛，适度放松被贴扎的肌肉与局部筋膜。

6. 训练软组织　借由贴扎对于局部皮肤的触觉感觉输入，如同专业治疗或训练人员的手部接触引导，能持续长时间给予该处软组织一个诱发动作的信息，能有效提升训练效果，达到肌肉再教育的目的。

7. 矫正姿势　调整主要控制姿势动作的肌群的张力，促进肌肉协调能力，或进一步利用加大张力的贴扎方式将关节固定在对线良好的位置，提供局部关节本体感觉输入，能有效矫正不当的姿势。

8. 增强关节稳定性　可防止因不正常肌肉收缩所造成的关节异常，能调整筋膜，使肌肉机能正常化，并增加关节活动度。

（二）操作流程

（1）评估—解决问题—选好扎贴技巧—熟练手法。

（2）告知目的—解释作用—提示注意事项。

（3）医疗上需配合其他康复技术，如理疗、手法和运动。

（4）体育上需配合其他绷带、手法和冷疗等。

肌内效贴扎的核心理论是贴扎与人体之间的力学互动，贴扎的方向和施加在贴布上的拉力是贴扎技术的关键。

（三）贴扎的摆位

摆位是指贴扎部位在贴扎时所摆放的体位。肌内效贴扎的主要机制与其力学效应有关，如要想放松软组织，应该使肌肉处在拉长的状态，贴布回缩的方向应与肌肉收缩的方向相反。

（四）贴扎时间

据科学研究报道单次贴扎最长可达 5 d，一般持续贴扎 1 ~ 3 d，过久贴扎贴布弹性下降会导致作用减退，在夏季大量出汗、对材料过敏或贴于暴露在外面的部位时，也应适当缩短更换的周期。有时出于特殊的需要，贴扎时间可更短，如在竞技运动中，当场使用促进贴法，运动后即换成放松贴法。

三、心理康复

心理康复是全面康复的措施和工作内容。以心理学为指导，通过对残疾人的心理诊断、治疗及训练，改善其认知功能、情感障碍及不良行为，使之正确对待残疾及其影响，最大限度地自尊、自信、自强、自立。是进行医疗等方面康复的前提条件和整个康复过程中需不断进行的重要工作。需创造使患者成功的条件，从而消除患者因躯体或器官功能上的伤残所造成的心理发展上的偏差，如无法客观、正确地对待自身的残疾和认识环境以及自卑、丧失自信、孤僻等消极心理状态，适应环境。可运用心理咨询、心理测验、心理治疗、行为评定等手段，使用行为矫正、音乐治疗等方法。

心理康复是运用系统的心理学理论与方法，从生物-心理-社会角度出发，对患者的损伤、残疾和残障问题进行心理干预，以提高残疾患者的心理健康水平。心理康复对于帮助残疾人恢复身体功能、克服障碍，以健康的心理状态充分平等地参与社会生活具有十分重要的意义。

这种意义主要体现在以下 3 个方面。

第一，由于身体或心理原因而出现的人格变化，这种变化可能会伴随其后的人生历程。人格变化可能导致生活危机或其他精神危机，需要心理干预才能使患者能够面对现实和未来发展。因此心理康复扮演着重要的角色。

第二，残疾人的一些生理功能异常或障碍如肌肉痉挛等也可以使用心理方法加以控制。

第三，残疾人由于身体的损伤导致的障碍（如移动困难，活动不便或语言障碍等）会产生情绪和其他一些心理变化，这些均需要心理康复保持健康。

心理康复所依据的是康复心理学。

（一）心理康复实施措施

心理康复需要系统的理论与方法，实施心理康复主要有以下几个方面。

1. 建立个体心理调节机制　心理康复的过程是让残疾者建立个体心理调节机制的过程，让残疾人通过接受系统的心理干预，逐渐适应生活、学习、家庭或者工作等方面发生的变化，主要面对出现的各种困难，并在此基础上形成一种积极的心理调节机制，以应付可能出现的各种心理问题，保持心理的健康。

2. 建立有关人员（同事或家属等）协助支持系统　残疾人生活在一定的群体之中，相关人员的态度对于其心理状态有着重要的影响，特别是家属、同事、病友等这样一些联系比较密切的人员的态度对于其心理状态的调节是十分重要的，因此，心理康复不仅要重视患者本身的心理及其变化，也要注意这些人员的心理辅导工作，让他们理解残疾造成的心理问题，并且要解除由于家庭与小团体中出现残疾患者而造成的心理压力，从而为残疾人的心理康复创造一种良好的心理氛围。

3. 建立专家协助支持机制　心理康复是一个长期的调节过程，残疾人在这个过程中要接受专家的指导与帮助，逐渐摆脱消极心理的影响，建立起积极的人生目标。心理医生是接受专门训练的人员，他们必须掌握心理咨询与治疗的理论与方法，拥有从事心理治疗的技能与临床经验，并且要有极为敏感的观察力与分析问题和解决问题的能力。心理治疗不同于其他临床医疗，有其特殊性的一面，只有经过专门训练的人员才能从事此项工作。

4. 建立社区辅助支持系统　残疾的康复过程常常是伴随残疾人一生的过程，当残疾人回到家庭与社会后，社区辅助系统的支持就显得非常重要了，要发挥社区中有关专家与相关人员的作用,在残疾人出现心理问题的时候,随时给予必要的支持与帮助,从而能够更好地为残疾者的心理康复提供保障。

(二)运用心理治疗方法

心理治疗是心理医生运用心理学的原则与方法,治疗患者的各种心理困扰,包括情绪、认知与行为等问题,多采用认知疗法、行为疗法、心灵重塑疗法、家庭疗法等方法进行干预性治疗,以解决患者所面对的心理障碍,减少焦虑、抑郁恐慌等精神症状,改善患者的非适应社会的行为,建立良好的人际关系,促进人格的正常成长,较好地面对人生、面对生活和很好地适应社会。

(三)心理康复的对象

1. 临床常见病症患者　疼痛患者、压疮患者、睡眠障碍患者、言语吞咽障碍患者、排泄障碍患者、性功能障碍患者。

2. 神经系统疾病患者　脑血管意外患者、脊髓损伤患者、周围神经损伤患者、帕金森病患者。

3. 运动系统疾病患者　截肢后、骨折后患者。

4. 心血管系统疾病患者　高血压患者、冠心病患者。

5. 代谢和营养疾病患者　糖尿病患者、肥胖症患者。

6. 其他疾病　烧伤患者、恶性肿瘤患者;其他人群如残疾人。

四、膀胱训练

膀胱功能训练是针对膀胱尿道功能障碍所采取的各种恢复性康复治疗措施,目的是保护上尿路功能,改善控尿和排尿,提高患者生活质量,预防各种并发症。

(一)适应证与禁忌证

1. 适应证　各种原因(包括脊髓损伤、脑卒中、脑外伤等)导致的膀胱尿道功能障碍。患者手功能良好时可以独立完成,否则可由陪护者进行,患者的主动配合能达到更好的训练效果。

2. 禁忌证　①神志不清,或无法配合治疗;②膀胱或尿路严重感染;③严重前列腺肥大或肿瘤。

(二)训练方法

1. 括约肌控制训练　主动收缩肛门括约肌,每次收缩持续 10 s,重复 10 次,每日 3 ~5 次。

2. 排尿反射训练　指骶上脊髓损伤的患者,发现或诱发“触发点”,通过反射机制促发尿肌收缩,以进行主动排尿。

3. 手法排尿训练　通过手法和增加腹压等方式以外力挤压膀胱促进排尿。

(1) Valsalva 法　患者取坐位,放松腹部身体前倾,屏住呼吸 10 ~12 s,用力将腹压传到膀胱、直肠和骨盆底部,屈曲髋关节和膝关节,使大腿贴近腹部,防止腹部膨出,增加腹部压力。

(2)水出入管理制度　建立定时定量饮水和定时排尿的制度,这是各种膀胱训练的基础措施。由于膀胱的生理容量为 400 mL 左右,因此每次饮水量以 450 mL 左右为宜,以使其后排尿时的膀胱容量达到 400 mL 左右。饮水和排尿的时间间隔一般在 1 ~2 h,与体位和气温有关。卧位和气温低时排尿间隔时间缩短,反之延长。每日总尿量 1 000 mL 左右为宜。

4. 间歇导尿　是指按一定的时间间隔通过插入导尿管排空膀胱的一种方法。

5. 定时排尿　提示性排尿是指在规定的时间间隔内排尿,以达到减少尿失禁发生,控制膀胱容量的目的。主要适用于由于认知或运动障碍导致尿失禁的患者,同时也是针对大容量感觉减退膀胱的首选训练方法。一般日间每 2 h 排尿 1 次,夜间每 4 h 排尿 1 次,每次尿量应少于 350 mL。若患者饮水量增加,可以适当缩短排尿间隔时间。

6. 盆底肌功能训练　主要包括 Kegels 训练和阴道锥训练。

7. 注意事项　①开始训练时必须加强膀胱残余尿量的监测，避免发生尿潴留；②避免由于膀胱过度充盈或者手法加压过分，导致尿液反流到肾脏；③膀胱反射出现需要一定的时间积累，因此训练时注意循序渐进；④合并痉挛时，膀胱排空活动与痉挛的发作密切相关，需要注意排尿和解除肌肉痉挛的关系。

五、直肠训练

直肠训练是指针对肠道功能障碍所采取的各种恢复性康复治疗措施，直肠控制障碍是上运动神经元损伤后常见的功能问题，也是困扰患者最大的问题之一。

直肠控制训练主要针对便秘和大便失禁两个方面进行。

（一）适应证与禁忌证

1. 适应证　脊髓损伤、脑卒中、脑外伤等各种原因导致患者直肠储存和控制功能障碍，患者手功能良好可以独立完成，否则可由陪护者进行，但患者必须能够主动配合。

2. 禁忌证　①神志不清，或无法配合治疗；②肛门和直肠局部皮肤破损，或严重感染；③肛门或直肠肿瘤、肠道康复训练方法。

（二）治疗措施

1. 行为管理

（1）定时排便　养成每日定时排便的习惯，定时排便制度强调按照患者既往习惯选择排便时机。

（2）排便体位　排便时以蹲、坐位为佳，坐位时排便的能量消耗是 3.6 代谢当量，而卧位时是 4 代谢当量，坐位排便有利于降低排便阻力、提高患者自尊、减少护理工作量、减轻心脏负担等。

2. 肌肉的训练　站立和步行训练可减少便秘，腹肌训练，吸气训练，如：仰卧起坐、腹式深呼吸、提肛运动也可改善便秘；运动疗法，身体耐力训练可加强肠道蠕动，对于长期卧床者尤为重要。

3. 生物反馈训练　是一种新兴生物行为治疗方法，生物反馈治疗便秘的疗效是肯定的，成功率平均达到 73% ~76%，与传统治疗相比，它具有相对非侵入性、易忍受、治疗费用低门诊治疗等优点。其主要包括测压反馈技术、肌电反馈技术。

4. 直肠感觉的再训练　餐后半小时进行腹部按摩，或用润滑手指轻柔地按摩肛周或肛管，刺激排便反射产生，注意训练时操作应轻柔，避免伤及肛门和直肠黏膜，甚至伤及肛门括约肌。

5. 腹部按摩　可通过皮肤直肠反射促进感觉反馈传入和传出，增强肠道活动。

6. 肛门牵张技术　示指或中指戴指套，涂润滑油，缓插入肛门，把直肠壁向肛门一侧缓慢持续地牵拉，可以有效地缓解肛门内外括约肌的痉，同时扩大直肠腔，诱发肠道反射，促进粪团排出。

7. 饮食管理　①改变饮食结构，增加含糖及粗纤维素食物的摄入（如糙米、全麦食品、蔬菜水果等），可提高肠内不被吸收的负离子数量，增加粪便的液体容积及粪便的流动性，通过改变粪团性状以改善肠道排空阻力。②保证合理的身体水平衡，摄入适量的液体（不含酒精、咖啡、利尿剂），以每日 2.0 ~2.3 L 为宜，也可促进排便。

8. 药物治疗　可使用肠道活动促进剂、缓泻剂、解痉剂和肛门润滑剂（石蜡油类）等；大便失禁时使用肠道活动抑制剂、肠道收敛剂和水分吸附剂有肠道感染时采用敏感的抗菌药物。

9. 神经阻滞技术　对于肛门括约肌痉挛导致便秘的患者，可采用肛门周围肌肉注射肉毒毒素，以缓解局部肌肉痉挛。

10. 外科措施　对于顽固性便秘或失禁的患者可选择功能性神经、肌肉移位或移植，如选性神经后根切断配合神经前根电刺激；体外磁刺激；肠造接和肠缩短吻合术。

11. 注意事项　①肛门功能恢复需要一定的时间积累。因此训练时注意循序渐进。②合并痉挛时，直肠活动与痉挛相关，需要加以注意。

六、清洁间歇导尿

间歇导尿是指以一定的时间间隔通过插入导尿管排空膀胱的方法，是神经源性膀胱患者排尿的一种重要方法，其特点是导尿结束后立即拔出导尿管，患者不需要长期留置尿管间歇导尿。根据消毒程度的不同分为无菌间歇导尿和清洁间歇导尿，根据导尿操作者的不同分为自我间歇导尿和他人辅助间歇导尿。无菌间歇导尿是指在无菌消毒的条件下进行间歇性导尿的操作，一般住院患者进行无菌间歇导尿。清洁间歇导尿是指可以由非医务人员（患者、亲属或陪护者）进行的不留置导尿管的导尿方法，以减少患者对医务人员的依赖性，提高患者的生活独立性在国际上已经较普遍应用于脊髓损伤和其他神经瘫的患者。

（一）适应证与禁忌证

1. 适应证　不能自主排尿或自主排尿不充分（残余尿超过 80 ~ 100 mL）的脊髓损伤或其他神经瘫痪，符合清洁间歇导尿的条件（或经治疗后符合间歇导尿条件者），神志清楚并主动配合的患者

2. 禁忌证　①尿道严重损伤或感染；②患者神志不清或不能配合；③接受大量输液；④全身感染或免疫力极度低下；⑤有显著出血倾向；⑥膀胱颈梗阻、前列腺增生症或肿瘤；⑦严重尿道畸形、狭窄；⑧膀胱输尿管反流、肾积水；⑨盆底肌肉或尿道外括约肌严重痉挛；⑩严重自主神经过反射。

（二）操作技术

1. 操作程序

（1）选择尺寸合适的尿管，以 0.9% 氯化钠溶液或其他无黏膜刺激的医用消毒液清洗导尿管备用。

（2）局部用肥皂或清洁液清洗患者会阴部，清洗操作者（可以为患者或陪护者）的双手。

（3）在导尿管外部涂搽润滑油（如液状石蜡）以减小插入阻力，手持导尿管经尿道外口缓缓插入，直到尿液从导尿管排出，有尿液流出后注意保持尿管在固定位置，导尿完成后一手轻压下腹部，另一手缓慢将导尿管拔出。

（4）导尿管拔出后用清水清洗干净后，放入无黏膜刺激的医用消毒液或 0.9% 氯化钠溶液内保存，也可以采用煮沸消毒的方法消毒导尿管。

（5）如果患者完全不能自主排尿，导尿频率可以为 46 次/d，每次导出的尿液一般以 400 mL 左右为宜；如果能够部分排尿，使用频率可以为 1 ~ 2 次/d，残余尿 80 ~ 100 mL 时可以停止。

2. 注意事项

（1）进行间歇清洁导尿的患者必须建立定时定量喝水、定时排尿的制度，以清洁导尿便合理选择导尿时机。

（2）患者每日进水量一般不需要超过 2 000 mL，保持尿量 800 ~ 1 000 mL 天。

（3）尽管导尿管不强调严格消毒，但是仍然要强调充分地清洗和合理保存。

（4）插入动作必须轻柔，避免暴力操作，以避免尿道损伤。

（5）进行间歇清洁导尿的患者及陪护人员应有良好的依从性，应学会平衡液体摄入和平衡导尿频率。

（6）应根据具体情况定期随访积极预防和治疗各种并发症。

本章小结

本节内容将其他几种相关的康复治疗技术进行了简单的介绍，旨在强调康复治疗的全面性与康复诊疗的持续发展性，针对同一种问题康复师可以有多种处理思路，并且每种处理方法都有其独到之处。康复所涉及的科室也越来越多，全科康复已成为大势所趋，丰富诊疗手段有助于我们面对更加多样化的康复需求。

思考题

一、单项选择题

1. 有关肌腱粘连松解术的叙述，下列哪项是错误的(　　)
   A. 一般在术后 3 ~6 个月再施探查
   B. 全部暴露前次手术区，彻底切除瘢痕
   C. 做锐性分离粘连，而不用肌腱剥离
   D. 松解愈彻底愈好
   E. 手术 1 周后开始练习指屈伸活动
2. 下列关于手部肌腱粘连松解术与肌腱修复术后的功能锻炼，说法正确的是(　　)
   A. 手部肌腱粘连松解术后不可做主动屈伸锻炼
   B. 肌腱修复术后可立即做手指屈伸锻炼
   C. 手部肌腱粘连松解术术后 3 周内不能活动患指
   D. 手部肌腱粘连松解术术后 24 h 后就可做主动伸屈掌指关节活动，肌腱修复术后 3 周内不能活动患指
   E. 肌腱修复术后 1 周可进行肌肉力量训练
3. 有关肌腱粘连松解术，下列哪项是错误的(　　)
   A. 手术一周后开始练习指屈伸活动
   B. 全部暴露前次手术区，彻底切除瘢痕
   C. 一般在术后 3 ~6 个月再施探查
   D. 松解愈彻底愈好
   E. 做锐性分离粘连，而不用肌腱剥离器
4. 下可作为肌腱移植供区的是(　　)
   A. 指浅屈肌腱　　B. 掌长肌腱　　C. 胸锁乳突肌腱
   D. 股二头肌腱　　E. 缝匠肌肌腱
5. 肘横纹至腕横纹的骨度分寸是(　　)
   A. 14 寸　　B. 15 寸　　C. 12 寸
   D. 9 寸　　E. 13 寸
6. 手三里位于(　　)
   A. 肘横纹下 3 寸　　B. 肘横纹下 4 寸　　C. 肘横纹上 3 寸
   D. 肘横纹上 4 寸　　E. 肘横纹下 2 寸
7. 推拿基本治法中，温法的操作是(　　)
   A. 刚柔兼施　　B. 手法要重，逐渐加强　　C. 轻快柔和
   D. 较缓慢而柔和的节律性操作　　E. 自大椎至尾椎重推督脉
8. 我国现存最早的推拿专著是(　　)

A.《小儿按摩经》　B.《黄帝岐伯按摩十卷》　C.《小儿推拿广义》
D.《小儿推拿秘诀》　E.《小儿推拿方脉活婴秘旨全书》

9. 瘢痕粘连适宜的物理治疗,下列错误的是(　　)
A. 碘离子导入　B. 超短波　C. 蜡疗
D. 音频电疗　E. 电解

10. 在痛的早期,首选的理疗是(　　)
A. 超短波　B. 紫外线　C. 热敷
D. 红外线　E. 音频电

11. 促进伤口肉芽生长作用最明显的是哪个波段的紫外线(　　)
A. 长波　B. 短波　C. 视肉芽生长情况而定
D. 中波　E. 全波

12. 长波红外线照射人体可投入达哪一层组织(　　)
A. 表皮　B. 皮下组织　C. 深层肌肉
D. 浅层肌肉　E. 骨

13. 封闭疗法的禁忌证是(　　)
A. 网球肘　B. 创伤性关节炎　C. 冈上肌腱炎
D. 肩周炎　E. 化脓性关节炎

14. 静脉封闭疗法的作用是(　　)
A. 皮肤创面收敛作用　B. 阻断神经传导的恶性刺激
C. 抗组胺作用　D. 促进血液循环
E. 促进炎症消退

15. 下列哪项不是封闭疗法常用的方法(　　)
A. 压痛点封闭　B. 神经根封闭　C. 脊髓封闭
D. 硬膜外封闭　E. 腱鞘内封闭

16. 下列不是封闭疗法注意事项的是(　　)
A. 诊断必须明确　B. 不用观察患者反应　C. 封闭部位应准确
D. 注意严格的无菌操作　E. 合理用药

17. 膀胱训练时叩击膀胱区的目的是(　　)
A. 诱发膀胱反射　B. 增加括约肌张力　C. 降低逼尿肌张力
D. 促进交感神经兴奋性　E. 促进尿液分泌

18. 关于神经源性膀胱,下列说法错误的是(　　)
A. 神经源性膀胱是指控制膀胱的中枢或周围神经伤病引起的排尿功能障碍
B. 表现为尿潴留或尿失禁
C. 可因神经系统疾病、外伤和药物等原因引起
D. 交感神经促进膀胱缓慢充盈,收缩内外括约肌
E. 副交感神经兴奋使逼尿肌松弛

19. 关于间歇导尿的说法不正确的是(　　)
A. 如患者完全不能自主排尿,导尿频率为 4 ~ 6 次/d,每次导出的尿液以 400 mL 为宜
B. 如患者能部分排尿,导尿频率为 1 ~ 2 次/d
C. 残余尿少于 80 ~ 100 mL 时可以停止间歇导尿
D. 间歇导尿期间患者必须建立定时定量饮水、定时排尿的制度,以便合理选择导尿时机
E. 患者每日进水量一般要 2 000 mL 以上,保持尿量 1 000 mL/d 以上

20. 关于喉的淋巴引流,下面叙述正确的是(　　)
A. 声门上、下区淋巴引流以声带为界引流至相同的淋巴结组
B. 声门上区淋巴管小,汇集引流至颈上深或颈中深淋巴结
C. 声门下淋巴管丰富,主要引流喉前、气管前、气管旁淋巴结
D. 真声带基本没有毛细淋巴管
E. 早期声带癌较易发生淋巴结转移

二、简答题

1. 简述瘢痕松解术的注意事项。
2. 简述肌腱移植的适应证和禁忌证。
3. 简述进针方法。
4. 简述按摩治疗的作用。
5. 简述物理因子的适应证及禁忌证。
6. 简述物理因子制订处方的基本原则。
7. 封闭疗法的禁忌证是什么?
8. 常用的关节封闭有哪些?
9. 人体的八大淋巴结有哪些?
10. 肌内效贴的作用是什么?

(赵显学)

第十章 急救治疗

★教学目标

1. 掌握:生命体征的正常值;初期心肺脑复苏的原则、方法、操作流程。

2. 熟悉:急救的主要措施。

3. 了解:急救治疗的意义。

4. 具备对心搏骤停的识别能力,能够将初期复苏的基本技能应用于临床及现场复苏。

5. 能够在社区开展心搏骤停后如何急救的健康教育,指导社区及非专业人员学习心搏骤停的急救以及启动紧急医疗服务系统(EMSS)的知识。

急救即紧急救治,是指当有任何意外或急病发生时,施救者在专业人员到达前,在现场及时地为伤病者进行初步救护,为进一步救治创造必要条件。急救的首要目的是挽救患者生命,维持患者生命体征的平稳;其次在于避免病情继续加重,为后续救治争取时间。主要包括恢复呼吸、心跳、止血、救治休克;防止伤势恶化,处理伤口、固定骨折;促进复原,避免不必要的移动等。

现场急救是指在事发现场,对患者实施及时、有效的初步救护;是立足于现场的抢救。意外发生后的几分钟、十几分钟,是抢救危重患者最重要的时刻,医学上称之为"救命的黄金时间"。在此时间内,抢救及时、正确,生命有可能被挽救;反之,生命就会丧失或病情加重。因此,现场及时、正确的救护,为医院救治创造条件,能最大限度地挽救伤病员的生命和减轻伤残。然后,在医疗救护下或运用现代救援服务系统,将伤病员迅速送到就近的医疗机构,继续进行救治。

世界卫生组织提供的资料表明:全世界心肌梗死患者死亡病例中,有40%~60%在发病最初几小时内死亡,而其中的70%是因来不及就诊而死于家中或现场。在我国,冠心病、高血压病、糖尿病、脑血管病等的发病率正在逐年增高,高血压病患者已达到2亿以上,糖尿病患病率已达10%左右;据目前的死亡病例分析表明,有40%的冠心病患者死于发病后15 min内,其死因大多是由于不能得到及时迅速的抢救,而并非病情开始即已发展到不可挽回的致命程度。

时间就是生命,当意外发生时,最有效的抢救时间只有短短的4~6 min,每耽误1 min,死亡率就会直线上升。据统计,我国87%的心肌梗死患者疾病发作在医院以外,其中有25%以上的患者因第一目击者不懂急救而死亡。因此,急救治疗具有非常重要的意义。

第一节　生命体征的观察

生命体征(又称生命迹象)是人活着的一种客观反映,也可以衡量人体的健康状况。临床上把体温、脉搏、呼吸、血压统称为生命体征。生命体征既是机体内在活动的客观反映,又是衡量机体身心状态的可靠指标。其正常范围为:①体温:口腔温度37 ℃左右,直肠温度比口腔温度高0.5 ℃左右,腋下温度比口腔温度低0.5 ℃左右,正常人腋温一般在36~37 ℃,24 min内波动一般不超过1 ℃;②脉搏:60~100次/min;③呼吸:12~20次/min,呼吸与脉搏之比为1∶4;④血压:收缩压为90~119 mmHg,舒张压为60~79 mmHg;脉压为30~59 mmHg。

一、体温的观察

（一）正常体温的生理变化

1. 年龄　婴幼儿略高于成年人，成年人略高于老年人。

2. 性别　女性体温略高于同龄男性，约 0.3 ℃。

3. 饮食　饥饿、禁食时，体温略低，进食后体温略高。

4. 运动　剧烈运动时，体温略高。

5. 情绪　情绪激动、精神紧张时，体温略高。

6. 昼夜　一般清晨 2～6 时体温略低，下午 2～8 时体温略高。

7. 药物　某些药物会影响体温变化，如麻醉药物可使体温降低。

（二）异常体温的观察

1. 体温过高　又称发热，指致热源作用于机体体温调节中枢或体温调节中枢出现功能障碍导致体温升高超出正常范围。

按发热的高低，以口腔温度为标准可分为：低热 37.3～38 ℃；中度发热 38.1～39 ℃；高热 39.1～41 ℃；超高热 41 ℃以上。

按发热的病程可分为：①急性发热，体温突然升高，一般均为高热，时间一般少于 2 周。病因多明确，急诊最常见。②慢性发热，高热持续 2 周以上或低热持续 1 个月以上。

2. 体温过低　指各种原因引起的产热减少或散热增加导致体温低于正常范围称体温过低。当体温低于 35 ℃时称体温不升。临床对体温过低程度划分，以口腔温度为标准可分为：①轻度，32～35 ℃。②中度，30～32 ℃。③重度，30 ℃以下。出现瞳孔散大，对光反射消失。

致死温度：23～25 ℃。其主要临床表现为皮肤苍白、四肢冰冷、口唇耳垂紫绀、轻度颤抖、心跳呼吸减慢、血压降低、尿量减少、意识障碍、晚期可出现昏迷。

体温降低可导致冷漠嗜睡，手脚笨拙，精神错乱，易激动，出现幻觉，呼吸减慢或停止，心跳减慢，不规则，最后停止。直肠温度低于 34 ℃有助于与因心脏病，糖尿病昏迷，胰岛素过量，脑血管意外或滥用药物所致的类似症状相区别。普通的临床体温表不能测量体温过低时很低的体温，必须用特殊的低体温测量仪，若只有标准的临床体温表，汞柱不能升至 34 ℃以上表明体温过低。

3. 体温观察的意义　体温是生命体征极为重要的指标之一，人体温度相对恒定是维持人体正常生命活动的重要条件之一。如体温高于 41 ℃或低于 25 ℃时，将严重影响机体各系统，特别是神经系统的功能，甚至危及生命。机体的产热和散热，是受神经中枢调节的，很多疾病都可使体温正常调节功能发生障碍而使体温异常。临床上对病人检查体温，观察其变化对诊断疾病或判断某些疾病的预后有重要意义。

二、脉搏的观察

检查脉搏主要用触诊，也可用脉搏计描记波形。一般触摸桡动脉：把示指、中指和环指，放到患者大拇指根部掌面的桡侧，可以摸到桡动脉搏动。也可以触摸肱动脉：用示指、中指和环指放在肘上肱二头肌的内侧，即测量血压时听诊器放置的位置可触及肱动脉搏动。还可以选择颈动脉、股动脉、足背动脉等。检查时需两侧脉搏情况对比，正常人两侧脉搏差异很小，不易察觉。但在某些疾病，如缩窄性大动脉炎或无脉症，两侧脉搏明显不同。检查脉搏时，应注意脉率、节律、紧张度和动脉壁弹性、强弱和波形变化。

（一）脉搏正常范围

脉搏即动脉搏动，脉搏频率即脉率。正常人的脉搏和心跳是一致的。正常成人在安静清醒的情况下为60～100次/min，通常为70～80次/min，平均约72次/min。正常人脉律规则，不会出现脉搏间隔时间长短不一的现象。正常人脉搏强弱均等，不会出现强弱交替的现象。脉搏的频率受年龄和性别的影响，婴儿120～140次/min，<3岁的幼儿多在100次/min，学龄期儿童每分钟80～90次。老年人偏慢，女性稍快。此外，运动、情绪激动时脉搏增快，而休息、睡眠时脉搏减慢。临床上有许多疾病，特别是心脏病可使脉搏发生变化。因此，测量脉搏对患者来说是必不可少的检查项目。中医则将切脉作为诊治疾病的主要方法。在一个心动周期，由于心室交替进行收缩和舒张，导致动脉血管发生周期性地扩张和复位的搏动。危重病患者尤其是在临终前，脉搏的次数和脉律都会发生明显变化。因此，检查脉搏有着非常重要的临床意义。

（二）异常脉搏的观察

1. 脉率　成人脉率超过100次/min，称为心动过速，低于60次/min，称为心动过缓。除脉率快慢外，还应检查脉率与心率是否一致。某些心律失常如心房颤动或频发期前收缩时，由于部分心脏收缩的搏出量低，不足以引起周围动脉搏动，故脉率可少于心率。

2. 脉律　脉搏的节律可反映心脏的节律。正常人脉律规则，有窦性心律不齐者的脉律可随呼吸变化，吸气时增快，呼气时减慢。各种心律失常患者均可影响脉律，如心房颤动者脉律绝对不规则、脉搏强弱不等以及脉率少于心率，后者称脉搏短绌；有期前收缩呈二联律或三联律者可形成二联脉、三联脉；二度房室传导阻滞者可有脉搏脱漏，称脱落脉(dropped pulse)等。

3. 紧张度与动脉壁状态　脉搏的紧张度与动脉壁弹性可反映是否有动脉硬化。触摸方法：将两个手指指腹置于桡动脉上，近心端手指用力按压阻断血流，使远心端手指触不到脉搏，通过施加压力的大小及感觉的血管壁弹性状态来判断脉搏紧张度。例如，将桡动脉压紧后，虽远端手指触不到动脉搏动，但可触及条状动脉的存在，并且硬而缺乏弹性似条索状、迂曲或结节状，提示动脉硬化。

4. 强弱　脉搏的强弱受心搏出量、脉压和外周阻力的影响。脉搏增强且振幅大，是由于心搏量大、脉压大和外周阻力低，见于高热、甲状腺功能亢进、主动脉瓣关闭不全等。脉搏减弱而振幅低，是由于心搏量少、脉压小和外周阻力增高，见于心力衰竭、主动脉瓣狭窄与休克等。

5. 脉波

(1)水冲脉　脉搏骤起骤落，如同潮水涨落，故称水冲脉。检查者握紧患者手腕掌面，将其前臂高举过头部，可感知桡动脉如同水冲般急促而有力的脉搏冲击。常见于甲状腺功能亢进、严重贫血、脚气病，主动脉瓣关闭不全、先天性心脏病动脉导管未闭、动静脉瘘等。

(2)交替脉　指节律规则而强弱交替的脉搏，必要时嘱患者在呼气中期屏住呼吸，以排除呼吸变化的影响。交替脉的特点为节律正常而脉搏的强弱出现交替改变。是心室收缩强弱交替所致，是心功能损害的一个重要体征。常见于高血压性心脏病、急性心肌梗死和主动脉瓣关闭不全导致的心力衰竭等。

(3)奇脉　指吸气时脉搏明显减弱或消失，而在呼气终末时变强。系左心室搏血量减少引起。正常人脉搏强弱不受呼吸周期影响。在有心脏压塞或心包缩窄的情况下，吸气时由于右心舒张受限，回心血量减少而影响右心排血量，右心室排入肺循环的血量相应减少；另外，肺循环受吸气时胸腔负压的影响，肺血管扩张，导致肺静脉回流入左心房血量减少，因此左心室排血也减少。上述因素导致吸气时脉搏减弱，甚至不能触及，故又称“吸停脉”。明显的奇脉触诊即可感知，不明显的可用血压计检测，吸气时收缩压较呼气时低10 mmHg以上。

(4)无脉　即脉搏消失，见于严重休克及多发性大动脉炎，后者系由于某一部位动脉闭塞所致。

三、呼吸的观察

(一)正常呼吸

呼吸是指人体内外环境之间的气体交换,主要是吸入氧气,呼出二氧化碳,呼吸主要是受神经系统及化学、物理因素的调节。成人在安静状态下正常呼吸速率为 12 ~20 次/min,深度较均匀,有一定的节律。呼气较吸气略长,吸气与呼气之比为 1 : 1.5 ~1 : 2。呼吸频率及深浅度可随年龄、活动、情绪、意志等因素的影响而改变。如小儿快于老人,女性快于男性,活动或情绪激动时快于休息和睡眠时。

(二)异常呼吸的观察

1. 呼吸频率

(1)呼吸过速　指成人呼吸频率超过 20 次/min。见于高热、疼痛、缺氧、贫血、甲状腺功能亢进及心力衰竭等。一般体温升高 1 ℃,呼吸大约增加 4 次/min。

(2)呼吸过缓　指成人呼吸频率低于 12 次/min。呼吸浅慢,见于麻醉剂或镇静剂过量抑制呼吸中枢所致以及颅内疾病所致颅内压增高等。

2. 呼吸深度

(1)呼吸浅快　见于呼吸肌麻痹、严重腹胀、腹腔积液和重度肥胖、代谢性碱中毒等,以及肺部疾病,如肺炎、胸膜炎、胸腔积液和气胸等。

(2)呼吸深快　见于剧烈运动、情绪激动或过度紧张时,以及严重代谢性酸中毒。糖尿病酮中毒和尿毒症患者出现的深长呼吸又称库斯莫尔(Kussmaul)呼吸。

3. 呼吸节律

(1)潮式呼吸　即一种周期性呼吸异常,其周期约 30 s 至 2 min。特点是开始呼吸浅慢,以后逐渐加深加快,达高潮后又逐渐变浅变慢,然后呼吸暂停,5 ~30 s 后又出现上述状态的呼吸,如此周而复始,其呼吸运动如潮水涨落,故称潮式呼吸。多见于脑出血、酒精中毒、全身衰竭与临终病人。

(2)间停呼吸　表现为有规律呼吸几次之后,突然停止一段时间,又开始呼吸,即周而复始的间停呼吸。

上述两种周期性呼吸节律变化的发生机制是由于呼吸中枢的兴奋性降低,使调节呼吸的反馈系统失常。只有缺氧严重,二氧化碳潴留到一定程度时,才能刺激呼吸中枢,促使呼吸恢复和加强;当积聚的二氧化碳呼出后,呼吸中枢又失去有效的兴奋性,使呼吸又再次减弱进而暂停。多见于中枢神经系统疾病,如脑炎、脑膜炎、颅内压增高及某些中毒。间停呼吸较潮式呼吸更严重,常提示预后不良,多在临终前出现。值得注意的是,有些老年人深睡时亦可出现潮式呼吸,为脑动脉硬化,中枢神经供血不足所致。

(3)抑制性呼吸　指吸气时由于胸部剧烈疼痛导致吸气相突然中断,呼吸运动短暂地受到抑制,患者表情痛苦,呼吸较正常浅而快。常见于急性胸膜炎、肋骨骨折、胸部严重外伤及胸膜恶性肿瘤等。

(4)叹气样呼吸　表现为在一段正常呼吸节律中,插入一次深大呼吸,常伴有叹息声。多为功能性改变,见于神经衰弱、精神紧张或抑郁症。

(三)异常呼吸的简单处理

为了使患者能更好地舒适地呼吸,应注意调节室内温度、湿度、并保持室内空气新鲜,使空气流通,避免直接吹风。房间内禁止吸烟。卧床的患者注意调节体位,可将患者头部抬高 20°左右,使其胸部得以充分扩张,也可用枕头使上身略抬高。但应避免由于垫高头部而胸部不能充分扩张、而颈部前倾、气道不够通畅反而加剧呼吸困难,可视病情变化帮助患者改为半卧位或端坐位。呼吸不畅常伴有缺氧,有条件时,应先给患者吸氧,待查明原因后,再作进一步处理。

四、血压的观察

(一)正常血压的观察及生理性变化

血压是指在血管内流动的血液对血管壁的侧压力。临床上所谓的血压一般指动脉血压。机体内各种不同的血管,其血压不同,动脉血压最高,其次为毛细血管压,静脉血压最低。由于心脏交替收缩和舒张,因而动脉压也随之波动。当血液射入主动脉,此时动脉的压力最高,称为收缩压;当心脏舒张时,动脉管壁弹性回缩,压力降至最低位,称为舒张压。收缩压与舒张压之间的压力差称为脉压。平均动脉压为舒张压加1/3脉压,它与各器官和组织的血流量直接相关。动脉血压与心输出量、血液黏稠度和外周阻力呈正比,与血管壁的弹性呈反比。

1. 血压正常值　正常成人安静时收缩压为90～119 mmHg,舒张压为60～79 mmHg,脉压为30～59 mmHg。血压通常以肱动脉血压为标准。

2. 生理性变化　正常人的动脉血压,经常在一个较小的范围内波动,保持相对恒定,但可因各种因素的影响而发生改变。

(1)年龄和性别对血压的影响:动脉血压随年龄的增长而增高,新生儿血压最低,小儿血压比成人低。中年之前女性血压比男性偏低,中年以后差别较少。

(2)时间和睡眠对血压的影响　一般傍晚血压高于清晨。过度劳累或睡眠不佳时,血压稍有升高。

(3)环境对血压的影响　受寒冷刺激血压可上升,在高温环境中血压可下降。

(4)精神状态对血压的影响　紧张、恐惧、害怕、兴奋及疼痛等精神状态的改变,易致收缩压升高,而舒张压无变化。此外,饮食、吸烟、饮酒等也会影响血压值。

(5)双侧上肢有差别　正常双侧上肢血压差别可达5～10 mmHg。一般右上肢血压高于左上肢,因右侧肱动脉来自主动脉弓的第一大分支无名动脉,左侧肱动脉来自动脉弓的第三大分支左锁骨下动脉,由于能量稍有消耗,故测得压力稍低。

(6)下肢血压与上肢血压有差别　下肢血压比上肢高20～40 mmHg,因股动脉的管径较肱动脉粗,血流量多,故在正常情况下,下肢血压比上肢高。

(二)异常血压的观察

1. 高血压　成人收缩压在140 mmHg以上,舒张压在90 mmHg以上,即称为高血压。如果仅收缩压达到标准则称为单纯收缩期高血压。

2. 临界高血压　成人血压值在正常和高血压之间。收缩压高于120 mmHg而低于140 mmHg,或舒张压高于80 mmHg而低于90 mmHg,称为临界高血压(又称正常高值)。

3. 低血压　成人收缩压低于90 mmHg,舒张压低于60 mmHg称为低血压。常见于休克失代偿的患者。

4. 双侧上肢差别显著　双侧上肢血压差别超过10 mmHg,见于多发性大动脉炎或先天性动脉畸形等。

5. 上下肢血压差异常　如下肢血压低于上肢应考虑主动脉缩窄或胸腹主动脉型大动脉炎等。

(三)脉压变化

脉压明显增大(≥60 mmHg),见于甲状腺功能亢进、主动脉瓣关闭不全和动脉硬化等;脉压减小(<30 mmHg),见于主动脉瓣狭窄、心包积液、缩窄性心包炎、严重心力衰竭以及休克代偿期患者等。

(四)动态血压监测

血压监测方法除了危重病患者的床旁连续有创监测外,尚有动态血压监测(ambulatory blood pressure monitoring,ABPM),即使用动态血压检测仪,按设定的间隔时间 24 h 连续地记录血压。一般设白昼时间(早 6 时至晚 10 时)每 15 或 20 min 测血压一次;夜间时间(晚 10 时至次晨 6 时)每 30 min 记录一次。动态血压的正常标准是:24 h 平均血压值<130/80 mmHg;白昼平均血压值<135/85 mmHg;夜间平均血压值<120/70 mmHg。正常情况下,夜间血压较白昼低 10% ~20%。凡是疑有单纯性诊所高血压(白大衣高血压)、隐蔽性高血压、顽固难治性高血压、发作性高血压或低血压的患者,均应考虑作动态血压监测作为常规测血压的补充检测手段。

第二节　急救的主要措施

急救的主要措施包括保持气道通畅、人工呼吸、胸外心脏按压、电除颤、伤口包扎止血、骨折固定及搬运护送等。分述如下。

一、保持气道通畅

开放气道、保持气道通畅是急救的首要措施。在气道开放前应注意口腔和呼吸道有无异物,如有异物且患者清醒,可采用背部拍击法、胸部冲击法或腹部冲击法将异物排出,若患者意识丧失且气道异物为肉眼可见的固体物时,可用手指直接将异物取出。

患者昏迷时,由于舌根后坠,气道往往是闭合的(图 10-1)。最简单的开放气道的方式是将患者头后仰、下巴抬高(图 10-2)。若患者存在颈椎损伤可能,应将患者的下颌向上、向后托起,以保持气道通畅,并避免脊髓损伤导致截瘫(图 10-3)。在有条件时,可置入口咽或鼻咽通气道辅助开放气道,但需注意后者禁用于可疑颅底骨折患者。若参与抢救的人员熟练掌握气管插管技术且具备气管插管的条件,或患者非插管难以保持气道通畅时,可行紧急气管插管。气管插管后应通过听诊证明气管导管确实在气管内,若有条件推荐所有气管插管患者进行连续呼气末二氧化碳监测以确保气管导管位置正确。

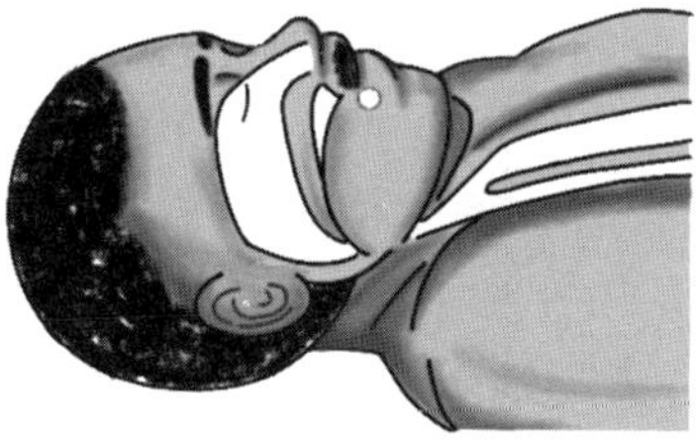

图 10-1　舌后坠气道闭合

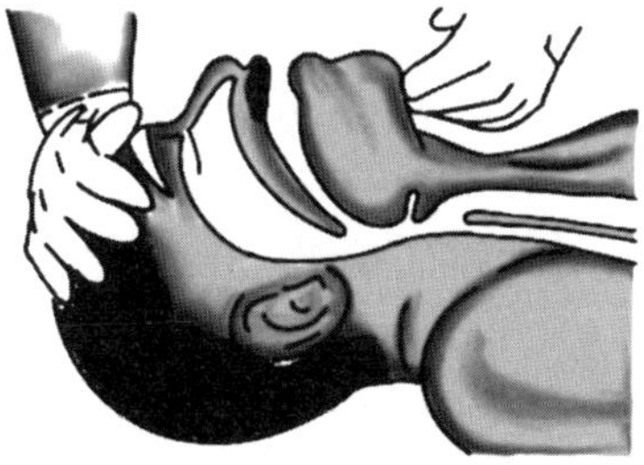

图 10-2　仰头抬颏法

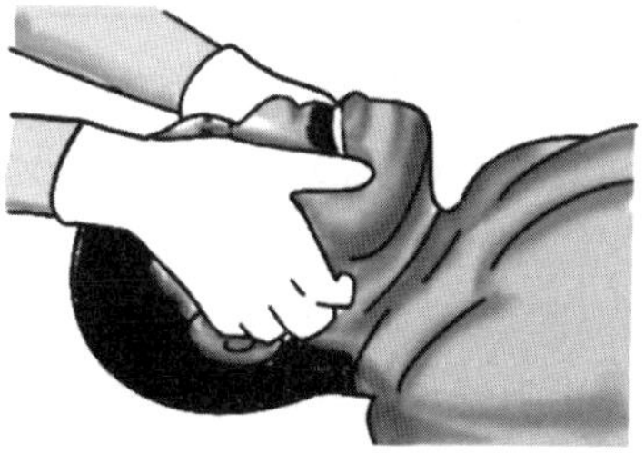

图 10-3　托颌法

二、人工呼吸

人工呼吸的目的是保持合适的供氧。人工呼吸的频率成人为 8 ~10 次/min,小儿呼吸频率 16 ~20 次/min,每一次吹气时间应超过 1 s,潮气量 6 ~7 mL/kg(此时可观察到胸部抬高)。

(一)口对口(鼻)人工呼吸

口对口(鼻)人工呼吸是最适宜院前现场抢救的人工呼吸方法。施行口对口人工呼吸,首先须采取上述措施保持气道通畅。操作者一手捏住患者的鼻子，正常吸气（而非深吸气，以免操作者出现过度通气症状）后，以口唇包紧患者口部，形成口对口的密闭腔，将呼出气吹入患者口中。当患者口腔严重损伤、张口困难或其他原因导致口对口人工呼吸不能奏效时，可改用口对鼻人工呼吸法。口对鼻人工呼吸要求与口对口人工呼吸基本相同。

（二）使用简易呼吸器人工呼吸

使用简易呼吸器人工呼吸是院内急救与专业急救人员最常用的方法。单人使用面罩简易呼吸器时，操作者一手托患者下颌开放气道，并将面罩紧紧地扣在患者面部，另一手捏皮囊（图10-4），每一次呼吸，都必须保证患者胸部抬高；双人面罩简易呼吸器人工呼吸时，一人将面罩紧紧地扣在患者面部，始终保持气道开放，另一人捏皮囊，两人都要注意患者胸部抬高情况。

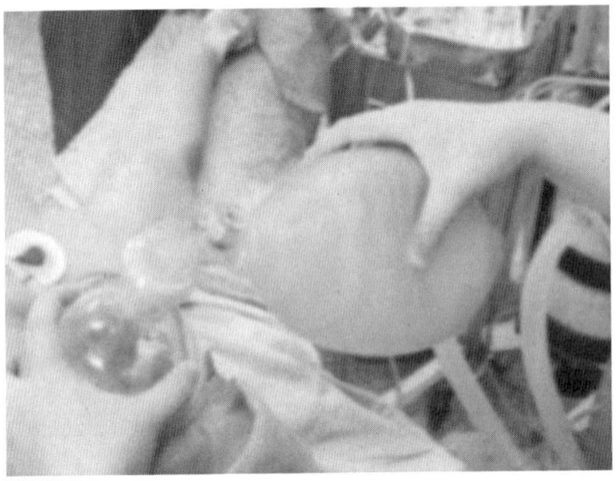

图10-4　简易人工呼吸器的使用

（三）按压环状软骨

无论何种人工呼吸方法，均有引起胃扩张、胃液反流、误吸的危险。因此，当急救人员超过3人时，可由助手进行环状软骨按压，使用2 kg左右的力量，将气管压向颈椎前方，使食管闭合，以减少反流误吸的机会。

三、胸外心脏按压（人工循环）

在胸壁外实施的心脏按压，称胸外心脏按压。胸外按压时，应迅速将患者仰卧于硬板床或地板上（或将气垫床放气），操作者跪在患者胸部边上或立在床旁。先摸到剑突尖端，向上两指宽处为按压点，即胸骨下半部。对于非医务人员，可简单地将按压点定为患者胸部正中部位。操作时将一手掌根部置于此部位，另一手掌根部置于前者之上，两手手指伸直并相互交叉，两臂伸直，上身前倾，使两臂与患者前胸壁垂直，利用上身的重量，通过两臂垂直地有节奏地下压，使胸骨下陷至少5 cm，但不超过6 cm。

然后突然放松，不施加任何压力，且与胸骨接触的手掌不应离开胸骨，让胸廓自行完全回弹。如此反复按压、放松，按压时心脏排血，放松时心脏再充盈，形成人工循环。按压频率为100～120次/min，按压时间与放松时间之比约为1∶1。

婴幼儿胸壁柔软，胸外心脏按压时应注意使胸廓下陷的距离为胸廓前后径的至少1/3（婴儿约4 cm，儿童约5 cm）即可。按压频率亦为100次/min以上。

无论是成人还是小儿，单人施救时，胸外按压与人工呼吸的比率为30∶2，即每进行30次胸外按压后，做2次人工呼吸，周而复始。成人双人施救时胸外按压与人工呼吸的比率仍为30∶2，儿童双人施救时胸外按压与人工呼吸比率可降至15∶2。

有效的胸外按压产生的收缩期动脉压可达 60 ~ 80 mmHg，由此产生的血流为心脑提供了少量但是非常宝贵的氧和能量。因此，应尽可能避免与减少各种原因（包括检查脉搏、气管插管等）导致的胸外按压中断。同时务必保证胸外按压的有效性，避免因疲劳减慢按压频率和按压深度不够。多人参与急救时，应每 2 min 交换胸外按压人员一次，每次交换人员的时间不得超过 10 s（图 10-5）。

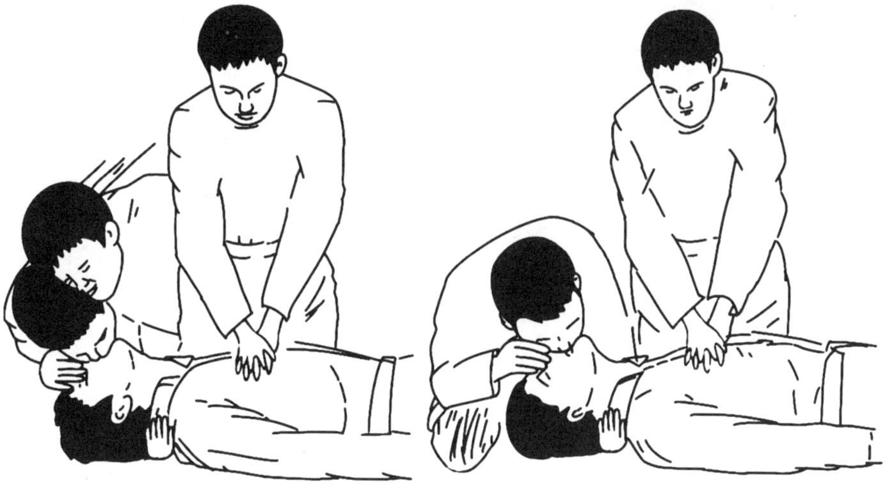

图 10-5　心搏骤停多人施救

四、电除颤

引起成人心搏骤停最常见的原因是心室颤动，人工呼吸和胸外按压可以提高冠状动脉灌注压，延长心室颤动持续时间，但并不能使心脏转为正常节律。室颤可在数分钟内转为心室停搏。电除颤是在电击后 300 ~ 500 ms 内发生的电物理现象，其原理是除颤仪产生电流通过胸壁，到达心肌细胞，使心肌细胞去极化，从而终止心室颤动，是唯一有效的终止室颤的方法。每延迟电除颤 1 min，抢救成功率下降 7%。因此，电除颤在现代抢救中占有十分重要的地位。

值得注意的是，电除颤虽然是终止室颤最有效的方法，但对心脏停搏或严重心动过缓的患者并无作用，心外按压、药物治疗和起搏才是治疗此类患者的有效手段。

目前常用自动体外电除颤仪（automated external defibrillator，AED）进行电除颤。AED 是一种可靠的电脑程控装置，可通过声音和图像向急救人员提供信息，以便安全地进行电除颤治疗。胸外除颤时，应先暴露患者前胸部皮肤，将导电胶涂满整个电极面，以降低经胸电阻。双相波电除颤仪也可选用一次性粘贴电极板。将右胸电极板贴于患者胸骨右缘（锁骨中线）第二肋间，左胸电极板置于左侧心尖部（左乳头左边腋中线），打开 AED 开关（图 10-6），AED 程序会提示急救人员是否需要进行电除颤，若选择“要”，AED 会自动进行电除颤；若患者为室性逸搏等非心室颤动或无脉性室性期前收缩引起的心搏骤停，AED 会提示继续进行胸外按压与人工呼吸，而非电击治疗。首次除颤电能≤200 J（焦耳），第二次可增至 200 ~ 300 J，第三次可增至 360 J。小儿开始能量为 2 J/kg，第二次为 4 J/kg，最大不超过 10 J/kg。操作时要遣散周围人并避免与患者有身体接触。

伤口包扎止血、骨折固定及搬运护送等详见本书第七章外科创伤等相关章节。

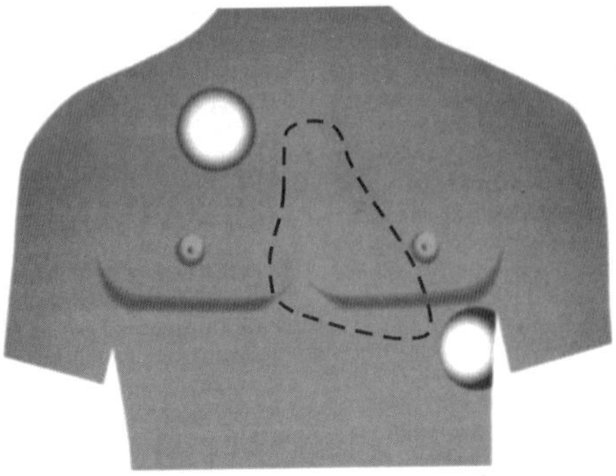

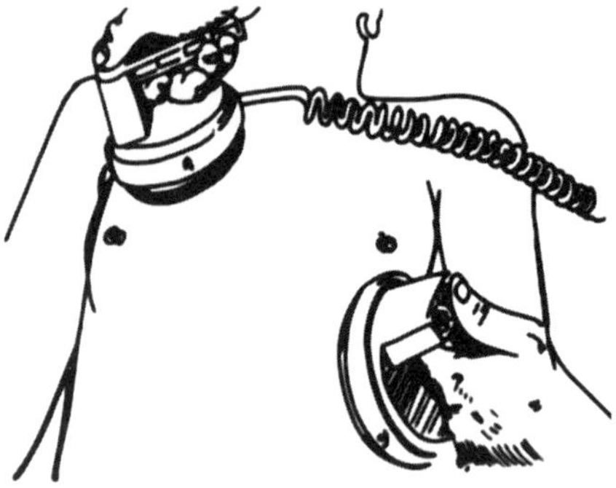

A　　B

图 10-6　电除颤

A. 电极安放位置；B. 操作示意

第三节　心肺复苏流程

复苏是指一切为了挽救患者生命而采取的医疗措施。心肺复苏（cardiopulmonary resuscitation，CPR）是针对心脏、呼吸骤停所采取的急救措施。心肺复苏包括三个阶段：基本生命支持（basic life support，BLS）、高级生命支持（advanced life support，ALS）和延续生命支持（prolonged life support，PLS）。心肺复苏的主要原则是"生存链"各个环节的紧密连接。2020 AHA 成人生存链包括以下 6 个环节：①启动应急反应系统；②高质量的 CPR；③除颤；④高级心肺复苏；⑤心脏骤停恢复自主循环后治疗；⑥康复。这 6 个环节环环相扣，构成一个完整的流程，任何一个环节缺陷或延误都可能造成复苏失败（图 10-7）。

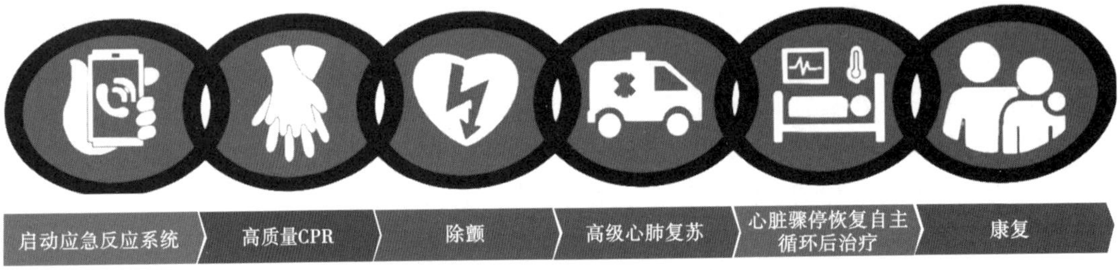

图 10-7　心搏骤停急救生存链

一、基本生命支持

心搏骤停多发生在医院外，现场第一目击者无论是否专业医务人员，都应积极进行抢救，故亦称现场心肺复苏术。由于发病现场一般都缺乏医疗设备及药物，基础生命支持多为徒手操作，故也称徒手心肺复苏。生存链的早期识别和呼救、早期 CPR、早期电除颤构成基本生命支持的主要内容，包括 ABCD 四个步骤，即：A（airway）开放气道、B（breathing）人工呼吸、C（circulation）人工循环、D（defibrillation）除颤。为提高复苏质量，2010 年美国心脏学会（American Heart Association，AHA）心肺复苏指南将基本生命支持顺序调整为 C-A-B-D，现最新版的心肺复苏指南为 2020 版。

心肺复苏流程一般从发现患者倒地开始，施救者首先检查患者的意识与呼吸，如果发现患者意识消失、无呼吸或者喘息样呼吸，立即呼叫救援和拨打急救电话，迅速判断最可能的原因，检查大动脉搏动，观察患者有无窒息，随即开放患者气道，清除口腔异物，若发现患者心搏骤停，应立即给予胸外心脏按压与人工呼吸，有条件时，尽早进行使用 AED 进行电除颤。根据 AED 提示，如果是可除颤心律，进行一次电除颤后，继续心脏按压与人工呼吸。若是不可除颤心律则继续心脏按压与人工呼吸，直至后期复苏或病人清醒。参见 2020 AHA 成人心肺复苏流程图(图 10-8)。

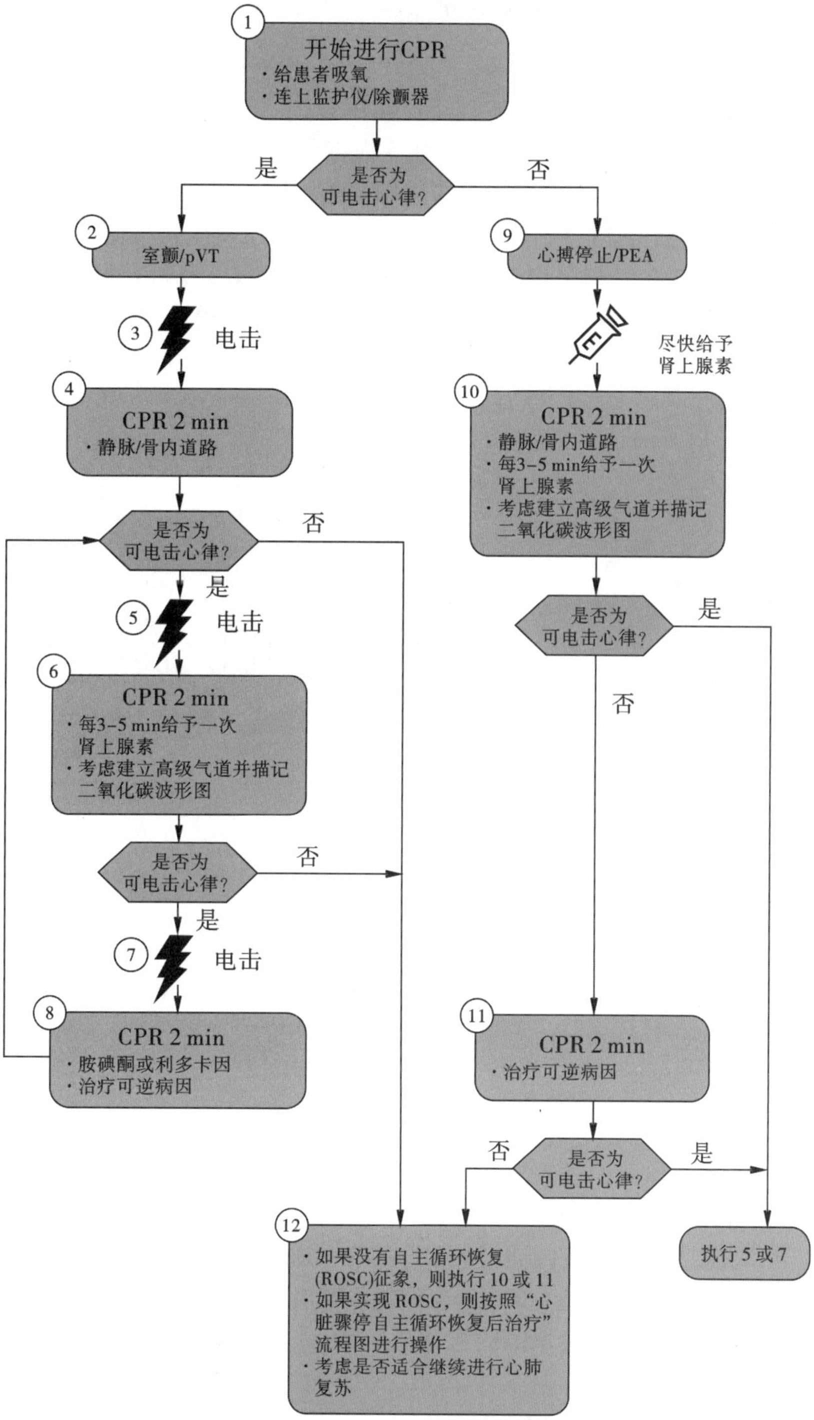

图 10-8　2020 AHA 成人心肺复苏流程图

二、高级生命支持

高级生命支持(advanced life support,ALS)是基本生命支持的延续。通常是在专业急救人员到达现场或在医院内进行,常借助器械设备、特殊技术和药物进行复苏。可归纳为高级 A、B、C、D,即A(airway)人工气道;B(breathing)机械通气;C(circulation)建立静脉通道,给予复苏药物及抗心律失常药;D(differential diagnosis)识别心搏骤停的可能原因。

(一)人工气道

复苏时,如有条件应尽早建立高级人工气道。常用方法:气管内插管、气管切开术等。其中气管内插管是急救时最可靠、最有效的通气方法。建立人工气道时尽可能不影响胸外心脏按压,限制中断时间在 10 s 以内。气管插管后,急救人员应立即全面评估导管位置。体格检查包括:观察两侧胸廓起伏情况,两肺听诊判断两侧呼吸音是否对称。用呼气末二氧化碳探测仪,持续监测二氧化碳波形图可作为确认气管导管在气管中位置正确与否的最可靠方法。因急救时间紧迫,施救者未必对气管插管技术熟练掌握,可选择快速非喉镜引导方法建立简易人工气道,如口咽通气道(图 10-9)、鼻咽通气道、引导喉罩、气管食管联合插管技术。

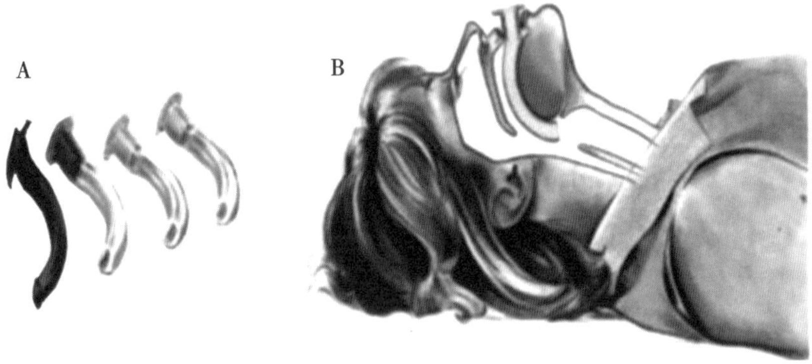

图 10-9　口咽通气道

(二)机械通气

利用呼吸机进行机械通气已在临床急救中广泛应用,根据患者的具体情况,选择合适的通气模式和通气参数,可提供特定的潮气量、合适的氧浓度、个体化的呼吸频率等。高级气道建立后,通气频率按照每 6 s 通气一次(10 次/min),通气时不需暂停胸外按压。

(三)药物治疗

1. 给药途径

(1)静脉途径　为首选给药途径。应选择近心端大静脉,如肘前静脉。如有条件最好选用颈内静脉或锁骨下静脉穿刺,经中心静脉给药。

(2)气管途径　在患者已行气管内插管尚未开放静脉通道前,可经气管内给予复苏药物。剂量是静脉给药剂量的 2～2.5 倍,并用 5～10 mL 生理盐水或注射用水稀释后注入气管内。

(3)骨髓途径　骨髓腔内有不会塌陷的血管丛通路,在不能建立静脉通道时,可以通过骨髓穿刺,采用骨髓内给药。

2. 复苏常用药物

(1)肾上腺素　是心肺复苏的首选药物。可激动 α、β 受体,有助于自主心律的恢复,增加冠状动脉及脑部血流量,增强心肌收缩力,使室颤由细颤转为粗颤,提高电除颤的成功率。用法:每次

1 mg(儿童为0.02 mg/kg)静脉注射，每3～5 min重复一次。每次从周围静脉给药后应该使用20 mL生理盐水冲管，以保证药物能到达心脏。

(2)加压素 又称抗利尿激素。为非肾上腺素能外周缩血管药物。用法：40 U加生理盐水20 mL稀释后静脉注射。目前只推荐使用一次。

(3)胺碘酮 为抗心律失常的主流药物。作用于钠、钾、钙离子通道，延长心肌细胞动作电位，并能阻断α、β受体。对房性和室性心律失常都有效。静脉给药的首次剂量为300 mg(或5 mg/kg)，必要时可重复给药150 mg，一天总量不超过2 000 mg。

(4)利多卡因 是治疗室性心律失常的常用药物。可降低心肌应激性，提高室颤阈值，抑制心肌异位起搏点。用于因心室颤动或无脉性室性心动过速引起的心搏骤停。如无胺碘酮可考虑使用利多卡因。常用量为1～1.5 mg/mg，缓慢静脉注射，必要时可重复应用，也可以2～4 mg/min的速度静脉滴注。总剂量不超过3 mg/kg。

(5)碳酸氢钠 心搏骤停和复苏期间产生的酸中毒，是由于心脏停搏导致血流中断和CPR期间低血流量产生的，通过有氧通气、高质量的胸外按压维持心排出量和组织灌注，尽快恢复自主循环，是恢复酸碱平衡的主要方法。因此，不推荐常规使用碳酸氢钠。仅用于原本存在的酸中毒、高钾血症、三环抗抑郁药过量等特殊情况。

(6)阿托品 不推荐常规使用，仅用于心室停搏或过缓性无脉性电活动。剂量为1 mg静脉注射，每隔3～5 min重复一次，总量不超过3 mg。

(四)心搏骤停的原因

心搏骤停是指由于各种原因心脏突然停止有效射血(并非停止跳动)，导致患者意识丧失、循环和呼吸停止的“临床死亡”状态。引起心搏骤停的起因以心源性最常见，也可以是非心源性的。

1. 心源性心搏骤停

(1)冠心病 最易引起心搏骤停，约占心血管疾病的80%，包括急性心肌缺血、急性心肌梗死、冠状动脉栓塞等。

(2)非粥样硬化冠状动脉病 先天性冠状动脉畸形、冠状动脉口狭窄、冠状动脉炎、冠状动脉中层硬化等。

(3)心肌疾病 肥厚梗阻型心肌病、扩张型心肌病、病毒性心肌炎、风湿性心肌病、心肌淀粉样变等。

(4)主动脉疾病 主动脉破裂、夹层动脉瘤、主动脉发育异常、主动脉粥样硬化动脉瘤等。

(5)瓣膜性心脏病 瓣膜狭窄或梗阻、心内膜炎、二尖瓣脱垂等。

(6)其他 心脏肿瘤、心脏压塞、高度房室传导阻滞、某些先天性心脏病等。

2. 非心源性心搏骤停

(1)意外事件 触电、溺水、自缢、严重创伤特别是颅脑外伤、胸腹外伤和四肢创伤引起的脂肪栓塞等。

(2)休克和中毒 各种原因引起的休克，如失血性、感染性、过敏性休克；各种化学物质中毒，如一氧化碳、有机磷农药、灭鼠药、安眠药等；乌头碱、洋地黄药物引起的各种恶性心律失常；快速静脉注射氨茶碱、氯化钙等药物等。

(3)严重酸碱失衡及电解质紊乱 严重酸中毒、高血钾、低血钾等。

(4)麻醉和手术及其他临床诊疗技术操作 麻醉意外，心脏手术，内脏牵拉致迷走反射，心包及胸腔穿刺，心导管检查、心血管造影，人工起搏器故障等。

(5)其他 急性重症胰腺炎，脑血管意外等。

3. 引起心搏骤停的直接原因 最常见的是心室颤动，文献报道可高达85%，因为不少心搏骤停患者的心律往往要等 8 ~ 10 min 才能明确。例如心电监视屏上为一条直线，但如果是由于综合心电向量波与监护电极轴呈 90°，投影就是直线，即所谓"隐性室颤"，变动监护电极轴，可以显示出室颤。其他直接使心搏骤停的原因有室性自搏心律、心电-机械分离等。

三、延续生命支持

延续生命支持(prolonged life support，PLS)是高级生命支持的继续。此阶段是心搏骤停患者自主循环和呼吸恢复后，转运到有条件的的医院重症监护病房(ICU)进行系统的复苏后治疗(post-cadiac arrest care，PCAC)。PCAC 不仅可以提高存活率，还能改善患者的生存质量。

1. 优化通气与氧合　首先将口咽通气道更换为气管插管，必要时连接呼吸机辅助呼吸。抬高床头 30°预防误吸和脑水肿。根据患者病情逐步下调吸氧浓度，维持动脉血氧饱和度不低于 94%，以避免过高的氧分压加重再灌注损伤和引起氧中毒。

2. 维持循环系统稳定　自主循环恢复后，应加强生命体征监测，全面评估患者的循环状态。应尽可能早期行有创动脉血压、CVP 和尿量监测，有条件者可放置 Swan-Ganz 漂浮导管，以便能实时、准确监测血流动力学参数和指导治疗。一般心肺复苏后都应继续合理的液体复苏，结合使用血管活性药物来维持理想的血压(平均动脉压≥65 mmHg，动脉收缩压≥90 mmHg)、心排血量和组织灌注。

3. 脑复苏　为防治心搏骤停后缺血缺氧性脑损伤所采取的措施称为脑复苏。

4. 低温治疗　可使脑细胞需氧量降低，从而维持脑氧供需平衡，有利于脑细胞功能的恢复。降温宜早，越早脑复苏的效果越好；降温速度要快，力争半小时内降至 37 ℃以下，6 h 内达到预期水平；降温程度要够，头部降至 27 ℃左右，直肠温度维持在 32 ℃左右；降温时间要足，应持续到患者神志恢复，尤其是听觉恢复。但一般不超过 5 d，若 1 周后神志尚未恢复，无继续降温的价值。人工低温的方法包括体外降温(如应用冰毯、冰帽和冰袋等)和体内降温(如输注冰生理盐水、血管内降温导管和膀胱内灌注冰生理盐水等)，还可以联合使用冬眠合剂等药物辅助降温。

5. 脱水治疗　可降低颅内压，防治脑水肿，应尽早使用。通常选用 20% 甘露醇或 25% 山梨醇 125 ~ 250 mL，根据病情每 4 ~ 6 h 一次，快速静脉滴注。

6. 高压氧治疗　可增加血氧含量，改善脑缺氧，减轻脑水肿，促进脑血管和神经组织的恢复，有条件时应尽早使用。

四、康复治疗

2020 版 AHA 心肺复苏指南将康复列为复苏生存链的关键组成部分，特别指出患者心肺复苏后的长期生存，有赖于家属和专业护理人员的支持，包括认知、生理和心理康复与恢复方面的专家。整个体系所有环节无不为全面提升救治质量而努力，这对于取得成功预后至为重要。

本章小结

本章全面、系统地学习了急救的主要措施、方法和操作流程，了解了急救治疗的意义。并指导学生具备对心搏骤停的识别能力，将初期复苏的技能灵活应用于临床及现场复苏。

思考题

一、单项选择题

1. 心肺复苏的“生存链”不包括(　　)

A. 早期识别心搏骤停和呼救　B. 早期运送　C. 早期电除颤

D. 早期心肺复苏　E. 早期高级生命支持

2. 复苏的定义正确的是(　　)

A. 指心脏按压　B. 指人工呼吸　C. 指容量治疗

D. 指药物治疗　E. 指一切为了挽救患者生命而采取的医疗措施

3. 心搏骤停早期判断的主要依据是(　　)

A. 发绀　B. 瞳孔散大　C. 脑电波消失

D. 大动脉搏动和神志消失　E. 心电图呈室颤

4. 急救复苏时,胸外心脏按压次数与人工呼吸次数之比是(　　)

A. 15∶2　B. 25∶2　C. 30∶2

D. 20∶2　E. 10∶2

5. 成人胸外心脏按压,一般使胸骨下陷的深度为(　　)

A. 2~3 cm　B. 3~4 cm　C. 4~5 cm

D. 5~6 cm　E. 6~7 cm

6. 引起心搏骤停的直接原因,最常见的是(　　)

A. 心房颤动　B. 心室颤动　C. 室性自搏心律

D. 房室传导阻滞　E. 心电-机械分离

7. 心室颤动最有效的治疗措施是(　　)

A. 电除颤　B. 气管插管　C. 胸外按压

D. 人工呼吸　E. 静脉注射毛花苷 C

8. 发生心搏骤停后,应首先进行的抢救措施是(　　)

A. 胸外按压　B. 清理呼吸道　C. 心前区撞击

D. 人工呼吸　E. 注射肾上腺素

9. 心搏呼吸骤停,最简单、及时的诊断依据是(　　)

A. 心音消失　B. 瞳孔散大　C. 血压测不到

D. 颈动脉搏动消失　E. 桡动脉搏动消失

10. 心肺复苏成功后治疗的关键是(　　)

A. 维持良好的呼吸　B. 防治肾衰竭　C. 防治感染

D. 确保循环功能稳定　E. 防治脑缺氧和脑水肿

二、简答题

1. 生命体征的正常值是多少?
2. 简述心肺复苏的操作要点。

(刘　刚)

康复治疗临床基础实训指导

实训一　基本检查法与一般检查

【目的要求】

1. 掌握视触叩听嗅诊的检查方法。

2. 熟悉头颈部检查的内容、顺序、判断及记录方法。

3. 学会体温计、血压计的使用。

【实训时间】

3 学时。

【实训用具】

听诊器、血压计、体温计、软尺、手电筒、压舌板。

【实训步骤】

1. 讲解并示教基本检查法、一般检查的内容方法。

2. 讲解并示教头颈部的内容方法。

3. 学生分组练习。

4. 小结。

【实训内容】

1. 基本检查法

(1)视诊。

(2)触诊

1)浅部触诊法:将右手(亦可双手重叠)轻放腹壁上,利用掌指关节及胸关节的弹力柔和依次进行滑动触摸,开始触诊时,常采用此法。适用于检查腹壁的紧张度,压痛、反跳痛,腹部肿块等。

2)深部触诊法:①深部滑行触诊法,嘱病人张口平静呼吸,医生以并拢的示、中、环指末端逐渐压向腹后壁脏器或包块,在被触及的脏器或包块上作上下左右的滑动触摸,如为肠管或索条状包块,则应做与长轴相垂直方向的滑动触诊。此法有利于检查腹腔深部脏器和胃肠病变的检查。②深压触诊法,以一个或两、三个手指,逐渐按压以明确压痛的部位,如阑尾压痛点,胆囊压痛点等。③双手触诊法,用两手进行触诊,右手按滑行触诊法进行,而左手将被检查的部位或脏器托起推向右手,以便能清楚地触及检查脏器,必要时可嘱病人侧卧。此法常用于检查肾脏、脾及肝脏(主要用于轻度肝脾肿大的患者)。④冲击触诊法,此法仅适用于大量腹水,肿大的肝脾或肿块难于触及时才采用,方法即用右手,以三、四个并拢的手指,取几乎垂直的角度,置放于腹壁上相应的部位,作数次急速而较有力的冲击动作,在冲击时即会触及腹腔内脏器或肿块在指端沉浮。注意此法应避免用力过猛,否则使病人不适。

(3)叩诊

1)直接叩诊法:用右手中间三指的掌面直接拍击被检查的部位,借助振动感来判断病变情况。

2)间接叩诊法:手法,叩诊板为左手中指第1和第2指节,将其紧贴放在被叩部位,勿加重压,其余四指稍微抬起,以免影响被叩组织震动。叩诊锤为右手中指,叩打于左手中指第二指骨的前端。叩打的方向应与被叩打的部位的表面垂直,要用腕关节及掌指关节的运动进行叩打(避免肘或肩关节参加运动),要有节奏、灵活、短促且富于弹性,叩击后右手指应立即抬起,在同一部位只需连续均匀地叩两下(必要时可重复),这样才能较正确判断叩诊音的性质及变化。

3)辨别各种叩诊音:清音、浊音、实音、鼓音、过清音。

(4)听诊　间接听诊法,利用听诊器听诊。

(5)嗅诊。

2. 一般检查

(1)生命体征

1)体温:互测口表,测前注意消毒,将汞柱甩到36 ℃以下测时舌下放置5 min,然后读数,记录。

2)呼吸:通过视诊观察胸、腹部的运动的频率和节律,要求观察1 min。

3)脉搏:一般常用桡动脉处通过触诊,记录1 min频率和节律的结果。

4)血压

1)血压测量方法:① 测前休息5 min。② 肘部应与心脏在同一水平,坐位时约与第4肋软骨同高,卧位时与腋中线同高,并外展45°。③ 袖带的捆法:袖带下缘应距肘弯横纹上2~3 cm,听诊器胸件不要压在袖带下面,而是放在袖带下缘肘窝处肱动脉上。④读数:向袖带内打气,待触诊肱动脉或桡动脉搏动消失,再将汞柱提高20~30 mmHg,缓慢放出袖带中空气,使汞柱以2 mm/s下降,听到第一声所示的压力是收缩压,舒张压判定去动脉音消失时的压力值。

2)血压正常值:90~140/60~90 mmHg

高血压:①舒张压≥90 mmHg;②收缩压≥140 mmHg。

低血压:<90/60~50 mmHg。

(2)一般状态

发育:通过身高、体重、年龄与智力之间的关系判断为正常或不正常。

营养:根据皮肤、毛发、皮下脂肪、肌肉发育情况综合判断为良好、中等或不良。

神志:清晰、模糊、谵妄、昏睡、昏迷。

体位:自动、被动、强迫。

表情:正常、淡漠、烦躁不安、痛苦、忧郁。

面容:急性面容、慢性面容、贫血面容、病危面容、二尖瓣面容、肝病面容、肾病面容、甲亢面容、黏液性水肿面容等。

步态:正常,异常步态(蹒跚步态,醉酒步态,共济失调步态等)。

(3)皮肤

色泽:发绀,苍白,潮红,黄疸,色素沉着。

弹性:正常,减弱。

检查方法:常取手背或上臂内侧位,用示指与拇指将皮肤捏起,正常人于松手后皱褶立即平复,弹性减弱时皱折平复缓慢,见于长期消耗性疾病或严重脱水的病人。

温度:正常,增高,冰冷。

湿度:正常、湿润、干燥。冷汗即手脚皮肤发凉而大汗淋漓称为冷汗;夜间睡后出汗称盗汗。

皮疹:注意有无。如有则注意其类型包括斑疹,玫瑰疹,丘疹,斑丘疹、荨麻疹。

出血:出血点(瘀点),紫癜,瘀斑,血肿。

毛发分布:正常,增多,稀少。

水肿:轻度、中度、重度。

有无瘢痕和溃疡。

(4)淋巴结

检查顺序及部位:耳前,耳后,乳突区、枕骨下区,颌下区,颏下区,颈部(颈前、后三角),锁骨上窝、腋窝,滑车上,腹股沟等。

检查内容:肿大淋巴结的部位、大小,数目,硬度,红肿,压痛,移动度,有无瘢痕及瘘管等。

检查方法:利用手指由浅入深进行滑动触摸皮下的淋巴结是否肿大。要使患者检查部位的皮肤及皮下组织松弛。

(杨　峥)

实训二　胸肺部检查

【目的要求】

1. 掌握胸肺部的检查方法。

2. 熟悉胸肺部检查的内容顺序。

【实训时间】

2 学时。

【实训内容】

1. 胸部体表标志

(1)骨骼标志:胸骨柄、胸骨角、剑突、腹上角、肋骨、肩胛骨、第 7 颈椎棘突。

(2)人工划线:前正中线、胸骨线、胸骨旁线、锁骨中线、腋前、中后线、后正中线。

2. 胸部

(1)胸壁:胸壁静脉、皮下气肿、胸壁压痛、肋间隙。

(2)胸廓:

1)正常胸廓:前后径:横径=1∶1.5,两侧对称。

2)病理胸廓

●扁平胸:前后径<横径 1/2。

●桶状胸:前后径=横径 胸廓呈圆桶形。

●佝偻病胸:①鸡胸,前后径>横径;②佝偻病串珠,前胸壁各肋骨与肋骨交界处隆起,形成串珠状;③肋膈沟,自剑突向两侧外下方凹陷成的沟;④漏斗胸,肋骨下部剑突处明显内陷;⑤一侧或局限性胸廓变形,一侧膨隆,肋间隙饱满,见于一侧胸腔积液、气胸。⑥脊柱畸形,后凸、侧凸。

3. 肺部

(1)视诊:①呼吸频率,正常、呼吸频率加快、呼吸过缓;②呼吸深度,减低(单侧、双侧)、加深(单侧、双侧);③呼吸运动,胸式呼吸、腹式呼吸;④呼吸节律。

(2)肺部触诊:①胸廓扩张度(检查胸廓的扩张度),检查方法为胸前检测、背部检测。②触觉语颤(语颤),检查方法为双手掌对称性平放于检查部位,交叉对比。③胸膜摩擦感:机制是胸膜上有纤维蛋白沉着,而变深粗糙。

(3)肺部叩诊

1)叩诊方法:间接叩诊,方法如下。①左手中指做扳指;②右手中指叩指锤,叩指与板指垂直,叩击左手中指第二指骨前端;③叩诊时应以腕关节、掌指关节的活动为主;④叩击动作要均匀、灵活、迅速、富有弹性；⑤在每一部位每次叩击2~3次；⑥应左右对比叩诊。

直接叩诊：右手中间三指并拢，直接拍打胸壁。

2）叩诊音分类。

3）叩诊注意事项。

4）肺界叩诊

●肺上界——肺尖宽度

检查方法：自斜方肌前缘中央部开始，先向外、后向内均标记从清音至浊音的那一点，清音带的长度为肺尖的宽度。

正常值：4~6 cm。

●肺下界

检查方法及正常值：平静呼吸时，于锁骨中线（第2肋间隙始）、腋中线（第3肋间隙始）、肩胛线（第8肋间隙始）从上向下叩，由清音叩至浊音的点：分别为6、8肋间及第10肋间隙。

●肺下界移动度一深吸气与深呼气时肺下界移动的范围

方法：深吸气后屏气与深呼气后屏气各再叩一次肺下界，记下从清音至浊音的那一点。

正常值：深吸气与深呼气两点间距为6~8 cm。

（4）肺部听诊

1）听诊方法、听诊器的使用。

2）间接听诊方法：利用听诊器听诊。锁骨上窝使用钟型胸件，余部均使用膜型胸件，置于胸壁肋间隙，适当加压，贴紧胸壁。

●重点及难点：触觉语颤和肺部叩诊方法。

●启发性提问：①正常肺部语触的差异是什么？②简述正常肺部叩诊音的分布。

（杨　峥）

实训三　心脏检查

【目的要求】

1. 掌握心脏检查的内容方法并叩出心脏的相对浊音界。
2. 熟悉心脏检查的内容顺序。
3. 了解心脏检查的临床意义。

【实训时间】

2学时。

【实训教具】

直尺。

【实训步骤】

1. 讲解并示教心脏检查的内容方法。
2. 学生分组练习。
3. 小结。

【实训内容】

1. 视诊

(1)心前区:注意有无隆起或凹陷。

(2)心尖搏动(Apical compulse)

部位:胸骨左缘第5肋间锁骨中线内0.5~1 cm。

范围:直径2~2.5 cm。

强度:明显增强时可为抬举性心尖搏动。

(3)心前区异常搏动:

胸骨左缘第2肋间:肺动脉高压。

胸骨右缘第2肋间及胸骨上窝:主动脉扩张、主动脉关闭不全、贫血、甲亢。

胸骨左缘第3~4肋间:右心室肥大。

剑突下搏动:右室肥大、腹主动脉搏动。

2. 触诊

(1)方法:用右手以手掌尺侧或用2~4指尖指肚触诊,不加压。

(2)内容:①心尖搏动:心尖搏动凸起冲动时标志着心室收缩期;部位、强度、范围、节律、速率临床意义同视诊。②震颤:方法是用右手掌尺侧缘触诊心脏各瓣膜区。③心包摩擦感:部位是心包裸区(胸骨左缘第4肋间)。

3. 叩诊　方法:指尖叩诊尽量轻,由外向内、由下向上、先左后右、由清变浊。坐位时——板指与心缘平行,卧位时——板指与肋间隙平行。

(1)叩心左界:从心尖搏动外2~3 cm处开始;叩心右界:先叩肝浊音界,在其上一肋间开始叩诊。

(2)心界测量的方法:前正中线,通过胸骨正中垂直线;锁骨中线,从锁骨胸骨端至锁骨肩峰端的距离的1/2处做一垂线。

(3)正常心界

右(cm)	肋间	左(cm)
2~3	Ⅱ	2~3
2~3	Ⅲ	3.5~4.5
3~4	Ⅳ	5~6
	Ⅴ	7~9

左锁骨中线至前正中线距离8~10 cm

4. 四个异常的心型

(1)靴形心(主动脉瓣心型),意义:左心室扩大。

(2)梨形心(二尖瓣心型),意义:左房、肺A扩大。

(3)右心室扩大:心界向左扩大,意义:左心室扩大。

(4)普大心、球形心,意义:心肌病、心包积液。

5. 血管与血压检查

(1)血管检查

1)视诊。

动脉搏动。

静脉充盈。

颈静脉充盈:卧位时其充盈度超过锁骨上缘至下颌角距离的下2/3处。

肝颈静脉回流征。

静脉搏动。

颈静脉搏动:见于三尖瓣关闭不全。

毛细血管搏动。

检查方法:用手指轻压病人指甲床末端,或以一清楚玻片轻压其唇黏膜,如见到红、白交替的节律性微血管搏动即为毛细血管搏动。

2)触诊:常用桡动脉。

节律:是否规则。

脉率:一般与心率一致。

脉搏短绌:同时计数心率及脉率时发现脉率少于心率。

紧张度:方法:用靠近动脉近端的手指压迫血管,直到在动脉远端的手指触不到脉搏,其所用的压力大小即表示脉搏的紧张度,它决定于动脉收缩压的高度。

强弱:凡有动脉受压,管壁变厚,血管阻塞时,该侧脉搏可减弱。因此,可进行左、右、上、下脉搏对比。

脉波形状:①水冲脉:方法:用整个手握住病人的手臂抬高过头亦能感到病人脉搏骤起骤降有力搏动;②交替脉:节律正常而脉搏交替出现一强一弱,示心肌严重损害;③奇脉:吸气时脉搏明显减弱或消失,而在呼气末时增强,见于心包疾患。

3)听诊

枪击音。

杜氏双重杂音。

动脉杂音。

静脉杂音。

4)周围血管征

(杨　峥)

实训四　腹部检查

【目的要求】

1. 掌握腹部检查的内容方法。

2. 了解腹部分区及其包含的主要脏器。

【实训时间】

2学时。

【实训教具】

听诊器、软尺。

【实训步骤】

1. 讲解并示教腹部检查的内容顺序方法。

2. 学生分组练习。

3. 小结。

【实训内容】

1. 腹部体表标志及分区

肋弓下缘、剑突、腹上角、脐、髂前上棘、腹直肌外缘、腹中线、腹股沟韧带、肋脊角。

(1)九区法:左、右季肋部,左、右腰部、左、右髂部、上腹部、中腹部、下腹部。

(2)四区法:左、右上腹部,左、右下腹部。

(3)各区所含的脏器。

2. 视诊

(1)腹部形态

正常:对称平坦,与肋缘至耻骨联合平面平行或略高于该平面。

腹部膨隆;腹部凹陷。

(2)呼吸运动。

(3)腹壁静脉。

(4)胃肠型及蠕动波。

(5)腹壁皮肤。

3. 听诊

(1)肠鸣音:4 ~5 次/min,肠鸣音活跃(>10 次/min)、亢进、消失(3 min 未有)。

(2)血管杂音:动脉性和静脉性。

(3)摩擦音、搔刮试验。

4. 叩诊

(1)移动性浊音:意义:游离腹水 1 000 mL 以上。

(2)肝浊音界叩诊:锁骨中线第 5 肋,上下径 9 ~11 cm。

(3)脾浊音区叩诊:腋中线 9 ~11 肋间浊音区,前缘不超腋前线,宽度不超过 4 ~7 cm。

(4)充盈膀胱的叩诊:从脐向下,导尿后消失。

(5)胃泡叩诊区:左前胸下部,半圆形。

(6)肋脊角叩痛。

5. 触诊

(1)触诊方法

1)浅部触诊:腹壁压陷约 1 cm,用于检查腹壁紧张度、腹壁压痛、肿块等。

2)深部滑行触诊:检查腹腔内脏、腹腔内肿块。

深压触诊:检查压痛、反跳痛。

双手触诊:检查腹腔内脏如肝、脾和肾脏、腹腔内。

冲击触诊:用于大量腹水时检查腹腔内脏。

●腹壁紧张度:浅部触诊法,板状腹、揉面感,局部腹壁紧张。

●压痛及反跳痛:深压触诊法　胆囊点、麦氏点、腹膜刺激征、上中输尿管点、季肋点、肋脊点、肋腰点。

●腹部肿块:深部滑行触诊、双手触诊法、肿块的大小、部位、质地、表面状态、压痛、边界、运动度、搏动性与邻近脏器的关系。

●肝脏触诊:深部滑行触诊、双手触诊法大小、质地(软、中、硬)、压痛、边缘、表面状态、搏动、摩擦感、肝颈回流征。

●脾脏触诊:深部滑行触诊、双手触诊法。

●肾脏触诊:双手触诊法。

●胆囊触诊:深部滑行触诊。正常人触不到,肿大时右肋缘下腹直肌外缘触到,胆囊触痛与墨菲征。

●振水音:冲击触诊胃排空障碍。

(杨　峥)

实训五　脊柱、四肢及神经反射检查

【目的要求】

1. 熟悉脊柱、四肢的检查方法。

2. 掌握神经反射的检查方法及临床意义。

【实训时间】

2 学时。

【实训教具】

叩诊锤、棉签。

【实训步骤】

1. 讲解并示教脊柱、四肢的检查内容方法。

2. 讲解并示教神经反射的检查内容方法。

3. 学生分组练习、考核。

4. 小结。

【实训内容】

1. 脊柱、四肢检查

(1)脊柱弯曲度:正常人脊柱有四个生理性弯曲:颈前、胸后、腰前、骶后。

检查:手指沿脊椎棘突,以适当压力,自上向下划过,皮肤出现一条红线,观察。

(2)脊椎压痛与叩击痛

1)压痛:右手拇指自上而下逐个按压脊椎棘突。

2)叩痛:间接法—病人端座位,医生左手掌放在病人头顶,右手半握拳,以小鱼际肌叩击左手,观察。直接法—叩诊锤或中指直接叩击。

(3)脊柱活动度:病人做前屈、后伸、侧弯、旋转动作,有无活动受限。

(4)直腿抬高试验:仰卧位,双下肢伸直,分别作双下肢抬高试验,如抬高不足($<70°$),则为阳性。见于腰椎间盘突出压迫坐骨神经。

(5)四肢检查:长度、肩关节、肘关节、腕关节及手、髋关节、膝关节、踝关节及足。

注意关节活动度、畸形或肿胀、杵状指(趾)、反甲、水肿。

2. 神经反射

(1)浅反射

1)角膜反射。①方法:用棉花絮轻触角膜边缘。被刺激一侧眼睑立即闭合,称直接反射。对侧也闭合称间接反射。②反射中枢:脑桥。

2)腹壁反射。①方法:病人仰卧,腹壁放松,用竹签分别在两侧上、中、下腹壁自外向内轻轻划过,可见该处肌肉收缩。②反射中枢:胸髓 7 ~12 节。

3)提睾反射。①方法:用竹签轻划大腿内侧上方皮肤,同侧提睾肌收缩,睾丸上提。②反射中枢:腰髓 1 ~2 节。

4)跖反射:正常时足跖屈曲。

(2)深反射

1)肱二头肌反射。①方法:上肢肘部屈曲,前臂稍内旋,检查者左拇指置于患者二头肌腱上,用叩诊锤叩打检查者的左拇指,反应为二头肌收缩,前臂快速的屈曲运动。②反射中枢:颈髓 5 ~6 节。

2)肱三头肌反射。①方法:上肢肘部屈曲,医生托住其前臂及肘关节,用叩诊锤叩打尺骨鹰嘴上方 1.5 ~2 cm,反应为三头肌收缩,前臂伸展运动。②反射中枢:颈髓 7 ~8 节。

3)桡骨膜反射。①方法:病人肘关节半屈曲,前臂略外旋,腕关节自然下垂,医生以叩诊锤叩击桡骨茎突上方,出现前臂旋前及肘屈运动。②反射中枢:颈髓 5 ~8 节。

4)膝反射。①方法:坐位,小腿自然下垂,或仰卧位,医生左手在腘窝处托起下肢,髋、膝关节稍屈曲,叩诊锤叩击髌骨下方股四头肌腱。反应为四头肌收缩,小腿伸展。②反射中枢:腰髓 2 ~4 节。

5)跟腱反射。①方法:仰卧位,膝半屈,下肢外展及外旋,医生手扶病人脚趾稍向背屈,叩诊锤叩打跟腱,反应为腓肠肌收缩,足向跖面屈曲。②反射中枢:骶髓 1 ~2 节。

6)阵挛。①踝阵挛:仰卧,稍屈髋、屈膝,一手持小腿,一手持患者足掌前部,突然用力使踝关节背屈。②髌阵挛:仰卧,用拇指、示指控制住髌骨上端,用力向下快速推动数次。

(3)病理反射

1)巴宾斯基征

方法:用竹签由足跟沿足底外侧向前轻划,至小趾跟部再转向拇趾侧,正常反应为跖屈,如表现为拇趾背屈,其余四趾扇形张开,为阳性。

2)奥本海姆征

方法:医生用拇指及示指沿病人胫骨前缘用力由上向下推动,拇趾背屈,其余四趾扇形张开,为阳性。

3)戈登征

方法:握挤腓肠肌时,拇趾背屈,其余四趾扇形张开,为阳性。

4)查多克征

方法:用竹签划足背时,拇趾背屈,其余四趾扇形张开,为阳性。

5)霍夫曼征

方法:医生左手握住病人前臂近腕关节处,右手示指和中指夹住病人中指,向前上方拉提,再用拇指指甲急速弹刮病人中指指甲,如有拇指屈曲内收,其余手指末节有屈曲动作,为阳性反应。

(4)脑膜刺激征

1)颈项强直:屈曲颈部时有明显的抵抗感。

2)凯尔尼格征:仰卧,先将一侧髋关节和膝关节屈曲成直角,然后用手抬高小腿,若在 135°以内出现抵抗感,并疼痛,为阳性。

3)布鲁津斯基征:仰卧,下肢自然伸直,医生用手使病人颈部向前屈曲,若膝关节和髋关节反射性屈曲为阳性。

(杨　峥)

实训六　手术刷手法

【操作目的】

1. 手术前手术人员准备，去除手术人员手臂皮肤上的暂存菌或部分常存菌。

2. 手术中手术者被患者血液、体液等污染手臂，预防其中病原微生物感染手术者。

3. 监测的细菌菌落总数应≤5 cfu/cm^2。

【实训时间】

3 学时。

【适应证】

1. 各种类型手术前，手术人员准备。

2. 侵入性检查前的操作者准备。

3. 受污染的术者手臂消毒。

【禁忌证】

1. 手臂有感染病灶者。

2. 手臂有开放伤口者。

3. 其他不适宜参加手术者（如患有传染病且处于传染期者）。

【操作准备】

1. 设备准备：医用消毒口罩、帽子各 1 包，消毒肥皂液 1 盒、消毒毛刷 1 盒、消毒液 1 盒、消毒毛巾或方巾 1 盒、盛有消毒液的泡手桶 1 个。

2. 操作者准备：剪短指甲，并摩擦光滑；进入手术室前于更衣室更换手术室专用的清洁鞋和洗手衣裤；戴好口罩、帽子，口罩要盖住鼻孔，帽子要盖住全部头发。

3. 患者准备：无。

【操作步骤】

1. 肥皂刷手方法

（1）洗手：参加手术者先用肥皂和水按照“六步洗手法”洗手，并将前臂、肘、上臂下 2/3（10 cm）清洗一遍。

（2）刷手：用消毒毛刷蘸灭菌肥皂膏或肥皂水刷洗手和臂，先刷指甲缘、甲沟，再由拇指桡侧开始，渐次到指背、尺侧、掌侧，依次刷完双手五指；然后分段交替刷左右手掌、手背、前臂直至肘上 10 cm。刷手时要特别注意甲缘甲沟、指蹼等处，要刷洗周到。一次刷完后，手指朝上，肘部最低，用清水冲洗手臂上的肥皂水。刷完第一遍后，更换另一消毒毛刷，以相同方法再刷洗两遍，每遍刷洗区域要比前一遍肘上范围低 2 cm，3 遍共需 10 min；刷手期间，手臂不可触碰他物，如误触他物，必须重新刷洗。

（3）擦手：拿取无菌小毛巾或纱布，抖开后对折，对折线部分向上搭于一只手上，另一只手捏住对折线的两端的角，两手配合转动毛巾和手臂，自手向上依次擦干至肘上，弃掉此毛巾；另取一块无菌小毛巾或纱布擦干另一手臂。擦干的方向只能从手向上单向进行，不可返回，拿毛巾的手不要碰触已擦过皮肤的巾面，毛巾不要擦至上臂未刷洗过的皮肤。

2. 手臂消毒　手臂消毒包括传统消毒液泡手法和目前常用的消毒液涂抹法。

（1）消毒液泡手：将擦干后的手臂浸泡在 75% 酒精或 0.1% 新洁尔灭溶液桶内 5 min，浸泡范围应至肘上6 cm，注意在放入和离开浸泡桶时，不要碰到桶壁。手臂浸泡完毕后，屈肘，使手臂液体由肘部滴入桶内，然后双手合拢于胸前保持拱手姿势，手臂不应下垂，也不可再接触未经消毒的物品，否则，应重新刷手。

（2）消毒液涂抹法：擦干手臂后，用浸透0.5%碘伏纱布球涂擦手和前臂一遍，作用1 min，稍干后穿手术衣和戴手套。

（3）灭菌王刷手及消毒法：灭菌王是不含碘的高效复合型消毒液。清水冲洗双手、前臂至肘上10 cm后，用消毒蘸灭菌王3～5 mL刷手臂至肘上6 cm，时间3 min，流水冲净，用无菌纱布擦干，再用吸足灭菌王的纱布球擦手和前臂。皮肤干后穿手术衣和戴手套。

【外科手消毒方法】

1. 冲洗手消毒方法：目前很少使用，可参见《中华人民共和国卫生行业标准医务人员手卫生规范》（WS/T313-2009）。

2. 免冲洗手消毒方法：取适量的免冲洗手消毒剂涂抹至双手的每一个部位、前臂和上臂下1/3（或肘上10 cm），并认真揉搓直至消毒剂干燥。再次取适量的免冲洗消毒剂按照六步揉搓法揉搓双手。手消毒剂的取液量、揉搓时间及使用方法遵循产品的使用说明。

【注意事项】

1. 肥皂刷手方法

（1）范围：手、前臂、肘至上臂肘上10 cm。

（2）顺序：分段交替刷左右手指、手掌、手背、前臂直至肘上10 cm。

（3）重点：注意甲缘、甲沟、指蹼等处刷洗周到。

（4）水流：始终保持手部高，肘部最低，水自肘部流下。

（5）时间：3遍，10 min。

2. 手部消毒

（1）范围：至肘上6 cm。

（2）时间：浸泡5 min。

（3）姿势：浸泡完毕后，屈肘、双手合拢于胸前保持拱手姿势。

（何佩娜）

实训七　戴无菌手套

【操作目的】

1. 保护患者，防止手术者手臂上的微生物污染手术野。

2. 保护手术者，防止被患者血液、体液和组织中病原微生物污染。

【实训时间】

2学时。

【适应证】

1. 各种类型手术前，手术人员准备。

2. 各种侵入性检查的操作者准备。

3. 有较严重感染的伤口换药前。

4. 进入无菌条件要求高的诊断和治疗环境，如某些隔离病房等。

【操作步骤】

1. 选取合适尺码的一次性灭菌橡胶手套。

2. 打开手套外包装和内包装，取出手套，检查两只手套的拇指是否相对。

3. 左手捏住手套翻折处，右手对准手套五指插入戴好，暂时不处理右手手套的翻折部；已戴手套的右手，除拇指外，其余四指插入左手手套翻折部的内侧面，左手插入手套内。

4. 先将左手手套翻折部翻回衣服袖口上，然后用戴好手套的左手指插入右手手套的翻折部，将翻折部翻回右手衣袖口上。

【注意事项】

1. 戴上手套的手只可接触手套的外面，而不能接触内面。

2. 未戴手套的手只可接触手套的内面，而不应接触手套的外面。

3. 戴好手套后用无菌盐水冲干净手套外面的滑石粉，以免滑石粉落入伤口内。

4. 等待手术时，双手应拱手置于胸前，切不可下垂或双手交叉置于腋下。

（何佩娜）

实训八　穿脱手术衣

【操作目的】

1. 保护患者，防止手术者身体上的微生物污染手术野。

2. 保护手术者，防止被患者血液、体液和组织中病原做生物感染。

【实训时间】

2 学时。

【适应证】

1. 各种类型手术前的手术人员准备。

2. 各种侵入性检查的操作者准备。

3. 进入无菌条件要求高的诊断和治疗环境，如某些移植病房等。

【禁忌证】

穿好手术衣后，不得随意走动，不得离开无菌区，避免污染手术衣。

【操作准备】

1. 设备准备：无菌手术衣 1 包，无菌手套 1 包，器械台 1 个。

2. 操作者准备：更换手术室清洁拖鞋、洗手衣；按要求进行刷手和手臂消毒；手臂擦干，双手拱拳样置于胸前。

【操作步骤】

1. 穿手术衣

(1)穿传统无菌手术衣的方法

1)取衣：抓起或接过护士递过来的手术衣；看清其上下、正反面，并注意折叠方法（一般是按手术衣里面向外折叠）。

2)入袖:提住衣领,抖开手术衣,将里面朝向自己,然后略向前向上抛掷手术衣,显露两袖管于面前,两手同时迅速插入袖管内,两上肢向前平伸,由巡回护士协助穿上。

3)系带:护士系好背部系带后,术者身体略前倾,使手术衣腰带自然下垂,双手交叉拿住腰带中段,由两侧向后递,但手不可超过腋中线,巡回护士在身后接住腰带末端并系紧。

传统无菌手术衣的无菌范围一般包括两个手臂,肩部以下、腰部以上、腋前线以前的区域。

(2)穿包背式无菌手术衣的方法:包背式无菌手术衣穿衣法基本同上。只是当术者穿上手术衣、戴好无菌手套后,器械护士再将腰带传递给术者自己系扎,包背式手术衣的后页盖住术者的身后部分使其背后亦无菌。

2. 脱手术衣及手套:手术结束后,手术者的手术衣和手套上沾有患者的体液、分泌物等,此时手术衣的内侧相对于外侧是清洁的,为避免上述成分污染到手术者的皮肤,可按以下方法脱手术衣。

(1)解开手术衣的所有系带。

(2)交叉用手抓住对侧手术衣的后方领角,向前翻扯,使手术衣翻转至内面向外脱下,手套腕部被手术衣带动翻转于手上。

(3)右手抓住左手手套的袖口边缘部位,将左手手套向远端扯至手掌部位。

(4)左手手指抓住并脱去右手手套。

(5)右手指在左手掌部推下左手手套。

(何佩娜)

实训九　换药术

【操作目的】

1. 观察伤口情况,及时给予必要和恰当的处理。如长期不愈的伤口,应找出原因,积极治疗。

2. 清理伤口,去除伤口创面的异物(如线头)、坏死组织和分泌物,保持伤口引流通畅;减少细菌繁殖、毒素分解产物的吸收和分泌物的刺激,使炎症局限化,为伤口的愈合创造有利条件。

3. 伤口局部覆盖有效药物,促进水肿吸收,局限炎症,促进新生上皮和肉芽组织的生长及伤口愈合、减少瘢痕形成。

4. 包扎固定伤口,防止进一步损伤和污染,为后期缝合和植皮做准备。

【实训时间】

2 学时。

【适应证】

1. 无菌手术及污染性手术术后 3 ~4 d 检查刀口局部愈合情况,观察伤口有无感染。

2. 估计手术后有伤口出血、渗血可能者,或外层敷料已被血液或渗液浸透者。

3. 位于肢体的伤口包扎后出现患肢水肿、胀痛,皮肤颜色青紫;局部有受压情况者。

4. 伤口内放置引流物需要松动、部分拔出或全部拔除者。

5. 伤口已化脓感染,需要定时清除坏死组织、脓液和异物者。

6. 伤口局部敷料松脱、移位、错位,或包扎、固定失去应有的作用者。

7. 外科缝合伤口已愈合,需要拆除切口缝线者。

8. 需要定时局部外用药物治疗者。

9. 手术前创面准备,需要对其局部进行清洁、湿敷者。

10. 各种瘘管漏出物过多者。

11. 大、小便污染或鼻、眼、口分泌物污染、浸湿附近伤口敷料者。

【操作准备】

1. 材料准备:治疗碗(盘)2个,有齿、无齿镊各1把或血管钳2把,探针1个,手术剪1把。2%碘酊和75%酒精棉球或碘伏,生理盐水,棉球若干,引流物或根据伤口所选择的药物、辅料。胶布、剪刀、汽油或松节油、棉签。必要时备酒精灯、火柴、穿刺针。根据伤口需要酌情备用胸腹带或绷带。

2. 操作者准备:①了解伤口的情况,协助患者摆好体位。②换药地点选择可在病房,最好在专用的换药室进行换药,保证光线充足,空气新鲜,温度适宜。换药前半小时内不要扫地,避免室内尘土飞扬。③决定换药顺序避免交叉感染。给多位患者换药时,先处理清洁伤口,再处理污染伤口。原则:先无菌,后感染;先缝合,后开放;先感染轻,后感染重;先一般,后特异。④按照无菌原则,常规戴口罩帽子,剪短指甲,清洁双手,有条件可戴手套。如为大面积烧伤和特殊感染的伤口换药,必须穿手术衣,戴手套,严格执行消毒隔离制度。操作者如在当天有无菌手术,术前一般不应给感染创口换药,可请其他医师代行。⑤每个换药操作前后均要规范洗手。

3. 患者准备:患者知晓换药的目的,采取相对舒适、适宜换药操作、伤口暴露最好的体位,注意保护患者隐私;注意保暖,避免患者着凉;如伤口较复杂或疼痛较重,可适当给予镇痛或镇静药物以解除患者的恐惧及不安。

【操作步骤】

1. 用手取外层敷料,再用镊子取下内层敷料及外引流物;与伤口黏着的最里层敷料,应先用盐水湿润后再揭去,以免损伤肉芽组织或引起创面出血。

2. 用两把镊子清洁伤口,一把镊子接触伤口,另把镊子接触敷料作为传递;两把镊子不相互触碰。用碘伏或酒精消毒伤口周围的皮肤。用盐水棉球清洗创面,轻沾吸去分泌物或脓液,由内向外,注意移除创口内异物、线头、死骨及腐肉等。棉球一面用后,可翻过来用另一面,然后弃去。不得用擦洗过创面周围皮肤的棉球沾洗创面。严格防止将纱布、棉球遗留在伤口内。在换药过程中,假如需用两把镊子(或钳子)协同把蘸有过多盐水或药液的棉球拧干一些时,必须使相对干净侧(左手)镊子位置在上,而使接触伤口侧(右手)镊子位置在下,以免污染。

3. 分泌物较多且创面较深时,宜用生理盐水冲洗,如坏死组织较多可用消毒溶液冲洗。每天换药2~3次。如需放置引流,应先用探针或镊子探测创腔方向、深浅和范围,然后再用探针或镊子送入油纱布、浸过盐水纱布或其他引流条。应当松紧适宜,过松不利于引流,过紧则影响组织生长愈合。

4. 高出皮肤或不健康的肉芽组织,可用剪刀剪平,或先用硝酸银棒烧灼,再用生理盐水中和;或先用纯石炭酸腐蚀,再用75%的酒精中和;肉芽组织有较明显水肿时,可用高渗盐水湿敷。

5. 一般无严重感染的平整创面,用凡士林纱布敷盖即可。感染严重的伤口,可用0.05%新洁尔灭洗涤或湿敷,特异感染,可用0.02%高锰酸钾湿敷。

6. 覆盖无菌纱布,用胶布或绷带固定。

【注意事项】

1. 换药时间:术后无菌伤口,如无特殊反应,3~5 d后第一次换药;感染伤口,分泌物较多,需每天换药;新鲜肉芽创面,隔1~2 d换药;严重感染或置引流的伤口及粪瘘等,应根据引流量的多少决定换药的次数。

2. 胶布固定的技巧:选择何种胶布时应考虑病人的过敏史、全身状态、皮肤特性、胶布粘着时间、是否需要加压止血等,以不引起皮肤张力或牵拉力的方法放置胶布。通常,第一条胶布固定敷料的最上方,长度以一半粘住敷料,另一半粘住两侧皮肤,不可过短过长,粘贴时敷料的中间先固定,再分别粘住两边;第二条胶布固定敷料中间,第三条胶布固定最下方。胶布粘贴的方向需与躯干或肢体长轴的方向垂直,以获得有效的固定。移去胶布时必须顺毛发方向,一手轻拉,一手保护皮肤,轻柔地打开两侧胶布后再整个移除敷料。如果胶布固定一时无法揭开,则可用清水或生理盐水先湿润胶布,等胶布软化后再慢慢揭除。

3.引流物的处理:有皮片引流的伤口,视引流量的多少,每天1次或多次换药,防止敷料湿透;无明显引出液,于术后24~48 h取出;放置橡胶或硅胶管的切口干燥者,可2~3 d更换敷料1次,局部以消毒液消毒后,更换无菌敷料,无明显液体流出时可换药拔除,如需更换须术后5~7 d待窦道形成后方可施行;T管一般在术后2~3周视全身和局部引流状况给予拔除。

3.换药者操作应当稳、准、轻,禁忌动作过粗过大,严格遵守无菌外科技术。

4.根据伤口情况准备换药敷料和用品,应勤俭节约,物尽其用,不应浪费。

5.合理掌握换药的间隔时间,间隔时间过长不利伤口愈合,间隔时间过短因反复刺激伤口也会影响伤口愈合,同时增加病人痛苦,并造成浪费。

6.每次换药完毕,须将用具放回指定的位置,认真洗净双手后方可给另一患者换药。

（何佩娜）

实训十　拆线

拆线技术是外科手术的最后一步,必须要把手术伤口的缝合线拆除,才有利于伤口的进一步愈合。

【操作目的】

拆线的目的是在伤口愈合良好时尽早去除保持皮肤张力的线结,保证伤口的良好愈合。

【实训时间】

2学时。

【适应证】

1.无菌手术切口,局部及全身无异常表现,已到拆线时间,切口愈合良好者。

2.伤口术后有红、肿、热、痛等明显感染者,应提前拆除缝线。

【禁忌证】

1.手术切口未到拆线时间者。

2.手术切口已到拆线时间,但愈合不良者。

【操作准备】

1.操作设备

(1)无菌拆线包1个,内含镊子2把、拆线剪1把;无菌敷料数块,碘伏棉球数个,胶布数条。

(2)操作者准备:核对病人姓名,查阅病历及相关辅助检查资料;向患者说明拆线的目的和大致过程,消除病人顾虑。

(3)根据情况采取适当体位,暴露伤口。

【操作步骤】

1.穿工作服、戴好帽子、口罩、修剪指甲、七步洗手法洗手。

2. 揭开敷料,暴露缝合口。

3. 碘伏棉球由内至外消毒缝合口及周围皮肤 2 遍。

4. 检查切口是否已经愈合牢固,确定后再行拆线。

5. 用无齿镊轻提缝合口上打结的线头,使埋于皮肤深部的缝线暴露出皮面,用拆线剪将露出部剪断,朝向伤口方向轻轻抽出缝线。

6. 拆完缝线后用碘伏棉球再擦拭一次,覆盖敷料,胶布固定。

【注意事项】

1. 用手移去外层敷料,内层敷料用镊子移去。

2. 镊子轻提线结使埋于皮下的缝线露出皮面,另一手持线剪,紧贴皮肤将新露出的缝线剪断。

3. 持镊将缝线抽出,抽线的方向朝向伤口侧。

4. 拆线后检查伤口的愈合情况后,用酒精棉球重新消毒伤口。

(何佩娜)

实训十一　清创术

【操作目的】

在细菌感染形成前充分清除坏死或失活组织及血块、异物等有害物质,控制伤口出血,尽可能地将已经被污染的伤口变为清洁伤口,争取为伤口早期愈合创造良好的环境。

【实训时间】

2 学时。

【适应证】

各种类型开放性损伤视为新鲜伤口,具备以下条件者:

(1)伤后 6 ~8 h 以内者。

(2)伤口污染较轻,不超过伤后 12 h 者。

(3)头面部伤口,一般在伤后 24 ~48 h 以内,争取清创后一期缝合。

【禁忌证】

污染严重或已化脓感染的伤口。

【操作准备】

1. 物品准备

(1)一般器械:普通清创缝合器械包。

(2)特殊器械及材料:吻合血管用的精细器械和无损伤针线;骨折时应准备内固定器材、夹板或石膏绷带;四肢严重损伤时应备橡皮止血带或气囊止血带;手外伤伴有骨折时应备咬骨钳、克氏针螺丝钉等物品。

2. 操作者准备:按照无菌原则,穿手术衣,戴口罩、帽子,洗手,戴手套。

3. 患者准备:①术前需对伤员进行全面检查,不要急于行清创缝合术。特别是要检查患者意识情况、生命体征。注意患者是否合并颅脑损伤、心肺损伤及腹部脏器严重的损伤。如存在这些严重的情况,首先应抢救生命,暂缓实施清创术。②如患者存在休克,应首先治疗休克,快速开通静脉通路予以补液、输血,患者一般情况好转后再进行清创术。如患者休克是由于伤口出血造成,可在抗休克同时进行止血、清创、包扎等治疗。③如伤口较大,污染较严重,需要预防性使用抗生素。

【操作步骤】

1. 清洁皮肤:用无菌纱布覆盖伤口,再用汽油或乙醚擦去伤口周围皮肤的油污,更换覆盖伤口的纱布,用软毛刷蘸消毒皂水刷洗皮肤,然后用清水冲净。油污不易除掉时,可用汽油进行擦洗。刷洗时勿让水进入伤口内,刷洗范围距伤口 30 cm 以上为宜。如此刷洗伤口周围 2 ~3 遍后,用无菌干纱布擦拭干净。

2. 清洗伤口:去掉覆盖伤口的纱布,以生理盐水冲洗伤口,用消毒镊子或小纱布球轻轻除去伤口内的污物、血凝块和异物。

3. 皮肤消毒、铺无菌巾:用 0.1% 活力碘消毒伤口周围皮肤达创缘 20 cm,消毒时注意勿使消毒液进入伤口内,以免加重伤口内组织损伤。消毒完毕后操作者更换手套,术区铺盖无菌巾。

4. 麻醉:根据患者受伤部位、手术时间长短选择适当的麻醉方式。伤口较小,手术时间短的患者可选用局部浸润麻醉或区域阻滞麻醉;伤口较大,手术时间长的患者可选用全身麻醉。

5. 清理伤口:仔细检查伤口,进一步了解伤情,弄清肌腱、骨骼、重要神经、血管等有否损伤。对浅层伤口,可切除伤口周围不整皮肤缘 0.2 ~0.5 cm,切面止血,消除血凝块和异物,切除失活组织和明显挫伤的创缘组织(包括皮肤和皮下组织等),并随时用无菌盐水冲洗。对深层伤口,应彻底切除失活的筋膜和肌肉(肌肉切面不出血,或用镊子夹镊不收缩者,表示已坏死),但不应将有活力的肌肉切除,以免切除过多影响功能。为了处理较深部伤口,有时可适当扩大伤口和切开筋膜,清理伤口,直至伤口比较清洁,显露血液循环较好的组织。如同时有粉碎性骨折,应尽量保留骨折片;已与骨膜游离的小骨片则应予清除。

清创时应按一定顺序和解剖层次,由浅入深区分进行。清除失活组织,应注意妥善止血。对于伤口边缘较整齐者,也可不切除创缘,以免伤口缝合时皮肤张力过大。神经、肌腱关节囊和韧带清创时应持慎重态度,除明显坏死者必须切除外,其余宜保留观察。

6. 再次冲洗伤口:失活组织清理后,再用生理盐水冲洗伤口 2 遍,彻底去除组织碎屑残渣、污染较严重的伤口,可先用 0.1% 氯己定冲洗创面或用氯己定纱布湿敷创面数分钟,然后再用生理盐水冲洗,以减少厌氧菌感染。操作者更换手套,重新覆盖无菌巾,并更换已用过的手术器械。

7. 修复伤口:根据污染程度、伤口大小和深度等具体情况,决定伤口是开放还是缝合,是一期还是延期缝合。未超过 12 h 的清洁伤口可一期缝合;大而深的伤口,在一期缝合时应放置引流条;污染重的或特殊部位不能彻底清创的伤口,应延期缝合,即在清创后先于伤口内放置凡士林纱布条引流,待 4 ~7 d 后,如伤口组织红润,无感染或水肿时,再作缝合。头、面部血管丰富,愈合力强,损伤时间虽长,只要无明显感染,仍应争取一期缝合。缝合伤口时,不应留有无效腔,张力不能太大。对重要的血管损伤应修补或吻合;对断裂的肌腱和神经干应修整缝合。显露的神经和肌腱应以皮肤覆盖;开放性关节腔损伤应彻底清洗后缝合;胸腹腔的开放性损伤应彻底清创后,放置引流管或引流条。

8. 包扎固定:覆盖敷料,包扎固定。如进行血管、神经、肌腱缝合修复,可应用夹板或石膏进行肢体外固定,使缝合的组织处于松弛状态。

9. 术后处理:根据全身情况输液或输血。合理应用抗生素,防止伤口感染,促使炎症消退。注射破伤风抗毒素;如伤口深,污染重,应同时肌内注射气性坏疽抗毒血清。抬高伤肢,促使血液回流。注意伤肢血运、伤口包扎松紧是否合适、伤口有无出血等。伤口内放置的引流条,一般应根据引流物情况,在术后 24 ~48 h 内拔除。伤口出血或发生感染时,应立即拆除缝线,检查原因,进行处理。

【注意事项】

1. 清创前需充分了解患者整体情况,如果存在生命体征不稳定,需要先行抢救。

2. 清创时需评估患者的耐受能力,必要时同时给予输液甚至输血。

(何佩娜)

实训十二 心肺复苏术

【目的】

通过本实训使学生了解和掌握心肺复苏术,并能熟练进行单人操作。

【实训时间】

3 学时。

【原理】

在某些意外情况下,人体在发生心跳、呼吸突然中止后会造成血液循环的停止。脑细胞对缺氧十分敏感,一般在血液循环停止后 4 ~6 min 大脑即发生严重损害,甚至不能恢复,所以必须争分夺秒地进行心肺复苏术。通过人工呼吸和胸外心脏按压使呼吸血液循环得以恢复挽救生命。

现场心肺复苏术主要为徒手操作,在许多场合下这是唯一实用的有效方法。病人心跳、呼吸停止后,全身肌肉松弛,口腔内的舌肌和会厌也松弛后坠,从而阻塞呼吸道。采取头后仰、抬举下颌,可使舌根部向上抬起,使呼吸道通畅,这样就可以用口向病人口内顺利吹气。

心跳停止后,全身的血液循环也会随之停止,脑组织和许多重要脏器得不到氧气及血液的供应,很快就会出现坏死。因此必须在进行口对口人工呼吸的同时进行胸外心脏按压,人为地维持血液循环。

【器材】

心肺复苏模拟人、无菌纱布、酒精棉球、镊子等。

【方法与步骤】

1. 熟悉心肺复苏模拟人模型:在教师的指导下,认真阅读心肺复苏模拟人的使用说明书,熟悉并明确使用方法。

2. 心肺复苏抢救流程

(1)确定周围环境安全后,判断患者有无意识(呼叫患者、轻拍患者肩部:“你怎么了? 你怎么了?”)确认患者意识丧失后,立即呼救(“快来人啊,快来人啊,快拨打 120,快拿电除颤仪”)。记录抢救时间。解开患者衣服,暴露胸前区,触摸颈动脉搏动(操作者示指和中指指尖触及患者气管正中部,相当于喉结的部位,向同侧下方滑动 2 ~3 cm,至胸锁乳突肌前缘凹陷处)的同时,将头部靠近患者面部感觉有无呼吸,观察胸廓有无起伏并大声报数:“1001、1002、1003、1004、1005”。观察时间不超过 5 s。

(2)将患者背部垫木板或平卧于硬地上,两乳头连线方法或剑突上两横指方法确定按压部位。

(3)掌根重叠,两臂伸直,手指翘起不触及患者胸壁,手臂与胸骨水平垂直按压胸骨,按压幅度适度(胸骨下陷 5 ~6 cm),按压频率适度(100 ~120 次/min),按压与放松时间相等,按压有效,操作流畅。

(4)胸外按压 30 次后,立即进行开放气道(松解患者腰带、检查并取下义齿,清除口腔分泌物)。打开患者气道,使用仰头抬颏法,气道完全打开(下颌与耳垂连线与地面垂直),仰头抬颌法操作正确(左手鱼际肌放于患者前额,左手拇指示指捏住患者鼻翼关闭鼻腔,右手托起患者下颌),准备口对口人工呼吸。

(5)操作前深吸一口气后,张开口紧贴患者的口(要将患者的口全部包住,若条件许可可先用一块无菌纱布盖住患者的口),快而深地向患者口内吹气(气量合适,患者胸廓起伏,无漏气连续2次),吹气时用眼的余光观察胸廓起伏,动作应准确有效。

(6)建立人工气道前胸外按压与口对口人工呼吸的比例正确(30∶2),按压5个循环,在120 s内完成,5个循环结束后评估患者(观察胸廓有无起伏,触摸颈总动脉搏动,观察瞳孔变化)。所有操作应在3 min内完成。如果患者恢复自主心跳和自主呼吸,心肺复苏成功,操作完成,等待急救车到来。如果患者没有恢复自主心跳和自主呼吸,则继续进行新一轮胸外按压和人工呼吸,直到急救车到来。

(刘　刚)

思考题 单项选择题 参考答案

第一章

1. B	2. C	3. E	4. D	5. E	6. A	7. B	8. D	9. B	10. C
11. E	12. B	13. A	14. D	15. E	16. E	17. A	18. C	19. E	20. A
21. B	22. D	23. A	24. B	25. E	26. A	27. A	28. D	29. D	30. C
31. E	32. B	33. D	34. D	35. C	36. B	37. B	38. D	39. D	40. D
41. C	42. A	43. D	44. D	45. A	46. A	47. B	48. D	49. B	50. D
51. A	52. B	53. B	54. D	55. C	56. E	57. C	58. B	59. A	60. A
61. D	62. D	63. C	64. B	65. A	66. C	67. B	68. A	69. B	70. A
71. E	72. E	73. D	74. A	75. D	76. A	77. E			

第二章

1. E	2. A	3. D	4. D	5. B	6. E	7. A	8. D	9. B	10. B
11. B	12. E	13. E	14. E	15. A					

第三章

1. B	2. B	3. A	4. B	5. E	6. C	7. C	8. A	9. D	10. D
11. C	12. B	13. C	14. D	15. D	16. B	17. D	18. C	19. D	20. B
21. A	22. C	23. B	24. D	25. B	26. B	27. A	28. B	29. D	30. C
31. B	32. C	33. A	34. B	35. B	36. A	37. D	38. B	39. C	40. B
41. C	42. C	43. A	44. B	45. A	46. D	47. A	48. C	49. C	50. B
51. C	52. C	53. C	54. D	55. E	56. D	57. A	58. D	59. D	60. D
61. B	62. A	63. E	64. C	65. B	66. A	67. C	68. A	69. B	70. B
71. D	72. A	73. B	74. C	75. A	76. B	77. D	78. C	79. C	80. D
81. D	82. A	83. B	84. B	85. D	86. B	87. B	88. A	89. E	90. C
91. C	92. A	93. B	94. C	95. A	96. E	97. A	98. B	99. C	100. B
101. C	102. A	103. E	104. D	105. C	106. A				

第四章

1. B	2. C	3. A	4. B	5. A	6. E	7. D	8. A	9. D	10. A
11. B	12. C	13. B	14. D	15. E	16. C	17. C	18. E	19. C	20. E
21. D	22. A	23. C							

第五章

1. A	2. C	3. E	4. C	5. A	6. C	7. E	8. C	9. A	10. B
11. E	12. D	13. A	14. B	15. B					

第六章

1. C	2. A	3. D	4. D	5. D	6. C	7. D	8. D	9. A	10. D

第七章

1. E	2. A	3. E	4. D	5. C	6. D	7. B	8. C	9. A	10. C

11. D	12. A	13. C	14. D	15. C	16. C	17. C	18. E	19. A	20. E

第八章

1. B	2. C	3. D	4. E	5. D	6. C	7. C	8. C	9. E	10. C
11. C	12. A	13. B	14. B	15. C	16. B	17. A	18. C	19. C	20. C
21. E	22. A	23. A	24. A	25. D	26. C	27. C	28. A	29. C	30. A
31. B	32. C	33. A	34. D	35. D	36. B	37. D	38. D	39. D	40. C
41. C	42. C	43. A	44. B	45. B	46. D	47. C	48. D	49. D	50. B

第九章

1. E	2. D	3. A	4. B	5. C	6. E	7. D	8. A	9. B	10. B
11. C	12. A	13. E	14. B	15. C	16. B	17. A	18. A	19. E	20. D

第十章

1. E	2. E	3. D	4. C	5. D	6. B	7. A	8. A	9. D	10. D

参考文献

[1]万学红,卢雪峰.诊断学[M].9版.北京:人民卫生出版社,2018.
[2]许有华,樊华.诊断学[M].8版.北京:人民卫生出版社,2019.
[3]何成奇,吴毅.内外科疾病康复学[M].3版.北京:人民卫生出版社,2018.
[4]陈尔真,刘成玉.临床医学概要[M].北京:人民卫生出版社,2015.
[5]梁谷,陈根强.临床医学概论[M].2版.郑州:河南科学技术出版社,2012.
[6]周蕾.临床疾病概要[M].3版.北京:人民卫生出版社,2018.
[7]倪朝民.神经康复学[M].3版.北京:人民卫生出版社,2018.
[8]陈孝平,汪建平,赵继宗.外科学[M].9版.北京:人民卫生出版社,2018.
[9]杨宝峰,陈建国.药理学[M].9版.北京:人民卫生出版社,2018.
[10]龙明,张松峰.外科学[M].8版.北京:人民卫生出版社,2018.
[11]沈洪,刘中民.急诊与灾难医学[M].3版.北京:人民卫生出版社,2018.
[12]王开贞,李卫平.药理学[M].8版.北京:人民卫生出版社,2019.
[13]罗俊生,梁宇恒,孙洞箫.临床技能学[M].北京:科学出版社,2011.
[14]胡忠亚.临床医学基础[M].上海:复旦大学出版社,2009.
[15]赵玉沛,陈孝平.外科学[M].3版.北京:人民卫生出版社,2015.
[16]郭政,王国年.疼痛诊疗学[M].4版.北京:人民卫生出版社,2016.
[17]姚树桥,杨彦春.医学心理学[M].6版.北京:人民卫生出版社,2013.
[18]秦啸龙,申文龙.急诊医学[M].4版.北京:人民卫生出版社,2019.
[19]傅晓.外科学总论实验指导[M].北京:人民卫生出版社,2017.
[20]韩清华,孙建勋.内科学[M].8版.北京:人民卫生出版社,2018.